Geburtsvorbereitung

Geburtsvorbereitung Methode Menne – Heller

Angela Heller

246 Abbildungen in 308 Einzeldarstellungen

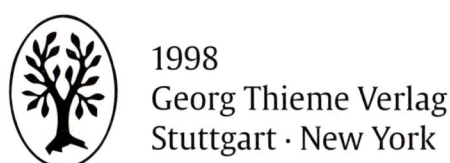

1998
Georg Thieme Verlag
Stuttgart · New York

Angela Heller
Physiotherapeutin
Waldlichtung 63
68219 Mannheim

Die Deutsche Bibliothek – CIP-Einheitsaufnahme

Heller, Angela: Geburtsvorbereitung Methode
Menne – Heller / Angela Heller. – Stuttgart ;
New York : Thieme, 1998

Zeichnungen:
P. Gusta, Stuttgart

Umschlaggestaltung:
R. Stockinger

Legende zum Umschlagbild:
In dieser etwa 4300 Jahre alten Darstellung aus
Ägypten am Anfang der 6. Dynastie (Frau in We-
hen) beeindruckt die Hilfestellung der beglei-
tenden Frauen für die Kreißende, auch die dem
Geschehen zuschauende Schwangere.
Die moderne Abbildung daneben zeigt eine
Schwangere mit Partner in Hängeaktivität.

Wichtiger Hinweis:
Wie jede Wissenschaft ist die Medizin ständigen
Entwicklungen unterworfen. Forschung und kli-
nische Erfahrung erweitern unsere Erkenntnisse, insbesondere was Behandlung und medikamentöse Therapie anbelangt. Soweit in diesem
Werk eine Dosierung oder eine Applikation erwähnt wird, darf der Leser zwar darauf vertrau-
en, daß Autoren, Herausgeber und Verlag große
Sorgfalt darauf verwandt haben, daß diese An-
gabe **dem Wissensstand bei Fertigstellung des
Werkes** entspricht.

Für Angaben über Dosierungsanweisungen und
Applikationsformen kann vom Verlag jedoch
keine Gewähr übernommen werden. **Jeder Benutzer ist angehalten,** durch sorgfältige Prüfung der Beipackzettel der verwendeten Präpa-
rate und gegebenenfalls nach Konsultation eines
Spezialisten festzustellen, ob die dort gegebene
Empfehlung für Dosierungen oder die Beachtung von Kontraindikationen gegenüber der An-
gabe in diesem Buch abweicht. Eine solche Prüfung ist besonders wichtig bei selten verwendeten Präparaten oder solchen, die neu auf den
Markt gebracht worden sind. **Jede Dosierung
oder Applikation erfolgt auf eigene Gefahr des
Benutzers.** Autoren und Verlag appellieren an
jeden Benutzer, ihm etwa auffallende Ungenau-
igkeiten dem Verlag mitzuteilen.

© 1998 Georg Thieme Verlag,
Rüdigerstraße 14, D-70469 Stuttgart
Printed in Germany

Satz: Druckhaus Götz GmbH, Ludwigsburg
Gesetzt auf CCS Textline (Linotronic 630)

Druck: Gulde-Druck, Tübingen

ISBN 3-13-110971-8   2 3 4 5 6

Widmung

Für die vielen Frauen,
die sich mir in den zurückliegenden Jahrzehnten
anvertraut haben,
um sich auf die Geburt ihres Kindes vorbereiten
zu lassen und dabei mich
Zuhören, Nachdenkenmüssen und das Zulassen
von Veränderungen gelehrt haben,
und für meinen Mann,
der seit dieser Zeit meine Arbeit geduldig mitträgt,
und mich immer unterstützt und ermutigt hat.

Vorwort

Seit fast vier Jahrzehnten habe ich mich als Krankengymnastin in Kontinuität der Vorbereitung werdender Mütter auf die Geburt gewidmet. In dem nun vorliegenden Buch ist die Summe meiner Erfahrungen zusammengefaßt, die ich gewonnen habe mit werdenden Müttern und Eltern in der Geburtsvorbereitung, aus den vielen Geburtsbegleitungen dieser Frauen im Kreißsaal, wobei mich, als programmierte Geburtsabläufe und die Technik im Kreißsaal Einzug hielten, besonders diese Geburtsbegleitungen zum Nachdenken und Verändern der Geburtsvorbereitung veranlaßten; vor allem, weil ich dieses Entbundenwerden der Frauen mit eigener, positiv erlebter Geburtsarbeit vergleichen konnte, aus der Vermittlung dieser Inhalte an Krankengymnastik- und Hebammenschülerinnen, aus meiner 20jährigen Arbeit als Referentin bei Fortbildungen, Vorträgen und Workshops für Krankengymnasten/Physiotherapeuten, Hebammen, Ärztinnen und Ärzte der Geburtshilfe.

Gern hätte ich meinen früheren Chef, Prof. Dr. med. Peter Stoll (gest. 1993) gebeten, das Vorwort für dieses Buch zu schreiben. Als ehem. ärztlicher Direktor der Universitäts-Frauenklinik Mannheim hat er mich während vieler Jahre fachlich und menschlich unterstützt. Als mir damals, vor 20 Jahren, die notwendigen Veränderungen in der Geburtsvorbereitung deutlich wurden, ermöglichte er mir, diese in die Praxis umzusetzen, sofern ich sie ihm gegenüber begründen konnte.

Der Antrieb für das Zustandekommen dieses Buches erwuchs schon in jener Zeit aus der Notwendigkeit, den Inhalt meiner Arbeit schriftlich zu fixieren, um meinen Schülern eine brauchbare Unterrichtsgrundlage in die Hand zu geben. Ebenso bestand nach Übernahme der Grundkurse von Ruth Menne bei den Teilnehmern das Bedürfnis nach Begleitmaterial zu diesen Fortbildungskursen. Daraus entstand 1978 mein erstes Arbeitsskript, welches ich über die Jahre immer wieder dem aktuellen Erkenntnisstand angepaßt habe. Schon damals begann ich, aus der Zusammenführung der verschiedenen vielschichtigen Inhalte, die meine Arbeit ausmachen und die in dieser Geburtsvorbereitung angewendet werden, eine strukturierte Übersicht

zu entwickeln, die nach und nach zu dem wurde, was die Leser in diesem Buch auf der Umschlaginnenseite vorfinden. Der Wunsch aus dem Kreis meiner Fortbildungsteilnehmer nach einer umfassenden Darstellung meiner Arbeit wurde immer dringlicher und ermutigte mich vor zwei Jahren zu dem Entschluß, ein Handbuch zu schaffen, welches in der Tat bei der Arbeit „zur Hand gehen" sollte. In dieser Phase meiner Planung zu einem solchen Vorhaben bat mich der Thieme Verlag vor eineinhalb Jahren im Rahmen seiner Physiotherapiereihe meine Arbeit als Monografie und Lehrbuch niederzuschreiben, was ich gern angenommen habe.

Richtschnur und Leitgedanke bei meinen Ausführungen sind zum einen die Berücksichtigung meiner langjährigen didaktischen Erfahrung und zum anderen die Begründbarkeit dieser Art und Weise der Geburtsvorbereitung. Hierbei ist ein ganz wichtiger Ansatz zu meiner Arbeit: Ich möchte ein Angebot mit vielen Wegen und Möglichkeiten aufzeigen, womit Kursleiterinnen die werdenden Mütter das Wesentliche für „ihre" Geburtsarbeit dann wählen lassen können – im Gegensatz zum programmatischen Festlegen einer bestimmten Vorgehensweise. Als ich vor vielen Jahren das hebräische Wort ‚timschal'* las, was frei übersetzt heißen könnte: „Du kannst es *so* oder *so* machen, Du kannst *wählen!"* wurde das ein wichtiger Leitgedanke für all mein Tun, und für das, wie die Schwangeren von mir auf ihre Geburt vorbereitet wurden. Diesen Leitgedanken möchte ich hier mit den nachstehenden Worten von M. Feldenkrais vertiefen und verdeutlichen: „Keine Alternative haben ist gleichbedeutend mit Angst. Freie Wahl bedeutet, daß es noch mindestens einen anderen Weg gibt. Es ist Unsinn, von freier Wahl zu reden, wenn wir gezwungen sind, den einzigen Weg einzuschlagen, den wir kennen. Wenn einem keine alternativen Handlungsweisen zur Verfügung stehen, damit man die wählen kann, die man möchte, hat man auch keine freie Wahl."**

---

* John Steinbeck, ‚Jenseits von Eden', Kap. 24 – Genesis 4, 1–16

** Moshe Feldenkrais, ‚Die Entdeckung des Selbstverständlichen', S. 217

In diesem jetzt vorliegenden Buch habe ich versucht, alle wichtigen Fragen und Probleme meiner Schwangeren und von den Teilnehmern meiner Fortbildungskurse aufzugreifen und zu beantworten, wie dies mir bedeutsam und notwendig erschien. Besonders möchte ich im ersten Kapitel einen schnellen Zugang zu geburtshilflichen Begriffen und Fakten ermöglichen, um den Lesern das Nachschlagen in anderen Büchern zu ersparen – ohne dabei freilich einen Anspruch auf Vollständigkeit zu erheben. Andererseits will und soll dieses Buch weder ein geburtshilfliches Lehrbuch, noch ein Anatomie- und Physiologielehrbuch ersetzen. Bewußt bin ich mir, daß das Thema ‚Rückbildung im Wochenbett nach funktionellen Gesichtspunkten‘ eine wertvolle Ergänzung und Bereicherung gewesen wäre. Das hätte jedoch das Erscheinen dieses, von vielen erwarteten Buches verzögert.

Ich habe mich bemüht, die Texte, da, wo möglich, allgemeinverständlich abzufassen. Andererseits konnte ich z.B. nicht auf die eingeführten Begriffe der Funktionellen Bewegungslehre verzichten, was mir die Hebammen unter meinen Lesern nachsehen mögen. Auf der anderen Seite habe ich für Physiotherapeuten im informativen Teil viele, den Hebammen vertraute geburtshilfliche Begriffe erklären müssen, weil ich denke, daß die Kenntnisse darüber für das Verständnis dieser Geburtsvorbereitungsmethode wichtig sind.

Ich hoffe, daß nach der Lektüre meines Buches beide Berufsgruppen verstehen, daß sie für die Geburtsvorbereitung einander ergänzen können. Daraus begründet sich mein Wunsch nach interdisziplinärer Zusammenarbeit zwischen Physiotherapeutinnen und Hebammen, die ich für diese Arbeit anstrebe. So können beide Berufsgruppen gemeinsam ihr Wissen und ihre Kenntnisse zum Wohle der Schwangeren und Paare sinnvoll und fachgerecht einsetzen. Ich habe mich für diesen Weg seit langer Zeit entschieden.

Mannheim, im Januar 1998   Angela Heller

VIII

Danksagung

Ohne die ständige Motivation und Unterstützung meines Mannes Wolfgang hätte ich dieses Buch nicht schreiben können. Wir wuchsen in dieser Zeit zu einem echten Team zusammen. Weil ihm dieses Buch seine eigenen Freiräume nahm, gilt ihm zuerst und vor allem mein Dank.

Meinen Kolleginnen Roswitha Bodenstein-Lukate (Instruktorin FBL) danke ich für ihre kritische, zeitaufwendige Durchsicht, für viele Hilfen und Vorschläge zu Kapitel 3.1 – 3 und Kapitel 6.1 und Elvira Braun für ihre Bereitschaft, fachkompetent und mit großer Geduld die Kapitel 1.1, 2, 4, 5 und 7 zu lesen und konstruktive Vorschläge in den Manuskripttext einzubringen. Ohne die stete Motivation beider Kolleginnen wäre ich manches Mal während der Zeit des Schreibens recht mutlos gewesen. Eine hilfreiche Unterstützung, die ich dankbar annahm, erfuhr ich durch Marion Davids, meiner Kollegin, die mit großem Zeitaufwand unter den unzähligen Geburtsberichten ‚meiner‘ Frauen die passenden Texte für Kapitel 7 auswählte.

Mein Dank gilt auch meinen Kolleginnen Christina Pauer für die Durchsicht der Kapitel 1.4 und 3.5, und Inge Deichelbohrer, für ihre mannigfaltigen Unterstützungen bei dieser Arbeit. Sylvia Hackelöer und Inge Schuster, die mir bei der Beschaffung der benötigten Literatur behilflich waren, danke ich ebenfalls.

Weiter bin ich zu Dank verpflichtet den Lehrhebammen Anna Hübner, Christine Just und Angelika Schrader für die sorgfältige Durchsicht von Kapitel 1.7. Für alle meine geburtshilflichen Nachfragen hatten sie, ebenso die Hebamme Lydia Weber, stets ein offenes Ohr.

Der Hebamme Gabriele Krüger danke ich für ihre Bereitschaft, das Konzept für das Kapitel ‚Stillvorbereitung‘ verfaßt zu haben.

Ärzten der Geburtshilfe, denen ich an dieser Stelle Dank sagen möchte, sind: Dr. Barbara Heitzelmann, der ich ganz besonders für die Durchsicht von Kapitel 4.5 danke; sie ermutigte mich, gerade dieses Kapitel eindringlich und entschieden zu formulieren. Für die Durchsicht von Kapitel 1.9 danke ich Dr. H. J. Krüger. Den Mutterpaß füllte mit großer Sorgfalt Tina Berlinghof aus. Dr. G. Eldering danke ich für die Durchsicht und Ergänzung von Kapitel 5.5.2. Dr. A. Römer stellte mir sein Akupunktur-Konzept zur Verfügung. Dem Lungenfacharzt Dr. U. Gordt verdanke ich in Kapitel 4.4 die interessanten Meßergebnisse bei der Gegenüberstellung Schwingen versus Hecheln.

Einen Großteil der Fotografien in diesem Buch verdanke ich meinem Mann, der geduldig nach meinen Angaben die Schwangeren und ihre Partner in meinen GV-Kursen ablichtete. Für die Fotos, die wir in einem Geburtsraum der Uni-Frauenklinik Mannheim und der Uni-Frauenklinik Erlangen aufnehmen konnten, danke ich der jeweiligen Kreißsaalleitung. Für die im Kreißsaal der Ostalbklinik in Aalen entstandenen Aufnahmen danke ich Erika Fischer und der Kreißsaalleitung.

Allen Schwangeren und ihren Partnern, die sich spontan bereit erklärten, sich für mein Buch fotografieren zu lassen, gilt mein ganz besonderer Dank, haben ihre Abbildungen doch einen großen Anteil an der Lebendigkeit meiner Ausführungen.

Last but not least möchte ich mich bei dem Thieme-Team für seine Geduld und Professionalität bedanken. Die Programmplanerin Rosi Haarer-Becker half mir über viele Hürden hinweg, auch Dagmar Kleemann von der Buchherstellung ging weitgehendst auf meine Wünsche ein.

Mannheim, im Januar 1998   Angela Heller

Inhaltsverzeichnis

Einleitung

1

1 Informative Geburtsvorbereitung

3

Anhang   268

Literatur   270

Sachverzeichnis   273

Einleitung

Das Buch wurde von mir für alle interessierten Kursleiterinnen der Geburtsvorbereitung geschrieben, vorzugsweise aus dem Kreis der Hebammen und Physiotherapeutinnen, für Ärztinnen und Ärzte der Geburtshilfe, die ein Interesse daran haben, zu wissen, wie schwangere Frauen auf die Geburt vorbereitet werden können und was diese für ihre Geburtsarbeit dann einbringen.

Auch ist das Buch gedacht als ein Leitfaden für alle Lehrenden und Lernenden in Hebammenschulen und Schulen für Physiotherapie. Nicht zuletzt aber soll dieses Buch eine Kursbegleitung und inhaltliche Vertiefung für die vielen Teilnehmerinnen meiner Fortbildungskurse sein.

Mein Bemühen galt, dem interessierten Leser durch eine Strukturübersicht den Aufbau und vor allem den Zusammenhang zwischen den einzelnen Kapiteln zu erleichtern, einzelne Sachgebiete schnell einordnen und auffinden zu können. Jedes Kapitel ist in sich geschlossen. Wo das nicht voraussetzungslos möglich ist, sind zum besseren Verständnis Verweise auf die jeweiligen Kapitel enthalten, die weiterführen oder ergänzen.

Ohne auf den Inhalt des Buches vorzugreifen, möchte ich hier die Zielsetzungen meiner Arbeit vorstellen: Diese Methode erhebt nicht den Anspruch, der „Königsweg" in der Geburtsvorbereitung zu sein. Vielmehr möchte ich durch die Auseinandersetzung mit meiner Arbeit Kursleiterinnen anregen, ihren eigenen Standort zu überdenken. Durch meine Angebote und Vorschläge möchte ich ermutigen, nach eigenem Ermessen Veränderungen in die bisherige Arbeit einzubringen. Dabei ist mir wichtig, daß jeweils nur die Inhalte übernommen werden, welche überzeugend weitergegeben werden können.

Die Schwerpunkte meiner Arbeit sind kurzgefaßt folgende:

1) Die unverbildeten, ursprünglich vorhandenen und damit erfolgreichen Verhaltensweisen für das Gebären, durch das Bahnen funktionell richtiger Bewegungsmuster wiederzufinden, ich nenne es „Wachklopfen des Gebärcodes".
2) Verständnis für den eigenen Körper und seine Veränderungen rund um die Geburt wek-

ken und begreifen lernen. Dazu gehört die Einbeziehung des Kindes. Ich sage: „Vom ich zum wir kommen."
3) Durch die Betonung der uns von L. Kuntner wieder in Erinnerung gebrachten Vertikalität bei der Geburt die sensomotorische Wachheit zu aktivieren, um das Gebären aus der Passivität herauszuführen und zu einem aktiven Erleben werden zu lassen.
4) Nicht die schmerzlose Geburt ist Ziel der Vorbereitung, sondern es werden Hilfen angeboten, wie die Frau unter der Geburt mit ihren Schmerzen umgehen kann und diese als ihre Lebenserfahrung akzeptiert. Falls Gebären aus eigener Kraft nicht möglich ist, wird die Schwangere in der Geburtsvorbereitung nicht gegen notwendige Hilfen der Geburtsmedizin verunsichert.
5) Während Schwangerschaft, Geburt und der nachgeburtlichen Phase kommt der psychischen Komponente eine wesentliche Bedeutung zu. Die Einflußnahme auf die Psyche baut sich im Rahmen dieser Geburtsvorbereitung über den Erfolg bei der Körperarbeit, der Arbeit am Atem und über die methodischen Ansätze der Körperwahrnehmung zur Spannungsregulierung von selbst auf.

Das Buch schließt ab mit dem Kapitel 7.3, einem Vorschlag zur inhaltlichen Gestaltung der ersten vier Stunden der Geburtsvorbereitung. Das soll eine einführende Hilfe für alle die sein, die mit Geburtsvorbereitungskursen beginnen wollen. Auf die mögliche Frage, warum nicht ein fertiges Konzept für 14 Geburtsvorbereitungsstunden vorgestellt wird, ist meine Antwort: Die von mir eingangs erwähnte und ausdrücklich gewünschte Individualität der Kursgestaltung würde darunter leiden. Durch ein fest vorgegebenes Stundenprogramm wäre der Freiraum eingeengt, um auf die Beantwortung von Verständnisfragen, auf Nöte und Sorgen der Schwangeren oder auf Fragen zu Schwangerschaftsproblemen und -beschwerden beratend einzugehen.

Besonders wichtig scheint mir auch die Wiederholung des gebotenen Stoffes, möglichst unter verändertem Betrachtungswinkel. Durch jahrzehntelangen Unterricht weiß ich, daß in der Wiederholung der Erfolg von Verstehen und Einfühlen liegt. Diesen ausreichenden Spielraum sollte sich jede Kursleiterin lassen.

Der Leser hat das Recht zu fragen: Warum nenne ich meine Arbeit *Methode Menne-Heller**? Zunächst könnte man diese Methode im Fortgang der Entwicklung der Geburtsvorbereitung „psychosomatisch" oder „ganzheitlich" nennen. Erstere Bezeichnung habe ich selbst in den zurückliegenden Jahren, wie übrigens viele andere auf diesem Gebiet Tätige auch, verwendet. Allerdings zur Unterscheidung zu jenen mit der Ergänzung: „basierend auf der Arbeit von Ruth Menne".

Ruth Menne hatte sich aber mit keiner Bezeichnung festgelegt, wohl auch, weil sie sich mangels schriftlicher Aufzeichnungen nicht vor eine solche Notwendigkeit gestellt sah. Am ehesten könnte man Ruth Mennes Ansatz für ihre Geburtsvorbereitung in umfassender Weise „ganzheitlich" oder „psychophysisch" bezeichnen, wenn man erinnert, daß sie als erste das ungeborene Kind und die zukünftige „Kind-Mutter-Beziehung" in ihr Konzept einbezog.

Bei der Weiterentwicklung des methodischen Ansatzes von Ruth Mennes Arbeit wurde mir zunehmend klar, daß ich, ohne dabei ihren Weg zu verlassen, immer mehr versuchte, diese Arbeit auf verläßliche, begründbare Fundamente zu stellen. Auch deshalb erfassen die o. g. Bezeichnungen für das, was meine Arbeit heute ausmacht und wie sie in diesem Buch beschrieben ist, diese nicht vollständig.

Ich habe verstärkt den Schwerpunkt auf eine dem Natürlichen folgende, verhaltensorientierte Geburtsvorbereitung gelegt. Sehr wichtig ist mir die Herausstellung der Funktionalität und die funktionelle Formulierbarkeit dieser Arbeit. Dies trifft besonders für die „Körperarbeit" und die „Arbeit am Atem" zu.

Ich möchte mit meinem methodischen Ansatz bei den Kursleiterinnen das Verstehen für die Wirkungen ihres Tuns wecken, z. B. die Wirkungsweise des „Schiebens". Dazu gehört aber auch, daß das informative Rüstzeug als Basis für diese Arbeit einbezogen wird (Informative Geburtsvorbereitung). Dies gilt nicht nur für die Kursleiterin selbst, sondern auch, um die Schwangeren informieren und deren Fragen beantworten zu können. Eine Kursleiterin sollte auch in der Lage sein, Schwangerschaftsbeschwerden zu behandeln und auftretende Schwangerschaftsprobleme zu erkennen. Durch rechtzeitigen Hinweis unterstützt sie damit die ärztliche Betreuung der Schwangeren.

Für die Summe aller dieser Teilaspekte, die meine Methode ausmachen, konnte ich keinen umfassenden Begriff finden. Andererseits möchte ich meine Methode durch Benennung gegenüber anderen Geburtsvorbereitungsangeboten abgrenzen. Einer der Gründe dafür ist, daß ich allen interessierten Anwenderinnen meiner Methode die Möglichkeit an die Hand geben möchte, ihre Geburtsvorbereitungsarbeit auf eine faßliche Grundlage und deren gesicherte Herkunft zu stellen.

So entschied ich mich bei der Benennung meiner Arbeit für die beiden Namen, die dahinterstehen: Für Ruth Menne in Dankbarkeit als Wegbereiterin mit ihren maßgebenden Impulsen für mich, ohne deren Anregungen ich vor mehr als 20 Jahren diesen Weg hätte nicht beschreiten können und schließlich für das, was bis heute von mir daraus entwickelt wurde und entstanden ist, mit meinem Namen zu verbinden – die Methode Menne-Heller.

Noch eine letzte aber nicht unwichtige Bemerkung zu diesem Thema: Ich habe in den vergangenen Jahren immer wieder beobachten müssen, daß der Ursprung der Quellen methodischer Ansätze und Verfahren vernachlässigt wird. Dabei muß uns doch allen bewußt sein, daß wir auf den Schultern von anderen stehen, denn eine Generation allein kann dieses Wissen nicht zusammentragen. Aber: Immer wieder kommt es vor, daß bei der anonymen Übernahme solcher Primärquellen unvollständige und oftmals unrichtige Darstellungen und falsche Anwendungen erfolgen. Spätestens hier ist die Notwendigkeit der Quellenangabe dringend erforderlich, um Aussagen nachprüfbar zu machen. In diesem Buch habe ich mich ernsthaft bemüht, diesen Fehler zu vermeiden.

---

* Methode (griech. ‚Nachgehen'), hier: Art der Durchführung (des Weges), wie man zu einem angestrebten Ziel (zur Lösung einer Aufgabe) gelangen kann.

1 Informative Geburtsvorbereitung

1.1 Entwicklungsweg zur heutigen Geburtsvorbereitung

1.1.1 Evolutionsbiologische Aspekte der menschlichen Geburt – warum Geburtsvorbereitung?

Von Beginn des Menschseins an sind Gefährlichkeit und Schmerz ständige Begleiter des Geburtsereignisses. Wir meinen heute zu wissen, daß der aufrechte Gang und die Vergrößerung der Gehirnsubstanz Ursachen für die Erschwernisse der menschlichen Geburt sind. Die biologische Evolution hat dies ganz offenbar in Kauf genommen, weil beide Eigenschaften unverzichtbare Vorteile für die Erhaltung der Menschheit darstellen. Andererseits ist es wahrscheinlich ein Entwicklungsprinzip der biologischen Evolution, auf dem jeweils gegebenen Entwicklungsstand aufbauen zu müssen und nicht von grundauf Korrekturen vornehmen zu können.

So haben wir als vorangegangenen Entwicklungsstand den Bau des weiblichen Beckens, welcher durch das Aufrichten des Menschen eben nicht grundsätzlich geändert werden konnte, und die Enge und Kompliziertheit des Geburtskanales, die dem Bestreben einer größeren Gehirnsubstanz, verbunden mit der Kopfgröße des Neugeborenen, entgegensteht. Ohne auf die Geburtsrisiken, die sich dadurch ergeben haben (gegenüber vergleichbaren Entwicklungsständen z.B. bei den Primaten), an dieser Stelle näher eingehen zu wollen, war die Sterblichkeitsrate für Mutter und Kind von Anfang an wahrscheinlich sehr hoch.

Ein weiterer Preis, den die Menschheit für diese Entwicklung zahlen mußte, ist biologisch betrachtet eine physiologische Frühgeburt des Menschen. Warum entspricht die Schwangerschaftsdauer beim Menschen nicht der vollen Tragezeit, die einem Säugetier von der Organisationshöhe des Menschen angemessen wäre (Portmann)? Bei einer Tragezeit des Feten, die zur Reifung aller Grundfähigkeiten, die den Menschen auszeichnen, erforderlich wäre (ca. 21 Monate), würde der Kopf ein Volumen erreicht haben, das eine vaginale Geburt unmöglich machen würde. So wird der Mensch als extremer Nesthocker geboren und ist damit lange Zeit auf die Fürsorge seiner Mutter angewiesen, durchschnittlich bis zum 5. Lebensjahr.

Damit wird aus evolutionsbiologischer Sicht die Begrenzung der weiblichen Fruchtbarkeitsphase in Zusammenhang gebracht. Weil man weiß, daß mit zunehmendem Alter und der Anzahl der Schwangerschaften bei einer Frau die Geburtsrisiken rasch ansteigen, kann man daraus folgern, daß eine Frau, die sich nicht diesem Risiko aussetzen muß, eine größere Lebenserwartung hat, damit ihrem Nachwuchs länger zur Verfügung steht und dessen Überlebenschancen sich so wesentlich vergrößern.

Der Optimismus des ausgehenden 17. bis in das 19. Jahrhundert, der sich in der Überzeugung der Erforschbarkeit der Naturgesetze begründete und den Glauben an die Beherrschbarkeit der Natur zur Folge hatte, ließ die Menschen von da an immer mehr in das bis dahin weitgehend unberührte Naturgeschehen eingreifen. Folgende Fakten unterstreichen das:

- 1670 erste geburtshilfliche Zangenanwendung.
- Ende des 17. Jahrhunderts Beginn der geburtshilflichen Medizin.
- 1738 schlug der französische Geburtshelfer François Mauriceau die liegende Gebärposition im Bett vor. Sie wurde von ihm deshalb favorisiert, um dem ‚accoucheur' die Kontrolle über die Geburtsarbeit zu erleichtern und nicht, weil es vorteilhaft für die Mutter und das Kind gewesen wäre. Besonders die Anwendung der Zange wurde dadurch erleichtert. An dieser Stelle sei darauf hingewiesen, daß bis zum späten 18. Jahrhundert die Gebärposition stehend, sitzend, kniend oder hockend, doch immer mit dem Körper eher vertikal als horizontal war.
- Seit Beginn des 18. Jahrhunderts gibt es Lehrbücher für Hebammen.
- Mitte des 18. Jahrhunderts wird die Ausbildung der Hebammen institutionalisiert.
- Mitte des 18. Jahrhunderts stirbt noch jede 10. Frau im Zusammenhang mit geburtlichen Komplikationen.

- Der Tod der Mutter hatte in der Regel auch den Tod des ungeborenen oder geborenen Kindes zur Folge, abgesehen von den Versuchen, das Kind durch Kaiserschnitt aus der toten Mutter zu retten.
- Bis zum Ende des 19. Jahrhunderts stellte der Kaiserschnitt eine erhöhte Risikogeburt dar.
- 1938 lag der Anteil der Kaiserschnittgeburt bei 3,3 % mit einer Mortalität von 5,3 %. Heute liegt der Anteil bei etwa 20 % und einer Mortalitätsrate unter 1,0 %.
- Im Verlauf dieses Jahrhunderts nimmt die apparative Überwachung ihren Einzug im Kreißsaal.

Es scheint mithin so, als habe der Mensch die Befreiung von biologischen Zwängen erreicht! Der Mensch hatte über zwei Millionen Jahre den Erhalt seiner Population unter schwierigen Bedingungen gesichert. Mit dem Zeitalter der Aufklärung und dem dann folgenden wissenschaftlich-technischen Fortschritt des 19. Jahrhunderts wuchs die Bevölkerung, nicht zuletzt wegen der geringeren Sterblichkeitsrate, stark an. Die Geburt wurde dank der Geburtsmedizin immer weniger risikobehaftet.

So erhebt sich nun die Frage: Warum Geburtsvorbereitung? Stand anfänglich die Erwartung einer Schmerzminderung im Vordergrund, kam in zunehmendem Maße der Wunsch nach einem natürlichen Geburtsverlauf auf. Hierbei stellt sich die Frage: Was ist „natürlich"?

Meine Definition für „natürlich" im Kontext „Geburt": Der Mensch, sein Handeln eingeschlossen, ist ein Teil der Natur. Insofern ist jede Art von Geburt natürlich, so auch im strengen Sinn der Kaiserschnitt als Hilfe von außen, wenn die physischen Kräfte bei Mutter oder Kind nicht ausreichend vorhanden sind oder anatomisch-physiologische Gegebenheiten den von der Natur beim Gebären vorgesehenen Weg nicht zulassen.

Hier jedoch soll natürliches Gebären verstanden werden als das *Selbstorganisieren vorhandener Fähigkeiten* und das *Einbringen eigener Kräfte* für das Gebären. Damit soll nicht ausgedrückt werden, daß ein Geburtsverlauf erreicht werden soll, wie er bei anderen heute noch existierenden Kulturen von Naturvölkern oder in früheren Phasen der Menschheitsentwicklung vorzustellen ist. Dies schließt jedoch nicht aus, von dorther Orientierungshilfen zu suchen.

Wenn heute neben der Geburtsmedizin, deren Einsatz bei Komplikationen ein Gebot der Si-

cherheit ist, von den Frauen immer stärker eine Geburtsvorbereitung auf eine annähernd natürliche Geburt gefordert wird und sich durchsetzt, so kann das m. E. drei Ursachen haben:

1. Bei sinkenden Geburtsraten in den fortgeschrittenen Industrieländern wird die Sorge um den zahlenmäßig geringeren Nachwuchs, größer und damit das Bedürfnis nach einem erfolgreichen Geburtsabschluß bei gleichzeitiger körperlicher und seelischer Unversehrtheit von Mutter und Kind immer stärker.
2. Die soziale Stellung der Frau und damit ihr Bildungsstand hat sich in den letzten 80 Jahren ständig verbessert. Selbstbewußtsein und ein neues Selbstwertgefühl schaffen ein anderes Verhältnis zur Geburt, die jetzt berechtigterweise bewußt erlebt und durchlitten werden will. Die Frauen möchten ihre Verhaltensweisen unter der Geburt aus eigener Selbstverantwortung und eigener Kraft bestimmen. Sie möchten aktiv gebären und nicht passiv entbunden werden. Der natürliche Weg ist (im hier angewendeten Sinn) dabei unerläßlich.
3. Das Bedürfnis nach einer natürlichen Geburt wird noch aus einem anderen Grund dringend geäußert: Dahinter steht die Annahme, daß medizintechnische, geburtshilfliche und pharmazeutische Einwirkungen nicht auszuschließende Nachteile für Mutter und Kind, besonders in der späteren Entwicklungsphase mit sich bringen, wofür es bis heute freilich keine endgültigen Beweise gibt.

So ist die Geburtsvorbereitung m. E. geradezu notwendig, weil körperliche und geistige Voraussetzungen bei den meisten Frauen nicht mehr genügend ausgebildet sind, wie sie gebraucht würden, um ein Kind „natürlich" zu gebären. Auf der anderen Seite stehen heute in den Gebärräumen der Kliniken und Geburtshäuser die erforderlichen Angebote (s. Kap. 1.6) zur Verfügung, um dieser „Natürlichkeit" nachzukommen, die aber ohne eine entsprechende Geburtsvorbereitung nicht ausgeschöpft werden können.

Ursache für das o. g. Zustandsbild der schwangeren Frauen sehe ich in einer Lebens- und Verhaltensweise, die sich von unseren Anlagen stark entfernt hat. Hierzu gehören beruflicher Leistungsdruck sowie mangelnde körperliche Betätigung im Alltagsverlauf (Leistungssport ist kein Ersatz). Eine einseitige Ernährung (künstlich und konserviert), durch Medienbeeinflussung überfrachtet mit Pseudowissen über Schwangerschaft und Geburt, Lärmschädigung durch die Umwelt, Genußmittel – und Medikamentenmißbrauch tun ihr Übriges. Unser Konsumverhalten steht auch oft dem Ereignis der Geburt im Wege, indem wir meinen, uns alles kaufen zu können. Dabei wird zu viel eingefordert und zu wenig erhofft! Noch einmal: Unter einem natürlichen Geburtsverlauf verstehe ich eine (Rück-)Besinnung auf Verhaltensweisen unter der Geburt, die den Ablauf wenig behindern und möglichst nicht verstören.

Meine Erfahrung hat mir gezeigt, daß bei geschicktem Hinführen mit der nachstehend aufgezeigten Methode der Geburtvorbereitung, die schwangeren Frauen sehr offen sind, diesen Weg anzunehmen.

Vielleicht kann man ganz allgemein in dieser Entwicklung ein kollektives evolutionsbiologisches Verhalten erkennen, dessen Notwendigkeit gerade erst einsichtig wird.

1.1.2 Auf der Suche nach den Wurzeln

Es ist nicht meine Absicht, in dieser Darstellung die vorgeschichtliche und geschichtliche Entwicklung der Geburtshilfe chronologisch von den frühen Menschheitskulturen bis in die Gegenwart hinein darzustellen. Falls dies überhaupt beabsichtigt wäre, würde es meine Möglichkeiten bei weitem übersteigen und darüber hinaus dem Nutzen dieses Buches keinen Gewinn bringen. Im übrigen haben sich daran schon Ethnologen, Anthropologen u.a. in ausführlichen Darstellungen geäußert. Vielmehr kommt es mir darauf an, die Wurzeln dieser Geburtsvorbereitung anhand einiger Beispiele zu beleuchten, um allen Interessierten Anregungen zu geben, das verlorengegangene und verdrängte Wissen über das „Gebären aus eigener Kraft" aufzugreifen und zu vermitteln.

Die Chancen, in wissenschaftlichen Felduntersuchungen Naturvölker in ihrer archaischen Verhaltensweise, auch in der Situation des Geburtsvorganges, beobachten zu können, werden immer geringer, und auch hier muß der Wissenschaftler sich weitgehend auf historische Quellen stützen.

Auf der anderen Seite gibt es die Quellen der antiken Hochkulturen, von denen wir aber annehmen müssen, daß auch da schon ein Prozeß weg vom Natürlichen–Ursprünglichen einsetz-

te. Aber gerade um dieses natürlich-ursprüngliche Verhalten geht es, weil ich annehme, daß hier die besten Vorbilder für ein natürliches Gebärverhalten zu finden sind.

Bei den Naturvölkern war und ist z. T. noch die Geburt eines Kindes ein intimer, familiärer Vorgang, bei dem meist nur Frauen die Gebärende begleiteten und begleiten. Die Bräuche unterscheiden sich jedoch bei den einzelnen Kulturen und in den verschiedenen Zeitepochen voneinander. Meist begleiten vor allem nächste weibliche Verwandte und Mädchen vor und im geschlechtsreifen Alter, auch die eigenen Töchter der Frau, die Geburt.

Tradiertes Wissen (von einer Generation auf die nächste übermittelte Erfahrungen) befähigte so „weise" Frauen aus diesem angesammelten Wissen heraus einer Frau beim Gebären Beistand zu leisten, ihr zur Seite zu stehen und dabei die jungen Mädchen gleichsam „anzulernen". Es verwundert nicht, daß bei dieser Bewahrung geburtshilflicher Kenntnisse auch bei komplizierten Geburtsabläufen Beistand und Hilfe erfolgreich gewesen sein sollen.

Vertikale und halbvertikale Gebärpositionen waren bereits in der Frühzeit der Menschheit bekannt und gebräuchlich, wie wir das aus Felszeichnungen aus dieser Zeit ersehen können. Damit verhalf man dem Kind, wie wir heute wissen, den optimalen Weg aus der Mutter heraus zu finden. Gleichzeitig konnte der Mutter dabei so ihre Leistungskraft erhalten werden, was damals vermutlich ein großer Vorteil für das Überleben von Mutter und Kind war.

Wir stehen hier, wie ich meine, auf uralten Wurzeln, die es sich lohnt, näher zu betrachten. Hierbei möchte ich mich zum einen darauf beschränken, Abbildungen (Abb. **1.1** – **1.7**) aus verschiedenen Zeitepochen der Menschheitsgeschichte „zu Worte" kommen zu lassen, die ermutigen und bestärken sollen, schwangere Frauen auf ihre Geburtsarbeit in hockender, kauernder, sitzender oder stehender Position, im Vierfüßlerstand oder in abgestützter seitlicher Sitzhaltung vorzubereiten. Zum anderen will ich einige persönliche Eindrücke wiedergeben, die ich in „Frauengesprächen" auf einigen meiner Reisen in Länder hatte, bei denen teilweise noch die archaischen Verhaltensweisen unter der Geburt erhalten geblieben sind. Abschließend zu dieser Betrachtung soll an einem Beispiel gezeigt werden, daß auch bei unseren Frauen in heutiger Zeit natürliches Gebärverhalten „schlummert", welches es nur zu wecken gilt.

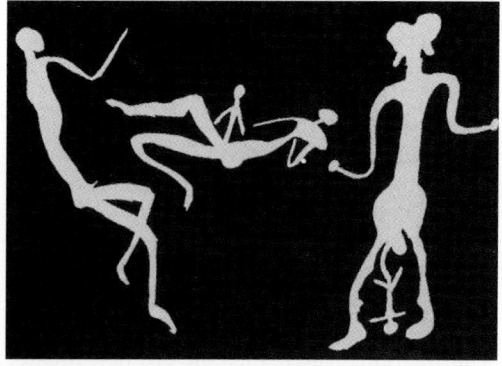

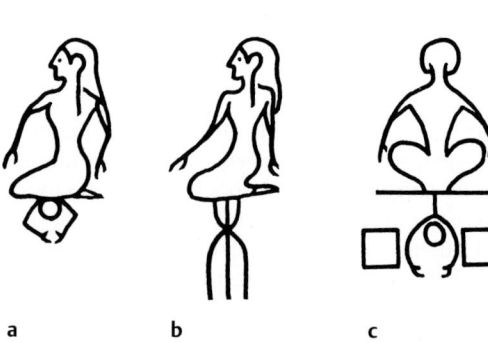

a   b   c

Abb. 1.1   Die wohl älteste bildliche Darstellung der menschlichen Geburt in einer jungsteinzeitlichen Felszeichnung (ca. 10 000 Jahre) aus dem Gebiet Tassili-Najer (Libyen, Zentralsahara). Zwei Gebärpositionen sind zu sehen: rechts eine stehende Gebärende und in der Mitte eine Gebärende in aufgestütztem Seitsitz (aus: DHZ 5/1988).

Abb. 1.2a–c   Drei ägyptische Hieroglyphen, die „gebärende Frau" (a u. c) bzw. „gebären" (b) bedeuten. a und c sind Beispiele naturalistischer Darstellung, beide in Hocke-Position. c zeigt darüber hinaus die Geburt zwischen Gebärziegeln, b zeigt den Vorgang „gebären" abstrakt (aus Westendorf: Erwachen der Heilkunst. Die Medizin im alten Ägypten).

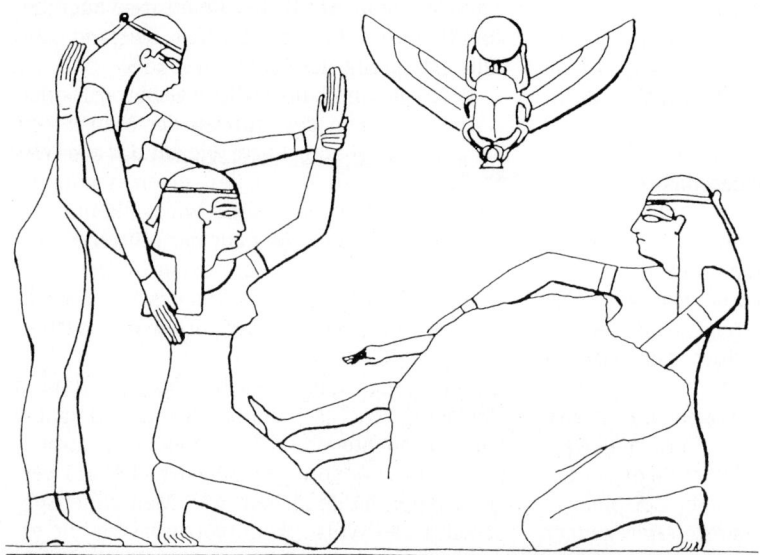

a

Abb. 1.3a u. b   a zeigt einen Ausschnitt aus einer altägyptischen Geburtsszene aus dem sog. Geburtshaus der Tempelanlage am linken Nilufer bei Armat südl. von Luxor. Dargestellt ist die Gottesmutter des Re, Rat-Taui, die sich während ihrer Geburtswehen auf die Knie niederläßt. Der Gebärenden gegenüber die oberste Entbindungsgöttin, die das Neugeborene empfängt.
b Aus der Gesamtdarstellung ist erkennbar, daß es sich um eine Geburtsszene der Cleopatra VII. (Gattin Cäsars) handelt, 2. Hälfte des 1. Jahrhunderts v. Chr. („Cleopatra's Egypt", The Brooklyn Museum, 1988)

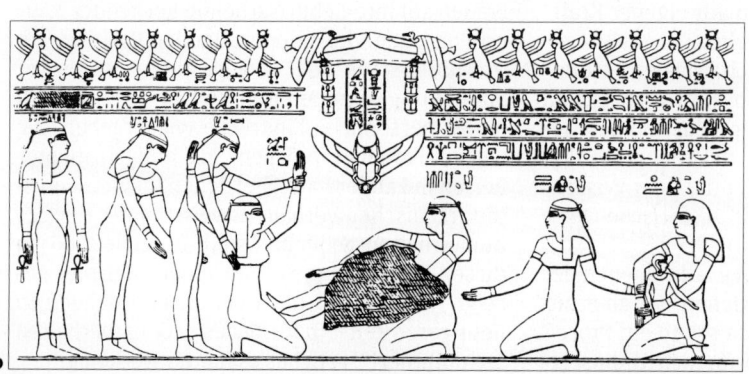

b

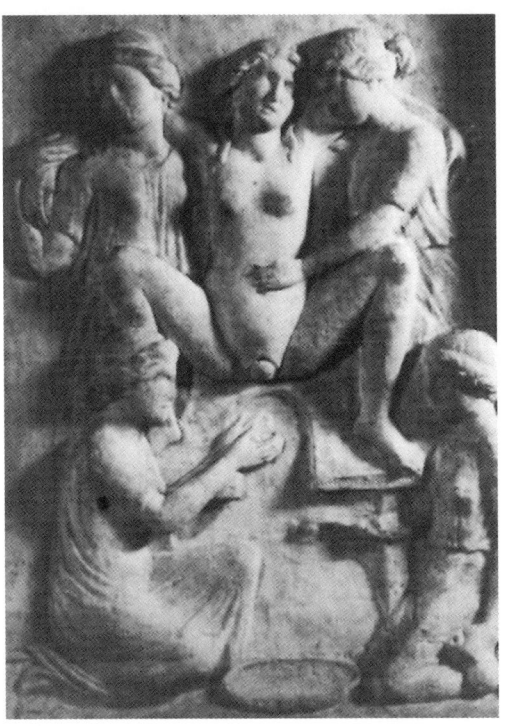

Auch bei den Aborigines, den Ureinwohnern Australiens, war die Geburt eines Kindes „Frauensache". Über Jahrtausende hinweg wurden die Mädchen in Initiationsriten von erfahrenen Frauen auf ihre allumfassende weibliche Rolle vorbereitet. Die wenigen noch traditionell lebenden Aborigines knüpfen auch heute noch an dieses tradierte Wissen an. Von den Indigenas in Guatemala (Nachfolger der Maya), ebenso von den Indianerinnen am Amazonas (Belem) erfuhr ich durch Gespräche unter Frauen, daß ihre Gebärstellungen Hocken am Boden oder eine kniende Stellung zwischen Kniestand und Fersensitz ist, wobei der Oberkörper nach vorn geneigt wird und die Hände sich jeweils auf den Oberschenkeln abstützen. Auch hier begleiten erfahrene Frauen die Geburt, und die Mädchen (Töchter) dürfen zuschauen.

Der Humanethnologe W. Schiefenhövel, der zwischen 1974 und 1980 gemeinsam mit seiner Frau humanethnologische Studien bei den Eipo-Frauen im Bergland von West-Neuguinea machte, berichtet Ähnliches. Auch hier begleiten erfahrene Frauen die Geburt, während Mädchen und junge Frauen den Ablauf beobachten dürfen, auch kleine Handreichungen übernehmen. Einerseits erleben so diese jungen Mädchen den

Abb. 1.**4**   Sitzende Gebärende mit Helferinnen, griech. Marmorrelief, ca. 400 v. Chr. (Erschienen in: Kuntner, L. „Die Gebärhaltung der Frau", 4. Auflage, Marseille, München 1994)

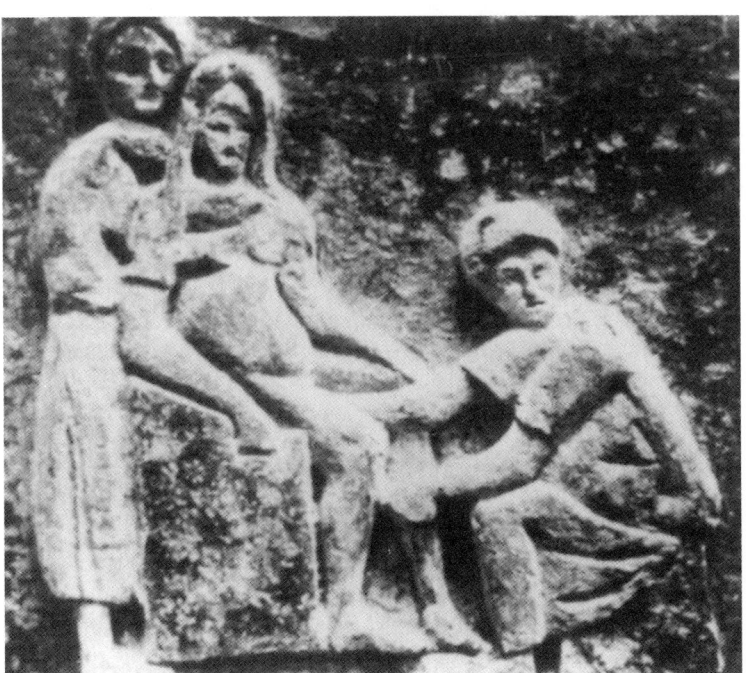

Abb. 1.**5**   Terrakottarelief von der Isola Sacra, Ende des 1. Jahrhunderts v. Chr. Hierbei handelt es sich um eine Grabstele einer Hebamme. Die Szene zeigt eine unbekleidete Gebärende, die auf einem Gebärstuhl mit Arm- und Rückenlehne sitzt. Die Helferin übt mit beiden Händen Druck auf den Fundus uteri aus, während die Hebamme das Kind in Empfang zu nehmen scheint. (Archäologisches Museum Ostia)

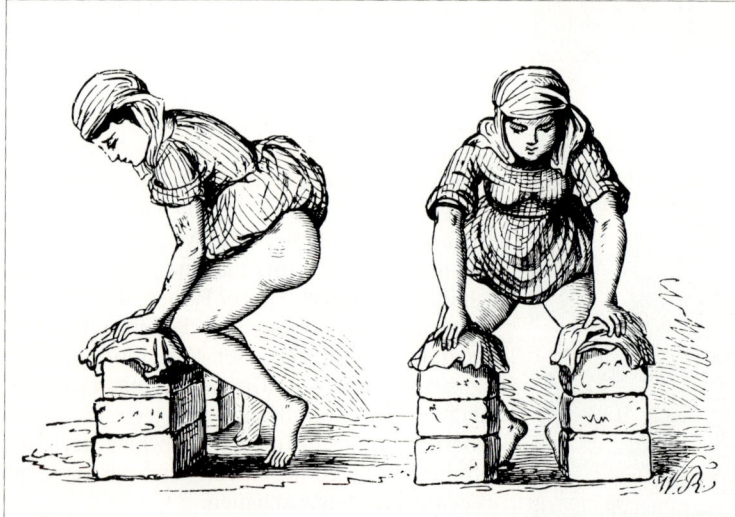

Abb. 1.**6**   Zeigt zwei Darstellungen einer halbknienden Gebärhaltung, wahrscheinlich in der Austreibungsperiode. Interessant sind die aufgeschichteten Ziegel, die an die Gebärziegel des alten Ägypten erinnern, hier aber als Vorläufer des Gebärstuhles interpretiert werden. (Persisch, aus: Zglinicki: Geburt und Kindbett im Spiegel der Kunst und Geschichte 1990)

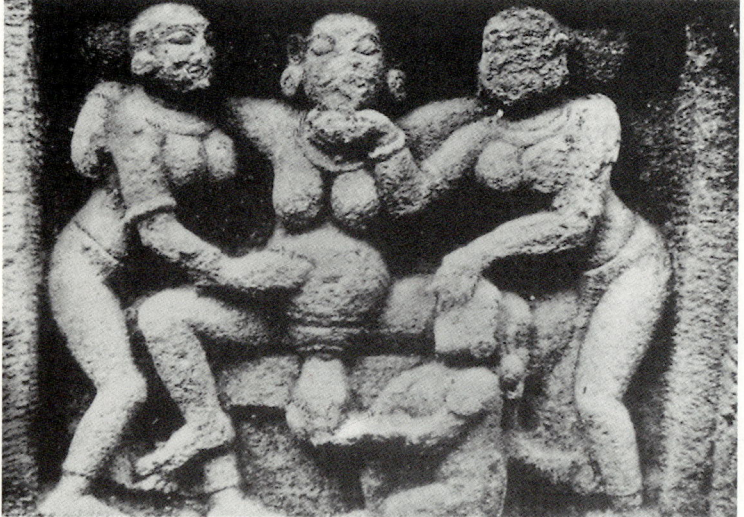

Abb. 1.**7**   Altindisches Felsrelief aus Bhatkal, 12. Jahrhundert.
Zeigt Gebärende in vertikalsitzender Gebärposition, gestützt von zwei Helferinnen (aus Zglinicki: Geburt und Kindbett im Spiegel der Kunst und Geschichte 1990)

Geburtsschmerz der Gebärenden, aber auch, wie das Kind trotz Schmerzen und möglicher Verzögerungen gesund zur Welt kommt, bzw. wie ein Kind aus der Mutter herausgleiten kann, wenn der Eigenrhythmus der Gebärenden nicht gestört wird.

Als ich 1982 W. Schiefenhövels Veröffentlichung in der Neuen Züricher Zeitung vom 19.5.1982 las und auf der Abbildung sah, wie Eipo-Kinder auf die Welt kommen, indem die Gebärenden für den Durchtritt des Kindes eine seitlich abgestützte Sitzlage (Abb. 1.**8**) bevorzugen, folgte ich einem Impuls und startete mit

den Schwangeren meiner Geburtsvorbereitungsgruppe, die bald gebären sollten, einen Versuch.

Erfahrungsbericht
Aus der vorgegebenen Ausgangsstellung Seitlage gab ich den Schwangeren drei Hinweise, die ihnen helfen sollten, ihre Gebärposition aus der Seitlage zu suchen und zu finden.

Meine Hinweise:
1. Du willst allein – aus eigener Kraft – dein Kind aus dieser Seitlage gebären.

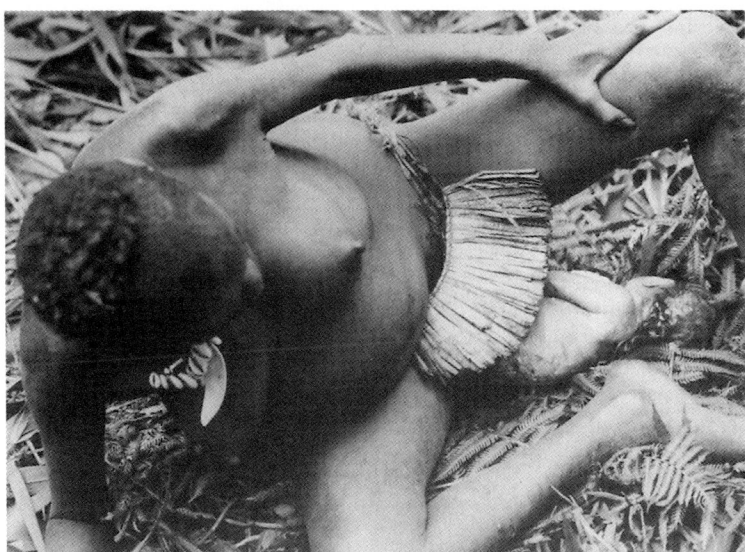

Abb. 1.**8** Eipo-Frau während der Geburt in einer seitlich abgestützten Sitzhaltung beim Durchtritt des Kindes, Bergland von Irian Jaya (West-Neuguinea) (Foto: G. u. W. Schievenhövel 1982)

2. Du mußt dich aber für dein Kind öffnen, wenn es aus dir herauskommen soll, ohne den Fuß des obenliegenden Beines vom Boden abzuheben.
3. Du willst dabei fürsorglich (mütterlich) beobachten, wie dein Kind aus dir herauskommt.

Auftrag: Verändere deine Seitlage so, bis für dich alle drei Hinweise stimmig sind. Die Schwangeren begannen sich auszuprobieren, während ich sie mit Wiederholung der Hinweise verbal begleitete. Zu meinem Erstaunen fanden alle Schwangeren ohne meine Hilfe die von den Eipo-Frauen bevorzugte seitlich abgestützte Sitzhaltung. Zum Abschluß zeigte ich den Schwangeren die Abbildung, die W. und G. Schiefenhövel von den Eipo-Frauen beim Gebären gemacht und die mich zu diesem Versuch inspiriert hatte.

Zu jener Zeit (1982) war eine sitzende, hockende oder wie hier im seitlich abgestütztem Sitzen aufgezeigte Gebärposition für die letzte Geburtsphase in unseren Kreißsälen noch eine große Ausnahme.

Das Ergebnis brachte mich auf die Idee, von einem „Gebärcode", den alle Frauen für den Vorgang des Gebärens in sich haben, zu sprechen. Seitdem ist dieser Versuch ein fester Bestandteil meiner Geburtsvorbereitung, die Schwangeren an „ihr" in unserer zivilisationsorientierten Gesellschaft „verschüttetes" Wissen und Muster des Gebärverhaltens heranzuführen, den „Code" des naturgegebenen Gebärens „wachzuklopfen". Oft ist das mühsam, wenn es aber gelingt, die funktionell richtigen Bewegungs- und Verhaltensmuster beim Gebären wiederzufinden, ist das für alle Beteiligten sehr befriedigend. Den Schwangeren gibt es das vor mehr als 200 Jahren durch horizontale Gebärposition (Rückenlage) genommene Wissen um ihr aktives Gebärverhalten wieder; der Kursleiterin in der Geburtsvorbereitung die Bestätigung, daß das über einen langen Zeitraum verstörte traditionelle Wissen vom Gebären auch den Frauen unserer von Streß, Hektik und Ablenkung geprägten Zeit wieder erfahrbar gemacht werden kann. Grundlage ist allerdings für unsere heutige Geburtsvorbereitung und Geburtsbegleitung, dieses „verschüttete" Wissen um das Gebärenkönnen ganzheitlich wieder ins Bewußtsein der Frauen zu rücken.

1.1.3 Methodische Ansätze und Ziele der Geburtsvorbereitung

Geburtsvorbereitung, so wie sie sich in den vergangenen 60 Jahren entwickelte, ist gemessen am Leben von Menschen auf dieser Erde ein blutjunger Sproß. In den zwanziger Jahren unseres Jahrhunderts begann die Geburtshilfe auf der Suche nach einer Schmerzerleichterung *ohne* Medikamente, die gerade von der Schulmedizin in vielen Bereichen anerkannte Hypnose auch zur Schmerzerleichterung während der Geburt einzusetzen. Dort konnte die Hypnose allerdings keinen festen Platz finden, weil die Fragen nach der Entstehung und dem Wesen des Geburtsschmerzes dabei weitgehend unberücksichtigt blieben. Die Frage, warum ein physiologischer Vorgang wie die Geburt überhaupt schmerzhaft ist, wurde lange Jahre gar nicht gestellt (Lukas).

Drei Namen haben in den letzten 60 Jahren die nichtmedikamentöse Schmerzbekämpfung bei der Geburt geprägt: *Grantly Dick-Read* und *Fernand Lamaze* mit dem Geburtserleben der Mutter und *Frederick Leboyer* mit dem Geburtserleben des Kindes. Die Wurzel der in diesem Buch vorgestellten Geburtsvorbereitungsmethode Menne – Heller ist die Read-Methode.

Der englische Geburtshelfer Grantly Dick-Read (1890 – 1959) stellte 1933 erstmals seine Idee von der Entstehung des Geburtsschmerzes und wie dieser einer natürlichen Geburt im Wege steht der interessierten Fachöffentlichkeit vor. Seine Vorgehensweise war empirisch-intuitiv. Aufmerksames Beobachten der Gebärenden und ein psychologisches Einfühlen in die Gebärende ließen ihn den Zusammenhang zwischen „Angst haben" und „sich verkrampfen" erkennen. Read ging davon aus, daß die Schmerzen beim Gebären auf störende Faktoren zurückzuführen sind, und er stellte fest, daß sich jede Gemütsbewegung (Affekt), jede seelische Anspannung der Gebärenden auf ihr Gesamtverhalten auswirkt. Sie „verkrampft" (verspannt) sich und das erhöht, verstärkt den Schmerz.

Es ging Read nicht nur darum, den Geburtsschmerz unbedingt auszuschalten, weil damit nur ein Symptom beseitigt würde. Aus seiner Erkenntnis der unschätzbar großen Bedeutung des Geburtserlebens für Mutter und Kind wollte er die dieses Geburtserleben belastenden Symptome möglichst verhindern. Weil für ihn aufgrund seiner Beobachtungen die hauptsächlichste emotionale Schmerzursache, die die leibseelischen Fehlhaltungen bei der Geburt auslösen, die *Angst* ist (siehe Kap. 1.9), wollte er den *Angst-Spannung-Schmerz-Kreis* als eine beim Gebären immer wiederkehrende Reaktionskette durchbrechen. Nach Ansicht Reads konnte das gelingen durch:

– Aufklärung in der Schwangerschaft,
– körperliches Üben zur Verbesserung der Beweglichkeit,
– Entspannungsübungen,

– tiefes, langsames Durchatmen, weil das nach seiner Erkenntnis während der Wehen zu einer ausreichenden Sauerstoffversorgung der Gebärmutter führt. Er beobachtete erstmals, daß durch entsprechendes Atmen der Mutter während der Wehen der Muttermund leichter eröffnet und die Folge eine raschere schmerzärmere Geburt war (und ist!),
– während der Geburt forderte er eine geschickte psychologische Begleitung der Gebärenden.

Aus diesen Erfahrungen entwickelte Dick-Read, von der Richtigkeit seiner Idee durch sichtbare Erfolge bestärkt, seine eigene geburtshilfliche Methode, die *Read-Methode.* Sein 1944 zunächst in englischer Sprache erschienenes Buch „Childbirth without Fear" (Gebären ohne Furcht) wurde 1950 mit dem Titel „Mutterwerden ohne Schmerz" ins Deutsche übersetzt.

Im deutschsprachigen Raum gab es viele Geburtshelfer, die nach der Lektüre des Buches versuchten, in ihrem beruflichen Umfeld gemeinsam mit Krankengymnastinnen die Read-Methode in die Praxis umzusetzen, d. h. nach Reads Vorstellungen Konzepte zur Schwangerschaftsgymnastik zu erarbeiten, um diese an Schwangere zu vermitteln. Damit waren die „Read-Kurse" als Geburtsvorbereitung für schwangere Frauen eingeführt, in die jede Kursleiterin ihre eigenen Ideen einbrachte. Seit 1959 bereitete auch ich auf der Basis der Read-Methode Schwangere auf die Geburt vor.

Anliegen dieses Buches ist es, den Weg der hier angebotenen Geburtsvorbereitung Methode Menne-Heller nachzuzeichnen: 1953 griff in Villingen/Schwarzwald der damalige Chefarzt der Geburtshilfe und Gynäkologie, Dr. G. Krebs nach dem Studium dieses Read-Buches dessen Methode auf. Mit der Gymnastin seiner Wöchnerinnen – das war Ruth Menne – regte er eine Geburtsvorbereitung nach dem Read-Konzept an. So begann bereits damals Ruth Menne Schwangere auf die Geburt vorzubereiten. G. Krebs erinnert sich:

Erfahrungsbericht ▬▬▬▬▬▬▬▬
„Begonnen haben wir mit der Vorbereitung derjenigen Frauen, bei denen schon im Gespräch und bei der Untersuchung in der Schwangerschaft ängstliche Erwartung und vermehrte abwehrende Verspanntheit aufgefallen waren. Die guten Erfahrungen, die wir gerade bei diesen erfahrungsgemäß ungünstigen Fällen mit einer in-

tensiven Vorbereitung und Anleitung gemacht haben, ermutigte uns bald, möglichst viele Frauen für den Besuch der Geburtsvorbereitungskurse zu gewinnen. Die Methodik wurde immer wieder kritisch am Erfolg überprüft und modifiziert."

Die Erfahrungen, die Ruth Menne gemeinsam mit G. Krebs gesammelt hatte, bereicherte sie um einen weiteren Aspekt: Sie bezog – und das gab es sonst nicht – das ungeborene Kind in die Vorbereitung ein. „Gehe zu deinem Kind", „denke an dein Kind", „hilf deinem Kind", „öffne dich für dein Kind". Mit diesen Ratschlägen gab sie den Frauen einen anderen Bezug zum Gebären, zu deren Geburtsarbeit. Als Erste spricht sie vom „Annehmen des Schmerzes" und vom „Loslassen des Kindes". Sie ist es, die als Erste das Kind „herausschieben" läßt statt zu pressen und setzt dem etwa gleichzeitig über die Lamaze-Methode bekanntwerdenden „Hecheln" ihr „Schwingen" als natürliche Atemhilfe entgegen (vgl. Kap. 4.4).

1955 hospitierte R. Menne bei F. Lamaze in Paris um die *Psychoprophylaktische Methode* (PPM) mit ihrer psychosomatischen Vorgehensweise zu vergleichen. Sie übernahm die Methode von Lamaze nicht in ihrer Arbeit, weil dieser Weg mit ihren Anschauungen nicht übereinstimmte. In der nachfolgenden Darstellung der Psychoprophylaktischen Methode wird im einzelnen darauf eingegangen. Der dann folgende Entwicklungsgang bis zu der von mir erarbeiteten Methode Menne-Heller wird im weiteren Verlauf des Buches beschrieben.

Die *Psychoprophylaktische Methode* (PPM) zur Geburtsschmerzerleichterung, auch russisch-französische Methode genannt, wurde bereits 1936 von dem russischen Geburtshelfer Nikolajew begonnen, dann 1950 von den Geburtshelfern Velvovski und Platonow mit dem Namen „Psychoprophylaxe" benannt. Der französische Geburtshelfer Fernand Lamaze führte 1952 nach einem Aufenthalt in der damaligen Sowjetunion in Frankreich die Methode der „Geburtsschmerzausschaltung" mit gewissen Abweichungen von der russischen Methode ein. Beide Methoden haben einen starken ideologischen Ansatz. Lamaze stellte seine ganze Pariser Klinik auf diese neue Methode um, dabei wurden nur die Frauen von ihm und seinen geschulten Mitarbeitern entbunden, die zuvor psychoprophylaktisch vorbereitet waren. Diese Frauen wurden nach Tauglichkeit für seine, die Lamaze-Metho-

de, ausgesucht! Damit schaffte er sich günstige Vorbedingungen für seinen Erfolg. Der Ehemann wurde als Trainings-Partner mit einbezogen.

Die Vorbereitung besteht in einer mit aller Eindringlichkeit durchgeführten geistigen Schulung, während die praktische Schulung sich vor allem auf Atemtechniken beschränkt. Durch verschiedene vom Geburtsgeschehen und Geburtsschmerz ablenkende Atemtechniken und suggerierende Formeln (nach Pawlow: II. Signalsystem) soll eine Erziehung zur schmerzlosen Geburt erfolgen.

In der *geistigen Schulung* erfolgen theoretische Erklärungen über das Nervensystem, über bedingte Reflexe, die von negativ-bedingten Reflexen (= frühere, schlechte Erfahrungen) durch positiv-bedingte Reflexe ersetzt werden können. Das basiert auf der Pawlowschen Terminologie, nach dessen Vorstellung das Lernen und jede Art von Erfahrung auf der Bahnung von bedingten Reflexen beruht. (Pawlows Hundeversuch setze ich als bekannt voraus.) In der Hirnrinde (Cortex) soll eine sog. *Geburtsdominante* geschaffen werden, den Frauen wird Gebären gelehrt.

Die derart vorbereiteten Frauen bekamen den Eindruck vermittelt, daß Gebären etwas Kompliziertes sei; in Deutschland ließen sich mit der Lamaze-Methode vor allem intellektuelle Frauen auf die Geburt vorbereiten.

➡ **Anmerkung:** Meine Erfahrung während meiner Tätigkeit an der Mannheimer Frauenklinik zeigte mir, daß diese auf geistige Konditionierung vorbereiteten Frauen „außer sich gerieten", wenn das Ablenkungsprogramm bei überwältigendem Geburtsschmerz verlorenging und die Geburtsleitung mit der Lamaze-Methode nicht vertraut war. Die Frauen hatten nicht selten nach der Geburt das Gefühl, versagt zu haben und brachten das verbal auch zum Ausdruck.

Huch sagt dazu: „Die Gefahr bei dieser Methode besteht darin, daß die Gebärende das Auftreten von Schmerz als ihr persönliches Versagen empfindet, der falsch verstandene Durchhaltewille eine Geburt unnötig verlängert."

In der *praktischen Schulung* erfolgt das Einüben forcierter Atemtechniken, die der (Trainings-)Partner mit Stoppuhr und Mitzählen begleitet. Alles Tun soll vom Schmerz ablenken.

Die Atemschulung zu einer hochfrequenten flachen Atemform nennt die Lamaze-Methode *Hechel-Atmung.* Außer der Sauerstoffversorgung sollte diese Atemtechnik noch den Effekt der Hyperventilationsanalgesie(!) erzielen (s. Kap. 4). Die Frau wurde nicht in ihrer Ganzheit betrachtet.

→ **Hinweis:** Das Hecheln mit seinen Auswirkungen wurde viel später von Huch und Saling untersucht und sollte in dieser Form nicht mehr zur Anwendung kommen (s. Kap. 4.4). 1964 wendet sich der russische Geburtshelfer Nikolajew gegen die Hechel-Atmung, weil auch er erkannte, daß die Hyperventilation eine starke Senkung der Bewußtseinsschwelle bewirkt und damit die Passivität der Gebärenden begünstigt.

Beide Geburtsvorbereitungsmethoden, nach Read und Lamaze, näherten sich, nachdem sie über 20 Jahre in Deutschland parallel angeboten wurden, mehr und mehr an. Im Verlauf dieser Entwicklung verlor sich immer mehr das Wissen um den ursprünglichen methodischen Ansatz:
Read: Entgegenwirken auf psychosomatische Fehlhaltungen (Angst-Spannung-Schmerz-Syndrom) durch *Hinlenken zum Geburtsgeschehen*, um eine möglichst natürliche Geburt zu erleben.
Lamaze. Basierend auf der Psychoprophylaxe, eine *vom Geburtsgeschehen ablenkende* Methode mit dem Ziel der schmerzlosen Geburt.

Parallel dazu setzte durch den Fortschritt der Perinatalmedizin besonders seit Mitte der 60er Jahre eine Entwicklung von der Geburtshilfe zur Geburtsmedizin ein. Durch neue medizinische Erkenntnisse und medizintechnische Entwicklungen wurden die Kreißsäle funktionell, eine intensive apparative Überwachung von Mutter und Kind sollte den Rückgang perinataler Mortalität und perinataler Morbidität des Kindes gewährleisten. Zudem schien eine schmerzlose Geburt durch moderne Analgesieverfahren und pharmakologische Unterdrückung des Geburtsschmerzes möglich. Programmierte Geburtseinleitung mit Wehentropf, die Überwachung von Wehen und Kind durch Kardiotokografie (s. Kap. 1.7) machten es notwendig, daß die Gebärende (meist) in Rückenlage, ohne Bewegungsspielraum frühzeitig auf dem Geburtsbett gelagert wurde. Das bewirkte bei den Frauen Inaktivität, oft gaben sie, weil die Wehen für sie unerträglich wurden, ihre Eigenverantwortlichkeit auf und unterwarfen sich dieser Geburtsmedizin. Die Geburtsleitung hatte durch den erhöhten technischen Aufwand weniger Zeit für die Gebärende. Partner waren erst gegen Ende der siebziger Jahre im Geburtsraum erwünscht.

Die psychosomatische Geburtsvorbereitung nach Read, die vom Geschehen nicht ablenken wollte, paßte weit weniger zu der für Gebärende technisierten und statischen Geburtshilfe als die psychoprophylaktische, ablenkende Geburtsvorbereitung nach Lamaze, die in den 70er Jahren große Verbreitung durch die Medien fand und eine rege Nachfrage erfuhr. Unbeirrt versuchten Ruth Menne und ihre vielen Schülerinnen bei ihrem psychosomatischen Vorbereitungskonzept zu bleiben und ihre Geburtsvorbereitung über die Mütter in die Kreißsäle zu tragen. Diese Gebärenden waren damals sehr dankbar dafür.

Eine Rückbesinnung zur natürlichen Geburt gegenüber der Entwicklung von immer mehr Geburtsmedizin, bei immer weniger Zuwendung für die Frau, setzte ein. Immer mehr Frauen waren von dieser technischen Geburtshilfe, der sie ausgeliefert waren, betroffen. Aus diesem Betroffensein begannen die Frauen mehr und mehr ein neues Selbstbewußtsein zu entwickeln und sich gegen so viel Ausschließlichkeit der Technik im Kreißsaal zu wenden. Sie fanden bei vielen Geburtsvorbereiterinnen (Krankengymnastinnen und Hebammen) dafür Unterstützung.

Als 1974 der französische Geburtshelfer Frederick Leboyer (geb. 1918) in seinem auch in Deutschland veröffentlichten Buch „Der sanfte Weg ins Leben" auf die entscheidende Bedeutung für das Kind, *ohne Gewalt, schonend* und *sanft* geboren zu werden und auf die *prägende frühe Mutter-Kind-Beziehung unmittelbar nach der Geburt* hinwies, löste das einen Anstoß des Umdenkens aus.

Er beschrieb, was das Kind bei seiner Geburt empfindet und wie es diese erlebt. Leboyer stellte die Frage: „Kann es nicht sein, daß die Geburt dem Kind Schmerzen bereitet, so wie die Niederkunft früher schmerzhaft war für die Mutter? Dieses Leiden, das die Geburt dem Säugling bringt, wen kümmert's? Kann man es ihm ersparen?"

Bis zu Leboyers Auftreten in der Öffentlichkeit herrschte die Meinung vor, daß die Sinneswahrnehmungen eines Neugeborenen nur beschränkt ausgebildet seien, das Kind also weniger schmerzempfindlich sei. Niemand wollte glauben, daß das Schreien des Neugeborenen ein Ausdruck von Schmerz und Unwohlsein ist. Im Gegensatz dazu konnte Leboyer Aufnahmen vorlegen, die zufriedene und entspannte Babies wenige Minuten nach der Geburt zeigten.

Er forderte alle Geburtshelfer auf, das Kind bei seiner Geburt einfühlsam zu begleiten und sanft zu empfangen. Nach Leboyer sollte der Mutter in einem harmonischen Umfeld und mit beruhigendem Beistand das sanfte Gebären ermöglicht werden. Eine ruhige Atmosphäre, gedämpftes Licht, angenehme Wärme sollten dem Neugeborenen helfen, Zeit zu finden für die Anpassung seines Organismus an Schwerkraft, Atem, Luft, Berührung und verstärkte Geräusche. Der Mutter sollte durch frühzeitiges Anlegen des Neugeborenen an ihre Brust, ihren Körper, der Kind-Mutter-Kontakt über die bloße Haut ermöglicht werden. Das Neugeborene konnte so den vertrauten Herzschlag der Mutter weiter wahrnehmen.

Damit war Leboyer mit seinem neuen Denkansatz eine *wichtige Ergänzung* für die psychosomatische Geburtsvorbereitung und Geburtsleitung, es war *keine* neue Geburtsvorbereitungsmethode. Er war vielmehr ein Fürsprecher der Neugeborenen, was bis heute noch vielen Eltern deutlich wird, wenn ihr Kind sanft begleitet und ohne Streß zur Welt kommt: Nicht schreiend, stattdessen zufrieden, lächelnd, es schaut mit offenen Augen seine Mutter aufmerksam an und lauscht ihrer leisen Stimme.

Der französische Geburtshelfer *Michel Odent* setzte mit seinem Team in Pithiviers Leboyers Forderungen in die Praxis um. Besonders gibt er den Gebärenden uneingeschränkte Bewegungsmöglichkeiten und eine freie Wahl der Gebärstellung. Der Partner begleitet die Frau bei der Geburt. Nach der Geburt läßt Odent spät abnabeln (vorausgesetzt, daß es dem Neugeborenen gut geht), um das Auspulsieren der Nabelschnur und somit die Blutzufuhr zum Kind zu ermöglichen. Bei mit Kaiserschnitt geholten Kindern darf der Vater sein Kind baden und die ersten Haut-Körper-Kontakte übernehmen, bis die Mutter dazu in der Lage ist.

➡ **Hinweis:** Das Gespräch im Geburtsvorbereitungskurs über Leboyers und Odents Forderungen beim „Begrüßen" des neugeborenen Kindes steigert bei den Frauen (Eltern) die Freude und Erwartung auf ihr Kind. Es ist eine einstimmende mentale Vorbereitung auf die Geburt. Werdende Mütter/Eltern fragen bei Kreißsaalbesichtigungen immer wieder nach, ob die Geburtsleitung nach Leboyer arbeitet.

Unterstützt wurde zu gleicher Zeit diese neue Entwicklung durch die Veröffentlichungen zur psychosexuellen Geburtsvorbereitung von *Sheila Kitzinger,* einer englischen Sozialanthropologin und Geburtsvorbereiterin. Diese Bücher bestärkten werdende Mütter und Kursleiterinnen für ihren Weg. Auch immer mehr psychosomatisch orientierte Geburtshelfer (Ärzte/Ärztinnen) begannen eine Rückbesinnung auf das wichtige *Gebärerlebnis* für Mutter und Kind zu unterstützen.

Die Geburtsvorbereitung veränderte sich, jetzt wurde der Partner in die Vorbereitung mit einbezogen, dem Umgang mit dem Kind viel Raum gegeben. Das war der Anfang einer heute selbstverständlichen familienorientierten Geburtsvorbereitung und Geburtshilfe.

Das Buch „Die Gebärhaltung der Frau" der Schweizer Ethnologin und Physiotherapeutin Liselotte Kuntner erschien 1985 zur rechten Zeit, um mit fachlich fundierten Begründungen die Gebärhaltung der Frau endlich von der horizontalen Rückenlage weg in vertikale und halbvertikale Gebärhaltungen zu ermöglichen. Kuntner zeigt die vielen Nachteile der Rückenlage auf (s. Kap. 7.1) und betont die Vorteile beim Gebären aus ethnomedizinischer Sicht. Sie fordert eindringlich Rückbesinnung auf das natürliche vertikale Gebärverhalten, wie es bis vor 250 Jahren (als der französische Geburtshelfer Fr. Mauriceau für die Geburt die Rückenlage im Bett vorschlug) in allen Kulturen nachgewiesen werden kann. Die Forderungen und Denkanstöße L. Kuntners lösten eine Weiterentwicklung der Geburtsvorbereitung aus, ihre Vorschläge werden bisher nicht überall in die Praxis umgesetzt.

Für die Eröffnungsphase bestehen heute (1997) für vertikale Positionen kaum noch Ressentiments von seiten der Geburtsleitung. Anders ist die Situation bei der Geburt des Kindes, wenn die Rückenlage die „blick"-sicherste Position für die Geburtsleitung, jedoch die inaktivste/passivste für die Geburtsarbeit von Mutter und Kind bedeutet.

Für die vertikale Gebärhaltung in der 2. Geburtsphase zeige ich aus meiner physiotherapeutischen Sicht *funktionell richtige Bewegungsabläufe* und das *gemäße Atem- und Bewegungsverhalten.* Das Herausschieben des Kindes anstelle zu pressen ergibt sich ganz selbstverständlich, wenn diese von mir aufgezeigten funktionellen Bewegungsmuster eingesetzt werden können. Dazu scheinen mir zwei notwendige Voraussetzungen unerläßlich:

1. Der „Gebärcode" muß bei den Frauen *geweckt* werden und
2. Die verbale Begleitung durch die Geburtsleitung muß mit dieser Vorbereitung übereinstimmen.

Mit meiner nachstehend aufgezeigten Vorgehensweise (= Methode) versuche ich den Frauen das naturgegebene Gebärverhalten wiederzugeben, ich helfe ihnen ihren „schlummernden" Gebärcode „wachzuklopfen". Damit wird die Voraussetzung geschaffen, bei den Frauen die vertikale Gebärhaltung mit Erfolg anzuwenden.

1.2 Das knöcherne Becken als Geburtsöffnung

1.2.1 Anatomisch und funktionell

Anatomisch (Abb. 1.**9**)

Der in sich geschlossene Beckenring, der dem Kind bei seiner Geburt als „Durchgangsraum"

zur Verfügung steht, wird aus zwei knöchernen Anteilen und drei Gelenkverbindungen gebildet. Die knöchernen Anteile sind:

– die **beiden Hüftbeine** (Os coxae), die symmetrisch angeordnet sind. Jedes Os coxae besteht wiederum aus:
  – dem Darmbein (Os ileum),
  – dem Sitzbein (Os ischii),
  – dem Schambein (Os pubis),
– das **Kreuzbein** (Os sacrum); es besteht aus der Verschmelzung von 5 Kreuzwirbeln. Kreuzbein und Steißbein (Os coccygis) sind durch eine Knorpelfuge miteinander verbunden,
– die **drei Gelenkverbindungen,** die mehr starr als beweglich sind, verbinden: vorn als Schambeinfuge (Symphysis pubica) die beiden Schambeine (Os pubis), hinten als Iliosakralgelenke (ISG) rechts und links das Kreuzbein (Os sacrum) mit den beiden Darmbeinen (Os ileum).

Diese Gelenkverbindungen haben bei allen Menschen, insbesondere bei Schwangerschaft

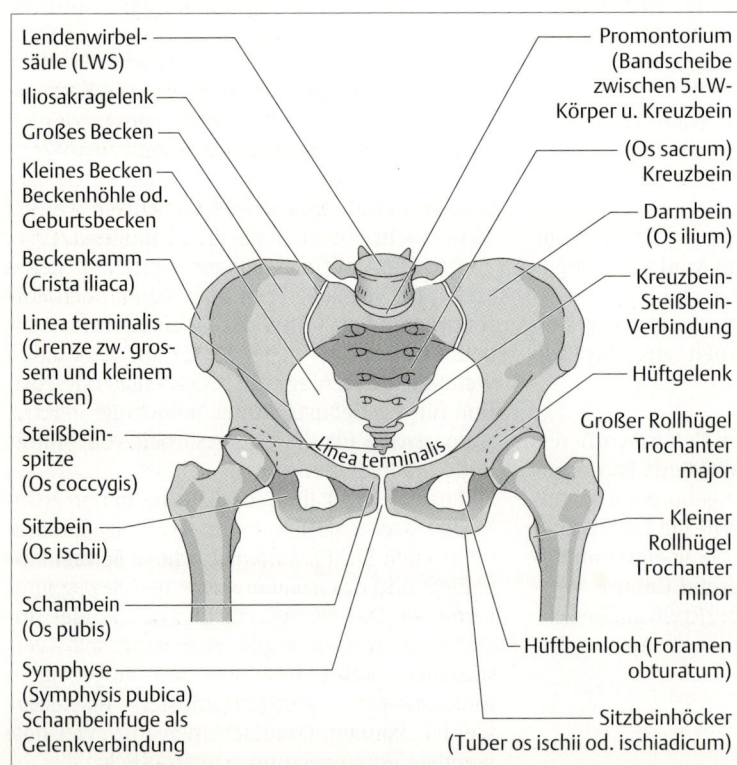

Lendenwirbelsäule (LWS)

Iliosakragelenk

Großes Becken

Kleines Becken Beckenhöhle od. Geburtsbecken

Beckenkamm (Crista iliaca)

Linea terminalis (Grenze zw. grossem und kleinem Becken)

Steißbeinspitze (Os coccygis)

Sitzbein (Os ischii)

Schambein (Os pubis)

Symphyse (Symphysis pubica) Schambeinfuge als Gelenkverbindung

Linea terminalis

Promontorium (Bandscheibe zwischen 5.LW-Körper u. Kreuzbein

(Os sacrum) Kreuzbein

Darmbein (Os ilium)

Kreuzbein-Steißbein-Verbindung

Hüftgelenk

Großer Rollhügel Trochanter major

Kleiner Rollhügel Trochanter minor

Hüftbeinloch (Foramen obturatum)

Sitzbeinhöcker (Tuber os ischii od. ischiadicum)

Abb. 1.**9** Knöchernes Geburtsbecken

und Geburt für die Statik des Rumpfes im Stand, beim Gehen und beim Sitzen wichtige Aufgaben. Während des Geburtsvorganges, wenn das Kind durch das knöcherne mütterliche Becken hindurchgehen muß, werden diesen Gelenkverbindungen maximale Belastungen abverlangt.

Während der Schwangerschaft werden diese Gelenkverbindungen durch hormonale Einflüsse in ihrer Knorpelstruktur aufgelockert und geben im Beckenring einen „Raumgewinn" für die Geburt von etwa 1 cm. Vor, während und nach der Geburt sind diese Gelenkverbindungen anfällig für strukturelle Veränderungen (s. Kap. 6.1).

Funktionell (Tab. 1.**1**)

Das Becken ist die Basis des Rumpfes und stellt die Verbindung zwischen Wirbelsäule und den unteren Extremitäten her. Funktionell spielt die Haltung des ganzen knöchernen Beckens, insbesondere bei den vertikalen Gebärpositionen innerhalb der Körperlängsachse eine bedeutende Rolle.

Tabelle 1.**1** Gegenüberstellung der funktionellen Bewegungen des Beckens bezogen auf vorteilhaft angepaßte Gebärstellungen für Mutter und Kind, abgeleitet aus therapeutischen Ausgangsstellungen.

Stellung des Beckens (BE) und der Beine in den Hüftgelenken (HG)	
in Gebärstellung	nicht in Gebärstellung
– Lendenwirbelsäule (LWS) in Flexion = in Beugestellung („rund")	– Lendenwirbelsäule (LWS) in Extension = Streckstellung („Hohlkreuzstellung")
– in Bezug auf HG steht das Becken beim Gebären in Extension, damit die LWS „rund" wird.	– in Bezug auf HG macht das Becken eine Flexion, damit die LWS in Extension kommt („hohl" wird).
– Oberschenkel in den HG in Flexion = gebeugt	– Oberschenkel in den HG in Flexion = gebeugt
in Abduktion = abgespreizt	in Abduktion = abgespreizt
in Außenrotation = nach außen gedreht	in Innenrotation = nach innen gedreht*.

* Achtung: Zu den Nachteilen der Innenrotation verweise ich auf meine Ausführungen in Kap. 3.3.2, S. 112

Irreführende, aber umgangssprachlich benutzte Bezeichnungen für Beckenstellungen sind: Becken ist *aufgerichtet*, Becken ist *gekippt*.
Diese Bezeichnungen werden in diesem Buch vermieden.

Seine *Beweglichkeit* erfährt das knöcherne Becken:

– von „oben" (kranial) durch die Lendenwirbelsäule; es sind Extension/Flexion/Lateralflexion/Rotation möglich, s. Kap. 3.3.
– von „unten" (kaudal) durch die Iliosakralgelenke, die nicht verkeilt, verklemmt und verrutscht sein dürfen (s. Kap. 6.1), und
– durch die Hüftgelenke in bezug auf Extension/Flexion, Abduktion/Adduktion, Außenrotation/Innenrotation (s. dazu Kap. 3.3).

Eine Beweglichkeitseinbuße für das Becken entsteht in der Rückenlage (s. Gebärpositionen und -auswirkungen der RL beim Gebären, Kap. 7.1).

Seine *Stabilität* erhält das knöcherne Becken mit dem Beckenring als Geburtsöffnung

– durch das wie ein Keil zwischen beide Darmbeine eingefügte Kreuzbein (Abb. 1.**10**)
– durch Bänder (die kräftigen Ligamenta sacroiliaka dorsalia) und durch Muskeln, die diese Verkeilung zur Lendenwirbelsäule sichern,
– durch die Synchondrose (Knorpelfuge) der Symphyse.

Funktionelle Bedeutung des knöchernen Beckens beim Gebären:

– die Stellung des Beckens zum „gestreckten, fast kurvenlosen Geburtskanal für das Kind" (Kirchhoff) – eine Bewegung in LWS und Hüftgelenken (s. Kap. 7.1.3),
– die Beweglichkeit des Beckens in LWS/HG, hier Beckenkreis- und Schaukelbewegungen, die den Geburtsablauf, wenn das Kind durch das kleine Becken hindurchgehen muß, günstig beeinflussen (s. Kap. 7.1.4),
– die passive Nutationsbewegung zwischen Kreuz- und Steißbein als „Raumgewinn" für das Kind (s. dazu Abb. 1.12, S. 17 u. Kap. 7.1),
– Probleme im knöchernen Beckenring, z.B. ISG-Blockade, Symphysenprobleme (s. Kap. 6.1).

➜ **Hinweis:** Komplikationen durch pathologische Beckenformen und Beckenmaße sind nicht Inhalt dieser Geburtsvorbereitung.

Die von **oben** kommenden Kräfte (s. Pfeil in Abb. 1.**10**, S. 16) überträgt die Wirbelsäule auf beiden Beckenseiten über die Iliosakralgelenke auf die Hüftgelenke. Erleichtert werden Gebär-

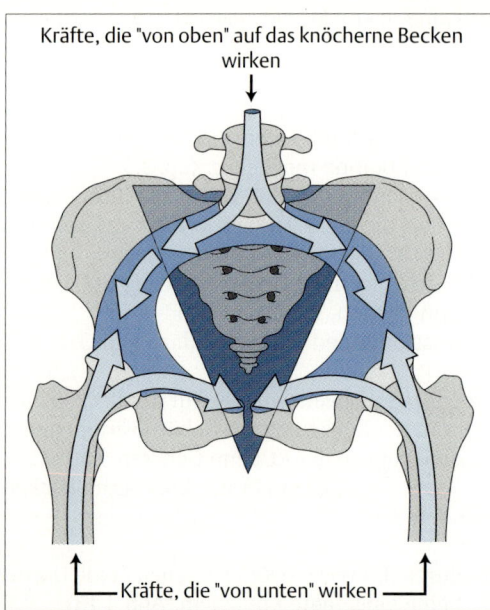

Kräfte, die "von oben" auf das knöcherne Becken wirken

Kräfte, die "von unten" wirken

Abb. 1.**10**   Bau des Beckenrings (nach Kapandji)

stellung und Beweglichkeit des Beckens durch Abnahme des Brustkorb-/Schultergürtelgewichtes vom Geburtsbecken nach oben. Das geschieht durch mögliche Anhänge- bzw. Abstützaktivitäten der Gebärenden (s. Kap. 7.1.2).

Die von **unten** kommenden Gegenkräfte auf das Becken (s. Pfeile in Abb. 1.**10**) wirken von den Füßen über die Beine ebenfalls auf die Hüftgelenke, wobei für das Gebären in vertikalen Positionen auf achsengerechte Fuß- und Beinstellung zu achten ist (s. Kap. 3.2, 3.3, 7.1).

Ein Teil der von **unten** ringförmig auf das Becken wirkenden Kräfte wird über die Schambeinäste in Richtung Schambeinfuge übertragen.

> ❗ **Beachte:** Die funktionellen Kräfte „von oben" und Gegenkräfte „von unten" auf das Becken sind in allen Gebärpositionen bei der Wehenverarbeitung und beim Herausschieben des Kindes, manchmal mit nur kleinen Veränderungen, wirkungsvoll!

1.2.2 Geburtsmechanik und dazugehörige Begriffe*

Geburtsmechanik

Als *geburtsmechanischer Ablauf* wird die unter Einfluß der Wehentätigkeit eintretende Beziehung des Kindes zum knöchernen kleinen Becken bezeichnet. Das große knöcherne Becken hat für den Geburtsablauf anatomisch keine Bedeutung, funktionell spielt die Haltung des ganzen knöchernen Beckens innerhalb der Körperlängsachse, insbesondere bei den vertikalen Gebärpositionen, eine bedeutende Rolle (s. Kap. 7.1).

Das Kind ist bestrebt, sich nach dem Gesetz des geringsten Widerstandes im mütterlichen kleinen Becken den anatomisch vorgegebenen Raumverhältnissen anzupassen.

Dieser *knöcherne Geburtsweg* wird für den Geburtsablauf in 3 verschiedene Etagen oder Ebenen eingeteilt (s. Abb. 1.**11**):

- **Beckeneingangsebene:**
  Sie ist in ihrer Form *queroval* und begrenzt: hinten durch das Promontorium, vorn durch den oberen Symphysenrand und seitlich durch die Linea terminalis. Der Längsdurchmesser beträgt ca. 11 cm, der schräge Durchmesser ca. 12 cm, der geburtsgerechte quere Durchmesser 13 cm. Der Beckeneingang bildet den Übergang vom großen zum kleinen Becken.
- **Beckenmitte-Ebene:**
  Sie ist in ihrer Form annähernd *rund*. Diese ganze Beckenhöhle zwischen Beckeneingang und Beckenausgang ist ein großer Raum innerhalb des knöchernen kleinen Beckens. Er wird eingeteilt in die *Beckenweite* (ca. 13 cm Durchmesser), die von der Wölbung des Kreuzbeins bestimmt wird, und die *Beckenenge* (ca. 11 cm Durchmesser), die begrenzt ist durch den unteren Symphysenspalt und das Kreuzbein-/Steißbeingelenk.
- **Beckenausgangs-Ebene:**
  Sie ist in ihrer Form *längsoval* (Durchmesser längs ca. 12 cm, quer ca. 11 cm), die ventrale

---

* Geburtsmechanik und dazugehörige Begriffe sind hier soweit beschrieben, als diese für Kursleiterinnen in der GV zum Fachwissen gehören sollten. Die Hebamme in der Geburtsleitung hat hierzu detailliertere Kenntnisse.

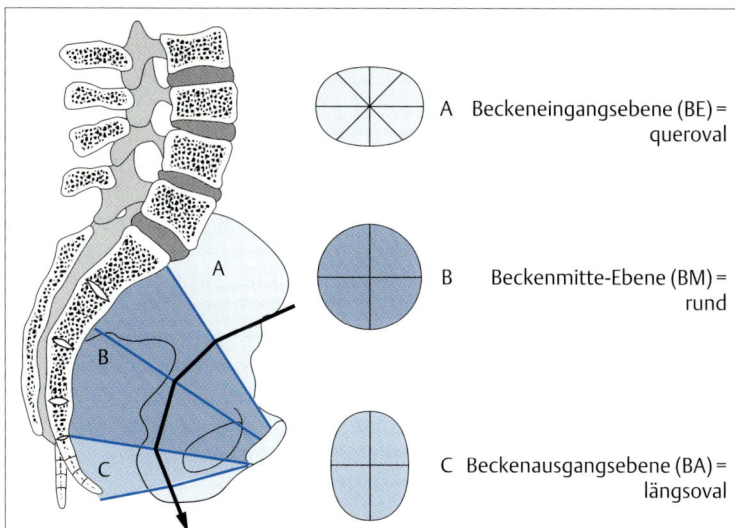

Abb. 1.**11** Beckenräume und ihre entsprechende Form

A Beckeneingangsebene (BE) = queroval

B Beckenmitte-Ebene (BM) = rund

C Beckenausgangsebene (BA) = längsoval

Begrenzung ist der untere Symphysenrand und die dorsale Begrenzung das Kreuz-/Steißbein. Zwischen Kreuz- und Steißbein können passive Flexions- und Extensionsbewegungen stattfinden, z. B. bei Darmentleerung und unter der Geburt.

Während dieser passiven *Nutation* (Abb. 1.**12**) kann das Kippen der Kreuzbeinspitze nach dorsal noch durch eine Extension des Steißbeines unterstützt werden (Verlagerung nach hinten/unten).

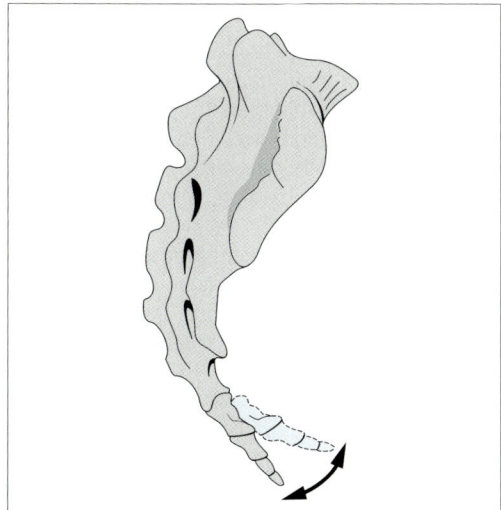

Abb. 1.**12** Nutation zwischen Kreuz- und Steißbein

So kann der sagittale Durchmesser des Beckenausganges bei der Passage des kindlichen Kopfes an Länge gewinnen. Der anterior-posteriore Durchmesser des Beckens nimmt um ungefähr 20 % zu (Paciornik), wenn der Spielraum für die Nutationsbewegung des Kreuz-/Steißbeines in Verbindung mit der geringfügigen Symphysendehnung und Beweglichkeit im ISG zugelassen wird. Dies ist in Abhängigkeit von der Gebärposition möglich, bzw. nicht möglich (s. Kap. 7).

Geburtsmechanische Begriffe

Sie gehören für die Geburtsleitung (Hebamme, Geburtshelfer) zum Basiswissen, in der Geburtsvorbereitung für jede Kursleiterin zum Standardwissen und für jede werdende Mutter zur interessanten Wissensvermittlung, z. B. um ihren ständigen Begleiter in der Schwangerschaft, ihren Mutterpaß, für sie lesbar zu machen.

Lage

Die Lage des Kindes in der Gebärmutter sagt aus, wie das Kind in der Mutter liegt. 99 % aller Kinder nehmen eine *Längslage* ein, wobei 94 % die Schädellage bevorzugen. Eine seltenere Längslage ist die *Beckenendlage* (s. Kap. 6.2). Kinder mit *Querlage* (mit Varianten rechts/links) können so nicht geboren werden. Kinder mit *Schräglage* (mit Varianten rechts/links, oben/unten) können nur nach Drehung in Längslage (Schädellage oder Beckenendlage) geboren werden.

Poleinstellung

Die Poleinstellung sagt etwas über die Art des vorausgehenden kindlichen Teiles aus. Regelrecht ist die Poleinstellung des Kopfes (= Schädellage mit Häufigkeit 94%), alle anderen Poleinstellungen sind nicht regelrecht und werden von außen mit dem 3. und 4. Leopold-Handgriff (s. Abb. 1.**17** u. 1.**18**, S. 20) ertastet und von innen durch Ertasten des vorangehenden Teiles mit dem untersuchenden Finger.

Stellung

Die Stellung des Kindes in der Gebärmutter sagt aus, wie der Rücken des Kindes in der Mutter steht:

– Es steht mit seinem Rücken in Längslage zur linken Körperseite der Mutter
  I. Stellung = Rücken links,
  a = mehr nach vorn,
  b = mehr nach hinten
– Es steht mit seinem Rücken in Längslage zur rechten Körperseite der Mutter
  II. Stellung = Rücken rechts,
  a = mehr nach vorn,
  b = mehr nach hinten.

→ **Anmerkung:** Für die Rückbildungsgymnastik im Wochenbett ist die Stellung des Kindes in utero relevant. Stellungsabhängig wird die Bauchmuskulatur einseitig hypotoner sein und das sollte berücksichtigt werden.

Haltung

Unter Haltung versteht man die Kopfhaltung des Kindes im mütterlichen Becken. Der kindliche Kopf, als in der Regel vorausgehender Teil, muß sich ins querovale knöcherne kleine Becken hinein, durch die runde Beckenhöhle (Beckenmitte) hindurch und zuletzt am längsovalen Beckenausgang formanpassend verhalten. Formanpassend heißt: Durch kontinuierliches Tiefertreten (Progression) sowie durch regelrechte Drehung (Rotation) und Beugung (Flexion) erreicht der Kopf den Beckenausgang zuerst mit seinem symphysenwärts gerichteten Hinterhaupt (94% werden so geboren). Dieser „Weg" ist etwa 10 cm lang, hat aber entscheidende Bedeutung, „wie" das Kind geboren wird. Die ideale Geburt ist immer die Spontangeburt. Muß aus kindlicher oder mütterlicher Indikation die Geburt beendet

werden, so wird das *fast immer* erst in der Phase, in der das Kind durchs Becken hindurchgeht, entschieden. Vaginale Hilfen sind dann *Forceps*-(Zange) oder *Vakuumextraktion* (Saugglocke). Abdominale Hilfe ist die *Sectio caesarea* (Schnittentbindung oder Kaiserschnitt).

Die mit dem Finger tastbare Orientierungshilfe für die Geburtsleitung, wie das Kind seinen Kopf im Becken hält, sind die Kopfnähte, vor allem die Pfeilnaht (Sutura sagittalis), aber auch die große und kleine Fontanelle.

Hält das Kind seinen Kopf in der Gebärmutter und im Geburtsbecken gebeugt, so ist das eine *Hinterhauptshaltung* (Flexionshaltung). Bei einer *Vorderhauptshaltung* ist der Kopf leicht gestreckt, bei einer *Gesichtshaltung* stark gestreckt (Deflexionshaltungen).

Wenn sich das Köpfchen bei Geburtsbeginn formangepaßt auf das mütterliche Becken einstellt dann ist das ein *hoher Querstand,* die Pfeilnaht steht quer, es ist die sog. *Indifferenzhaltung.* Ein *hoher Geradstand* (die Pfeilnaht steht längs auf dem querovalen Beckeneingang) kann nicht geboren werden, sondern ist eine Indikation für eine Schnittentbindung.

→ **Anmerkung:** Eine *Tendenz zu hohem Geradstand* bedeutet, daß der kindliche Kopf mit der Pfeilnaht schräg auf dem Beckeneingang aufsitzt. Durch Beckenbewegungen der Gebärenden, durch Positionswechsel, durch haptisches Umgehen (s. Kap. 5.6.2) mit dem Kind kann versucht werden, daß der kindliche Kopf einen regelrechten Bezug zum Beckeneingang findet.

Bei weiterem Geburtsfortschritt vom Beckeneingang in die Beckenhöhle paßt sich das Köpfchen durch Beugung nach vorn an. Diese Beugung in die Hinterhauptstellung ist die weitaus häufigste Geburtshaltung. (Seltener streckt das Kind den Kopf nach hinten zur leichten bis evtl. starken Deflexionshaltung von Vorderhaupt, Stirn oder Gesicht.)

Um in die untere Beckenhöhle zum längsovalen Beckenausgang zu gelangen, muß das Köpfchen nun formanpassend eine Drehung beginnen, bis die Pfeilnaht senkrecht (gerade) zur Scheidenöffnung steht (Abb. 1.**13**).

→ **Hinweis:** So wie am Beckeneingang der hohe Geradstand, so ist am Beckenausgang der tiefe Querstand oder eine Tendenz dazu, d. h. die Pfeilnaht wird schrägstehend ertastet, ein mechanisches Hindernis für die Geburt des Kindes (Abb. 1.**14a** u. **b**).

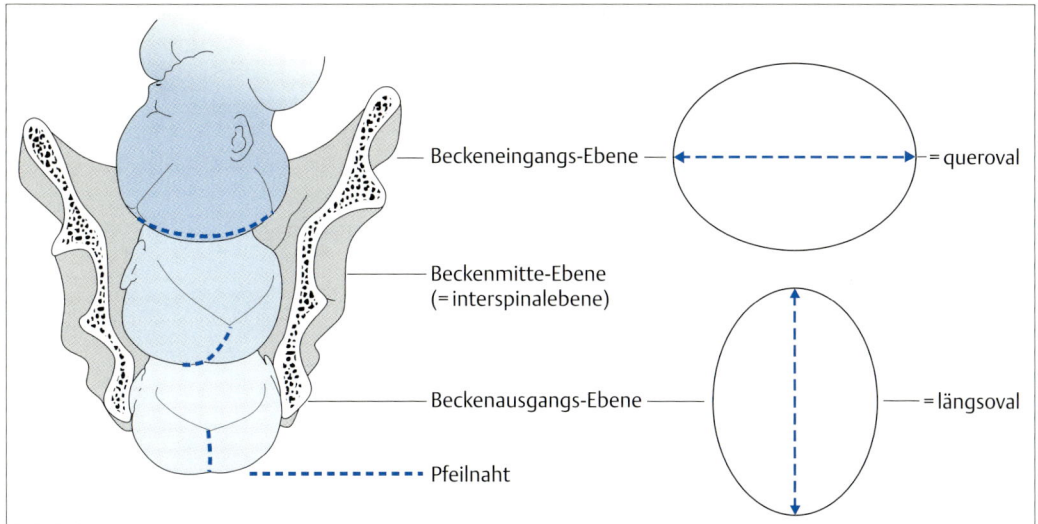

Beckeneingangs-Ebene — = queroval

Beckenmitte-Ebene
(= interspinalebene)

Beckenausgangs-Ebene — = längsoval

Pfeilnaht

Abb. 1.**13** Das Kind muß auf seinem Weg durch das mütterliche Becken mit seinem Kopf vom querovalen Beckeneingang eine Drehung um 90° ausführen, um zum längsovalen Beckenausgang zu gelangen. Die Schulterbreite muß den unterschiedlichen Beckenfor- men ebenso folgen. Deshalb muß der bereits geborene Kopf sich wiederum um 90° drehen. Die hier gezeigte Pfeilnaht des kindlichen Kopfes steht regelrecht im Bek- keneingang quer und im Beckenausgang längs in Fron- talebene des mütterlichen Beckens.

→ **Anmerkung:** Ein sich im unteren Beckenab- schnitt schlecht oder nicht eindrehendes Köpf- chen wird durch Beckenmobilisieren und durch Stellungswechsel der Gebärenden einen besse- ren Drehungsimpuls erhalten, als wenn sie be- wegungslos verharrt. Mannigfaltige vertikale Gebärpositionen mit Schwerkrafteinwirkung, größere Bewegungsfreiräume, zahlreiche Hilfs- medien z.B. der Pezziball und fantasiereiche Hebammenanleitungen helfen, daß das kindli- che Köpfchen seine Geburtshaltung einnehmen kann.
Bekannt ist, daß schon Generationen von Heb- ammen die Gebärende bei dieser Einstellungs- schwierigkeit die sog. Wechsellagerung (z.B. 3 Wehen rechte Seitlage – 3 Wehen linke Seitlage usw.) durchführen ließen, mit der Zielsetzung, daß das Köpfchen sich so Richtung Ausgang „herunterschaukelt", bis die Pfeilnaht gerade steht. Die Wechsellagerung stellt somit eine Hilfsmaßnahme für „horizontale" Geburtshilfe dar.

Weil die Untersuchungsbegriffe *Leopold* und *Zangenmeister* in den Geburtsvorbereitungskur- sen öfter auftauchen, sollen diese fünf Handgrif- fe kurz definiert werden:

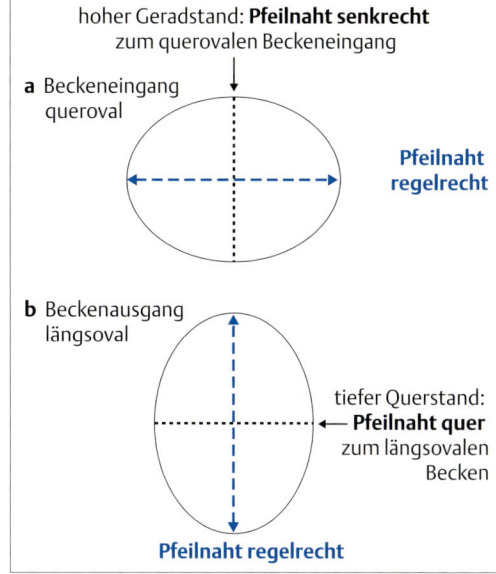

Abb. 1.**14** Haltung des kindlichen Kopfes mit seiner Pfeilnaht durch das mütterliche Becken.

1. Leopold-Handgriff zur Bestimmung von Schwangerschafts-Alter und Kindslage (Abb. 1.**15**):
   - Wo steht der Fundus uteri als höchster Punkt der Gebärmutter?
   - Welcher Kindsteil befindet sich oben?

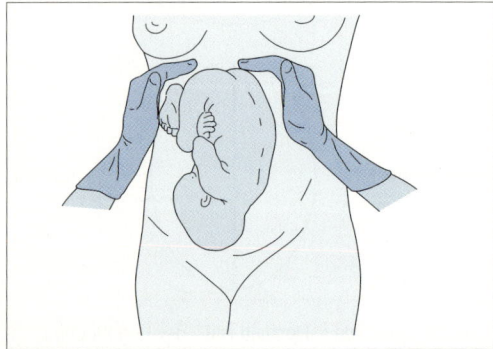

Abb. 1.**15**   Leopold-Handgriff

2. Leopold-Handgriff zur Bestimmung der Stellung (Abb. 1.**16**):
   - Auf welcher Seite liegt der Rücken?
   - Auf welcher die kleinen Teile?

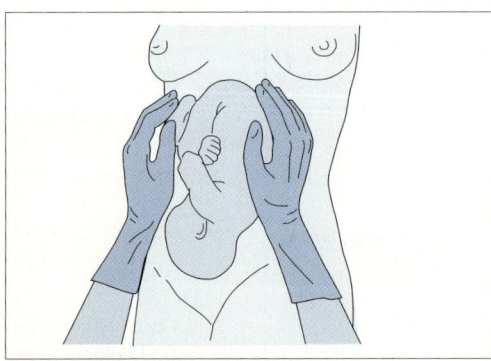

Abb. 1.**16**   Leopold-Handgriff

3. Leopold-Handgriff (Abb. 1.**17**):
   - Was ist vorangehender Teil, und wo steht er?
   - Der vorangehende Teil muß oberhalb des Beckeneinganges sein.

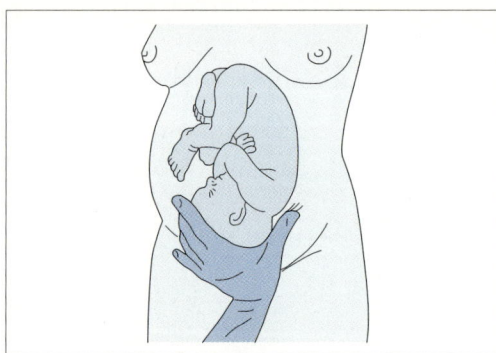

Abb. 1.**17**   Leopold-Handgriff

4. Leopold-Handgriff (Abb. 1.**18**):
   - Was ist der vorangehende Teil und wo steht er?
   - Der vorangehende Teil ist ins Becken eingetreten.

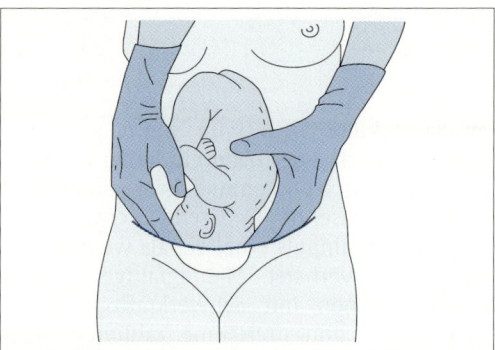

Abb. 1.**18**   Leopold-Handgriff

5. Leopold-Handgriff oder Zangenmeister (Abb. 1.**19** u. 1.**20**):
   - Überragt der vorangehende Teil die Symphyse?
   - Mißverhältnis vorangehender Teil und Beckeneingang.

Fallbeispiel:

Zweitgebärende, 1. Kind per Kaiserschnitt entbunden bei verzögertem (protrahiertem) Geburtsverlauf, erklärt deprimiert in der 38. Schwangerschaftswoche im GV-Kurs, ein zweiter Kaiserschnitt sei nicht zu umgehen. Ärztin und Hebamme hätten einen Namensbegriff genannt, den sie nicht behalten hat, „wobei aber der Kopf des Kindes nicht zum

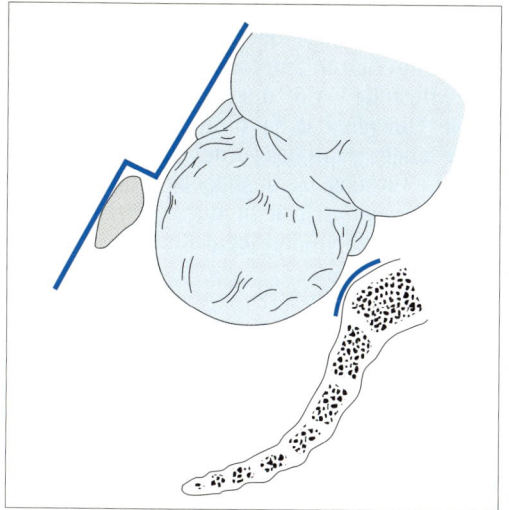

Abb. 1.**19** Zangenmeister (5. Leopold-Handgriff): Regelrechter Befund

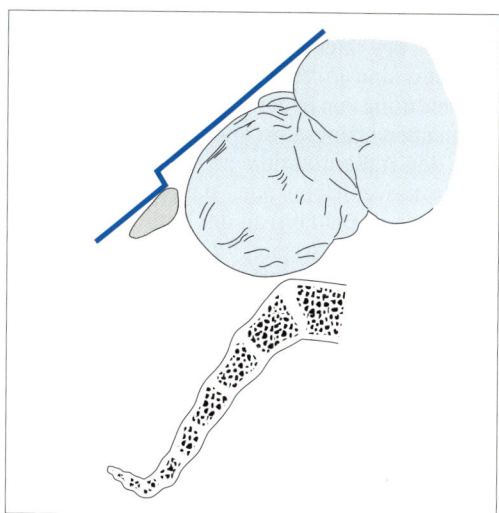

Abb. 1.**20** Zangenmeister (5. Leopold-Handgriff): Regelwidriger Befund

Becken passe". Bei dem Namen „Zangenmeister" bejahte sie sofort. Auf mein Anraten nimmt sie die „Tönnchenstellung" ein (s. Kap. 3.5 u. 6.2). Mit haptischen Handbewegungen wird das Kind sanft behandelt, die Frau atmet zu ihrem Kind (s. Kap. 4.2), der Bauch entspannt sich spürbar und bleibt nach der Behandlung weicher als vorher. Der Partner behandelt seine Frau daheim mehrmals täglich ebenso. 10 Tage später kann die Frau spontan und überglücklich ihr Kind normal zur Welt bringen!

→ **Anmerkung:** Dieses Fallbeispiel soll verdeutlichen, wie wichtig für alle Kursleiterinnen das fachliche Hintergrundwissen ist, um sinnvoll zu handeln und zu behandeln.

1.3 Das Weichteil-Geburtsbecken

1.3.1 Muskuläre Auskleidung des Beckens

Rundum sind die Wände des knöchernen Beckens von Weichteilen, d.h. Muskeln, Fascien, Ligamenten, Bindegewebe ausgekleidet.

Neben den Muskeln der Funktionseinheit Beckenboden (s. Kap. 1.4.5) durchziehen zwei weitere Muskeln, der M. piriformis und der M. obturatorius internus das hintere Becken, bevor sie durch das Foramen obturatum austreten und die Seitenwand des Beckens auspolstern. Bei der

Statik und Dynamik der Organe im unteren Bauchraum, aber auch beim Geburtsvorgang, sind sie von Bedeutung.

M. piriformis

Der *M. piriformis* verläuft von der Innenseite des Kreuzbeins zur Spitze des Trochanter major (Rollhügel), schließt den hinteren Beckenraum ab und bildet mit dem Beckenbodenmuskel Levator ani den Geburtskanal. Einige Fasern des M. piriformis strahlen in das Lig. anococcygeum ein, welches vom Steißbein zum After zieht. Die Aufgabe des M. piriformis im Hüftgelenk ist die Außenrotation, Abduktion und Extension des Beines. Unter der Geburt wird der M. piriformis, je nach Gebärposition durch den kindlichen Kopf, mehr oder weniger quer zum Faserverlauf belastet und gedehnt. Das kann zu Problemen der Hüftgelenke und Iliosakralgelenke (ISG) führen.

→ **Hinweis:** Wichtig in der Geburtsvorbereitung ist, den M. piriformis zu dehnen (s. Kap. 3.3).

M. obturatorius internus

Der *M. obturatorius internus* bedeckt fächerförmig die Seitenwände des Beckens und verläuft beidseitig vom Rand des Foramen obturatum zum Trochanter major (Fossa trochanterica). Seine Funktion im Hüftgelenk ist ebenfalls die Außenrotation und Abduktion der Beine.

→ **Anmerkung:** Diese beiden die seitlichen Wände des kleinen Beckens auspolsternden Muskeln sind in Verbindung mit der Geburtsvorbereitung von Bedeutung. Hat die Schwangere eine Bewegungseinschränkung der Extension und der Außenrotation im Hüftgelenk, sollte durch aktives Üben oder passives Dehnen (s. Körperarbeit Dehnen) an der Verbesserung dieser Bewegung gearbeitet werden.

Bei einer Geburt in Rückenlage kann es nachfolgend, bedingt durch ein passiv erzwungenes maximales Abspreizen, Außenrotieren und Flektieren der Beine im Hüftgelenk, bei bestehender mangelnder Elastizität der Muskulatur zu Schmerzen im knöchernen Beckenring (ISG-Symphyse) kommen.

1.3.2 Scheide (Vagina)

Die Scheide hat wesentlich Anteil am Geburtsweg des Kindes. Sie ist ein 7–10 cm langes, leicht S-förmig gekrümmtes, dünnwandiges Hohlorgan. Ein feinmaschiges Netz, bestehend aus glatter Muskulatur mit elastischen Sehnen, ermöglicht die Elastizität. Die Hinterwand ist länger als die Vorderwand, beide Wände liegen durch den Zug des Pars pubica des M. levator ani und durch den Blasendruck aneinander.

Die obere Begrenzung der Scheide ist die *Portio uteri,* die in das obere Scheidengewölbe hineinragt. Mit etwa drei Viertel ihrer Länge liegt die Scheide oberhalb der beiden Levatorpfeiler (Levator-Tor für die Geburt) des Diaphragma pelvis.

Das Diaphragma urogenitale sowie die Schließmuskeln der äußeren Beckenbodenschicht verschließen die Scheide nach außen zum Scheidenvorhof hin. Auch Schwellkörper helfen, den Scheideneingang (Introitus vaginae) zu verschließen.

Die Vaginalwand bildet querverlaufende, kleine Falten, die diese enorme Dehnfähigkeit bei der Geburt des Kindes ermöglichen.

→ **Anmerkung:** Zwei Hilfen für die Schwangere, die ihr verdeutlichen sollen, wie aus dem ihrer Vorstellung nach „kleinen Scheidenraum" ein ausreichend großer Durchgangsraum für das Kind wird:

1. Die kleinen Querfalten der Scheide werden mit einer Plissee-Fältelung verglichen, auch praktisch an einem Stück Stoff gezeigt. So erfährt die Schwangere, daß durch die „Plissee-Falten" die Scheide genügend Platzreserve hat, um sich zu „entfalten" und ihr Kind ohne zwingende Verletzungen hindurchzulassen.
2. Der Hinweis, daß das hintere Scheidengewölbe länger ist als das vordere, verdeutlicht der Frau für das Herausschieben ihres Kindes „den Weg durch sie hindurch". Vergleich: eine Kreuzbein-Steißbein-Rutsche für das Kind.

1.4 Funktionseinheit der abdominopelvinen Leibeshöhle

1.4.1 Funktionelles Zusammenwirken

Die Wandungen der Rumpfkapsel und die darin befindlichen Bauch- und Urogenitalorgane (Blase, Uterus, Darm) funktionieren als ein *geschlossenes System.* Die Wandungen der Rumpfkapsel sind:

- nach kranial das kuppelförmige Zwerchfell (s. dort),
- nach ventral – lateral – dorsal das Vergurtungssystem von geraden, schrägen und queren Bauchmuskeln (s. dort), nach dorsal lassen knöcherne Anteile der Wirbelsäule und des Beckens weniger Bewegungsspiel zu, z. B. bei kostoabdominalen Atembewegungen nach lumbodorsal (s. Kap. 4.2),
- nach kaudal das dreischichtige korbförmige System des Beckenbodens (s. dort).

Funktionswichtige Ergänzung

Die *Glottis* (Stimmritze), deren Öffnung an die Zwerchfellanspannung gekoppelt ist (s. dort) und somit bei der Atmung der Mutter für das Kind bedeutungsvoll ist, stellt eine wichtige Ergänzung der Funktionseinheit dar. Bemerkenswert, daß nur ein einziger Muskel (M. cricoarytaenoideus posterior) als Öffner der Stimmritze funktioniert, diese für die Atemluft frei gibt.

Das harmonische Zusammenspiel dieses rundum geschlossenen Systems der abdominopelvinen Leibeshöhle (Abb. 1.21) spielt

- in Ruhe und beim Bewegen,
- bei physischen und psychischen Belastungssituationen jedes Menschen eine bedeu-

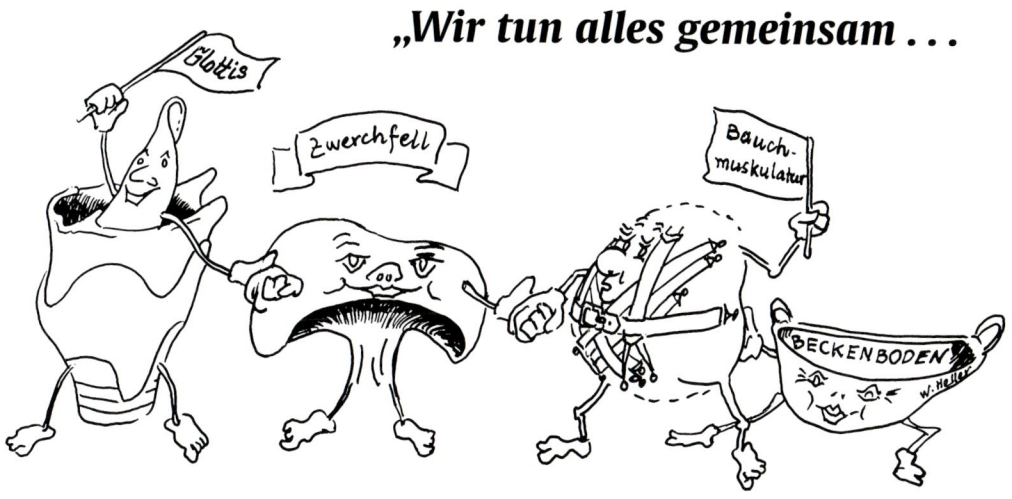

Abb. 1.**21**   Zusammenspiel der abdominopelvinen Leibeshöhle

tungsvolle Rolle, denn: Zwerchfell, Bauch und Beckenboden müssen aktiv und passiv alle intraabdominellen Druckveränderungen, z.B. Statik und Druckschwankungen (Husten, Niesen) auffangen und regulieren. Die inneren Bauchorgane sind auf die funktionsstimulierenden Druckverschiebungen über das Zusammenspiel der Rumpfkapsel-Muskulatur angewiesen. Unfunktionelle Belastungshaltungen (s. Kap. 3.2) bewirken Lage- und Druckveränderungen an und in der Rumpfkapsel (Abb. 1.**22 a** u. **b**).

Im Vergleich beider Abbildungen wird deutlich, daß jedes Ungleichgewicht in dem geschlossenen System dieser Funktionseinheit abdominopelvine Leibeshöhle zum „Ort des geringsten Widerstandes" geht: Das ist bei der Frau der Beckenboden in allen Lebensphasen, besonders aber rund um die Geburt eines Kindes. Schwangerschaftsbedingte Dehnungen der gesamten Bauchwandmuskulatur (s. dort), ebenso der zum Schwangerschaftsende zunehmende Zwerchfellhochstand (s. dort) verstärken die Ungleichgewichte der Rumpfkapsel und ihrer Funktionen durch Muskeltonusveränderungen.

➡ **Anmerkung:** Es sollte Aufgabe der Geburtsvorbereitung sein, jeder Frau die Wichtigkeit des haltungsabhängigen Zusammenspiels der gesamten Rumpfkapsel für Schwangerschaft, Ge-

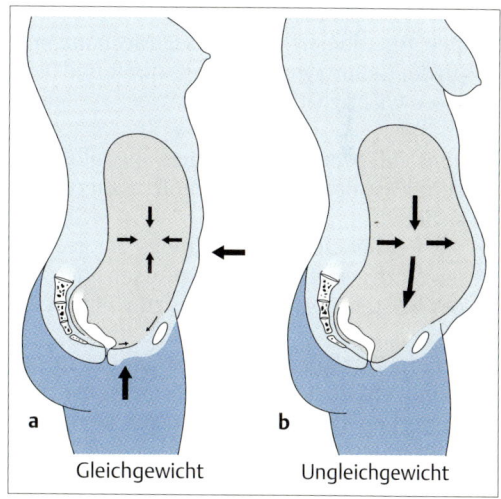

Gleichgewicht   Ungleichgewicht

Abb. 1.**22 a** u. **b**   Rumpfkapsel (modifiziert nach K. Richter). **a** Gleichgewicht, **b** Ungleichgewicht.

burtsarbeit und Rückbildung zu erklären und es für sie am „eigenen Leibe" erfahrbar werden zu lassen.

Stichwörter für die Wichtigkeit:
– Arbeit am Atem,
– Atemhilfen,
– Schieben/Bauchpresse,
– Sauerstoffversorgung des Kindes,

– Statik sichern,
– Beckenboden erfahrbar werden lassen für „Öffnen", für „Loslassen des Kindes",
– nach der Geburt sinnvolle Rückbildungsarbeit für Früh- und Spätwochenbett.

1.4.2 Glottis

Die Glottis – eine entscheidende Funktionshilfe für den Luftweg beim Atmen und den Speiseweg beim Schlucken.

A. Stampa schreibt: „Für das Atmen ist es bedeutungsvoll, daß die Öffnung der Glottis an die Zwerchfellanspannung gekoppelt ist. Bei freiem, krampflosen Spiel der Kräfte (Anm. d. Verf.: Das autonome Atemgeschehen, s. Kap. 4.1 u. 4.2) wird die Stimmritze durch die Anspannungsbewegung des Zwerchfells geöffnet." Über die sog. *Bauchkapsel* verhalten sich Zwerchfell (Diaphragma pulmonale) und Beckenboden (Diaphragma pelvis) funktionssynergistisch, und bei gleichmäßigem, ruhigem Atem ist die Glottis in diesen Synergismus einbezogen.

Wie funktioniert nun dieser Mechanismus, der in der Geburtsvorbereitungsarbeit und beim Gebären wichtig ist, um

– über gutes Atmen der Mutter, ihr selbst und dem Kind optimale Sauerstoffversorgung zu sichern;
– das Herausschieben des Kindes bei geöffneter Glottis statt des Herauspressens des Kindes bei geschlossener Glottis zu vollbringen?

„*Verbale Kurshilfe:* Die Zunge gehört in den Mundboden, liegt dort locker und schwimmt im Speichel. Beide Kiefergelenke sind ohne Verspannung, man denke an „staunen" (offenes „O"), und die Zunge bleibt unten!"

Zunge

Diese hängt festverbunden mit der Zungenwurzel am Mundboden, ihre Spitze ist frei beweglich, sie liegt locker im Mundraum.

➜ **Anmerkung:** Bei einer Umfrage wird man erstaunt sein, wieviele Menschen ihre Zunge im Gaumen liegen haben und noch meinen, da gehöre sie hin!

Beim *Schlucken* wird die Zungenwurzel vergleichbar einem Stempel ruckartig nach hinten

oben bewegt und drückt gleichzeitig den Kehldeckel (Epiglottis) herunter, so daß der Eingang zu den Atemwegen verlegt ist und die Stimmritze (Rima glottidis oder Glottis) geschlossen ist. Für das Verengen der Glottis sorgen viele Muskeln.

Der *Schlund* ist an der Schädelbasis befestigt und schließt die stockwerkartig untereinandersitzende Nasen- und Mundhöhle nach hinten ab.

Luft- und Speiseröhre liegen aber voreinander, d. h. Luftweg und Speiseweg treffen sich im Schlund, wo sie sich überkreuzen (Abb. 1.23 a u. **b**). In den Schlund ragt von unten der Kehlkopfeingang mit dem Kehldeckel hinein, dessen Schließen oder Öffnen für Luftweg oder Speiseweg abhängig von der jeweiligen Funktion ist:

– Schlucken = Glottis geschlossen – Zunge – Stempel – Gaumen;
– Atmen = Glottis geöffnet – lockere Zunge im Mundboden.

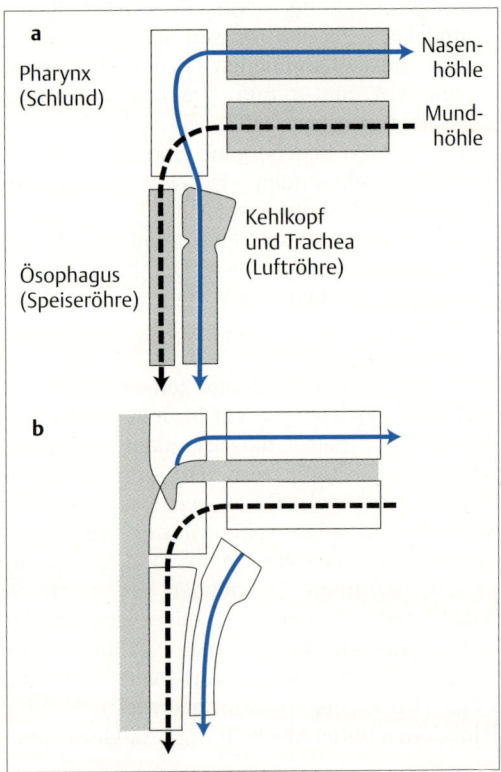

Abb. 1.**23 a** u. **b** Formveränderungen der Räume des Luft- und Speiseweges beim Schlucken. Durchgezogene Linie: Luftweg, gestrichelte Linie: Speiseweg. **a** ruhige Atmung, **b** Schlucken (nach Rohen)

→ **Anmerkung:** Der Volksmund sagt: Wenn man beim Essen redet, kann man sich verschlucken, es „in die falsche Kehle bekommen".

Kehlkopf

Der Kehlkopf (Larynx) hat folgende wichtige Funktionen:

– Er schützt den Eingang des Atemtraktes beim Schlucken (s. oben), indem der Kehldeckel die Glottis verschließt.
– Umgekehrt ermöglicht die geöffnete Glottis ein müheloses Atmen. Der Glottisschluß bewirkt im Moment des Verschließens reflektorisch ein Erschlaffen der Interkostalmuskulatur, die bei der Einatmung hilft.
– Beim Husten, auch beim Pressen, verschließt der Kehldeckel die Glottis.
– Als tonerzeugendes Organ ist der Kehlkopf „der Edelstein" unseres Körpers, er ermöglicht uns Menschen das Sprechen.

→ **Anmerkung:** Haltungsabhängig, d.h. „wie der Hals den Kopf trägt" (s. Kap. 3.2), kann der Kehlkopf im Halsraum frei „schwingen". Eine unfunktionell veränderte Kopfhaltung beeinflußt das Sprechen.

Der Kehlkopf steht beim Säugling so hoch, daß der Kehldeckel das bewegliche Zäpfchen (Urula) fast berührt. In dieser Lebensphase können Schlucken und Atmen nebeneinander ablaufen. Das ändert sich in den ersten beiden Lebensjahren, so daß die Sprache sich entwickeln kann.

1.4.3 Zwerchfell (Diaphragma pulmonale)

Die Kenntnis des Ein- und Ausatemverhaltens des Zwerchfells, um dem Zwerchfell elastische Kraft und dem Brustkorb Elastizität zu geben, ist Voraussetzung

– für die Arbeit am Atem und den Atemhilfen während aller Geburtsphasen,
– für jede Arbeit mit dem Beckenboden rund um die Geburt,
– für eine psycho-physische Balance einer Gebärenden,
– zur Sauerstoffversorgung des Kindes vor und während seiner Geburt.

Das Zwerchfell ist für den Brustraum der kaudale Abschluß, für den Bauchraum die kraniale Begrenzung und wirkt so wie ein Dynamikgeber abwechselnd für Brust- und Bauchraum. Es wölbt sich in Form einer hohen Doppelkuppel weit in den Brustraum hinein und trennt Brust- und Bauchhöhle vollständig gegeneinander ab. Die quergestreiften Muskelbündel des Zwerchfells (Abb. 1.**24**) entspringen ringförmig an der knöchernen Brustkorböffnung und werden entsprechend ihrer unterschiedlichen Ursprünge unterteilt in

– einen Rippenteil – *Pars costalis* (Innenflächen der Rippen 7 – 12),
– einen Brustbeinteil – *Pars sternalis* (Processus xiphoideus) als schmalster Anteil (in der Abb. nicht sichtbar),
– einen Lendenteil – *Pars lumbalis,* der u.a. langgezogene Muskelzipfel bis zum 3. Lendenwirbel hat und mit 2 Sehnenbögen die Muskeln der dorsalen Bauchwand überspannt: die Quadratusarkade über dem M. quadratus lumborum und die Psoasarkade über dem M. psoas major (Abb. 1.**25**).

Alle Muskelbündel des Zwerchfells strahlen bogenförmig aufwärts in eine zentrale Sehnenplatte, in das *Centrum tendineum* (Ansatz des Zwerchfells). Durchlaßöffnungen sind vom Brust- in den Bauchraum nur für Aorta und Speiseröhre und von unten kommend nur für die große Hohlvene (Vena cava) vorhanden.

Das Zwerchfell ist unser *wichtigster Einatemmuskel.* Er erweitert den Brustraum. Bei Ruheatem bewirkt das Zwerchfell etwa 60% des Volumenwechsels des Atems. (Weiterführende Information s. Kap. 4.)

Erklärung für das Zustandekommen kostoabdominaler Atembewegungen durch die Inspiration (Einatmung):

1. Wenn sich die Muskelfasern des Zwerchfells kontrahieren, senkt sich das Centrum tendineum nach kaudal ab und der Brustraum vergrößert seinen vertikalen Durchmesser. **Auswirkung:** Kostoabdominale Atembewegungen nach ventral und kaudal.
2. Wenn das Centrum tendineum seinen „Tiefstand" erreicht hat, wird es zum Punctum fixum und die von ihm ausgehenden Muskelfasern heben die unteren Rippen an, der trans-

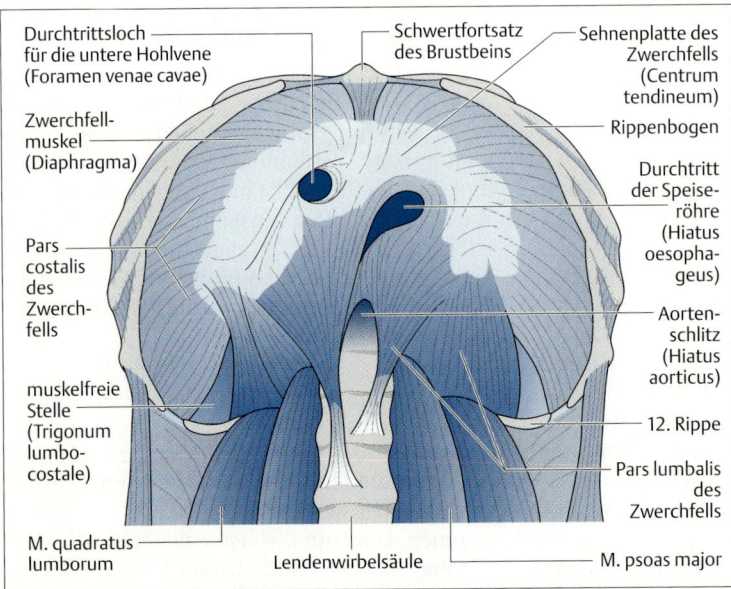

Abb. 1.**24**   Zwerchfell von unten (nach Faller)

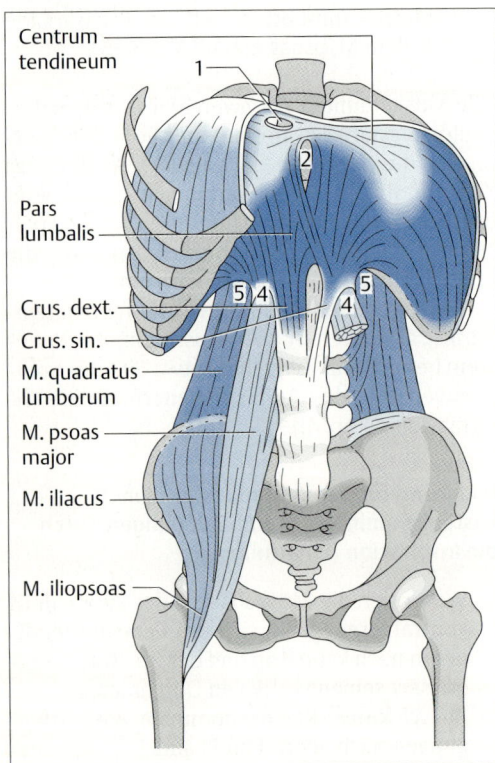

Abb. 1.**25**   Zwerchfell von vorn (nach Faller)

versale (quere) Durchmesser des unteren Brustkorbabschnitts wird vergrößert.

Auswirkung: Kostoabdominale Atembewegungen nach lateral und lumbodorsal.

3. Gleichzeitig hebt das Zwerchfell über den sternalen Anteil auch die oberen Rippen, und auch der sagittale Brustkorbraum wird erweitert.

Auswirkung: Kostoabdominale Atembewegungen nach ventral sowie kostodiaphragmale Atembewegungen zur Belüftung der oberen Lungenabschnitte, weil die Lunge den Zwerchfell-Bewegungen folgen kann.

Was geschieht bei der Ausatmung (Exspiration)?

Das Zwerchfell erfährt mit Beginn der Ausatmung eine starke Tonusminderung. Kräftige Exspirationsmuskeln, die Bauchmuskeln, kontrahieren sich und senken den unteren Thorax wieder. Der Bauchraum verkleinert sich. Durch erhöhten intraabdominellen Druck werden die Bauchorgane nach kranial verlagert, das Centrum tendineum steigt nach oben.

Die Bauchmuskeln helfen dem Zwerchfell, je nachdem, ob der Ausatem in Ruhe oder forciert erfolgt, sich ruhig oder kraftvoll zurück in seine exspiratorische Gleichgewichtslage abspannen zu können.

Zwerchfell und Bauchmuskeln haben ein antagonistisch-synergistisches Muskelspiel:

Antagonistisches Muskelverhalten:
Einatmung:
- Zwerchfellkontraktion verstärkt sich zunehmend, Zwerchfell spannt an.
- Bauchmuskelaktivität vermindert sich.
Ausatmung:
- Zwerchfelltonus nimmt kontinuierlich ab, Zwerchfell spannt ab.
- Bauchmuskeln kontrahieren sich zunehmend, verstärkt bei forcierter Ausatmung.

Das *synergistische Muskelverhalten* zwischen Bauchmuskeln und Zwerchfell erklärt Kapandji so: „Obwohl diese Muskeln offensichtlich antagonistisch arbeiten, sind sie gleichzeitig Synergisten, weil die Wirkung des Zwerchfells bei Nichtvorhandensein der Bauchmuskeln wenig effektiv wäre."

Auf den Beckenboden wirkt sich der immer wiederkehrende Atemdruckwechsel durch Zwerchfellanspannung und -abspannung *reaktiv* aus, d.h., abhängig von der Zwerchfelldynamik schwingt er mehr, weniger oder gar nicht mit, auch die Stimulation der Bauchorgane ist abhängig von der muskulären Kraft und dem dynamischen Einsatz des Zwerchfells.

Veränderung seiner Lage und Form erfährt das Zwerchfell:

- durch die Atmung (s. Kap. 4),
- durch die Haltung (s. Kap. 3.2),
- durch Ausgangsposition von vertikal bis horizontal (s. Kap. 7.1),
- durch maximalen Füllzustand von Blase und Darm,
- in hohem Maße durch das Wachstum von Kind und Gebärmutter in der Schwangerschaft (Zwerchfellhochstand).

1.4.4 Bauchmuskeln

Innerhalb der abdominopelvinen Leibeshöhle kommt den ventral-lateral-dorsalen Wandungen der Rumpfkapsel, die aus Muskeln und Sehnen bestehen, größte Bedeutung zu: für die Statik und Dynamik, für die Körperhaltung sowie für den Schutz und die Stimulanz der inneren Organe.

Alle 5 Bauchmuskeln vergurten zwischen Brustkorb und oberem Beckenrand in unterschiedliche Richtungen die Bauchwand ventral, lateral und dorsal. Entsprechend ihrem Vergurtungsverlauf haben die einzelnen Bauchmuskeln unterschiedliche Faserrichtungen und somit unterschiedliche Kombinationsmöglichkeiten für Bewegungen. Abb. 1.26 soll dieses Prinzip verdeutlichen.

Die 3 **lateralen Bauchmuskeln** bilden 3 aufeinanderliegende Muskelschichten:

1. Die **äußere Schicht** ist der rechts und links von den Rippen kommende, nach vorn zur Mittellinie schräg verlaufende *M. obliquus externus abdominis*. Seine Aufgaben sind die Rotation des Rumpfes zur Gegenseite, das Vorneigen des Rumpfes und das Heben des Beckens. Seine spezielle Aufgabe während der Geburt:
   - hilft bei der Ausatmung,
   - hilft der Bauchpresse.
2. Die **mittlere Schicht** ist der ebenfalls von zwei Seiten kommende *M. obliquus internus abdominis* mit einem Faserbündelverlauf von vorn-unten fächerförmig nach schräg oben zur Mittellinie. Seine Aufgaben sind außer der Rumpfneigung zur gleichen Seite die Rumpfdrehung zur Gegenseite, wobei er im diagonalen Scherengitterprinzip mit dem M. obliquus externus arbeitet. Seine speziellen Aufgaben während der Geburt:
   - hilft bei der Ausatmung,
   - hilft bei der Bauchpresse.
3. Die **tiefe Schicht** ist die quere Vergurtung der Bauchwand, der *M. transversus abdominis* mit einem queren Faserbündelverlauf. Seine gesamte horizontale Verspannung der Bauchwand wirkt wie eine Bauchbinde, die die Bauchorgane stützt. Einseitig dreht er den Rumpf zur Seite. Seine speziellen Aufgaben während der Geburt:
   - hilft im oberen Anteil bei der Ausatmung, indem er den epigastrischen Winkel verkleinert,
   - wichtiger Helfer der Bauchpresse.

Ventraler Bauchmuskel

Alle drei lateralen Bauchmuskeln gehen vorn in Sehnenplatten (Aponeurosen) über, die den zweibäuchigen geraden Bauchmuskel, den *M. rectus abdominis,* dessen Faserbündel vertikal verlaufen, in der Rektusscheide einschließen.

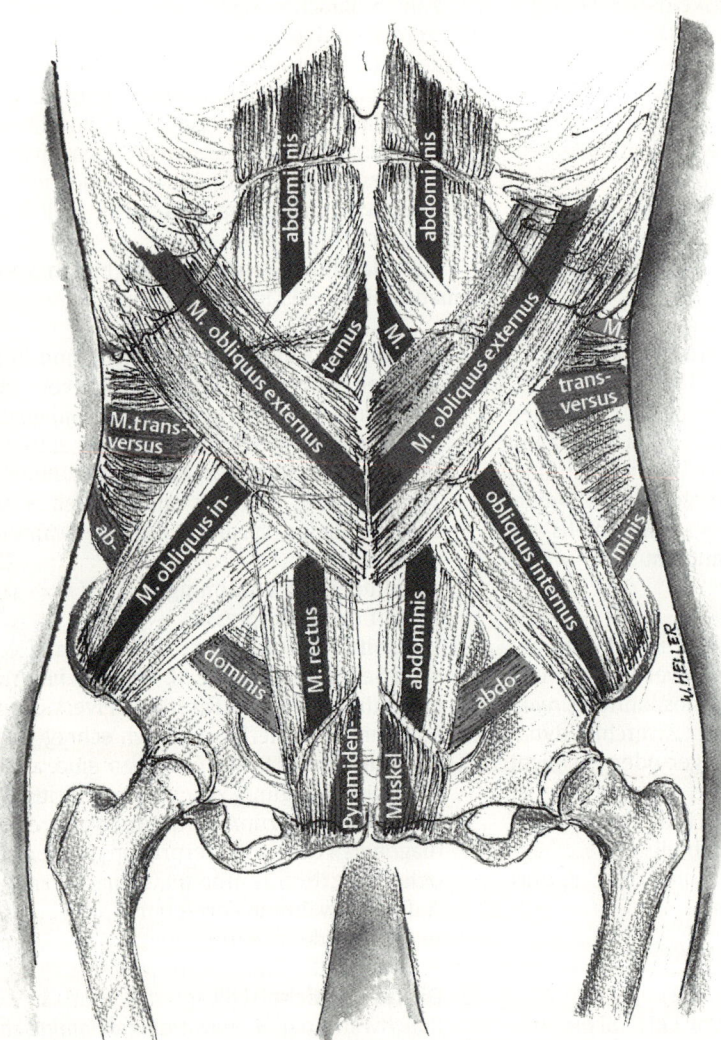

Abb. **1.26** Grafische Darstellung des Verlaufs der Bauchmuskulatur. Die unterschiedliche Verlaufsrichtung ist besonders für die Innervation von Bedeutung.

Am Aufbau dieser Aponeurosen der Rektusscheide sind alle Muskeln der Bauchwand beteiligt. Sie durchkreuzen sich in der Mittellinie, der Linea alba, die in der Schwangerschaft zur Linea fusca wird. Bei der aktiven Verspannung der Linea alba und der Rektusscheide hilft ein kleiner, von der Symphyse kommender Muskel, der *M. pyramidalis.*

→ **Anmerkung:** Dieser Muskel ist beim aufrechtgehenden Menschen rudimentär. Im Zusammenhang mit Geburtsvorbereitung und Rückbildung im Wochenbett ist ein bildhafter Vergleich des Muskels als Pyramide einprägsam (s. Abb. 1.**26**), um bei der Ausatmung, ebenso bei allen plötzlichen Druckerhöhungen im Bauch-

raum (Niesen – Husten) die „pyramidenförmig" ansteigende Spannung der Unterbauchmuskulatur erfahrbar zu machen. Diese physiologische Ausatemanspannung des Unterbauches ist mit der reflektorischen Anspannung des M. levator ani, also des Beckenbodens verbunden (Synergismus).

Der M. rectus abdominis beugt die Wirbelsäule so, daß Brustkorb und Becken sich von beiden Richtungen, kranial-kaudal, aufeinander zubewegen können.

→ **Anmerkung:** Wird der Brustkorb Richtung Becken bewegt, während das Becken in einer fixierten Stellung bleibt (unabhängig, ob die vertikale oder die ungünstige horizontale Gebärposition eingenommen wird!), ist das für das Gebären aus eigener Kraft falsch, weil das *Kind im Becken zurückgehalten wird.* Die den Geburtsweg des Kindes verkürzende Gebärstellung des Beckens erfolgt, wenn sich das Becken über LWS-Flexion aufrichtet (s. Kap. 7.1).

Eine weitere wichtige Aufgabe des Rectus abdominis: Er hilft bei der Bauchpresse.

> **⚠ Merke:** Die Arbeit der Bauchmuskulatur ist in vertikalen Ausgangspositionen effizienter, es muß nicht *gegen,* es kann *mit* der Schwerkraft gearbeitet werden.

In Anpassung an eine ausgetragene Schwangerschaft erfährt der Rectus abdominis die größte Dehnung seiner Muskelfasern. Die Aponeurose der Rektusscheide ist am Ende der Schwangerschaft dünn, der Nabelring eine empfindliche Schwachstelle. Ein Auseinanderdriften der beiden Mm. recti je nach lateral kann zu einer Rektusdiastase bis hin zu Hernien, die Darmschlingen hindurchlassen, führen.

Die dorsale Bauchmuskulatur der Rumpfkapsel, die gleichzeitig muskuläre Unterlage für die Organe des Retroperitonealraumes (Niere/Nebenniere) ist, wird gebildet vom *M. quadratus lumborum.* Er kommt mit etwa 5 cm Ursprung von der Crista iliaca und dem Lig. iliolumbale und zieht zu den Querfortsätzen der Lendenwirbelsäule. Seine Aufgabe ist die Lateralflexion des Rumpfes.

Auch dieser Bauchmuskel hilft bei der Bauchpresse mit. Unter seiner Mitwirkung bewegt das Zwerchfell bei der Einatmung die unteren Rippen nach lateral/kranial (kostoabdominale Atembewegung nach lateral).

> **⚠ Merke:** Während der Schwangerschaft ist das funktionsgerechte Bewegen von vertikalen zu horizontalen Ausgangsstellungen und umgekehrt gerade in bezug auf vorzeitige Wehen (s. Kap. 6.2) unter Einsatz der *dorsalen,* nicht der ventralen Bauchmuskeln wichtig, d.h. über die Seite aufstehen bzw. hinlegen.

Die Aufgaben der Bauchmuskulatur für das geburtserleichternde Verhalten s. Kap. 7.1.

1.4.5 Beckenboden

Der Beckenboden ist der kaudale Abschluß der Rumpfkapsel und gleichzeitig des kleinen Beckens.

Funktionelles Zusammenwirken

Der Beckenboden besteht aus einem System mehrerer übereinandergeschichteter Muskeln, Faszien und Bindegewebsanteilen, die alle in sehr komplexe Aufgaben eingebunden sind. Bedingt durch die aufrechte Körperhaltung des Menschen entsteht durch Einwirken der Schwerkraft ein nach kaudal ausgerichtetes Ungleichgewicht auf den Beckenboden, welches aber durch alle anderen Wandungen der Rumpfkapsel Entlastung erfährt. Diese braucht der Beckenboden, weil er eine Doppelfunktion erfüllen muß, nämlich eine *hergebende* und *öffnende* sowie eine *zurückhaltende* und *verschließende.* Um beiden Funktionen gerecht zu werden, muß sich der Beckenboden ständig in einer abgestuften Art und Weise über Reflexkontraktionen *(reaktiv)* und Willkürkontraktionen *(aktiv)* anspannen und abspannen können, sich aber immer wieder in seinem „Gleichgewicht" einfinden. Das ist sein Eutonus oder Wartetonus oder Bereitschaftstonus, aus dem heraus er bereit ist, entsprechend seiner Doppelfunktion zu reagieren (s. Kap. 3.6). Der anatomische Aufbau und die Form des Beckenbodens, (Korb oder eine Muldenform) ermöglichen diese Doppelfunktion.

Der *„hergebende" Beckenboden* öffnet sich an den Durchlässen für den Enddarm und die Harnröhre beim Stuhlgang und beim Wasserlassen. Beim Beckenboden der Frau kommt eine weitere Öffnung, die Scheide (Vagina) hinzu. Diese weibliche Öffnung muß wiederum einer Doppelfunktion gerecht werden: Sexualität und „empfangen" sowie Gebären und „hergeben".

→ Anmerkung: Diesem „Hergeben" kommt in der Geburtsvorbereitung bei der Arbeit mit dem Beckenboden für die Geburt eine wichtige Bedeutung zu, so z.B. „loslassen", „dem Kind Raum (Platz) bei seiner Geburt geben", „sich öffnen" und das Kind „hergeben".

Nach einer vaginalen Geburt wird die Öffnung der Scheide, der Hiatus genitalis für Blase, Darm und Uterus häufig eine „Schwachstelle" im Beckenboden. Die auf Verschließen ausgerichtete

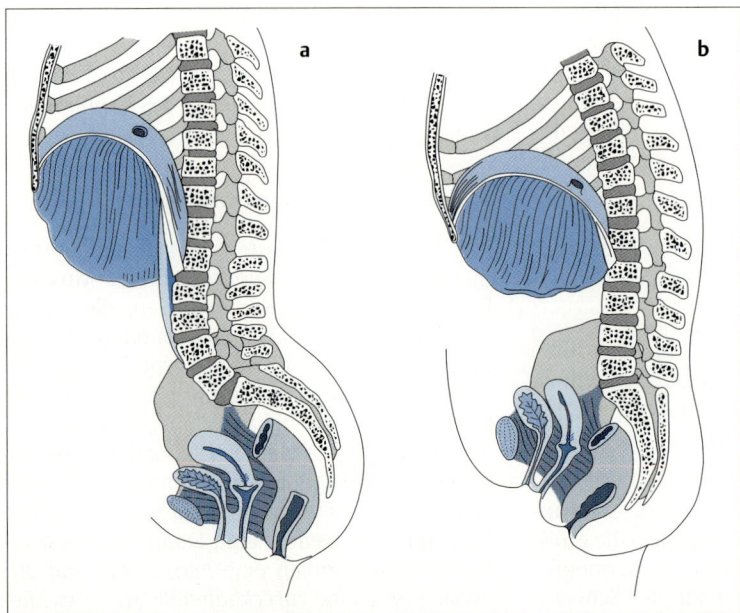

Abb. 1.**27 a** u. **b** Einfluß der Atembewegungen des Zwerchfells auf die Becken-organe und den Becken-boden bei **a** Hyperlordose der LWS und **b** Lordoseaus-gleich der LWS (nach Brühne).

Funktion des Beckenbodens ist in ihrem sta-tisch-dynamischen Gleichgewicht oft empfind-lich gestört.

In seiner *„zurückhaltenden und verschließen-den Funktion"* hilft der Beckenboden, die Organe im kleinen Becken und im Bauchraum mitzu-stützen und mitzutragen. Bei gutem Muskel-gleichgewicht innerhalb der Rumpfkapsel er-fährt der Beckenboden jedoch Entlastung, er muß die Organe nicht allein stützen und tragen. Die Organe, wie Blase, Uterus und Darm, werden innerhalb des kleinen Beckens in ihrer Mittel-stellung gehalten durch Bänder, Bindegewebe, auch durch gleichzeitig Gefäße und Nerven ein-schließende faszienartige Strukturen, die sich zum Lig. cardinalia (Mackenroth) und dann zu der großen Fascia pelvis visceralis verbinden. Sie „zügeln" und begrenzen alle Bewegungen der Organe im kleinen Becken. Zusätzlichen Halt ge-ben den Organen die Bauchmuskulatur und die beckenauskleidenden Muskeln durch ihren To-nus.

So sind die Organe des kleinen Beckens „ei-nem in Kunststoffkügelchen gelagerten Postgut ähnlich" fest in das Eingeweidepaket eingebun-den (K. Richter) und entlasten damit die Trage-funktion des Beckenbodens. Dieser soll mit sei-ner „zurückhaltenden" und „verschließenden" Funktion verhindern, daß Harn, Stuhl und Win-de unkontrolliert aus den entsprechenden Öff-nungen austreten können.

Von kranial hält das Zwerchfell die inneren Organe des Bauch- und Beckenraumes durch Sog in der Schwebe, die dadurch nicht ständig Druck auf den Beckenboden ausüben. Durch physiologische kostoabdominale Atembewe-gungen (s. Kap. 4), besonders nach kaudal, gibt das Zwerchfell den Bauch- und Beckenorganen und auch der „Basis" innerhalb der abdomino-pelvinen Leibeshöhle, dem Beckenboden ständi-ge anregende Stimulationen (Abb. 1.**27 a** u. **b**). Dieser Zwerchfell-Beckenboden-Synergismus wird verstärkt, z. B. durch kraftvolles Sprechen, wirkungsvolle Konsonanten-Vokal-Verbindun-gen (s. Kap. 3.6), durch Lachen, Räuspern, Nie-sen, Husten.

Eine physiologische Beckenbodenstimula-tion ist abhängig z. B. von der Statik, von der Kör-perhaltung (wirkungsvoll sind alle vertikalen Körperhaltungen), von der Wirbelsäulen- und Beckenstellung, auch von den Kiefergelenk-spannungen (vgl. Glottis).

Die Wandungen der Rumpfkapsel, also Zwerchfell in Verbindung mit Glottisöffnung, Bauchmuskeln und Beckenboden sowie der von ihr umschlossene Inhalt (dazu gehören Blase, Darm und Uterus) bilden zusammen eine *Funk-tionseinheit*. Alle sind durch Wechselwirkungen miteinander verbunden, z. B. wird beim Husten und Niesen das muskuläre Anspannen der Bauchmuskulatur von einem reflektorischen Anspannen des Beckenbodens (Levator ani) be-gleitet.

So reagiert unser Beckenboden auf alle plötzlichen intraabdominalen Drucksteigerungen wie ein „Sicherheitsgurt" (Abb. 1.**28a** u. **b**), dieser schützt auch die bindegewebige Aufhängestruktur vor Überlastung („Postgutkügelchen") und unterstützt die verschließende Funktion.

Anatomischer Aufbau des Beckenbodens*

Zwerchfell und Bauchmuskulatur sind als Wände der Rumpfkapsel unter 1.4.3 und 1.4.4, die Glottis als Öffner innerhalb dieses Systems unter 1.4.2 beschrieben. Der fibromuskuläre kaudale Abschluß der Rumpfkapsel, der so komplexe Beckenboden, besteht aus drei Schichten:

– Die innerste Schicht ist das Diaphragma pelvis,
– die mittlere Schicht das Diaphragma urogenitale,
– die äußere ist die Schließmuskelschicht.

Verbunden sind diese drei Schichten quergestreifter und glatter Muskulatur durch Bindegewebe und Faszienanteile, die die durchtretenden Urogenitalorgane mit ihren Auslässen einbinden.

Die Muskulatur des Beckenbodens (vor allem ist es das Diaphragma pelvis) besteht zu mehr als 90% aus sog. *Slow-twitch-Fasern,* die durch ihr langsames Zusammenziehen (Zucken) eine auf Dauer angelegte Kontraktionsbereitschaft ermöglichen und dabei kaum ermüden. Das garantiert die Haltefunktion des Beckenbodens, die die quergestreifte Skelettmuskulatur mit phasisch schnell und effektiv kontrahierenden Muskelfasern (fast-twitch) als Dauerleistung nicht geben kann (Gosling et al. 1983).

In der Schwangerschaft wird das kollagene Beckenbodenbindegewebe durch vermehrte Wassereinlagerung elastischer. Die Beckenbodenmuskulatur hypertrophiert, sie gewinnt dadurch an Dehnbarkeit und kann sich am Levator-Tor, dem Auslaß für das Kind, bei seiner Geburt gut öffnen. Menne vergleicht die Muldenform

---

* Das Beschreiben von Anatomie und Funktion des Beckenbodens erfolgt hier, soweit es rund um Schwangerschaft und Geburt von Bedeutung ist. Für urogynäkologische und proktologische Beckenbodenfunktionen und Störungen wird weiterführende Literatur empfohlen.

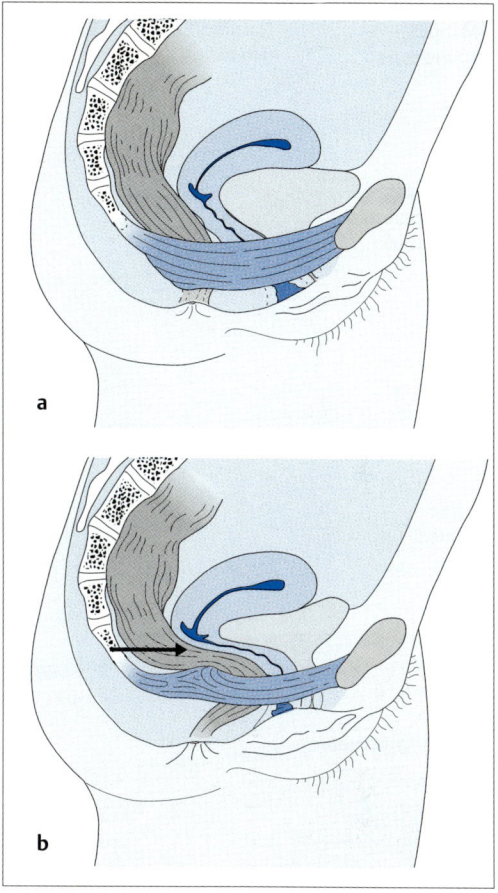

Abb. 1.**28a** u. **b** Sagittalschnitt der Organe des kleinen Beckens, **a** in Ruhe, **b** bei Beckenbodenkontraktion als „Sicherheitsgurt" bei Husten, Niesen, Lachen (nach Distler u. Bender).

des Beckenbodens mit einem Basketball-Korb: Von innen nach außen dehnfähiger als umgekehrt, das Kind kann hindurch, jedoch nicht zurück.

Diaphragma pelvis

Die *innerste Muskelschicht des Beckenbodens* (Abb. 1.**29**) besteht aus quergestreifter Muskulatur und repräsentiert so den kontraktilen Teil des Beckenbodens und damit den wesentlichen „Träger" von Uterus, Rektum, Vagina und Blase, wobei zu bedenken ist, daß sich drei Viertel der gesamten Scheide oberhalb des Diaphragma pelvis befinden.

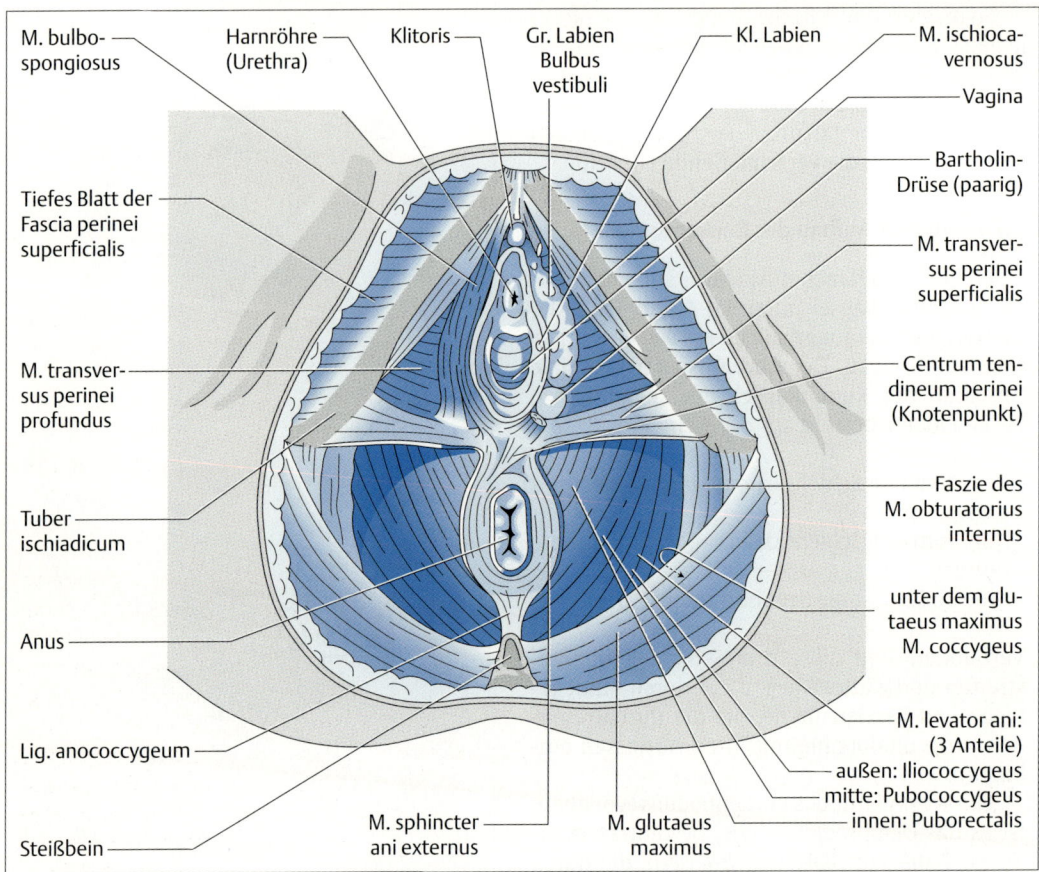

M. bulbo-spongiosus — Harnröhre (Urethra) — Klitoris — Gr. Labien Bulbus vestibuli — Kl. Labien — M. ischiocavernosus — Vagina — Bartholin-Drüse (paarig) — M. transversus perinei superficialis — Centrum tendineum perinei (Knotenpunkt) — Faszie des M. obturatorius internus — unter dem glutaeus maximus M. coccygeus — M. levator ani: (3 Anteile) — außen: Iliococcygeus — mitte: Pubococcygeus — innen: Puborectalis

Tiefes Blatt der Fascia perinei superficialis — M. transversus perinei profundus — Tuber ischiadicum — Anus — Lig. anococcygeum — Steißbein — M. sphincter ani externus — M. glutaeus maximus

Abb. 1.**29** Beckenboden (Transversalebene). Die Muldenform des inneren muskulären Beckenbodens ist deutlich zu erkennen (nach Netter).

1. **M. levator ani:**
   Er ist der Hauptmuskel des Diaphragma pelvis, besteht aus drei Muskelindividuen, die alle paarig (also rechts und links) um die medianen Beckenbodenöffnungen von Harnröhre, Scheide und Darmausgang verlaufen. Der M. levator ani entspringt halbkreisförmig von der Innenseite der Symphyse, auf jeder Seite dicht an der Mittellinie bis zur Spina ischiadica. Seine drei Levator-Anteile sind:
   a. *Mm. puborectales* kommen von der Innenfläche der absteigenden Schambeinäste und begrenzen als mediale Anteile den medialen Levatorschlitz, sie vereinigen sich schlingenförmig hinter dem Rektum, sind mit diesem eng verbunden. Sie wirken von beiden Seiten wie ein fester Gurt um den Enddarm und sind für Stuhlkontinenz von großer Bedeutung. Geburtsverletzungen bis in diesen Puborectalis-Anteil können sich für eine Frau noch lange nach der Geburt folgenschwer auswirken, z. B. Windstörungen, Stuhlprobleme.
   Durch seine Rektum-Umschlingung ist dieser Anteil mit dem Sphinkter ani eng verflochten (s. dort). Vom Anus und Damm ausgehende Bewegungen werden in Kapitel 3.6 aufgezeigt.
   Ergänzung: Fasern des Puborectalis, die in die Vaginalwand ziehen, werden als M. pubovaginalis bezeichnet.
   b. An die Puborectalis-Schlinge schließen sich nach lateral die *Mm. puobococcygei* an, sie bilden die Hauptfläche der Muldenform des Beckenbodens und stehen vom Schambein zum Steißbein verlaufend als „breiter Gurt" in dichter Beziehung zum Rektum.

c. Wieder seitlich nach außen schließen sich die *Mm. iliococcygei* an, die nach außen den muldenförmigen inneren Beckenboden ergänzen und sich zwischen dem Anus und dem Steißbein verstärkend zu der *Levatorplatte* verbinden.

2. **Mm. coccygeus:**
Ein weiterer Muskel, der zum Diaphragma pelvis gehört, entspringt in Höhe der zwei oberen Steißwirbel. Dieser dorsale Muskel hat sich in der Entwicklungsgeschichte der Menschen vom Levator ani abgegliedert, er war der ehemalige „Schwanzwedler". Er umgreift das Rektum und vervollständigt die innere Beckenbodenmulde. So bekommt das innere Beckenbodenzwerchfell einen kräftigen Halt durch Muskeln, Bindegewebe und Faszien, welche den hinteren Anus-Anteil umkreisen, während der vordere Anteil in seinem Verlauf längs ausgerichtet ist, um den Spalt für Harnröhre, Scheide und Anus freizugeben.

Das Diaphragma pelvis bildet mit dem das knöcherne Becken auskleidenden M. piriformis (s. Kap. 1.3.1) den Geburtskanal, d. h. neben der Haltefunktion kommt seiner Öffnungsfunktion große Bedeutung zu.

Diaphragma urogenitale

Die *mittlere Schicht des Beckenbodens* spannt sich zwischen den beiden Sitzbeinhöckern und dem Schambeinwinkel aus, da, wo das Diaphragma pelvis den Urogenitalspalt freiläßt. Gegenüber der Längsausrichtung der Muskelfasern am Diaphragma pelvis, ist die Muskelfaserrichtung hier quer angeordnet.

1. **M. transversus perinei profundus**
Dieser quergestreifte Hauptmuskel des Diaphragma urogenitale ist paarig angeordnet und kann auch elastische kollagene Fasern enthalten. Er hat drei Anteile: Der vordere Anteil umgibt die ventrale Harnröhre in U-Form, mittlerer und hinterer Anteil verbinden Harnröhre und Scheide mit dem vorderen Schambein und Sitzbein, wo sie ihren Ursprung haben.

2. **M. transversus perinei superficialis**
Dieser schwächer ausgebildete Muskel bildet die dorsale Kante, ist im wesentlichen quergestreift und füllt den oberflächlichen Dammraum aus. Er wird häufig der äußeren Schließmuskelschicht zugeordnet.

Das Diaphragma urogenitale verläuft mit seinen Bindegewebsanteilen nach dorsal in das Centrum tendineum perinei (Damm).

Schließmuskelschicht des Beckenbodens

Als äußerste Schicht liegt sie eingebettet in den Damm und im äußeren Genitale. Die vom Schambein zum Steißbein reichenden muskulären und bindegewebigen Strukturen bilden einen „äußeren Tragegurt". Dieser besteht nicht nur aus quergestreifter, also willkürlicher Muskulatur. Durch einen „Tragegurt" glatter Muskulatur, die ebenfalls vom Schambein zum Steißbein reicht und für die Lage von Anus, weiblichen Genitalorganen und für die Geburt von Bedeutung ist, wird das „Tragen" unterstützt.

1. **M. bulbospongiosus:**
Der den Scheideneingang (Introitus vaginae) umgebende M. bulbospongiosus bedeckt den venösen Schwellkörper des Scheidenvorhofs und die Bartholonischen Drüsen. Seine wesentliche Funktion ist die Verengung des Scheideneinganges, auch beim Orgasmus. Er geht nach dorsal in den Damm und dann in den M. sphincter ani externus über, und so verschließen diese Muskeln in Form einer „liegenden Acht" den äußeren muskulären Beckenboden.

2. **M. sphincter ani externus:**
Der M. sphincter ani externus umspannt und verengt schlingenförmig den Darmausgang. Sphincter heißt im griechischen: Schnürer – und so kann auch seine Funktion gesehen werden.
Nach ventral ist der M. sphincter ani externus zwischen Scheide und Rektum im Damm verflochten, nach hinten über das Lig. anococcygeum am Steißbein fixiert. Er ist ein quergestreifter Muskel und steht über das Centrum tendineum perinei mit der Beckenbodenmuskulatur in Verbindung. Levator ani heißt: Heber des Anus. Dieser Funktion wird in der praktischen Geburtsvorbereitung, wie im Zusammenhang mit dem Puborektalis des M. levator ani bereits erwähnt, nachgespürt (s. Kap. 3.6).

3. **M. ischiocavernosus:**
Der M. ischiocavernosus, paarig an der lateralen äußeren Beckenbodenschicht gelegen, kann den Klitorisschwellkörper komprimieren und trägt zu seiner Erektion bei.

4. Centrum tendineum perinei:

Zwischen After und Scheide ist, vergleichbar einem Knotenpunkt, das bindegewebig-muskuläre Centrum tendineum perinei, der Damm ausgebildet. Hier treffen sich die Muskeln aus allen drei Schichten, aus dem mittleren Diaphragma urogenitale, aus der äußeren Schicht der von vorn kommende M. bulbospongiosus, der von hinten kommende M. sphincter ani externus. Auch Sehnen und Faszien von glattfasrigen Ausläufern des M. levator ani, also der innersten Schicht, verspannen diesen Knotenpunkt (s. Kap. 3.6). Ebenso sind die bindegewebigen Hüllen von Harnröhre, Scheide und Anus eingebunden.

Nervale Versorgung

Die Muskulatur des Beckenbodens wird hauptsächlich über den N. pudendus (Ast N. perinealis) innerviert.

Blutversorgung

Die Blutversorgung des Beckenbodens erfolgt über die Aa. iliaca interna und deren verzweigende Ästen zum Beckenboden (vgl. Kap. 3.5 Vasotonische Übung).

Beckenboden während und nach der Geburt

Während der Geburt s. Kap. 4.5 u. 7.1.

Nach der vaginalen Geburt kommt es häufig zu einer verminderten oder gar fehlenden Bekkenbodenanspannung bis hin zum Funktionsverlust an Harnblase und/oder Darm, mit unfreiwilligem Abgang von Harn oder Stuhl (Windstörungen), bis hin zu Senkungsbeschwerden als Spätfolgen. Die Ursachen sind z. B. Überdehnungen der Bindegewebs- und Faszienstrukturen der glatten Muskulatur, auch kleine Einrisse am Levator ani an dessen Ansatz am knöchernen Becken, Überdehnung der quergestreiften Muskelfasern, Damm- und Scheidenrisse, große Episiotomie. Ebenso erschwert in der Austreibungsphase die Rückenlage, verstärkt mit hochgezogenen Beinen, eine physiologische Anpassung des Beckenbodens an die Geburt. Auch eine lange Austreibungsphase sowie die Größe des kindlichen Kopfes können die Traumatisierung der aktiven und passiven Strukturen des Bekkenbodens verstärken. Eine sekundäre Wundheilung der Naht, auch frühzeitiges und falsches Beckenbodentraining im Wochenbett, z. B. me-chanisches Üben mit angehaltenem Atem oder mit der Einatmung üben, verstärken das Problem des Funktionsverlustes. Die Kontraktilität des Beckenbodens ist für lange Zeit in Frage gestellt.

→ **Hinweis:** Das Thema „Schnitt" (Episiotomie) oder „Riß" wird von den Schwangeren im Geburtsvorbereitungskurs immer nachgefragt, weil die Frauen Angst davor haben. Nach der Geburt ist es für alle „Betroffenen" ein wichtiges Thema im Früh- bis Spätwochenbett und häufig noch darüber hinaus.

Aus diesem Grund wird über Dammerweiterungen (Riß und Schnitt) informiert: Trotz des Dammschutzes durch die Hebamme beim Durchtreten des Kindes durch den mütterlichen Beckenboden kann es zu einem Damm-, Scheiden-, Labien-, auch Klitoris-Einriß kommen, denn die Druckverschiebungen in der Rumpfkapsel zum „Ort des geringsten Widerstandes" sind erheblich.

Um Elastizität, Entspannung und Nachgiebigkeit am Beckenboden zu gewährleisten, fordert L. Kuntner „die Tonusregulation der Muskulatur des Beckenbodens in Beziehung zur Körperhaltung zu bringen", um durch die Überwindung des muskulären Widerstandes dem Kind den Austritt aus der Mutter zu erleichtern. Ein wichtiger Grund, über das „Pressen" in Rückenlage versus „Schieben" nachzudenken (s. Kap. 4.6). Auch beim Schieben in vertikaler Gebärstellung kann es, wenn auch weniger häufig und ausgeprägt, zu Dammverletzungen kommen. (Vorschläge zur Dammprophylaxe in der Schwangerschaft s. Kap. 1.10.3)

Ein Hinweis für Kursleiterinnen, die Rückbildungsgymnastik anbieten: Sie sollten sich grundsätzlich nach Dammverletzungen und deren Schweregrad im Früh-, aber auch Spätwochenbett erkundigen, weil die Wahl der Beckenbodenübungen entsprechend dem Befund erfolgen muß!

Dammverletzungen in der letzten Geburtsphase

Dammrisse werden je nach Ausdehnung eingeteilt in:

– *Dammriß I. Grades:* Einriß der Haut am Introitus (Eingang) und der Scheide, meist nach hinten in die Kommissur des Dammes.

⚠ **Wichtig:** Hierbei keine Verletzung der Damm-Muskulatur, verheilt in der Regel problemlos, bereitet den Frauen postpartum kaum Sitzprobleme.

– *Dammriß II. Grades:* Einriß der oberen Schicht des Dammes einschließlich der M. bulbospongiosus und M. transversus perinei superficialis bis zum M. sphincter ani externus, oft Einriß in die Scheide (M. bulbospongiosus = Orgasmusmuskel).
– *Dammriß III. Grades:* Einriß des gesamten Dammes einschließlich des M. sphincter ani externus, evtl. ist die Rektumvorderwand einbezogen (Windstörungen und Stuhlprobleme!). Ein Scheidenriß ist in der Regel dabei.

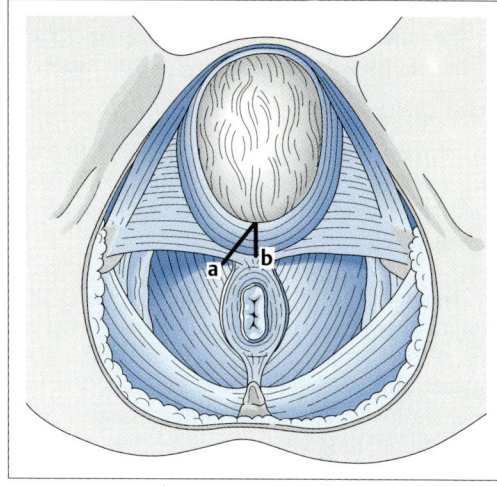

Abb. 1.**30** Schnittführung bei **a** mediolateraler und **b** medianer Episiotomie (nach Hirsch)

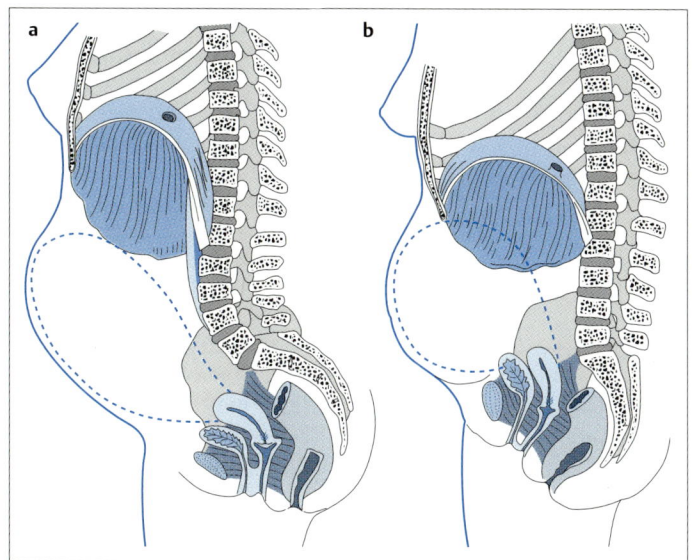

Abb. 1.**31 a** u. **b** Zusammenfassend zeigen die beiden Abbildungen die Beziehung von Wirbelsäulen- und Beckenstellung (haltungsabhängig) zur muskulären Rumpfkapsel und den Organen des Beckens am Beispiel nicht schwanger und am Beispiel der Schwangerschaft.

a Bei starker Lordosestellung der LWS (Hohlkreuzstellung):
schwanger:
– Muskuläre Verspannung am M. erector trunci (langer Rückenstrecker) bewirken verstärkte Kreuz- und Rückenschmerzen. (s. Kap. 3.2 u. 6.1),
– der Geburtsweg für das Kind ist verlängert und kurvig,
– die Geburtskräfte können nicht effektiv zusammenarbeiten,
nicht schwanger:
Auch im Leben außerhalb einer Schwangerschaft wirkt sich diese Lordosestellung auf das Zusammenspiel von Zwerchfell – Bauchmuskulatur – Beckenboden und der Atemstimulation für die Bauchorgane und den Beckenboden ungünstig aus. Das muß im Wochenbett beachtet werden.

b nicht schwanger: Eine physiologische Lordose der LWS ermöglicht, daß kostoabdominale Atembewegungen die Bauchorgane und den Beckenboden mit jedem Atemzug stimulieren können.
Schwangerschaft und Geburt:
– Die größtmögliche Begradigung der LWS ermöglicht die Gebärstellung des Beckens zum kurvenlosen Geburtsweg. Das Kind findet leichter den Weg in das mütterliche kleine Becken. Die inneren Geburtskräfte können effektiv zusammenwirken,
– während der Schwangerschaft ist das Vermeiden einer Hyperlordose der LWS Kreuz- und Rückenschmerzprophylaxe.

– *Dammriß IV. Grades:* wird in mancher Literatur aufgezeigt, dann ist zum M. sphincter ani die Rektumvorderwand immer mit eingerissen.

Dammrisse, auch Labienrisse, sind bei Erstgebärenden häufiger. Bei Zangengeburt (Forcepsextraktion) kommen zu den Dammverletzungen häufig Scheidenrisse hinzu.

→ **Hinweis:** Der Dammriß III. und IV. Grades bedarf, abgesehen von der Nahtversorgung, die hier nicht Thema ist, im Wochenbett einer behutsam-aufbauenden physiotherapeutischen (osteopathischen) Beckenboden-Ganzkörperbehandlung. Kohabitationsschmerzen und daraus resultierende Sexualitätsprobleme sind Themenkomplexe, die nach diesen geburtstraumatischen Verletzungen dringend fachkompetent behandelt werden müssen.

Zur Episiotomie als Prophylaxe und deren Hintergründe wird das Buch der Hebamme G. Steffen, „Ist der routinemäßige, prophylaktische Dammschnitt gerechtfertigt?" empfohlen. Die Episiotomie wird zur Dammrißverhütung eingesetzt. Geburtshelfer(innen) unterscheiden zwischen *mediolateraler* und *medianer* Episiotomie (Abb. 1.**30**). Die mediolaterale Episiotomie beginnt in der Mitte der hinteren Kommissur. M. bulbospongiosus und M. transversus perinei superficialis werden ebenfalls durchtrennt, der Levator ani oft angeschnitten. Da die Blutversorgung des Beckenbodens lateral von den Seiten kommt, ist der Blutverlust bei dieser Episiotomie höher als bei der medianen Episiotomie, die an der hinteren Kommissur beginnt und den Damm in der Mitte des Centrum tendineum teilt. Da die Verfilzungen und Verflechtungen dort weniger durchblutet sind, blutet es nur gering. Muskulatur wird *nicht* durchtrennt. Diese Episiotomie heilt gut und macht den Frauen weniger Beschwerden im Wochenbett.

Die früher durchgeführte laterale Episiotomie hat nach A. Hirsch „nur noch historisches Interesse", weil dabei der M. bulbospongiosus, der M. transversus perineus superficialis und der Darmkontinenzmuskel Levator ani durchtrennt wurden.

Zusammenfassend soll verdeutlicht werden, daß das Zusammenspiel der Funktionseinheit abdominopelvine Leibeshöhle in allen Lebensphasen der Frau von großer Bedeutung ist (Abb. 1.**31 a** u. **b**).

1.5 Schwangerschaft und Geburt

1.5.1 Einführung

Jede Kursleiterin sollte über theoretisches Basiswissen verfügen, um der Aufgabe zu genügen, dieses Wissen im Vorbereitungskurs so weit als nötig, dann aber geschickt und einprägsam an die Schwangeren weiterzugeben. Diese erwarten von ihrer Kursleiterin, daß sie Fragen zu diesem Wissensgebiet beantworten kann, also fachkompetent ist. Die Kursleiterin darf ihre Fachkompetenz aber nicht dazu benutzen, den Schwangeren alle möglichen pathologischen Entwicklungen während Schwangerschaft und Geburt, von denen sie weiß, weiterzugeben, die Medien tun das schon zur Genüge. Nicht das zusätzliche Verängstigen durch Überinformation der Schwangeren, sondern Angstabbau für diesen natürlichen Vorgang des Gebärens ist die Aufgabe, der sich die Kursleiterin stellen muß. Ihr Informations- und Wissensvorsprung gibt ihr und der Gruppe Sicherheit.

Das Ziel soll sein, daß ihre Informationen zu natürlichen Abläufen nicht nur verstandesmäßig erfaßt werden. Die Schwangere soll zum Zeitpunkt der Geburt in der Lage sein, durch eine nach „innen" gerichtete Aufmerksamkeit auf das, was in ihr geschieht, entsprechend zu reagieren und dem eigenen Bedürfnis folgend zu agieren.

Das „gemeinsame" Arbeiten von Gebärender, Gebärmutter und dem Kind im Vertrauen darauf, sich gegenseitig zu helfen, wird an folgendem Beispiel deutlich gemacht: Diese Geburtsarbeit leisten gemeinsam

1. die Gebärmutter, die als Hohlkörper die Hauptarbeit rund um die Geburt im Körper der Frau erbringen muß,
2. die Frau als Schwangere und Gebärende (und schließlich als Mutter). Sie muß sich dem autonomen Ablauf zur Verfügung stellen, der das „Empfangenhaben und deshalb Gebärenmüssen" einschließt.

Dabei soll ihr die Geburtsvorbereitung helfen, ihre eigenen, naturgegebenen Verhaltensweisen für das „Gebärenkönnen" zu erkennen und dann so einzusetzen, daß die Geburtsarbeit für beide, für sie und ihr Kind, in Einklang mit den inneren Kräften geschehen kann,

3. auch das Kind in der Gebärmutter hilft bei seiner Geburt mit, indem es sich von innen, animiert durch taktile Stimulanz der Wehen, mit seinen Füßen von der eng an ihm liegenden Gebärmutterwand Richtung Scheidenausgang „abschubst".

Dies soll vertiefend die Gemeinsamkeit des Tuns von Gebärmutter, Mutter und Kind als ein hilfreicher, verständnisfördernder Vergleich aufzeigen und ist in dieser Geburtsvorbereitung ein wesentlicher gedanklicher Ansatz für die werdenden Mütter und ihre Geburtsarbeit.

Ein weiterer psychosomatischer Denkansatz über die „Arbeit" der Gebärmutter stammt aus einer Veröffentlichung von Dr. G. Krebs, dem ehemaligen Chefarzt der gynäkologischen Abteilung des Krankenhauses Villingen, mit dem Ruth Menne diese Geburtsvorbereitungsarbeit in den fünfziger Jahren gemeinsam begann. Dr. Krebs schreibt dazu: „Die Doppelfunktion der Gebärmutter weist hin auf die Ambivalenz der mütterlichen Aufgabe. In der Schwangerschaft ist es das Bewahren, Schützen, Behalten, Versorgen und Umschließen. Jede vorbereitete Mutter versteht, daß sich unter der Geburt in konzentrierter Form darstellt, was über die Geburt des Kindes hinaus weiterhin mütterliche Aufgabe in vielfältiger Variation bleibt: Nämlich jeweils dem Reifegrad des Kindes entsprechend zu entscheiden, ob es schützend vor drohender Gefahr bewahrt oder zur Förderung seiner Entwicklung und Selbständigkeit freigegeben, losgelassen werden muß, auch unter Hinnahme des darin enthaltenen Risikos. An diesem Bild wird deutlich, daß das *Loslassen* auch zu späterer Zeit manchmal schmerzhaft sein kann, daß aber hierbei auch Einsichten gewonnen werden und Verhalten erfahrbar werden kann, welches weiter über die aktuelle Situation der Geburt hinaus für Mutter und Kind von großer Bedeutung sein kann." (aus: G. Krebs: Psychoprophylaxe als Geburtsvorbereitung. Therapiewoche 27 [1977])

→ **Anmerkung:** Dieser Vergleich des mütterlichen Balancierens zwischen Loslassen und Festhalten, welches die Gebärmutter beispielhaft vormacht, indem sie 40 Wochen bewahrt – behütet – beschützt und ungehindertes Wachstum sichert, dann plötzlich ihr Verhalten ändert und losläßt, indem sie das Kind aus sich (aus seiner „Wohnung") heraus „schubst", ist über die Geburt hinaus für viele Mütter eine große mentale Hilfe.

Ohne diese psychosomatischen Ansätze ist diese Geburtsvorbereitung nicht denkbar. Aber es ist ebenso erforderlich, physiologisch das Zusammenwirken der an Schwangerschaft und Geburt beteiligten körperlichen Vorgänge mit den ihnen zukommenden Gewichtungen für diesen komplexen Vorgang aufzuzeigen, wie das in den folgenden Ausführungen geschieht.

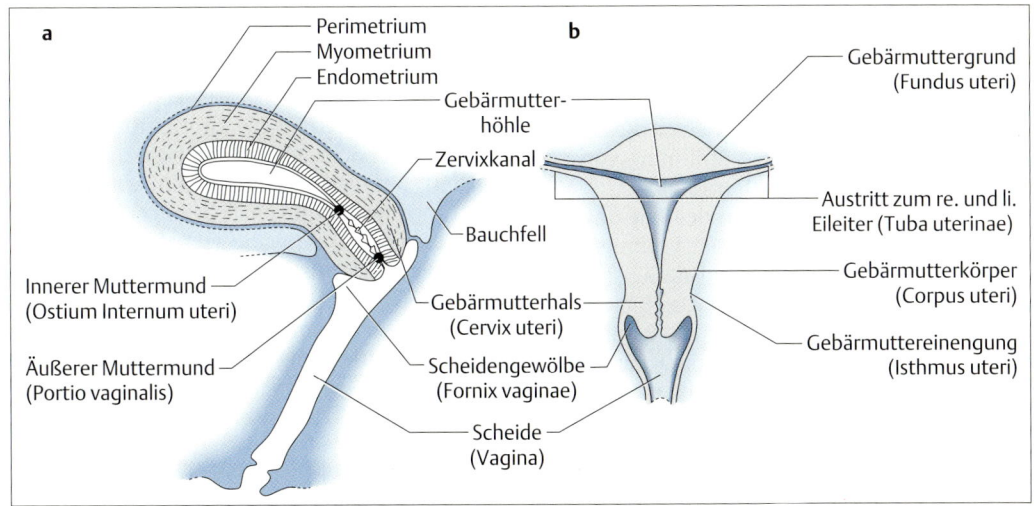

Abb. 1.**32 a** u. **b**   Uterus und Vagina im Sagittalschnitt (**a**) und im Frontalschnitt (**b**)

1.5.2 Uterus in Aufbau und Anpassung an Schwangerschaft und Geburtsarbeit

Aufbau des Uterus

Der Uterus ist ein dickwandiges, birnenförmiges muskuläres Hohlorgan. Gebärmutter oder Fruchthalter sind Begriffe, die über die Aufgabe dieses weiblichen Organes eine Aussage machen.

Seine oberhalb der beiden Eileiteraustritte (Tuben) gelegene Kuppel ist der *Fundus uteri* (vgl. Fundale Dominanz der Wehen). Daran schließen sich der *Corpus uteri,* in dem das Kind wächst, und der sich verschmälernde Halsteil, die *Cervix uteri* an. Zwischen Corpus und Zervix befindet sich eine Einengung, der *Isthmus uteri* (Bandl-Furche). An dieser Übergangsstelle liegt der *innere Muttermund* (Ostium internum uteri). Das untere schmale Ende des Uterus ragt als Portio vaginalis uteri in die Scheide hinein, das ist der *äußere Muttermund.*

Die Uteruswand besteht aus drei Schichten (Abb. 1.**32 a** u. **b**):

– Die äußere Uteruswand ist vom Bauchfell mit überzogen und heißt *Perimetrium.*
– Die dicke Uterusmittelschicht ist das *Myometrium.* Der Anteil an glatter Muskulatur beträgt am Ende der Schwangerschaft im Corpus uteri ca. 55 % (nichtschwanger weniger) in der Zervix ca. 5 %. Im Myometrium überwiegen Bindegewebsanteile, und das hat seinen guten Grund. So ist die sehr rasche Volumenzunahme des Uterus möglich, gleichzeitig soll seine Überdehnung aber verhindert werden. Der Cervix uteri (Gebärmutterhals) garantieren diese Bindegewebsanteile Haltefunktion während der Schwangerschaft und ermöglichen während der Geburt die zeitlich kurzfristige vollständige Eröffnung von Gebärmutterhals und Muttermund.
– Die innere Schleimhautauskleidung des Uterus, in der sich das befruchtete Ei einnistet, ist das *Endometrium,* bestehend aus einschichtigem hohen Zylinderepithel. Das Endometrium ist in eine tiefe Schicht, die Basalis, und eine oberflächliche Schicht, die Funktionalis, gegliedert. Die Funktionalis baut sich während des Zyklus auf und wird, wenn keine Befruchtung stattfand, bei der Menstruation abgestoßen.

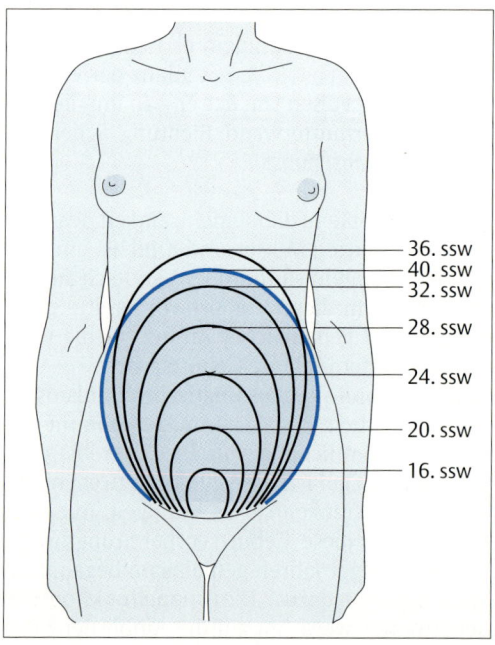

36. ssw
40. ssw
32. ssw
28. ssw
24. ssw
20. ssw
16. ssw

Abb. 1.**33** Durch Wachstum von Kind und Plazenta sowie durch Fruchtwasserzunahme richtet sich der ebenfalls wachsende Uterus in der Schwangerschaft immer mehr auf. Über die Bauchdecke kann der Stand des Fundus uteri in den verschiedenen Schwangerschaftswochen (SSW) getastet werden. Etwa in der 36. SSW erreicht der Fundus uteri die Rippenbögen und muß dann nach ventral (Schwerkraft) ausweichen. Bis zur 40. SSW hat sich „das Kind dann gesenkt". Die Bauchwandmuskulatur müßte nachgeben. Das Zwerchfell hat in der 36. SSW einen Hochstand, in der 40. SSW „atmet es sich wieder leichter".

Anpassung des Uterus an die Schwangerschaft

Ist der nichtschwangere, geschlechtsreife Uterus 7 cm lang, so beträgt die Größenzunahme am Beginn einer Schwangerschaft zunächst mit geringem Breitenwachstum, dann vornehmlich mit Längenwachstum am Schwangerschafts-Ende, also nach 40 Schwangerschafts-Wochen bis etwa 30 cm Uteruslänge. Sein Gewicht nimmt von ca. 50 g auf ca. 1000 g zu. Er entwickelt sich zu einem „Arbeitsmuskel", weil er im Geburtsablauf Höchstleistung bringen muß.

Diese Größenzunahme in der Schwangerschaft (Abb. 1.**33**) hat zwei Ursachen:

– *Hypertrophie* ist ein aktives Wachstum bereits vorhandener Muskelzellen, ausgelöst durch hormonelle und auch physikalische

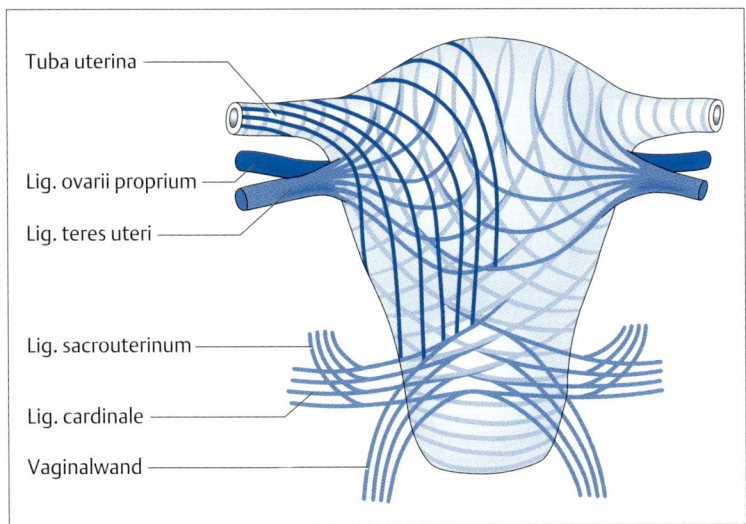

Abb. 1.**34** Muskelfaserverlauf und Ansatz der Bänder des Uterus (nach Netter)

Tuba uterina

Lig. ovarii proprium

Lig. teres uteri

Lig. sacrouterinum

Lig. cardinale

Vaginalwand

Reize (Fruchtwasserdruck), die zur Vergrößerung des Uterus führen.
- *Hyperplasie* ist ein passives Wachstum durch Neubildung (Vermehrung) von Muskelfasern aus Bindegewebszellen als Folge der Anpassung des Uterus an das wachsende Kind.

Anpassung des Uterus an die Geburtsarbeit

Die Anordnung der Muskelfasern im Myometrium hat einen schräg zur Längsachse des Uterus verlaufenden spiraligen Aufbau (nach Goerttler: „Uhrfederspiralen"). Diese scherengitterartige Überkreuzung spiegelbildlicher Spiralsysteme (Abb. 1.**34**) besteht aus:

- *Längsfasern* (Stratum supravasculae): äußere dünne Schicht,
- *Spiral-* oder *Netzfasern* (Stratum vasculae): mittlere dicke Schicht als dreidimensionales Netzwerk,
- *Ringfasern* (Stratum subvasculae): innere Schicht.

Durch diese Anordnung der Muskelfasern ist die Gebärmutter optimal zur Änderung ihres Volumens während des Wachstums des Kindes, der Vergrößerung der Plazenta und der Zunahme des Fruchtwassers fähig.

Dieses Netzwerk der Muskelfasern ermöglicht die fast spannungslose Dehnbarkeit der Uteruswand. Die Schutzwirkung gegen vorzeitige Kontraktionen, d. h. Wehen, wird zusätzlich erhöht durch Hormone (Progesteron).

Dieses Vorhandensein von maschenartig in allen Verlaufsrichtungen ausstrahlenden Muskelfasern in der funktionsstarken mittleren Schicht der Gebärmutter schafft für die Austreibungsphase, das Herausschieben des Kindes, die günstigsten Voraussetzungen. In der postpartalen Involution, der Rückbildungsphase des Uterus, ist die äußere Längsschicht (Stratum supravasculare) von funktioneller Wichtigkeit.

Auch die vermehrte Gefäßbildung des schwangeren Uterus ist eine funktionelle Anpassung an die Entwicklung und das Wachstum des Kindes und seinen zunehmenden Blutbedarf. Sie ist so reichlich angelegt, daß auch bei physiologischer Belastung, wie den Wehen unter der Geburt, dem Kind ausreichend Blut angeboten wird, wobei Huch darauf hinweist, daß mütterliche Rückenlage die kindliche Sauerstoffversorgung negativ beeinflussen kann (s. Kap. 7.1).

Die Blutversorgung des Uterus (Abb. 1.**35**) erfolgt über verzweigende Äste der A. iliaca interna rechts und links zu der rechten und linken A. uterina (vgl. Kap. 3.5.2). Auch die Aa. ovaricae und deren Verzweigungen mit anderen Arterien des Beckenraumes verlaufen bereits im nichtschwangeren Zustand spiralig-gewunden, um sich mechanisch dem raschen Wachstum des Uterus während der Schwangerschaft passiv anpassen zu können.

Durch Hypertrophie und Hyperplasie der Arterien, Venen und Lymphgefäße ist die Gebärmutter von einem dichten Gefäßnetz durchsetzt, aber auch im Beckenraum und in den Brüsten finden eine Vermehrung und Weiterstellung der Gefäße statt.

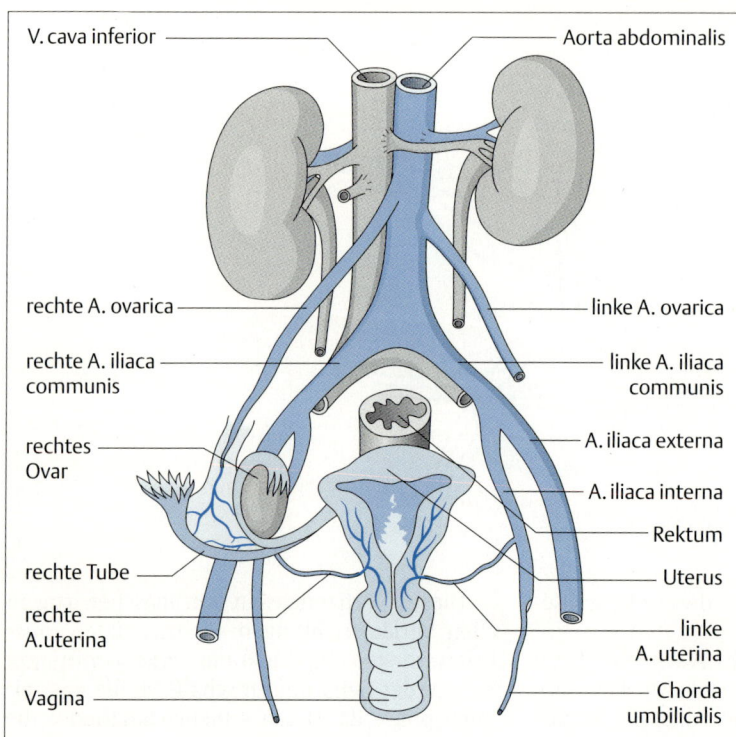

V. cava inferior

Aorta abdominalis

rechte A. ovarica

linke A. ovarica

rechte A. iliaca communis

linke A. iliaca communis

rechtes Ovar

A. iliaca externa

A. iliaca interna

Rektum

rechte Tube

Uterus

rechte A.uterina

linke A. uterina

Vagina

Chorda umbilicalis

Abb. 1.**35** Blutversorgung der Gebärmutter. Diese Abbildung zeigt deutlich, wie die Vena cava inferior von dem hochschwangeren Uterus in Rückenlage komprimiert wird.

→ **Anmerkung:** Die Frage nach der Ursache der starken Gefäßzeichnung „Adern" in den Brüsten kommt in der Geburtsvorbereitung häufig.

Aufhängung der Gebärmutter im kleinen Becken

Alle Organe des kleinen Beckens, wie Uterus, Blase, Rektum, sind umgeben von Muskeln und von bindegewebigen Strukturen. An dieser Stelle werden die Bandverbindungen aufgezeigt, die den Uterus im kleinen Becken einerseits halten, stützen und lagern müssen, andererseits die Größen- und Lageveränderungen in der Schwangerschaft zulassen müssen und während der Geburt verhindern, daß die arbeitende Gebärmutter nach kranial ausweicht.

Wesentlichen Anteil am Halten des Uterus hat das Beckenbindegewebe, das *Parametrium,* welches den Uterus in Höhe des inneren Muttermundes, also in der Mitte des kleinen Beckens, „schwebend" trägt. Die *Ligg. cardinalia* (Mackenrodt), die vom Seitenrand der Vagina und Zervix über den Beckenboden zur seitlichen Beckenwand ziehen, führen die Gefäße, die den Uterus versorgen, und verhindern gemeinsam mit den nachfolgenden Bändern das Auswei-

chen des Uterus während der Wehen nach oben. Die beiden hinteren Bänder, die *Ligg. sacro-uterina,* kommen von der Kreuzbeinwand, umfassen bogenförmig das Rektum, um an der Rückseite des unteren Corpus uteri anzusetzen. Sie helfen die Normallage des Uterus im kleinen Becken, eine Anteversio, die nur im Isthmusanteil eine Anteflexio aufweist, zu sichern. Während der Geburt unterstützen die hinteren hypertrophierten Bänder durch ihre kaudal-dorsale Zugrichtung bei der Retraktion und Distraktion (s. Kap. 1.5.8 u. 1.5.9) das Ausweichen des Uterus nach oben.

Die ventrale Halterung für eine regelrechte Uteruslage (Anteversio/-flexio) sichern die *Ligg. teres uteri.* In der Schwangerschaft hypertrophieren diese vorderen Gebärmutterbänder zu bleistift-/kleinfingerdicken, runden Mutterbändern und heißen jetzt *Ligg. rotunda.* Auch ihr Längenwachstum nimmt erheblich zu (das 3–4fache ihrer ursprünglichen Länge). Sie setzen beidseits vorn an den uterinen Tubenecken an und verlaufen bogenförmig nach vorn durch den Leistenkanal, um sich beidseits am oberen Schambeinast zu befestigen. Durch den schwangeren Uterus ist ihr Verlauf steiler und stärker gestreckt. Das bewirkt im letzten Trimenon und unter der Geburt einen kräftigen Zügeleffekt auf den Corpus uteri, d. h. unter der Wehe richtet sich der Uterus auf.

In vertikalen Gebärpositionen (wobei an dieser Stelle der abgestützte Vierfüßler einbezogen ist) verstärkt sich dieser longitudinale Zug der Gebärmutter durch Eigenaktivitäten der Gebärenden wie Anhängen oder Abstützen (s. Kap. 7.1), und die Uteruslängsachse nähert sich so der des Beckeneinganges.

1.5.3 Versorgung des Keimes, des Embryos, des Feten

Der Beischlaf (Kohabitation) von Frau und Mann kann der Anfang eines neuen Menschen sein. Kommt es dabei zur Befruchtung (Konzeption), dann vereinigen sich die Eizelle der Frau und die Samenzelle des Mannes (Imprägnation) im Eileiter. Dort folgen Zellteilungen des befruchteten Eies, welches jetzt *Zygote* genannt wird, in immer kürzeren Abständen, bis nach 3 – 4 Tagen die wie eine Maulbeere (Morula) aussehende Zygote durch die Tube (Eileiter) in die Gebärmutterhöhle (Cavum uteri) gelangt. Dort erfolgt differenzierend die Abgrenzung der Morula in eine äußere und eine innere Zellschicht.

Aus der äußeren Schicht der Morula entsteht der *Trophoblast,* der für die Einnistung (Nidation) und Versorgung des Keimes (Kindes) verantwortlich ist und sich spätestens am 7. Tag nach der Befruchtung bevorzugt im oberen Gebärmutterdrittel einnistet. Das ist möglich, weil das Ei jetzt auf seiner ganzen Oberfläche mit Zotten umgeben ist und das Endometrium eine hochaufgebaute Schleimhaut (Dezidua) zum Einnisten zur Verfügung stellt. Die Implantation (Einnistung) ist vollzogen, wenn Trophoblast und Endometrium fest verbunden sind. Aus dem Trophoblasten entwickelt sich die *Plazenta* (Mutterkuchen) als das Versorgungssystem des Kindes.

Die innere Schicht der Morula verdichtet sich zum Embryoblasten, einem Embryonalknoten, aus dem sich der Embryo entwickelt. Bis zur 4. Woche spricht man bei der befruchteten Eizelle vom Keim, von der 4. – 12. Schwangerschaftswoche vom Embryo (Embryonalzeit), dann ab der 13. Schwangerschaftswoche bis zur Geburt vom Feten (Fetalzeit).

Ab dem 7. Tag differenziert sich der Embryonalknoten zu verschiedenen *Keimblättern* aus unterschiedlichen Zellarten:

1. *Ektoderm,* aus dem sich später Nervensystem, Haut, Sinnesorgane entwickeln.
2. *Entoderm,* aus dem später Darmtrakt, Atmungsorgane, auch Leber und Pankreas hervorgehen.
3. Zwischen Ekto- und Entoderm schiebt sich das 3. Keimblatt, das *Mesoderm,* aus dem Kreislauforgane, Knochen und Muskulatur hervorgehen.

Dieser Embryoblast der ersten 4 Wochen wird jetzt *Keimscheibe* (Embryonalschild) genannt. In dieser Keimscheibe bilden sich zwei Höhlen:

1. die *Fruchtwasserhöhle* (Amnionhöhle), die sich mit dem Trophoblasten (äußere Schicht) verbindet. Aus dieser Verbindung geht die Nabelschnur hervor,
2. der *Dottersack,* der anfangs die Versorgung des Keims erfüllt, bis die Plazenta die Versorgung des Embryos übernimmt.

Die *Plazenta* erfüllt als Austauschorgan Ver- und Entsorgungsfunktionen des Embryos/Feten, die später, nach der Geburt des Kindes, von den Lungen, dem Magen-Darm-Trakt, den Nieren und der Leber übernommen werden.

Aufgaben der Plazenta sind:
1. Die Sauerstoffversorgung des Kindes und das Ausscheiden von Kohlendioxid (Gasaustausch in der Plazenta). Da in der Plazenta das O_2-Angebot geringer ist als in der Lunge (Atmung der Mutter), ist neben anderen Kriterien beim Feten die Herzfrequenz auf 120 – 160 Schläge/Minute gesteigert.
2. Die Ernährung des Kindes wird über die Plazenta geregelt. Das Kind wird direkt mit Nährstoffen versorgt. Auf diesem Weg können aber auch Gifte, wie Nikotin oder bestimmte Medikamente, das Kind erreichen!
3. Das Ausscheiden von Stoffwechselprodukten übernimmt die Plazenta.
4. Die Plazenta bildet Hormone, die für die Erhaltung der Schwangerschaft und für Veränderungen zur Geburtsarbeit von großer Bedeutung sind. Durch Hormonbestimmung der Plazenta kann ihre Leistungsfähigkeit überwacht werden. In der Früh-Schwangerschaft sind diese Untersuchungen Grundlage eines Schwangerschaftstests.

Die reife Plazenta ist scheibenförmig rund. Sie wiegt etwa 500 – 600 g bei einer Dicke von

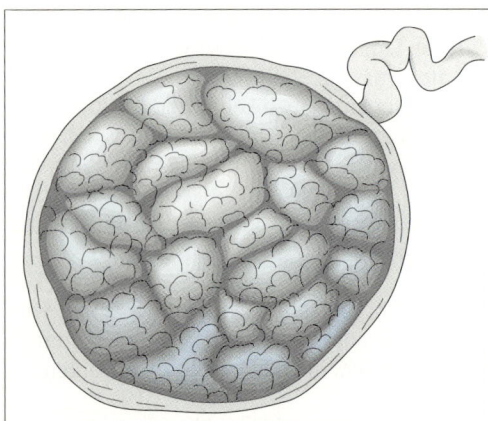

Abb. 1.**36**   Plazenta; mütterliche Seite

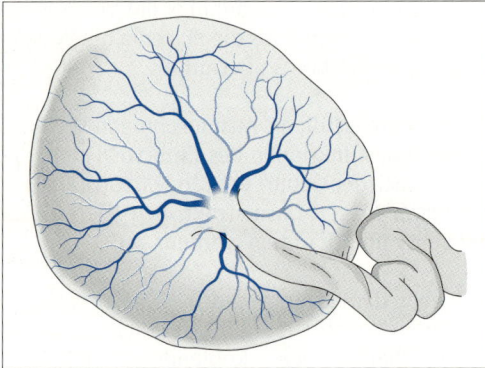

Abb. 1.**37**   Plazenta; kindliche Seite

2 – 4 cm. Die Plazenta hat eine mütterliche (Abb. 1.**36**) und eine kindliche Seite (Abb. 1.**37**). *Die Seite zum Kind* ist von der durchsichtigen Fruchtblasenhaut (Amnion) überzogen. An dieser Seite befindet sich die Nabelschnur, die das Kind mit der Plazenta verbindet.

Die Seite zur Mutter liegt der Gebärmutterwand an, ist rot und gefurcht. Die Furchen unterteilen in Bezirke, die jeweils aus einer Stammzotte und deren Verzweigungen besteht. Jeder Bezirk ist völlig getrennt vom anderen. Das bewirkt, daß das mütterliche Blut innerhalb eines Bezirkes bleibt, da hinein- und hinausfließt. So steht durch diese Plazentazotten an der mütterlichen Seite für den Stoffaustausch zwischen Mutter und Kind eine Austauschfläche von 12 – 15 m² zur Verfügung.

Nabelschnur (Funiculus umbilicalis)

Um die Blutzufuhr zum Kind von der Plazenta sicherzustellen, sind in der Nabelschnur, die am Ende der Schwangerschaft eine Länge von 50 – 60 cm und einen Durchmesser von 1,5 – 2,0 cm hat, zwei muskelstarke Arterien (Aa. umbilicalis) angelegt, die sich um eine dünnwandige Vene (V. umbilicalis) ranken.

Die zwei Nabelarterien bringen das mit Kohlensäure und Ausscheidungsstoffen beladene venöse Blut vom Kind zurück zur Plazenta. Die eine Nabelvene führt das sauerstoff- und nährstoffangereicherte arterielle Blut von der Plazenta zum Kind. Beide Arterien und die Vene sind von gallertartigem Bindegewebe innerhalb der spiralig gedrehten Nabelschnur umgeben.

Fruchtblase oder Eihäute

Sie umgeben das Kind ab dem 3. Schwangerschaftsmonat wie ein geschlossener, doppelwandiger Sack. Die äußere Haut, das Chorion, entsteht aus den Chorionzotten des Trophoblasten, ist also mütterliches Gewebe. Diese äußeren Eihäute haben wie die Plazenta Stoffwechselaufgaben zu erfüllen. Die innere Haut, das Amnion, kleidet wie eine Tapete die gesamte Fruchthöhle aus. Sie entsteht aus dem Embryonalknoten, ist also kindliches Gewebe. Diese Schicht sorgt für Fruchtwasserbildung und hat abdichtende Funktion. Für die Zerreißfestigkeit der Eihäute sorgt ein Fasernetz. Die Fruchtblase wächst mit, in ihr schwimmt das Kind im Fruchtwasser.

Fruchtwasser

Es ist eine graue, wässrig-klare Flüssigkeit, die sich später eintrübt und zu 98 – 99 % aus Wasser besteht. Die Menge steigert sich von der 20. Schwangerschaftswoche (500 ml) bis zur 38. Schwangerschaftswoche auf etwas mehr als 1000 ml, geht dann wöchentlich wieder um ca. 100 ml zurück, abhängig von der Plazentafunktion, bei Plazentainsuffizienz reduziert sich die Fruchtwassermenge.

Das Fruchtwasser hat folgende Aufgaben:
1. Es soll Kindsbewegungen abfangen, die sonst als unsanfte Stöße die Bauchdecke der Mutter erreichen würden.
2. Das Wasser sichert dem Kind Bewegungsfreiräume, schützt das Kind aber auch vor Schlag-/Stoßeinwirkungen von außen.

3. Es schützt die Nabelschnur vor Versorgungsunterbrechungen.
4. Es sichert die Flüssigkeitszufuhr des Kindes, denn das Kind schluckt das Fruchtwasser, aber es uriniert auch in das Fruchtwasser. Über diese beiden Tätigkeiten kann kontrolliert werden, ob sein Fruchtwasseraustausch regelrecht ist.

Am Ende der Schwangerschaft werden pro Stunde über 30 % des gesamten Fruchtwassers erneuert. Dieser Austausch erfolgt einerseits über die Eihäute zur Mutter, andererseits indirekt über den Magen-Darm-Trakt, über den Atemtrakt oder über die Nabelschnur in die kindliche Zirkulation und von dort über die Plazenta zur Mutter.

Am Geburtstermin kommt der Beurteilung des Fruchtwassers durch die Geburtsleitung große Bedeutung zu (s. Blasensprung Kap. 1.5.7):

– Am Termin ist das Fruchtwasser in dem das Kind schwimmt, klar. Das zeigt die Reife des Kindes.
– Sind im Fruchtwasser Vernix-Flocken („Käseschmiere"), die erst bei Überschreiten des eigentlichen Geburtstermines verschwinden, so stammen diese von der Hautoberfläche des Kindes und bestehen aus abgestoßenen Hautzellen und Hautfett, welches die Haut des Kindes schützen soll.
– Grüngefärbtes Fruchtwasser, welches dickflüssig sein kann, bedeutet, daß das Kind in den vergangenen 24 Stunden einen Sauerstoffmangel hatte. Die Ursache kann eine Nabelschnurkompression oder eine Plazentaminderversorgung sein. Am Darm führt das zur Hyperperistaltik und so zu Mekonium-Abgang. Das grünlich-schwarze Kindspech löst sich im Fruchtwasser auf und verfärbt es.

Das *Gewicht des Feten* wird angegeben
– mit etwa 1100 g in der 28. Schwangerschaftswoche,
– mit etwa 2200 g in der 34. Schwangerschaftswoche,
– mit etwa 3300 g in der 40. Schwangerschaftswoche.

Die Länge des ausgetragenen Kindes beträgt etwa 50 cm.
Die *physiologische Gewichtszunahme* beträgt für die Mutter in der Schwangerschaft etwa 10–12 kg. Dieses Gewicht setzt sich zusammen aus

1. Kind:
sein Gewicht: ca. 3000 g
Plazenta
+ Eihaut
+ Nabelschnur: ca. 600 g
Fruchtwasser: ca. 1000 g = zus. ca. 4600 g
2. Mutter:
Gewicht des Uterus: ca. 1000 g
Gewicht der Brüste: ca. 600 g
vermehrte Blutmenge: ca. 1000 g
Gewebswasser: ca. 3000 g = zus. ca. 5600 g.

1.5.4 Auslösung der Wehen durch verschiedene Faktoren

Die physiologischen Steuerungsvorgänge, die zu Wehenbeginn und Geburt zusammenwirken, sind bis heute nicht bis ins letzte Detail bekannt. Auslöser ist sicher ein sinnvolles Zusammenspiel verschiedener *hormoneller* (endokriner), *nervaler, mechanischer* und *psychischer* (biochemischer) Veränderungen. Auch eine Veränderung der uterinen Hämodynamik kann an der Auslösung der Geburt mitwirken. Das komplizierte Wechselspiel von Uteruskontraktionen und -relaxationen (Wehe und Wehenpause) wird durch verschiedene Einflüsse gesteuert, die nachfolgend im Überblick aufgezeigt werden. Dazu gehören auch die Einleitungshilfen, weil das Thema Weheneinleitung in jeder Geburtsvorbereitung zur Sprache kommt.

Hormonale Faktoren

– **Östrogene:** bereiten den Uterus (Myometrium) auf die Geburtsarbeit vor und schützen gleichzeitig vor unerwünschten vorzeitigen Kontraktionen, stimulieren aber auch die Oxytocin- und Prostaglandin-Rezeptoren.
– **Progesteron:** es hemmt in der Schwangerschaft durch den sog. „Progesteronblock" Uteruskontraktionen. Vor Geburtsbeginn läßt die kontraktionshemmende Wirkung nach, weil Wehen dann für die Geburt des Kindes erforderlich sind.
– **Oxytocin:** wird in der Schwangerschaft im Hypothalamus vermehrt gebildet, im Hypophysenhinterlappen gespeichert und von dort zu den Erfolgsorganen Uterus und Brust gegeben. Ein Reiz zur Oxytocinausschüttung erfolgt durch den vorangehenden kindlichen Teil (meist Kopf) auf die Zervix. Es ist der *Ferguson-Reflex*. Die Wehentätigkeit wird durch den tiefertretenden Kopf (oder Steiß) verstärkt.

Dieser Zervixreiz wird zusätzlich über einen kurzen Reflexbogen unmittelbar über das Rückenmark dem Uterus übertragen. Dieser wird als *Wehenreflex* bezeichnet. Wehenreflex und Ferguson-Reflex (Zervix) führen gemeinsam zu der „Selbststeuerung der Wehen unter der Geburt".

→ **Anmerkung:** Oxytocin wird zur Einleitung bei geburtsreifer Zervix eingesetzt

- als intravenöse Dauertropfinfusion, die langsam gesteigert wird, bis regelmäßige Geburtswehen einsetzen, das erfolgt unter CTG-Kontrolle. Der Tropf ist gut steuerbar und kann bei guten Wehen reduziert oder abgebrochen werden. Dann kann sich die Gebärende für die Geburtsarbeit frei bewegen,
- zur Wehenunterstützung als Lutschtablette,
- in der Nachgeburtsperiode bei Plazentaablösungsstörung und bei verzögerter Uterusrückbildung,
- bei Milchstau im Wochenbett als Spray. Oxytocin ist ein körpereigenes Hormon und hat bei normaler Dosierung keine Nebenwirkungen.

- **Prostaglandine** (PG): sie kommen im gesamten Organismus vor, z.B. in Gebärmutter, Lunge, Hirn, Nieren, besonders in der männlichen Samenflüssigkeit (Sperma).

→ **Anmerkung:** Bei Terminüberschreitung kann deshalb Verkehr mit dem Partner eine „natürliche" Einleitungshilfe sein.

Prostaglandine werden vor allem im letzten Trimenon der Schwangerschaft und unter der Geburt vermehrt gebildet. Sie werden als ein Vermittler des Geburtsauslösungsmechanismus betrachtet. Sie sind reichlich in den Eihäuten und in der Dezidua (die nach Eintritt einer Schwangerschaft weiterentwickelte Funktionalis des Endometriums) vorhanden. Gegen Ende der Schwangerschaft bewirken sie in der Zervix eine Auflockerung in Verbindung mit dem Oxytocin-Ferguson- und dem Wehenreflex.
Das ist der *„Priming-Effekt"*, ein Reifen und Weichwerden für die Zervix und für die nachfolgende Wehenstimulation, denn in der Uterusmuskulatur wirken Prostaglandine wehenfördernd. Wehenbeginn und Fortdauer der Wehentätigkeit sind dann Prostaglandinabhängig.

→ **Anmerkung:** Die intravaginale Prostaglandingabe zur Einleitung bei geburtsreifer Zervix (Priming) gibt es:

- als Vaginaltablette oder Vaginalzäpfchen, welche in das hintere Scheidengewölbe gelegt wird. Nach CTG-Kontrolle und nach 30–60 Minuten Bettruhe kann die Gebärende sich dann wie bei einem physiologischen Wehenbeginn mit regelmäßigen Wehen frei bewegen.
- in Gel-Form: in den Zervixkanal gegeben, soll es ebenfalls die Wehen anregen.

Im Vorbereitungskurs berichten Mehrgebärende immer wieder von dem auch in der Fachliteratur beschriebenen Nachteil des „primings": Unkontrollierbare Wehenstürme und Dauerkontraktionen, d. h. Wehen ohne Pausen, beides bringt die Gebärende „aus der Fassung". Die Kursleiterin muß das wissen, um im Gruppengespräch darauf reagieren zu können.

Nervale Faktoren

In der Cervix uteri, am inneren Muttermund, befinden sich Nervenenden, die als Druckrezeptoren wirken. Wird durch den vorangehenden kindlichen Teil an dieser Stelle ein Druck ausgeübt, wird damit ein Reiz zur Oxytocinausschüttung, der *Ferguson-Reflex* gesetzt. Auch der *nervale Wehenreflex* (kurzer Reflexbogen) sowie eine spontane Reizbildung von den Tubenwinkeln des Uterus und ein erhöhter Parasympathikustonus am Uterus bringen Wehen in Gang.

Mechanische Faktoren

Durch die Gewichtszunahme von Kind/Plazenta/Fruchtwasser in der Gebärmutter nimmt deren Wandspannung zunächst zu. Vor der Geburt reduziert sich die Fruchtwassermenge und damit die Spannung in der Gebärmutterwand. Das bewirkt eine Zunahme der Erregbarkeit der Gebärmuttermuskulatur für die Geburtsarbeit.

Psychische Faktoren

Durch eine Schwangerschaft und Geburt wird jede Frau mit körperlichen, seelisch-geistigen und sozialen Veränderungen konfrontiert. Angst vor Neuem, Unbekanntem wechseln mit Freude auf das Kind. Aber auch die Lebenssituation, in dem das Kind noch keinen Raum hat, Partnerkonflikt, finanzielle Not, Angst vor Erbkrankheiten, tiefgreifende Schockerlebnisse in der Schwangerschaft u. v. m. können eine Auslöserkomponente für Wehenbeginn sein.

Eine psychologische Schwangerschaftsbegleitung und Geburtsvorbereitung durch Menschen ihres Vertrauens, z. B. Partner, Familie, Ärztin/Arzt, Kursleiterin, Vorsorgehebamme, stellen für alle schwangeren Frauen einen in dieser Zeit wichtigen Kontakt dar.

1.5.5 Einteilung der Wehen

Das rhythmische Zusammenziehen der Gebärmutter und die damit einhergehenden Schmerzen (s. Kap. 1.9) geben diesen Muskelkontraktionen den Namen: *Wehen*. In anderen Sprachen steht die ungeheure Arbeitsleistung der Gebärmutter und nicht die Schmerzen (Wehen) im Vordergrund.

Gebären ist Arbeit: für die Mutter, die Gebärmutter und das Kind. Deshalb wird in dieser Geburtsvorbereitung der Begriff **Geburtsarbeit** bevorzugt verwendet.

Die *Kontraktionen* oder *Wehen* werden je nach ihrer Häufigkeit, ihrer Regelmäßigkeit und der Dauer einer Wehe beurteilt:

Schwangerschaftswehen

- Gelegentliche Spontankontraktionen gibt es während der gesamten Schwangerschaft.
- Sie sind in der Regel schmerzlos bei hartwerdendem Bauch.
- Sie haben keine öffnende Wirkung am Muttermund.
- Sie treten im 2. und 3. Trimenon auf und dauern bis zu 30 Sekunden.
- Ihre Häufigkeit: 4 – 10 Kontraktionen am Tag.

> ⚠ **Beachte:**
> 1. Bei häufigerem Auftreten von Wehen (die portiowirksam sein können) muß die Kursleiterin die Schwangere zu einer Hebamme oder Ärztin zur Kontrolle schicken, weil diese Wehen oft medikamentös gehemmt werden müssen.
> 2. „Hartwerdende Bäuche" sind durch Verändern der Lebensweise mit Streßsituationen und durch beruhigende Körperwahrnehmung zum Entspannen auch durch entspannende Atemarbeit gut zu behandeln (s. Kap. 6.2).

Vor- oder Senkwehen

- Sie sollen bei der Erstgebärenden das Tiefertreten des vorangehenden Teils, z. B. die Einstellung des kindlichen Kopfes in den Beckeneingang, bei der Mehrgebärenden das Weichwerden, evtl. das Verkürzen der Zervix uteri, bewirken.
- Sie treten 3 – 4 Wochen vor der Geburt auf, dauern 30 – 40 Sekunden.
- Sie werden teilweise schmerzhaft gespürt, häufig als starke Rücken- und Kreuzschmerzen, weil die Rückenmuskulatur und die Wirbelsäule den ventralen Gewichtsausgleich übernehmen müssen, wenn der Fundus uteri nach ventral absinkt und so Zug an den hinteren Gebärmutterbändern (Ligg. sacrouterina) ausübt.

Eröffnungswehen

- Es sind zervixwirksame Kontraktionen, zur Geburtsauslösung haben die Prostaglandine (s. Kap. 1.5.4) entscheidende Bedeutung.
- Sie treten anfangs noch etwas unregelmäßig auf (die Gebärmutter „übt"), z. B. alle 5 – 10 Minuten, werden aber zunehmend rhythmischer und dauern bei 5 – 3 Minuten Abstand ca. 60 Sekunden.
- Die Eröffnungswehen haben **fundale Dominanz.** Das „Hartwerden" des Oberbauches ist tastbar.
- Sie werden von Beginn (geschlossener Muttermund) bis zum **vollständig** eröffneten Muttermund zunehmend schmerzhafter gespürt (vgl. sich steigernde Weheninensität am Beispiel: „Tigerbaby – Tigerteeny – ausgewachsener Tiger" nach Heller, in Kap. 7.1).

Austreibungs-Schubwehen (s. „Schieben")

- Sie sind schmerzhafte, kraftvolle Kontraktionen, die in Verbindung mit der Retraktionskraft und einsetzender Bauchpresse zur Geburt des Kindes führen.
- Nach vollständiger MM-Eröffnung und dem Übergang (Übergangsphase) bis zur in der Beckenausgangsebene angepaßten Geburtshaltung des Kindes (Kopf – Steiß) werden diese Schubkräfte des Uterus durch das aktive Mitschieben der Mutter unter Einsatz der Bauchpresse unterstützt.
- Dauer einer Wehe ca. 40 – 80 Sekunden bei meist regelmäßigen 3 – 5 Wehen pro 10 Minuten.

Nachgeburtswehen

- Kontraktionen nach der Plazentageburt bis zur völligen Rückbildung des Uterus (Involutionsphase) werden, nachdem die Nachgeburt geboren ist, als Nachwehen bezeichnet.
- Die Nachwehen treten unregelmäßig auf, während oder nach dem Stillen stärker (s. Kap. 1.11).
- Sie sind bis etwa 4 Tage nach der Geburt des Kindes spürbar.
- Ihre Aufgabe ist die Blutstillung in der Gebärmutter und die Rückbildungsförderung der Gebärmutter, die bei der Geburt ca. 1000 g wiegt, am Ende des Frühwochenbetts (10. Tag) 100 g, nach 6 Wochen wieder 50 g.

→ **Anmerkung:** Nachwehen sind nach der Geburt des ersten Kindes nicht schmerzhaft. Ab der zweiten Entbindung sind sie zunehmend mit Schmerzen verbunden.

1.5.6   Geburtstermin und Geburtsbeginn

Geburtstermin

Die Errechnung des Geburtstermines erfolgt nach der *Naegele-Regel,* d. h. gerechnet wird der erste Tag der letzten normalen Menstruation, plus 1 Jahr, minus 3 Kalendermonate plus 7 Tage. Das ist dann der errechnete Geburtstermin = E. T., oft auch VET = voraussichtlich errechneter Termin.

Dieser errechnete Termin ist wichtig für die richtigen Untersuchungsbefunde zum Schwangerschaftsalter, er hilft klären, ob eine drohende Frühgeburt oder eine Terminübertragung vorliegt, und ist bedeutsam für die Anwendung der im Mutterschutzgesetz verankerten Rechte und Pflichten der Schwangeren.

Nach dieser Regel dauert eine Schwangerschaft 280 Tage, plus/minus 14 Tage, letzteres ist vom verlängerten bzw. verkürzten Monatszyklus der Frau (Eisprung) abhängig. Für Schwangere wird der E. T. zu einem Fixpunkt, um den fortan ihr ganzes Denken kreist. In der Geburtsvorbereitung erfahren sie, daß nur 4 % aller Kinder am E. T.-Tag geboren werden, 27 % der Kinder kommen in der Woche um den E. T. und 69 % in dem o. g. 14-Tage-plus-minus-Zeitraum zur Welt.

Bei mehr Terminüberschreitung spricht man von einer *Übertragung.* Somit dauert eine Schwangerschaft regelrecht 40 Wochen oder 10 Mond-Monate zu 28 Tagen bzw. 9 Kalendermonate.

→ **Anmerkung:** Es hat sich bewährt, auch für den Rahmen der Geburtsvorbereitung in Schwangerschafts-**Wochen** (SSW) zu denken, weil viele Kriterien konkreter einzuordnen sind. Zum Beispiel wenn es heißt: „Ich bin in der 34. SSW" oder „ich bin im 8. Monat schwanger".

Geburtsbeginn

Die „Erwartungshaltung" der Frau/des Paares und eine einhergehende Unruhe steigern sich zum E. T. von Tag zu Tag mehr, trotz des Wissens um die lediglich 4 % der Kinder, die an diesem Tag zu Welt kommen.

Das ständige Nachfragen aus dem Umfeld, „ob denn das Kind noch nicht kommen wolle?" bringt viele Frauen am Termin in nervösen „Gebärzwang". Sie werden unruhig. Dabei wären jetzt Ruhe, Gelassenheit und Vorfreude wichtige Begleiter.

Ruth Menne schlug vor, für alle nicht zur nahen vertrauten Umgebung gehörenden Personen den Geburtstermin „einfach 14 Tage nach hinten zu verschieben". Dann ist der E. T. nicht mit dem Zwang „nun endlich gebären zu müssen" belegt. Das hat sich in der Praxis bestens bewährt. Bereits in der ersten GV-Stunde wird dieser Vorschlag mit dem Hinweis, daß der E.T. sowieso nur eine Orientierung, aber kein Fixtermin ist, angeboten.

Anzeichen für eine bevorstehende Geburt können sein:

- Allgemeine Unruhe,
- Herzklopfen,
- Kopfschmerzen,
- wiederholt ziehende Schmerzen im Kreuz oder Unterbauch,
- auch leichte, wenig schmerzhafte Wehen,
- Appetitlosigkeit oder Heißhunger,
- Blähungen,
- Durchfall oder Erbrechen.

Es kann auch zunehmend ein Druckgefühl auf Vulva/Blase/Rektum auftreten. Häufiges Wasserlassen und vermehrter Vaginalausfluß sind unsichere Anzeichen dafür, daß die Geburt beginnt. Immer wieder wird angegeben, daß sich das Kind jetzt kaum noch bewegt oder daß es zu vermehrt schmerzhaften Kindsbewegungen kommt.

Ein Anzeichen für den Geburtsbeginn ist der Abgang des Zervix-Schleimpfropfes aus der ca. 3 cm langen Zervixhöhle, der in der Regel eine leicht blutige Färbung hat. Diese hat ihre Ursache in leicht angerissenen Gefäßen in der aufgelockerten Zervixschleimhaut. Wenn dieses *Zeichnen* am Termin erfolgt, sollte die Schwangere grundsätzlich Kontakt zur Hebamme aufnehmen (jeder Kreißsaal ist rund um die Uhr besetzt!), denn nur diese fachkompetente Frau kann einordnen, ob es sich um die physiologische *Zeichen-Blutung* handelt oder Verdacht auf eine vorzeitige Plazentalösung besteht, was die O_2-Versorgung des Ungeborenen gefährden würde.

Wann soll die Frau/das Paar die Geburtsklinik aufsuchen?

Als allgemeine Regel gilt:

1. Bei regelmäßigen Wehen, Abstände alle 5 – 7 Minuten und wenigstens 1 Stunde: Kontrolle auf Regelmäßigkeit. Weil Hinweise diesbezüglich variieren, muß die Kursleiterin über die Empfehlungen der Geburtskliniken, die „ihre" Schwangeren/Paare aufsuchen, informiert sein, damit durch divergierende Auskünfte keine Verunsicherung entsteht. Individuell sollte berücksichtigt werden, ob die Frau Erst- oder Mehrgebärende ist. Die Erstgebärende hat in der Regel eine längerwährende Eröffnungsphase zu erwarten, also auch mehr Zeit. Auch der Anfahrtsweg zur Klinik, ob Hebammenbetreuung bei Wehenbeginn daheim erfolgt oder ein Risikoschwangerschaftsverlauf bestand, sind von Bedeutung für das rechtzeitige Aufsuchen der Geburtsklinik.
   Auch die Ängstlichkeit oder Gelassenheit der Schwangeren, abhängig davon, ob der Partner sie begleitet oder sie allein zur Geburt in die Klinik fahren muß, spielt eine Rolle.
2. Bei Abgang von Fruchtwasser sollte die Geburtsklinik, evtl. sogar liegend sofort aufgesucht werden (s. Blasensprung).
3. Bei jeder vaginalen Blutung muß Abklärung erfolgen (s. oben).

> **⚠ Merke:** Die Geburt beginnt mit dem Einsetzen regelmäßiger, zervixwirksamer Wehen oder mit einem vorzeitigen Blasensprung.
> Blutungen aus der Scheide, egal zu welchem Zeitpunkt der Schwangerschaft, sind ein Signal und immer ein Grund, die Frauenärztin/den Frauenarzt, eine Hebamme oder eine Klinik aufzusuchen, um die Ursache durch vaginale Untersuchung abzuklären.
> Nicht beunruhigend ist das „Zeichnen" am Termin. In der Schwangerschaft kann die Ursache ein kleiner blutender Muttermundspolyp oder eine Scheideninfektion durch Hefepilze sein, die die Haut brüchig machte. Auch nach dem Verkehr mit dem Partner kann es zu leichter Blutung kommen.

1.5.7 Blasensprung

Beim Blasensprung kommt es zu einem spontanen Zerreißen der Eihäute und dadurch zum Abfließen des Fruchtwassers. Hippokrates formulierte das so: „Indem das Embryon mehr Nahrung sucht, als ihm geboten wird, zerreißt es zappelnd seine Hüllen und, von seiner Bindung gelöst, findet es gleichzeitig den Weg nach außen."

Die Geburtshilfe sieht das differenzierter, und so werden folgende Arten eines Blasensprunges unterschieden:

Vorzeitiger Blasensprung

Dieser erfolgt ohne Wehen, gleich welches Schwangerschaftsalter besteht. Meist setzen in den darauffolgenden 24 Stunden Wehen ein. Etwa 20% aller Geburten beginnen mit dem vorzeitigen Blasensprung.

➜ Hinweis für die Geburtsvorbereitung:

1. Bei vorzeitigem Blasensprung **vor** dem errechneten Geburtstermin muß wegen der aufsteigenden Infektionsgefahr immer die Geburtsklinik aufgesucht werden, meist ist dann strenge Bettruhe angeordnet.
2. Solange der Kopf oder Steiß des Kindes keinen festen Bezug zum kleinen Becken hat, kann es zu einem Nabelschnurvorfall kommen. Das ist selten, muß aber immer bedacht werden.

Hinweis für die Schwangere/das Paar in der Geburtsvorbereitung: Wenn daheim die Fruchtblase aufgeht, liegend die Klinik aufsuchen: Den Beifahrersitz wenn möglich zum Liegesitz umstellen, ein Kissen unter das Hohlkreuz legen, damit die Lendenwirbelsäule zum Geburtsbecken die „Anti-Gebärstellung" erhält. Mit den Händen hält die Mutter ihren Bauch (Kind) vom knöchernen Beckeneingang weg. Bei Ankunft in der Klinik kann die Hebamme durch Untersuchung feststellen, ob sich das Köpfchen noch oberhalb des Beckeneinganges befindet. Bei diesem Befund muß die Frau zunächst liegen, bis der vorausgehende kindliche Kopf (Steiß) zum knöchernen Becken eine Beziehung aufgenommen hat. Zeigt die Eingangsuntersuchung bereits diesen Kind-Beckeneingang-Bezug, dann ist zu hoffen, daß bald regelmäßige Geburtswehen einsetzen.

Erfahrungsbericht

Auszug aus einem Geburtsbericht: „… die Geburt begann morgens mit einem Blasensprung. Mein Mann hat mich sofort in die Klinik gefahren – liegend, so wie sie es uns erklärt hatten. Nach der Untersuchung und dem CTG durfte ich wieder aufstehen. Wir sind viel gelaufen und vor allem Treppen gestiegen."

Physiologischer Blasensprung

Dieser wird unterteilt in:

– **Frühzeitiger Blasensprung** zu Beginn oder während der Eröffnungsphase.

→ **Besonderheit:** Durch das Abfließen des Fruchtwassers fehlt eine „weiche Pufferung" auf die Zervix und den Muttermund, die Wehen werden in der Regel von der Gebärenden als besonders schmerzhaft empfunden.

– **Rechtzeitiger Blasensprung** geschieht spontan bei vollständiger Muttermundöffnung bei etwa 60 % aller Geburten. Der tiefertretende kindliche Kopf dichtet das Geburtsbecken ab, so daß noch ein Restfruchtwasser als Schutz dafür, daß die Nabelschnur nicht komprimiert wird, verbleibt.

– **Verspäteter Blasensprung,** eine Vorblase steht **vor** dem kindlichen Kopf und löst bei der Gebärenden den „frühen Preßdrang" aus. Die Hebamme wird die Blase öffnen *(Amniotomie),* das bringt Erleichterung.

→ **Besonderheit:** Selten zerreißt die Fruchtblase gar nicht. Der kindliche Kopf wird von den Eihäuten eingehüllt und geboren. Der Volksmund nannte das: Kind ist unter einer Glückshaube geboren. Die Geburtsleitung sieht das anders: Die Atemwege des Kindes müssen sofort von der Hülle freigemacht werden, damit das Kind nicht erstickt.

Hoher Blasensprung

Dieser erfolgt oberhalb des Muttermundes, eine Vorblase bleibt erhalten. Ein zusätzlicher Blasensprung der Vorblase heißt *doppelter Blasensprung.*

1.5.8   Geburtskräfte

Geburtskräfte arbeiten „von innen" und helfen dem Kind wirkungsvoll bei seiner Geburt. Ihre Effizienz steht im Zusammenhang mit der aufrechten Gebärhaltung, der Bewegungsfreiheit und dem Wechseln der Ausgangsstellungen der Gebärenden (s. Kap. 7.1).

Die Geburtskräfte gehen aus:
1. **von der Gebärmutter (Uterus) als Wehen.**

→ **Anmerkung:** Interessant ist, daß nur im deutschen Sprachgebrauch der mit Schmerz und Bedrohung verbundene Begriff „Wehe" benutzt wird. Die Anglo-Amerikaner setzen für das Wirken der Geburtskräfte den Begriff Arbeit „labour" ein. Die Franzosen stellen die ungeheure Arbeitsleistung des Uterus und der Frau und ebenfalls nicht den Schmerz (das Weh!) in den Vordergrund: „femme en travail".

2. **von den Bauchmuskeln in der Austreibungsphase als Bauchpresse.**

Damit ein Kind „aus eigener Kraft" geboren werden kann, müssen – neben anderen Voraussetzungen – drei wirkungsvolle „innere" Geburtskräfte effektiv zusammenarbeiten. Das Beispiel der „drei inneren Schubkräfte" auf das Kind verdeutlicht der Gebärenden ihre Aufgabe: Sie unterstützt diese inneren Schubkräfte (in der Eröffnungsphase) und schiebt, wenn innen alles dafür vorbereitet ist, beim Einsetzen der 3. Schubkraft, der Bauchpresse, ihr Kind aus sich heraus (s. Abb. 1.**39 a**).

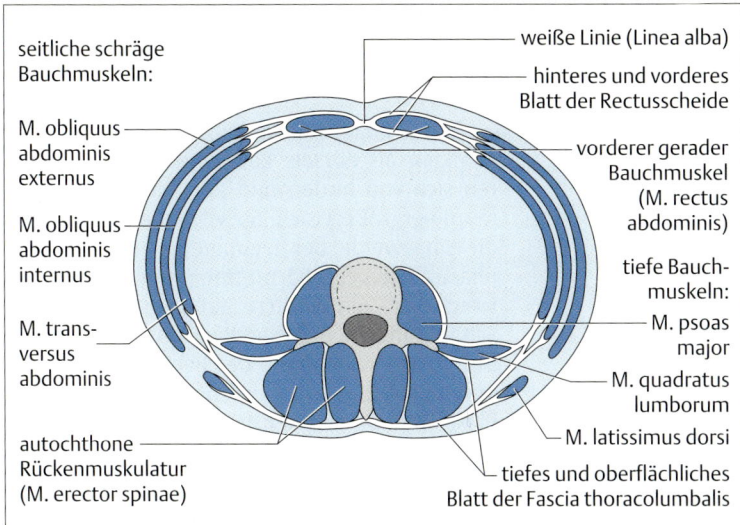

seitliche schräge
Bauchmuskeln:

M. obliquus
abdominis
externus

M. obliquus
abdominis
internus

M. trans-
versus
abdominis

autochthone
Rückenmuskulatur
(M. erector spinae)

weiße Linie (Linea alba)

hinteres und vorderes
Blatt der Rectusscheide

vorderer gerader
Bauchmuskel
(M. rectus
abdominis)

tiefe Bauch-
muskeln:

M. psoas
major

M. quadratus
lumborum

M. latissimus dorsi

tiefes und oberflächliches
Blatt der Fascia thoracolumbalis

Abb. 1.38 Die Muskeln der Bauchwand bilden mit ihren Aponeurosen eine Funktionsgemeinschaft, indem sie unterschiedlich verlaufende Verspannunssysteme bilden. Man spricht in diesem Zusammenhang auch von einer „Schräggurtung". Die Anordnung der Bauchwandmuskulatur ermöglicht Drehung, Beugung und Seitwärtsneigung des Rumpfes. Zusätzlich wirkt die Muskulatur auf den Inhalt des Bauchraumes (*Bauchpresse*) und unterstützt auf diese Weise die Entleerung der Harnblase und des Enddarms. Ebenso ist sie an der Ausatmung (Hochschieben des Zwerchfells) beteiligt (nach Faller).

Kontraktion
(lat. contrahere = zusammenziehen)

Sie ist die Hauptkraft bei der Geburtsarbeit von der Eröffungsphase bis hin zur Nachgeburtsphase. Die Kontraktion ist das Zusammenziehen der Gebärmutter in rhythmischen Abständen und wirkt auf das Kind als 1. Schubkraft, weil sie im Fundus uteri beginnt und dort am längsten anhält. Durch diese *fundale Dominanz* entsteht ein zunehmender Druck auf das Kind (in der Fruchthülle), und es wird in Richtung des geringsten Widerstandes, zur Zervix (Hals) und Portio uteri (Muttermund) „geschubst", um diesen aufzudehnen.

Unterstützt wird die Kontraktions-Schubkraft durch eine weitere „innere" Geburtskraft, die ihr ihre fundale Dominanz garantieren soll. Sie wirkt als Schubkraftverstärker.

Retraktion (lat. retrahire = zurückziehen)

Diese 2. Schubkraft ist das Zurückziehen der Gebärmutter unter Einfluß der Kontraktionskraft, stetig mehr in Richtung Fundus uteri. Dadurch wird der Corpus uteri (Gebärmutterkörper) kleiner, aber dickwandiger. So verstärkt sich die Schubkraft auf das zum Ausgang strebende Kind.

Bei fortschreitender Retraktion und zunehmender Kontraktion vermindert sich aber die Durchblutung der Gebärmutterwand. So ist die Sauerstoffversorgung des Kindes am Ende der Eröffnungsphase bis zu seiner Geburt gefährdeter als bei Wehenbeginn (s. Atemhilfen, Kap. 4.4).

Am passiven unteren Teil der Gebärmutter bewirkt das Zusammenspiel von Kontraktion und Retraktion eine Erweiterung für die Zervix uteri, die *Distraktion* (lat. distrahire = auseinanderziehen).

Das Ergebnis aus Kontraktion, Retraktion und Distraktion der Gebärmutter ist die vollständige Eröffnung des Muttermundes, die *Dilatation*. Kräftige Bänder, die Ligg. rotunda (runde Mutterbänder) und cardinala, verhindern ein Ausweichen der arbeitenden Gebärmutter nach oben, sie bleibt durch diese Aufhängevorrichtungen im Becken fixiert (Abb. 1.**39 b**).

Bauchpresse (Abb. 1.**38**)

Am Ende der Eröffnungsphase beginnt der ins Becken eintretende kindliche Kopf (selten der Steiß als vorangehender Teil) den Beckenboden zu belasten, als 3. Schubkraft setzt die reflektorisch arbeitende Bauchpresse ein, und unterstützt durch Erhöhung des Bauchinnendruckes

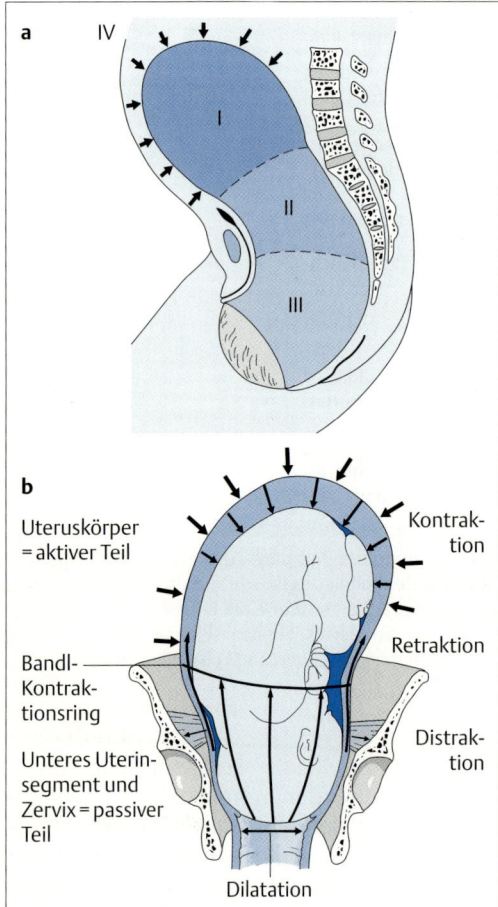

a   IV

I

II

III

b

Uteruskörper
= aktiver Teil

Kontrak-
tion

Retraktion

Bandl-
Kontrak-
tionsring

Distrak-
tion

Unteres Uterin-
segment und
Zervix = passiver
Teil

Dilatation

Abb. 1.**39 a**   Erläuterung zur Abbildung:
I   Die Wirkung der Schubkraft Kontraktion am aktiven
Teil der Gebärmutter
II Wirkung der Retraktion auf den passiven Teil der Ge-
bärmutter (Zervix und Portio uteri) zur vollständigen
Eröffnung.
III Die Plisse-Falten der Scheide haben sich entfaltet. Das
Beckenbodentor (Levator-Tor) ist geöffnet.
IV Der Geburtsweg ist völlig gedehnt, das Kind kann un-
ter Mithilfe der Bauchpresse geboren werden.
b Für ihre Arbeitsweise wird die Gebärmutter in einen
aktiven Teil, den Corpus uteri, und einen passiven Teil,
Zervix und Portio uteri (Hals und Muttermund), einge-
teilt. Der Übergang vom aktiven zum passiven Teil ist der
Bandl-Kontraktionsring. Die äußeren Pfeile sollen die
Wirkung der Bauchpresse darstellen.

die Wirkung von Kontraktions- und Retraktionskraft der Gebärmutter. Dabei kontrahieren sich
alle Bauchmuskeln gleichzeitig und verkleinern
die Bauchhöhle: Der M. transversus abdominis
kann, weil er an der Innenseite der Rippen ent-

springt, als einziger Bauchmuskel unter Vermittlung der Rektusscheide alle anderen Bauchmuskeln weit Richtung Wirbelsäule heranziehen.

Der M. quadratus lumborum und der M. psoas major als dorsale Bauchmuskeln kontrahieren sich von hinten und der Druck im Bauchraum vergrößert sich. So setzt die Bauchpresse
die Eingeweide, bei beginnender Austreibungsphase auch die Gebärmutter, unter zusätzlichen
Druck und unterstützt auf diese Weise die
Schubkräfte auf das Kind Richtung Ausgang. Der
muskuläre Widerstand des Beckenbodens wird
durch den „Entleerungsdrang" (der bei gefüllter
Blase und Darm ebenso vorhanden ist) überwunden.

Die Leistung der Bauchpresse wird verstärkt
bei forcierter Exspiration (Ausatmung), weil dabei alle Bauchmuskeln isotonisch-konzentrisch
aktiv sind. Das verstärkt das Verkleinern der
Bauchhöhle zusätzlich.

→ **Anmerkung:** Auch der Magen kann sich mit
Hilfe der Bauchpresse entleeren: Viele Gebärende bekommen in der letzten Geburtsphase (ehe
sie mitschieben dürfen) Brechreiz und müssen
sich übergeben.
Es ist zu fragen, ob dem Uterusmuskel von der
Bauchpresse (Bauchmuskulatur) dadurch ein
kontraktionsverstärkender stimulierender Reiz
gegeben wird. Das sog. „Anreiben", ein Stimulieren des Oberbauches zur Auslösung einer
neuen Wehe, ist in der Austreibungsphase eine
praktizierte Vorgehensweise. Ist dieser einsetzende Brechreiz eine körpereigene Hilfe?

1.5.9   Geburtsphasen

Geburt ist das *zur-Welt-kommen.* Vom Wehenbeginn bis zum ersten selbständigen Atemzug
des Kindes ein von der Natur sinnvoll und lo-
gisch konzeptionierter Vorgang.

Dem autonomen Geburtsablauf entsprechend wird das Geburtsgeschehen in unterschiedliche Phasen eingeteilt.

→ **Hinweis:** Für die Gebärende ist das Wissen
um diese Phasen eine Orientierungshilfe, das in
der Geburtsvorbereitung erklärt werden muß,
um den Schwangeren den Ablauf des Geburtsgeschehens zu verdeutlichen.

Eröffnungsphase

Die Eröffnungsphase dauert von Geburtswehen-Beginn, das sind die zervixwirksamen Wehen, bis zur vollständigen Muttermunderöffnung. Dabei drängt sich mehr und mehr der untere Pol der Fruchtblase in die sich erweiternde Zervix, bis die vollständige Erweiterung des Muttermunds erfolgt ist. Das ist der Zeitpunkt des rechtzeitigen Blasensprungs.

Austreibungsphase

Die Austreibungsphase beginnt bei vollständiger Muttermunderöffnung und endet mit der Geburt des Kindes. Sie wird für den Geburtsablauf wiederum zweifach unterteilt: Die *erste Phase* wird häufig, so auch in dieser Geburtsvorbereitung, als **Übergangsphase** bezeichnet und währt vom vollständig eröffneten Muttermund (zwischen Beckeneingangs- und Beckenmitteebene) bis zur geburtsgerechten Haltung des kindlichen Kopfes, d. h., bis die Pfeilnaht gerade am Beckenboden steht.

➜ **Anmerkung:** Die Übergangsphase wird von fast allen Gebärenden als extrem schwierig, extrem schmerzhaft, physisch und psychisch als absoluter Nullpunkt empfunden. Ohne Hilfen von „Innen" und „Außen" wäre diese Phase für viele Gebärende, besonders für die Erstgebärenden, mit einer Selbstaufgabe vergleichbar! Dieses Stimmungstief ist in der Regel überwunden, wenn die Gebärende endlich mitarbeiten darf, also das Kind aus sich herausschieben kann.

Die *zweite Phase* beginnt, wenn der kindliche Kopf mit geburtsgerechter Haltung den mütterlichen Beckenboden erreicht und belastet. Die aktiven Schubkräfte von „innen", ausgelöst durch die Geburtskräfte der Gebärmutter und der Bauchpresse, und von „außen" durch das Mitschieben der Mutter unter Ausnutzung ihrer anatomisch-funktionellen Möglichkeiten, hilft jetzt dem Kind geboren zu werden, *zur Welt zu kommen*.

Nachgeburtsperiode

Die Nachgeburtsperiode hat die Aufgabe, die Plazenta von der inneren Uteruswand abzulösen und danach auszustoßen. Für die Mutter heißt das, noch einmal Kraft aufzuwenden und mitzu-schieben, denn auch der „Mutterkuchen" wird geboren.

1.6 Kontaktaufnahme Kreißsaal

Den Schwangeren eines Geburtsvorbereitungskurses wird empfohlen, sich verschiedene Geburtskliniken (Geburtshaus, falls vor Ort) anzuschauen. Viele der Frauen erwarten dazu Anregungen und Vorschläge von der Kursleiterin, wo sie – im Einklang mit dieser Geburtsvorbereitung – ihr Kind zur Welt bringen können. Nur wenige Frauen haben diesbezüglich bei Kursbeginn schon feste Vorstellungen. Um ihre Wünsche zur Gestaltung ihrer Geburtsarbeit konkret erfragen zu können, wird den Schwangeren vorgeschlagen, erst einige Kursstunden besucht zu haben, ehe sie die Kontakte zu einer oder mehreren Geburtskliniken (Geburtshaus) aufnehmen. Zu diesem Zeitpunkt können sie dann schon konkrete Fragen zu all dem, was ihnen wichtig ist, stellen.

1.6.1 Wünsche und Vorstellungen mit der Hebamme besprechen

Von Bedeutung ist für die werdenden Mütter/Eltern z. B.:

– wie der Geburtsraum ausgestattet ist,

➜ **Anmerkung:** Es besteht ganz allgemein der Wunsch nach einer heimeligen, warmen Geburtsraumatmosphäre. Dazu gehört nicht nur die räumliche Gestaltung, sondern auch das „Betriebsklima", wie es zwischen Arzt und Hebamme gepflegt wird, wie man miteinander umgeht.

– sie möchten mit 1 – 2 Hebammen ins Gespräch kommen,
– sie möchten sich über alle Angebote informieren, die Mutter und Kind Sicherheit geben,
– sie haben Fragen über Schmerzmittel, Dammschnitt, begleitende Hilfen wie z. B. Homöopathie, Akupunktur,
– auch die Frage nach einer vertikalen Gebärposition wird immer öfter gestellt,
– wie sind Wochenstation, Entbindungsstation und Kinderzimmer, Rooming in, Handhabung des Stillens organisiert.

Durch die Geburtsraumbesichtigung und die dort geführten Gespräche kann sich die Schwangere/das Paar ein Bild machen von den Umfeldbedingungen bei der Geburt ihres Kindes. Die Umgebung ist für sie vertrauter, wenn sie zum Gebären dann in die Klinik ihrer Wahl geht/gehen.

→ **Anmerkung:** Kursleiterinnen sollten mit Empfehlungen bestimmter Geburtskliniken zurückhaltend sein. Erfahrungsgemäß finden die Schwangeren (Paare) nach dem Besuch einiger Geburtskliniken durch die Gespräche in den Geburtsvorbereitungskursen und durch ihren Erfahrungsaustausch untereinander ihre Entscheidung selbst. Die Kursleiterin kann diese dann bestärken.

1.6.2   Ausstattung des Kreißsaales

An dieser Stelle werden einige bewährte Geburtsbetten und Hilfsmittel vorgestellt, die in unterschiedlichen Geburtskliniken aufgenommen wurden. (Ohne Anspruch auf Vollständigkeit).

Anwendungsbeschreibungen zu Abb. 1.**40** – 1.**51** vgl. auch Kap. 2.2 u. 7.1.

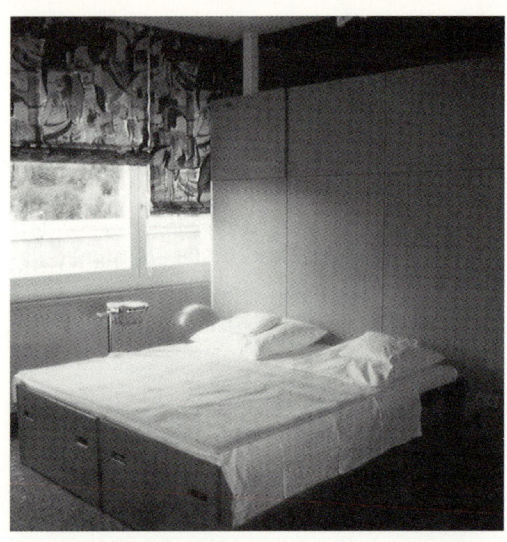

Abb. 1.**41**   Doppelbett, das auch dem Partner und der Hebamme Platz bietet (Kreißsaal Emmendingen)

Hilfsmittel sollten in jedem Geburtsraum zur Ausstattung gehören und jeder Gebärenden selbstverständlich zur Verfügung stehen.

Viele Gebärende nehmen die Hilfsmittel dankbar an, was sich in der Regel positiv auf das Geburtserlebnis auswirkt.

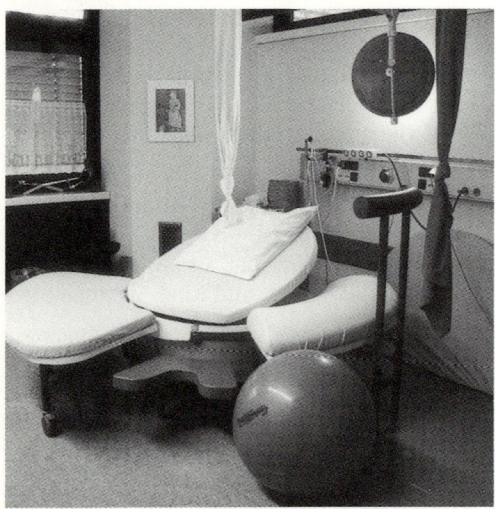

Abb. 1.**40**   Vielseitig einsetzbares Vitalux-Rundbett (Kreißsaal Klinikum Mannheim; weitere Abbildungen dazu s. Kap. 7)

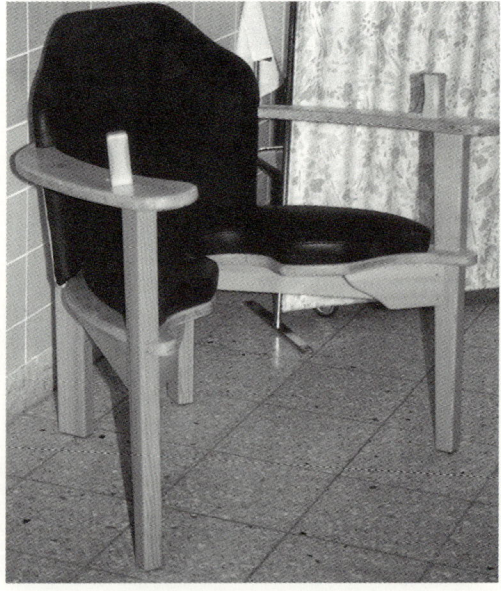

Abb. 1.**42**   Gebärstuhl, der ausschließlich für eine vertikale Gebärposition geeignet ist (Kreißsaal Klinikum Fürth)

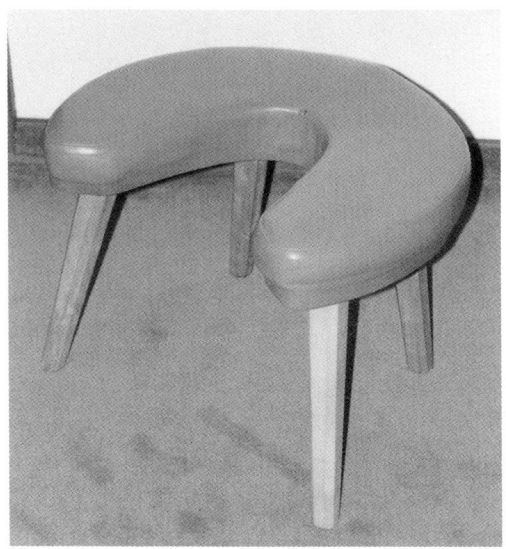 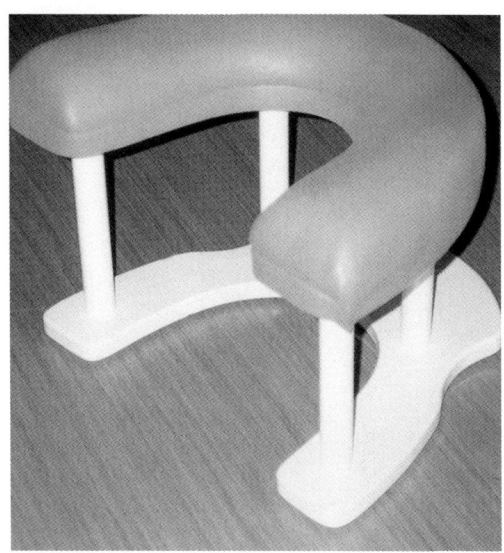

Abb. 1.**43** Schweizer Gebärhocker „Maya", einer der meistbenutzten Hocker, der lediglich für große und korpulente Frauen ungünstig ist.

Abb. 1.**44** Besonders stabiler Gebärhocker; er hat eine größere Sitzöffnung als der Maya-Hocker und steht sehr sicher auf der Unterlage (Zentralklinikum Augsburg).

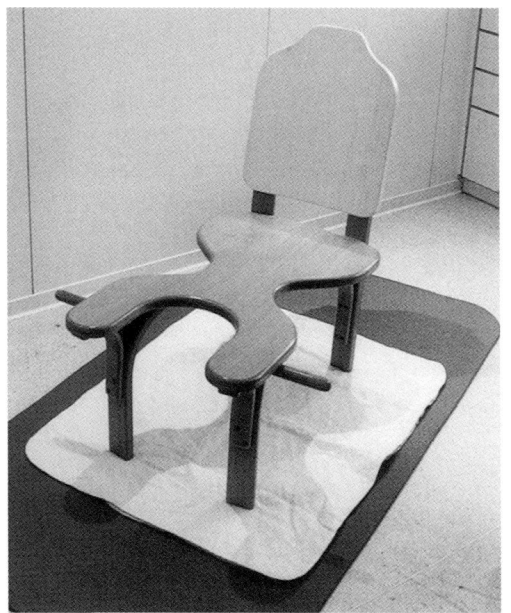 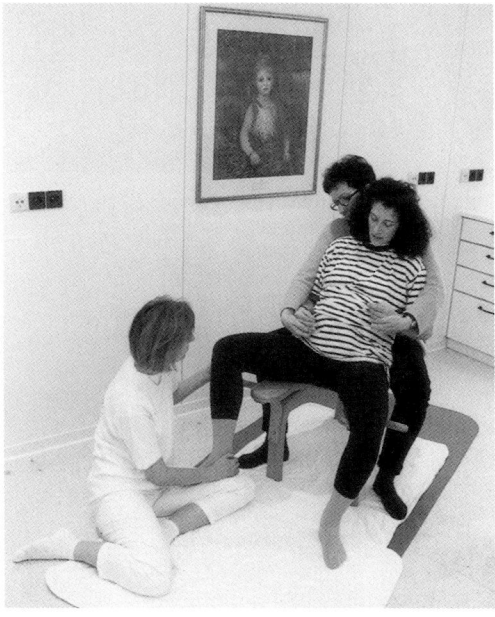

Abb. 1.**45** Gebärstuhl für das Paar, der die vertikale Gebärposition mit großer Nähe (Körperkontakt) zum Partner ermöglicht (Kreißsaal Ostalbklinik Aalen)

Abb. 1.**46** Anwendung des Gebärstuhles

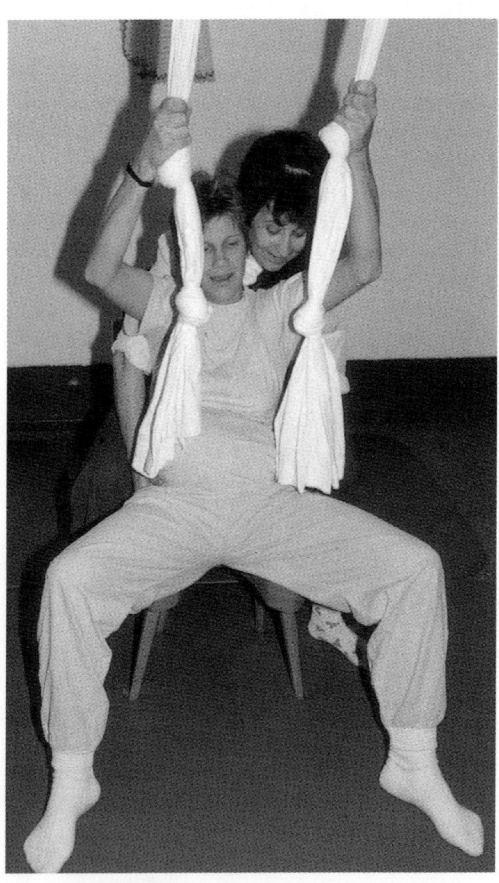

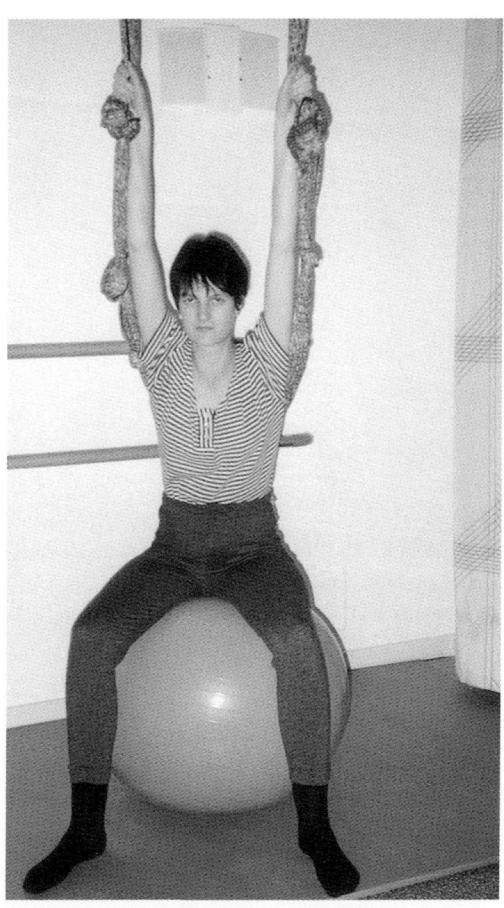

Abb. **1.47**   Knotentuch zum Anhängen als Ergänzung in allen Geburtsphasen und Gebärpositionen, Handhabungsmöglichkeiten s. Kap. 7

Abb. **1.48**   Doppelhänger mit Schleife (Klinikum Erlangen)

Abb. **1.49**   Griff zum Anhängen über dem Geburtsbett (Kreißsaal Ostalbklinik Aalen)

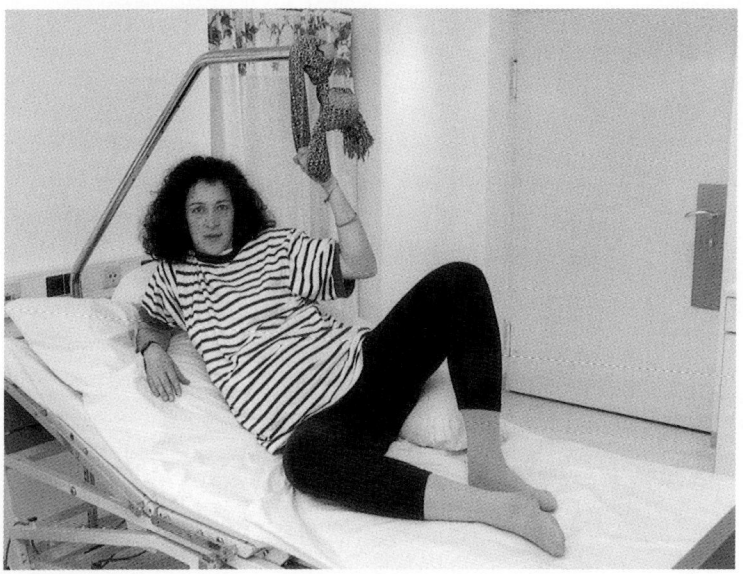

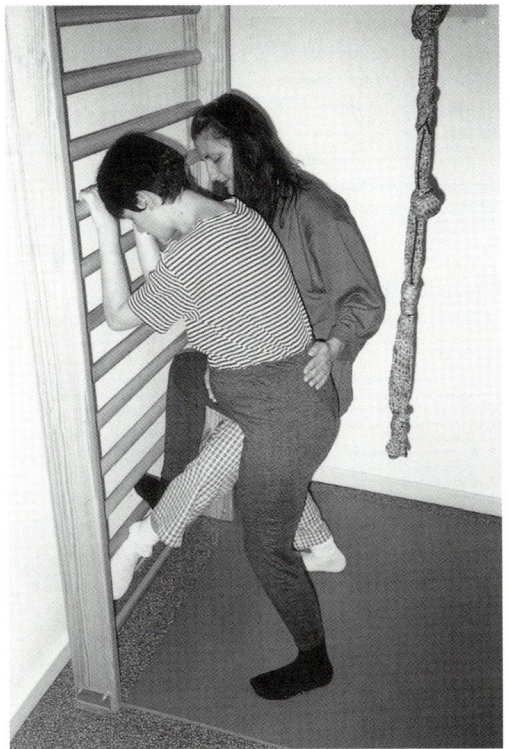

Abb. 1.**50**   Sprossenleiter (Klinikum Erlangen)

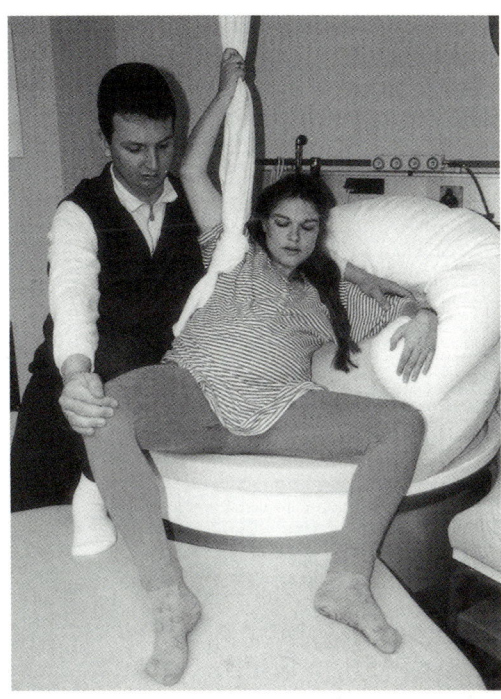

Abb. 1.**51**   Corpomedkissen als Stütze und Lagerungshilfe

→ **Anmerkung:** Informationen über eine heute mögliche Entbindungsform, die Wassergeburt, ist unter folgender Kontaktadresse zu erhalten: Dr. G. Eldering, Chefarzt des Vinzenz-Palotti-Hospitals, Bensberg.

1.7 Untersuchungen an Mutter und Kind (am Beispiel Mutterpaß)

Diese Untersuchungen haben zum Ziel, eine eventuell erhöhte Gefährdung oder Erkrankung von Mutter und/oder Kind frühzeitig zu erkennen und entsprechend behandeln zu können.

→ **Hinweis:** Im Rahmen der Geburtsvorbereitung Methode Menne – Heller werden nur Standarduntersuchungen in Verbindung mit dem Mutterpaß angesprochen, soweit Schwangere die Eintragungen ihrer Frauenärztin/ihres Frauenarztes erklärt haben möchten. Zur Vertiefung eigener Kenntnisse muß auf weiterführende Li-

teratur verwiesen werden, besonders für hier nicht aufgezeigte physikalische und biochemische Überwachungsparameter während der Schwangerschaft und unter der Geburt.

1.7.1 Überwachungsparameter in der Schwangerschaft

Im **Mutterpaß** werden eingetragen:

– Anamnese und allgemeine Befunde (S. 5, Abb. 1.**52**),
– besondere Befunde im Schwangerschaftsverlauf (z. B. körperliche/psychische/soziale Belastungen) (S. 6, Abb. 1.**52**),
– serologische Untersuchungen (Blutgruppe, Antikörper-Suchtest als Antikörpernachweis)

In einem **Gravidogramm** (Abb. 1.**53**) werden insgesamt 28 mögliche Kontrolluntersuchungen erfaßt (S. 7 u. 8).

Alter **29** Jahre   Größe **171** cm   Gravida **I**   Para **0**

A. Anamnese und allgemeine Befunde/Erste Vorsorge-Untersuchung

		ja		nein

1. Familiäre Belastung (Diabetes, Hypertonie, Mißbildungen, genetische Krankheiten, psychische Krankheiten) *b.d. Mutter*   ☒ 1. ☐
2. Frühere eigene schwere Erkrankungen (z. B. Herz, Lunge, Leber, Nieren, ZNS, Psyche) ggf. welche _____   ☐ 2. ☒
3. Blutungs-/Thromboseneigung   ☐ 3. ☒
4. Allergie gegen   ☐ 4. ☒
5. Frühere Bluttransfusionen   ☐ 5. ☒
6. Besondere psychische Belastung   ☐ 6. ☒
7. Besondere soziale Belastung (Integrationsprobleme, wirtsch. Probleme)   ☐ 7. ☒
8. Rhesus-Inkompatibilität (bei vorangegangenen Schwangerschaften)   ☐ 8. ☒
9. Diabetes mellitus   ☐ 9. ☒
10. Adipositas   ☐ 10. ☒
11. Kleinwuchs   ☐ 11. ☒
12. Skelettanomalien   ☐ 12. ☒
13. Schwangere unter 18 Jahren   ☐ 13. ☒
14. Schwangere über 35 Jahren   ☐ 14. ☒
15. Vielgebärende (mehr als 4 Kinder)   ☐ 15. ☒
16. Zustand nach Sterilitätsbehandlung   ☐ 16. ☒
17. Zustand nach Frühgeburt (vor Ende der 37. SSW)   ☐ 17. ☒
18. Zustand nach Mangelgeburt   ☐ 18. ☒
19. Zustand nach 2 oder mehr Aborten/Abbrüchen   ☐ 19. ☒
20. Totes/geschädigtes Kind in der Anamnese   ☐ 20. ☒
21. Komplikationen bei vorausgegangenen Entbindungen ggf. welche _____   ☐ 21. ☒
22. Komplikationen post partum ggf. welche _____   ☐ 22. ☒
23. Zustand nach Sectio   ☐ 23. ☒
24. Zustand nach anderen Uterusoperationen   ☐ 24. ☒
25. Rasche Schwangerschaftsfolge (weniger als 1 Jahr)   ☐ 25. ☒
26. Andere Besonderheiten ggf. welche *unter Ovulationshemmer Einnahme, grenzwertiger Hypertonus*   ☒ 26. ☐

> Nach ärztlicher Bewertung des Kataloges A liegt bei der Erstuntersuchung ein Schwangerschaftsrisiko vor   ☐

Beratung der Schwangeren

a) Allgemein z. B. Beruf, Reisen, Ernährung, Genußmittel, Sport ☒
b) Speziell Risikoberatung ☐   genetische Beratung ☒
c) Schwangerschaftsgymnastik ☐
d) Krebsfrüherkennungsunters. ☒ *PAP*

5

Terminbestimmung

Zyklus **28-32/ 5** *unregelmäßig*   Letzte Periode **11.6.95**

Ovulationshemmer eingenommen bis: _____

Konzeptionstermin (soweit sicher): **30. Juni / 1. Juli**

Schwangerschaft festgestellt am: **13.7.95**   in der **4.** SSW

Ggf. Schwangerschaftstest: positiv am: _____

Berechneter Entbindungstermin: **24.3.96**

Entbindungstermin (ggf. nach Verlauf korrigiert):

B. Besondere Befunde im Schwangerschaftsverlauf

27. Behandlungsbedürftige Allgemeinerkrankungen, ggf. welche _____
28. Dauermedikation
29. Abusus
30. Besondere psychische Belastung
31. Besondere soziale Belastung
32. Blutungen vor der 28. SSW
33. Blutungen nach der 28. SSW
34. Placenta praevia
35. Mehrlingsschwangerschaft
36. Hydramnion
37. Oligohydramnie
38. Terminunklarheit
39. Placenta-insuffizienz
40. Isthmozervikale Insuffizienz
41. Vorzeitige Wehentätigkeit
42. Anämie
43. Harnwegsinfektion
44. Indirekter Coombstest positiv
45. Risiko aus anderen serologischen Befunden
46. Hypertonie (Blutdruck über 140/90)
47. Eiweißausscheidung 1% o/oo (entsprechend 1000 mg/l) oder mehr
48. Mittelgradige – schwere Ödeme
49. Hypotonie
50. Gestationsdiabetes
51. Lageanomalie
52. Andere Besonderheiten ggf. welche _____

> Nach ärztlicher Bewertung des Kataloges B liegen für den heutigen Untersuchungstermin folgende Risiken vor:

Stationäre Behandlung während der Schwangerschaft
(von/bis, Klinik, Diagnose, Therapie):

6

Abb. 1.**52**

Gravidogramm

Zweiter AK-Suchtest (25.–32. SSW) am: **3.1.96**   In der Entbindungsklinik vorgestellt am: **6.3.96**

Nr.	Datum	Schwangerschaftswoche	SSW ggf. Korr.	Fundusstand Symphyse	Fundusstand Nabel	Kindslage	Herztöne	Kindsbewegung	Ödeme Varikosis	Gewicht	RR syst./diast.	Hb (Ery)	Eiweiß	Zucker	Nitrit	Blut	Sediment ggf. Bakteriolog. Bef.	Vaginale Untersuchung	Sonstige Befunde	Risiko-Nr. nach Katalog B	Sonstiges/Therapie/Maßnahmen
1.	2.8.	6+5						∅∅		69,4	110/70	12,5	∅	∅	∅	∅					Chlamydienabstrich Sono: eutroph, intakt
2.	29.8.	10+4		+				∅∅		69,9	125/80		∅	∅	∅	∅					Sono: eutroph, intakt
3.	27.9.	14+5		+				∅∅		70,4	133/80	12,0	∅	∅	∅	∅	Cervix 46mm				Sono eutroph, HA positiv
4.	12.10.	16+6		+				∅∅		68,9	115/75		∅	∅	∅	∅					
5.	8.11.	20+6	N-3	SL	+		+	∅∅		70,6	115/75	12,0	∅	∅	∅	∅	Cervix 36mm				Eisensubstitution
6.	21.11.	22+4	N-1	♂	+	+	+	∅∅		70,6	120/80		∅	∅	∅	∅	o.B. Cervix 38mm				Mg-kapseln
7.	12.12.	25+4	N+2	6	+	+	∅∅			72,6	110/75		∅	∅	∅	∅					
8.	9.1.	29+4	N+3	6	+	+	∅∅			75,2	130/80	13,7	∅	∅	∅	∅	Cervix 34mm				Nativ o.B.
9.	23.1.	31+4	N+3	6	+	+	∅∅			75,4	130/85		∅	∅	∅	∅	Cervix 38mm				
10.	8.2.	33+6	N+4	6	+	+	∅∅			77,7	120/85	12,4	∅	∅	∅	∅	Cervix 40mm				HBs Ag negativ
11.	22.2.	35+6	RB	6	+	+	∅∅			77,9	115/80		∅	∅	∅	∅					Lumboischialgie
12.	7.3.	37+6	RB	6	+	+	∅∅			77,1	140/70	13,6	∅	∅	∅	∅					
13.	20.3.	39+5	RB	6	+	+	∅∅			78,6	135/80		(+)	∅	∅	∅	Kopf auf BE abschiebbar, Portio verstrichen, MM Fingerkuppe einlegbar				
14.	27.3.	40+5	RB-2	6	+	+	∅∅			78,8	125/70		∅	∅	∅	∅	V.a. Blasensprung MM finger durchgängig Wehenbereitschaft				

Bitte Nummer in diese Spalte eintragen

7

8

Abschluß-Untersuchung/Epikrise

Abb. 1.**54**

Schwangerschaft

Geburtsjahr 19 6 5	alleinstehend n	Nationalität 1 *)
Schwangerschaften (mit dieser) 0 1	Geburten (mit dieser) 0 1	Erst-Untersuchung in SSW 0 7
Anzahl der Vorsorge-Untersuchungen 1 4	vor Entbindung in Klinik vorgestellt	stat. Aufenthalt ante partum in Wochen /.

Nach Katalog A/B (Seite 5 und 6) dokumentierte wichtigste Risikonummern

2 6   0 1   ☐ ☐   ☐ ☐   ☐ ☐   ☐ ☐

Geburt

Datum 2 8 0 3 9 6   SSW 4 1   extern entbunden ja

	1. Kind	2. Kind (Zwilling)
Lebendgeburt	☒ nein	ja nein
Geschlecht	m ☒	m w
Geburtsmodus	☒ S vag. Op.	sp S vag. Op.
Kindslage	☒ BEL QL	SL BEL QL
Gewicht	3 0 1 0 g	g
Länge	4 8 cm	cm
Apgar-Zahl 5'/10'	1 0 1 0	
pH-Wert (Nabelarterie)	7 2 5	
auffällige Fehlbildung	ja ☒	ja nein

Besonderheiten *Spontanpartus, mediolat. Epi*
Naht in LA

Wochenbett

Wochenbett normal	☒ nein	gyn. Befund normal	☒ nein

Hb 1 1 8   RR 1 2 0 / 8 0

Anti-D-Prophylaxe ja ☒

Besonderheiten (s. a. S. 12)

	1. Kind	2. Kind (Zwilling)
Blutgruppe und Untergruppen (nur bei rh-neg.-Mutter; kein Ausweis!)	A B O AB	A B O AB
	Rh-pos. Rh-neg.	Rh-pos. Rh-neg.
direkter Coombstest	neg. pos.	neg. pos.
Kind unauffällig entl. am	2 4 9 6	
Kind verlegt am		
Kind verstorben am		

*)1 Deutsch
2 Italienisch
3 Spanisch
4 Türkisch
5 Jugoslawisch
6 Griechisch
7 Sonstige

2. 4. 96
Datum der Entlassungsuntersuchung   Unterschrift/Stempel

Bitte Kohlepapier einlegen

11

– Wachstum des Kindes,
– Kindslage und Kindsbewegungen,
– Herztöne des Kindes,
– evtl. Risiken,

◀ Abb. 1.**53**
1. Fundusstand N = Nabel
‚-‘ = unterhalb des Nabels
‚+‘ = oberhalb des Nabels
RB = Rippenbogen
z. B.: N-3 = Fundus 3 Querfinger unterhalb des Nabels
2. Kindslage: δ = Rücken links u. SL
6 = Rücken rechts u. SL
SL = Schädellage
3. Herztöne: + = Baucheinteilung in 4 Viertel
+ = Schnittpunkt ist Nabel
+. = z. B. kindl. Herztöne links unten

– Schwangerschaftswoche (SSW),
– mütterliche Ödeme, Varikosis,
– Gewicht, Blutdruck, Hb,
– Urinuntersuchungen auf Eiweiß, Zucker, Nitrat, Blut ggf. Bakterien,
* Ultraschalldiagnostik (S. 9 u. 10), Erklärung dazu s. Kap. 1.7.1.
* kardiotokographische Befunde (S. 9), Erklärung dazu s. Kap. 1.7.1.

Abschlußuntersuchung (Abb. 1.**54**) für Schwangerschaft – Geburt – Wochenbett (S. 11) bei Entlassung aus der Klinik.

Ergänzung: 6–8 Wochen nach der Entbindung erfolgt die 2. Nachuntersuchung.

Ultraschalldiagnostik (Abb. 1.**55**)

Die Ultraschalldiagnostik wird in der Medizin seit 1942 verwendet. Ultraschallgeräte mit Monitor-Bild gibt es seit Anfang der siebziger Jahre. Seit 1980 ist Ultraschalldiagnostik in der Schwangerschaft eine Kassenleistung. Standard sind drei Ultraschalluntersuchungen, bei Auffälligkeiten auch mehr.

Im Mutterpaß sind 5 Untersuchungsfelder vorgesehen:

1. Screening (screen, engl. Bildschirm) zwischen 9. und 12. SSW,
2. Screening zwischen 19. und 22. SSW,
3. Screening zwischen 29. und 33. SSW.

Vermerkt werden folgende Untersuchungsdaten:

– Datum der Ultraschalluntersuchung,
– rechnerische SSW (Nägele-Regel),
– evtl. korrigierte SSW (Verhältnis von Wachstum des Kindes und Schwangerschaftsdauer),

Ultraschalldiagnostik

1. Screening 16.–20. SSW
2. Screening 32.–36. SSW

Abb. 1.**55**   Seite 9 des Mutterpasses

Datum	rechn. SSW	korrigierte SSW nach US-Verlauf	SSL/FS	BIP	ATD	Herzaktion	Kindsbewegung	Lage	FW-Menge (normal, vermehrt, vermind.)	Placenta (Sitz)	Entwicklung nach US-Befund zeitgerecht u. unauffällig
2.8.	6+5	7,4 mm			+						ja ☒ nein, weil
29.8.	10+4	15									
27.9.	14+5	90 mm			+	+	SL	h			☒
12.10.	16+6	110	40	31	+	+	SL	h	VW		ja ☒ nein, weil
18.10.	17+5		46	41	+	+	SL	h	VW		☒ Cervix 46 mm, geschlossen
16.11.	21+6	160	60	50	+	+	SL	h			ja ☒ nein, weil Cervix 36 mm
12.12.	25+4	Femur 50	65	61	+	+	SL	h			☒ eutroph
9.1.	29+4	57	77	78	+	+	SL	h			ja ☒ nein, weil eutroph ~ 1700 g
23.1.	31+4	63	83	80	+	+	SL	h			☒ ~ 2000 g
8.2.	33+6	65	87	?	+	+	SL	h			ja ☒ nein, weil ~ 2000 g
20.3.	39+5	76	89	95	+	+	SL	h			☒ eutroph ~ 3000 g

Cardiotokographische Befunde

Datum	Rechn. SSW	Befund
16.11.	21 + 6	Tokogramm, ∅ Wehen
28.11.	23 + 4	Tokogramm ∅ Wehen
6.12.	24 + 5	Tokogramm ∅ Wehen
12.12.	25 + 4	" ∅ Wehen
9.1.	29 + 4	" Kontraktionsbereitschaft
23.1.	31 + 4	∅ Wehen, BL 130
8.2.	33 + 6	∅ Wehen, BL 130
7.3.	37 + 6	leichte Kontraktionen, BL 130

9

- SSL (Scheitel-Steiß-Länge/FS (Fruchtsack = Kind und Fruchtwasser zusammen),
- BIP (Biparietaler Kopfdurchmesser als Abstand beider Scheitelbeine über der jeweiligen Schläfe),
- ATD (Abdominotransversaler Durchmesser = Ebene zwischen Rippenbögen und Nabel)
- Herzaktion,
- Kindsbewegungen,
- Lage,
- Fruchtwassermenge (normal, vermehrt, vermindert),
- Placenta (Sitz),
- Entwicklung des Kindes nach US-Befund zeitgerecht und unauffällig; wenn nicht, muß Begründung vermerkt werden.

Zwei Ultraschalluntersuchungen (Abb. 1.**56**) gehören in der Geburtshilfe zum Vorsorgestandard, sie geben Anhaltspunkte für eine normale oder verzögerte Entwicklung des Kindes in utero.

Das *1. Screening* hilft:
- das Schwangerschaftsalter genau zu bestimmen,
- Mehrlingsschwangerschaften zu erkennen,
- kindliche Fehlbildungen zu einem Zeitpunkt zu erkennen, wo die ggf. vorgeschlagene oder gewünschte Unterbrechung der Schwangerschaft noch unproblematisch ist.

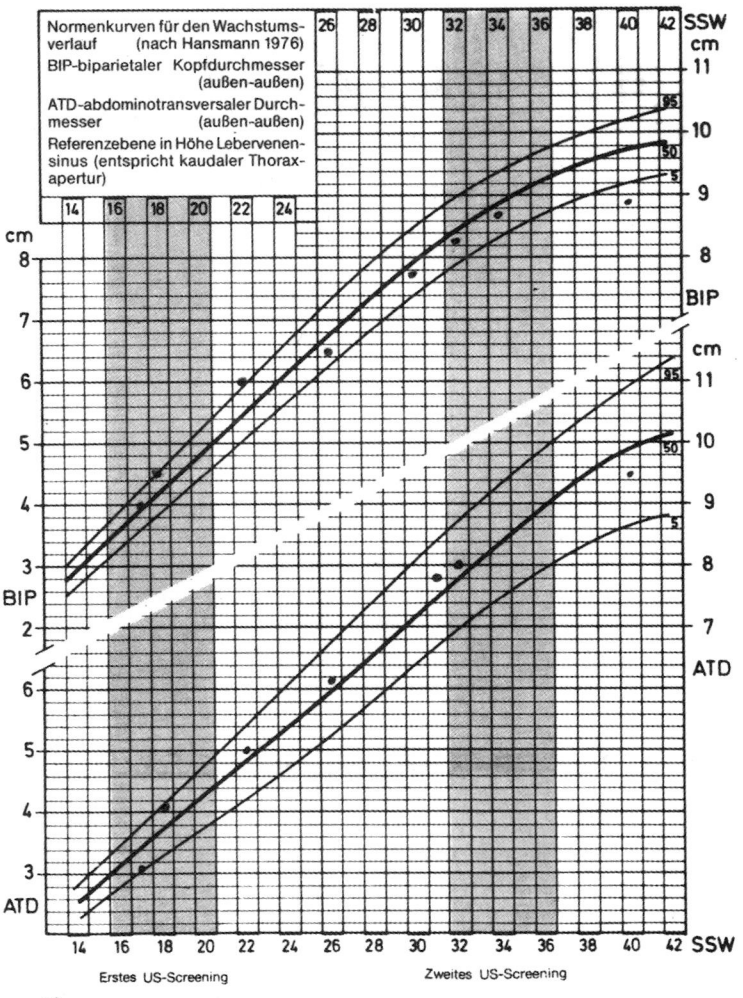

Abb. 1.**56** Seite 10 des Mutterpasses

10

Das *2. Screening* hilft:
- das voraussichtliche Geburtsgewicht zu errechnen,
- Lage des Kindes/Kindsbewegungen zu bestimmen,
- Beckengröße der Mutter zu erkennen,
- Herzschlag und Fruchtwassermenge erkennen und evtl. Komplikationen vermeiden helfen.

➡ **Anmerkung:** Immer wieder wird die Frage gestellt: Schadet Ultraschall dem Kind? Zitat aus „Hebammenkunde" S. 420: „Mögliche Auswirkungen von Ultraschallenergie können durch Erwärmung oder Kavitation (Hohlraumbildung) entstehen. Sie wurden in bisherigen Studien nicht nachgewiesen, allerdings liegen kaum Ergebnisse über die Auswirkung heutiger Geräte vor, die mit höherer Energieleistung arbeiten."

Kardiotokographie - CTG
(aus dem Griechischen: Cardio = Herz; tokos = Geburtskraft/Wehe)

Es ist die gleichzeitige Aufzeichnung der kindlichen Herztöne (HT) und der Uteruskontraktionen. So läßt sich das kindliche Befinden in Ruhe und im Zusammenhang mit Wehen beurteilen. 1962 von K. Hammacher entwickelt, wird diese CTG-Überwachung während der Schwangerschaft ab dem letzten Trimenon und unter der Geburt routinemäßig eingesetzt.

➡ **Anmerkung:** Die Herztonüberwachung des ungeborenen Kindes reicht bis in die Mitte des 19. Jahrhunderts zurück. Der französische Gynäkologe Pinard (1844 – 1934) modifizierte das zu seiner Zeit übliche Holz- oder Metallhörrohr für die Geburtshilfe. Hebammen lernen und beherrschen das Überwachen kindlicher Herztöne mit dem Hörrohr noch heute (ab 18. – 20. SSW sind damit kindliche Herztöne hörbar). Weil diese Hörrohrtechnik nur eine Intervall-Kontrolle sein kann, wurde sie von der kontinuierlichen CTG-Überwachung abgelöst.

Kardiographie

Das gesunde kindliche Herz reagiert sehr diffizil auf jede Veränderung unter der Geburt.
Beurteilungskriterium ist die Herzfrequenz (Puls):

- normokard bei 120 – 160 Schlägen pro Minute (spm),
- bradykard < 120 spm (Verlangsamung = Dezeleration),
- tachykard > 160 spm (Beschleunigung = Akzeleration).

Die FHT (Fetaler Herzton)-Aufzeichnung erfolgt in der Schwangerschaft regelmäßig ab dem letzten Trimenon und wird im Mutterpaß eingetragen. Bei normalem Geburtsverlauf wird beim Eintreffen in der Klinik (Geburtshaus) ein Aufnahme-CTG geschrieben, die dann folgende Intervall-Überwachung sichert der Gebärenden während der Eröffnungsphase Bewegungsfreiräume für individuelle Gebärpositionen zu.

Jede CTG-Ableitung dauert mindestens 30 Minuten. Die Schwangere befindet sich dabei in halbsitzender – oder sitzender Stellung oder in Seitlage. (Rückenlage – siehe Anmerkung S. 62)

Die Ableitung erfolgt *extern*, d.h., auf der mütterlichen Bauchdecke wird rutschfest ein Spezialmikrophon angebracht, möglichst in Herznähe des Kindes.

Die *interne* Ableitung der FHT durch Befestigung einer Elektrode am vorangehenden kindlichen Teil (Kopf oder Steiß) setzt eine offene Fruchtblase und fingerdurchgängigen Muttermund voraus. Sie findet Anwendung während der Geburt bei Adipositas (zu dicke Bauchdecke), bei Zwillings- oder Mehrlingsschwangerschaft oder bei fetalen Arrhythmien, also dann, wenn eine erforderliche externe CTG-Ableitung nicht möglich ist.

Tokographie

Durch die Tokographie erfolgt verläßlich die Zuordnung der Uteruskontraktionen zu den wehenbedingten Änderungen der kindlichen Herztöne. Mit einem sensiblen Taststift, dem Wehendruckmesser, werden die Kontraktionen des Uterus (am Fundus uteri) mechanisch über die Bauchdecke der Mutter aufgenommen. So werden Wehenstärke und Herzton gleichzeitig in Kurvenform auf Papierstreifen aufgezeichnet.

Beurteilt werden im CTG zusätzlich zur Herzfrequenz:

- Oszillationen (Bandbreite): ist die Schlag-zu-Schlag-Änderung, die Breite der Pulsschwankungen
  - normal = 10 – 25 spm,
  - eingeschränkt = 5 – 10 spm,
  - silent < 5 spm.

– Eingeschränkte und silente Herztöne bedeuten, daß es dem Kind nicht gut geht.
– Dezeleration (DIP-Tief): darunter versteht man ein Wegtauchen der kindlichen HT, welches im kausalen Zusammenhang
  – zu einer Wehe,
  – zu Kindsbewegungen,
  – zu einer akuten uteroplazentaren Minderdurchblutung,
  steht.

Unterteilung:

– *DIP 0* (Spikes, Abb. **1.57 a**): ist ein kurzes Wegtauchen der kindlichen HT im Zusammenhang mit Nabelschnurkompression durch Kindsbewegungen.

> **!** **Achtung:** Im Verlauf des Vena-cava-Kompressionssyndroms in Rückenlage (s. Anmerkung) werden *prolongierte* (verlängerte) *Dezelerationen* (Abb. **1.57 b**) angegeben, die bei Seitlage der Mutter verschwinden bzw. gar nicht erst auftreten würden.

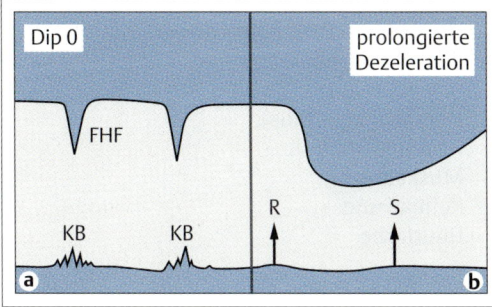

Abb. **1.57 a** u. **b**   Sporadische Dezelerationen, **a** DIP 0, **b** prolongierte Dezeleration (nach Goeschen)

– *DIP I* oder frühe Dezeleration (Abb. **1.58 a**) – meist Spiegelbild zur Wehe –:
  – Beginn der FHT-Verlangsamung mit der Wehe,
  – Tiefpunkt der FHT fällt mit dem Höhepunkt der Wehe zusammen,
  – FHT-Verlangsamung endet mit der Wehe,
  Ursache: Bei sehr starken Wehen erhöhter Kopf-Zervix-Druck bei Eintritt ins kleine Becken in der Austreibungsphase.
– *DIP II* oder späte Dezeleration (Abb. **1.58 b**) – das Spiegelbild zur Wehe ist phasenverschoben –:

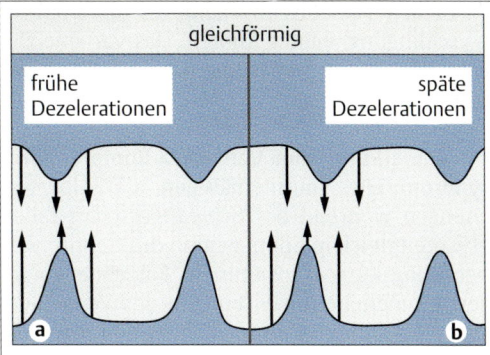

Abb. **1.58 a** u. **b**   Gleichförmige Dezelerationen: **a** frühe Dezelerationen, **b** späte Dezelerationen (nach Goeschen)

– Wegtauchen nach Wehenbeginn,
– Tiefpunkt liegt nach Höhepunkt der Wehe,
– erst gewisse Zeit nach Wehenende wird die Basalfrequenz wieder erreicht.
Ursache: Immer Ausdruck einer Sauerstoffmangelversorgung des Kindes, bedingt durch uteroplazentare Mangeldurchblutung. Es geht dem Kind nicht gut.
– *Variable Dezeleration* (Abb. **1.59**, Muster aus DIP I und DIP II, ein DIP I kann auch in DIP II übergehen):

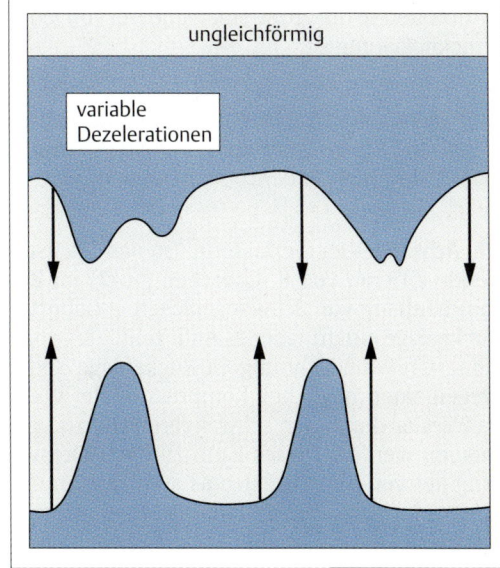

Abb. **1.59**   Variable Dezelerationen (nach Goeschen)

Ursache: Nabelschnurkompression z. B. Umschlingung, echter Knoten. Das variable Dezelerationsmuster ist die häufigste Form der FHT-Alterationen.

→ **Anmerkung zum Vena-cava-Kompressionssyndrom:** Die routinemäßigen CTG-Überwachungen während der Schwangerschaft fallen etwa zeitgleich mit dem Beginn des Geburtsvorbereitungskurses zusammen. Folgende aufgezeigte mögliche Auswirkungen des Vena-cava-Kompressionssyndroms können, provoziert durch

1. CTG-Ableitung in Rückenlage, von deren strikter Anordnung und ihrem damit verbundenen Unbehagen Schwangere immer noch im Geburtsvorbereitungskurs berichten,
2. langwährendes Üben und „Entspannen" in Rückenlage, gefordert von fachunkundigen Übungsleitern,

im letzten Trimenon auftreten: Das venöse Blut staut sich infolge der Kompression der V. cava inferior durch den schwangeren Uterus in den Beinen und Beckenorganen. Die zirkulierende Blutmenge nimmt ab, der Blutdruck sinkt. Kompensatorisch steigt die mütterliche Herz- und Atemfrequenz. Subjektiv klagt die Schwangere über Unwohlsein, Schwäche, Schweißausbrüche, Angst und reagiert mit Unruhe. Diese Zirkulationsstörung des mütterlich-kindlichen Gas- und Stoffaustauschs ist sofort reversibel, wenn die Schwangere die linke Seitenlage einnimmt und so die große Hohlvene frei von jeder Druckbelastung ist.

> ⊞ **Merke:** Im letzten Trimenon ist Rückenlage für Schwangere kontraindiziert, während der Geburt ebenso sehr fragwürdig.

→ **Achtung:** Der Verfasserin ist das nachstehende Zitieren von K. Goeschen (S. 47) im Zusammenhang von Schwangerschaft – Geburt – Rückenlage ein dringendes Anliegen:
„Eine CTG-Aufzeichnung in Rückenlage sollte wegen einer möglichen Kompression der V. cava inferior durch den schwangeren Uterus vermieden werden. Dieses kann zu einer Drosselung des venösen Rückstroms zum Herzen mit einem dramatischen Abfall des Herzminutenvolumens und damit zum Kreislaufkollaps führen", und weiter: „Als Ausdruck der durch das Vena-cava-Syndrom bedingten reversiblen

uterinen Minderdurchblutung resultieren fetale Reaktionen, die im Verkennen der Ursache ein hochpathologisches Kardiogramm vortäuschen, andererseits manifeste Zeichen einer fetalen Gefährdung dadurch verschleiern können, daß suspekte Passagen auf das Vena-cava-Syndrom zurückgeführt werden!"

1.7.2 Standard-Vitalitätskontrollen des Neugeborenen

Im Mutterpaß werden auf S. 11 unter Epikrise/Geburt die nachfolgend aufgezeigten Untersuchungswerte erfaßt, Früherkennungsuntersuchungen für das Kind (U1 – U8) werden in einem Untersuchungsheft vom Kinderarzt festgehalten.

APGAR-Schema

Die amerikanische Ärztin Virginia Apgar (1909 – 1974) entwickelte diese weltweit gültige Methode zur Bewertung des vitalen Zustandes des Neugeborenen. 1 Minute nach der Geburt, nach 5 Minuten und dann 10 Minuten nach der Geburt wird das Kind gründlich betrachtet. Die 5 zu beurteilenden Parameter dieser Vitalitätskontrolle des Neugeborenen sind

- Herztätigkeit (Puls),
- Atmung,
- Muskeltonus,
- Reflexe und
- Hautfarbe.

Bewertet wird mit Punkten von 0 (schlecht) über 1 (bedenklich) bis 2 (gut) je Betrachtungsparameter. Das Ergebnis wird zusammengezählt. Alle 3 Zustandsbewertungen, 1 – 5 – 10 Minuten post partum, müssen dokumentiert werden:

- 8 – 10 Punkte bedeuten ein lebensfrisches Kind;
- 5 – 7 Punkte bedeuten ein Kind mit leichten Depressionen;
- 0 – 4 Punkte bedeuten ein Kind mit schweren Depressionen.

→ **Anmerkung:** Die Anpassung des geborenen Kindes an das Leben außerhalb der Mutter geschieht in den ersten Minuten nach der Geburt. Lungen- und Kreislaufadaption und deren eigenständiger Regelkreis beginnen zu funktionieren.

Das APGAR-Schema sichert durch intensives Betrachtetwerden dem Neugeborenen in dieser kritischen Anpassungsphase post partum Aufmerksamkeit und Zuwendung durch die Hebamme. Selten erreicht der erste APGAR-Wert gleich nach der Geburt 10 Punkte, weil Hautfarbe und Atmung des gesunden Neugeborenen eine Anpassungszeit zur Stabilisierung nach dem Geburtsstreß benötigen. Nach 5–10 Minuten hat sich das Kind in der Regel voll erholt. (Wenn sich diese Anpassungszeit unwesentlich verlängert, sollte die Mutter nicht verängstigt werden, mit ihrem Kind sei etwas nicht in Ordnung.)

Bestimmung des Nabelarterien-pH-Wertes post partum (pH-NA)

Durch Entnahme einer Blutprobe aus der Nabelarterie des Kindes wird festgestellt, ob sein Blut durch Sauerstoffmangel vor oder während der Geburt übersäuert ist.

Eine normale Azidität entspricht einem pH-Na-Wert von $\geq 7{,}30$, eine leichte Azidität liegt bei einem pH-NA-Wert von $7{,}20 - 7{,}29$. Bei gestörtem Säure-Basen-Haushalt des Neugeborenen durch Abfall des pH-NA-Wertes unter 7,20 wird von fetaler Azidose, unter 7,00 von schwerer Azidose gesprochen.

➜ **Anmerkung:** Ursachen der intrauterinen Azidose sind:

- verminderte Sauerstoffversorgung vor und während der Geburt durch
  - Plazentainsuffizienz,
  - Nabelschnurkomplikationen,
- verminderte Sauerstoffversorgung während der Geburt durch
  - lange, intensive Geburtsdauer,
  - Vena-cava-Kompressionssyndrom in Rückenlage,
  - Valsalva-Preßdruckmanöver in der Austreibungsphase = Pressen mit falscher Atemanleitung (s. Kap. 4.5 Schieben und Atem in der AP)
  - Wehenmittelgabe in zu hoher Dosierung, die dadurch ausgelösten „Wehenstürme" kann die Gebärende nicht mehr verarbeiten, und so ist die Sauerstoffversorgung des Kindes durch seine Mutter beeinträchtigt (im CTG prolongierte Dezeleration).

▇ **Merke:** Frühmorbidität wird unter Berücksichtigung der APGAR- und pH-Werte beurteilt.

Reifebestimmung des Neugeborenen

Diese erfolgt nach
- Schwangerschaftsalter (Regel: 40 Wochen),
- Geburtsgewicht ($< 2500\,g$ = Frühgeburt),
- Länge ($< 48\,cm$ = Frühgeburt),
- Kopfumfang ($> 32\,cm$ bis $< 38\,cm$).

Es werden aber auch nicht meßbare Reifezeichen bestimmt. Die Reifeschemata nach Petrussa und Farr sind zur Bestimmung des Reifealters bei **Frühgeburten** und bei **Mangelgeburten** von Bedeutung.

Bei *Orientierung nach Petrussa* werden die Kriterien: Ohr, Mamille, Haut, Fußsohlenfältelung, Genitale (Hoden/Labien) bewertet.

Bei *Orientierung nach Farr* werden Hautbeschaffenheit, Hautfarbe, Hautdurchsichtigkeit, Ödeme, Lanugobehaarung, Ohrform, Festigkeit der Ohrmuschel und das männliche Genitale (Hoden) bewertet.

➜ **Anmerkung:** Haben die Vitalitätskontrollen (APGAR, pH-Wert) und die erste Untersuchung des Neugeborenen auf dem Wickeltisch keine Abweichungen von der Norm ergeben, spricht man von einem *vitalen Neugeborenen.* Das ist die Erfüllung des wohl sehnlichsten Wunsches aller Mütter, aller Eltern. Es verwundert nicht, daß die erste Frage nachdem das Kind geboren ist, fast immer lautet: „Ist mein Kind gesund?"

1.8 Klassische Störfaktoren

Unsere klassischen Sinnesorgane sind das *Auge,* die *Ohren,* die *Nase,* die *Geschmacksnerven* und die *Tastnerven.* Die Rezeptoren (Empfänger) der Sinnesorgane nehmen Umweltreize und teilweise auch Reize aus dem Körperinneren auf. Als klassische Störfaktoren für die Sinnesorgane beim Gebären sollen an dieser Stelle

- Berührungskontakt (Haut: Tastsinn),
- Geruchsbelästigung (Nase: Riechen),
- Licht (Auge: Lichtempfindlichkeit),
- Geräusch (Ohr: Hör- und Gleichgewichtsorgan)

als Beispiele aufgezeigt werden.

→ **Anmerkung:** Wenn die o. g. Störfaktoren für die Sinnesorgane im Umgang mit Schwangeren und Gebärenden bekannt sind, berücksichtigt und vermieden werden würden, wäre das ein wichtiger Beitrag dafür, daß die Frau sich all dem, was vor und vor allem während der Geburt „in ihr" und „mit ihr" geschieht, besser überlassen könnte.

Jede Verstörung aus dem Umfeld beeinflußt auf unterschiedlichste Art die Konzentrationsfähigkeit im alltäglichen Leben und verstärkt beim Gebären.

1.8.1   Berührungskontakt (Haut)

Der Berührungskontakt erfolgt über den Tastsinn durch Hautkontakt mit Rezeptoren für Schmerz- und Temperaturwahrnehmung.

Jede Berührung ist mit Emotionalität verbunden. So kann man z. B. sachlich, suchend, derb, aggressiv, mit kalten Händen – aber auch sanft, zärtlich, mit wohltemperierten Händen berühren oder berührt werden. Es heißt richtig: „Berühre ich einen Menschen, berühre ich seine Seele." So kann Berührungskontakt allgemein, speziell in der Geburtshilfe durch die Hebamme, den Arzt/die Ärztin und den Partner ein Basisgefühl von Sicherheit und Geborgenheit geben – aber auch nehmen!

Der Grundtonus der Muskulatur, der Haut und des Gewebes ändern sich, je nachdem, wie das Berührtwerden durch einen anderen Menschen empfunden wird.

Bedenkt man nun, daß vor, während und auch nach der Geburt durch Hebammen und Arzt/Ärztin Berührungen – hier spricht man von Untersuchungen – an der intimsten Körperregion der Frau erfolgen, daß sie in diesem Zeitabschnitt ihres Lebens unterschiedlichste Hände und Berührungs- bzw. Untersuchungsqualitäten über sich ergehen lassen muß, dann darf es nicht verwundern, wenn sie dazu Bewertungen abgibt: Vom negativen „es aushalten müssen", „es erdulden müssen" bis zum positiven „sich diesen Händen überlassen können". Die Antwort auf diese Berührungsunterschiede gibt der Körper, er „verspannt sich" oder er „kann sich öffnen", je nachdem, was diese Berührung auslöst. Störend empfinden die meisten Gebärenden zu lange und zu spitze Fingernägel. (Letzteres ist selten, aber Frauen haben auch das nach der Geburt berichtet.)

→ **Anmerkung:** Alle Menschen, die andere Menschen anfassen, berühren, sollten sich selbst kritisch die Frage stellen, „wie berühre ich, wie erlebt der von mir Berührte meine untersuchenden/behandelnden Hände"?

Im Geburtsvorbereitungskurs muß über den Berührungskontakt gesprochen werden, z. B.: Werden die Hände des Partners beim Massieren, beim Atembegleiten als angenehm empfunden? (s. Kap. 7.2) Oder: Darf ich äußern, wenn Berührung unangenehm ist?

Fallbeispiel für eine schmerzhafte Untersuchung:

„Ich habe mich auf mein Kind, auf meinen Atem zum Kind konzentriert und so konnte ich die Untersuchung, die mir weh tat, besser aushalten."

Ein weiteres Fallbeispiel:

Eine 46jährige 5.-Gebärende, die sich erstmals auf die Geburt vorbereitete, berichtete glücklich nach dem „Berührungskontakt-Gespräch" in der Geburtsvorbereitung: „Ich konnte das erste Mal in meinem Leben beim Frauenarzt bei der Untersuchung lockerlassen, ich habe dabei an mein Kind gedacht und zu meinem Kind geatmet."

1.8.2   Geruchsbelästigung (Nase)

Die Riechschleimhaut sitzt im oberen Bereich der Nasenmuschel und beidseits am oberen Nasenseptum. Dort befinden sich Riechzellen (Riechrezeptoren), die die Atemluft von der Sinnesseite überwachen und auswerten, „wie etwas riecht". Die Differenzierung, „es riecht gut" oder „nicht gut", nimmt jeder Mensch sehr früh in seinem Leben vor.

Kommen nun während der Geburt Geruchssinn-Belästigungen (die durchaus subjektiv sind und sein dürfen!) aus dem Umfeld in die Nase der Frau, dann kann dieses „etwas nicht riechen können" ein Störfaktor sein. So sollten z. B. fremder Schweißgeruch, aufdringliche Duftstoffe von Parfüm, auch von Knoblauch oder Nikotin die Frau während ihrer Geburtsarbeit nicht irritieren müssen. Das ist ein Appell an die Geburtsleitung und den begleitenden Partner.

1.8.3   Licht (Auge)

Der lichtempfindliche Teil unseres Auges befindet sich in der Netzhaut (Retina). In den Geburtsräumen ist in der Regel Vorsorge getroffen, grelles Tageslicht und direkte Sonnenstrahlen von der Gebärenden abzublenden.

Künstliche Lichtquellen dürfen vor allem für lichtempfindliche Gebärende keine Störung verursachen. Die Konzentrationsfähigkeit ist gestört. Im Geburtsvorbereitungskurs wird dieser Störfaktor angesprochen und die Frau ermutigt, die Hebamme oder den Partner um Abhilfe zu bitten. In der Regel erkennt und reguliert die Hebamme dies von sich aus.

Die große runde Leuchte über dem Geburtsbett ist „in sich" schwenkbar und so „mit einem Griff" aus dem Gesichtsfeld der Gebärenden wegzubewegen.

Über das „gedämpfte Licht", welches auf Vorschlag des Geburtshelfers Leboyer und dessen Nachfolgern das Kind, wenn es zur Welt kommt, empfangen soll, kann unter Geburtsmethoden nachgelesen werden (s. Kap. 1.1.2).

1.8.4   Geräusch (Ohr)

Das Ohr enthält zwei Sinnesorgane mit unterschiedlichen Funktionen:

- Das *Gehör* (Hören und Horchen): Horchen setzt eine gute Unterscheidung des Gehörten voraus (A. Tomatis).
- Das *Gleichgewichtsorgan* (Vestibularapparat) im Innenohr. Anatomisch bilden beide das Innenohr.

Das Ohr ist das sensibelste Organ des Menschen und reagiert als erstes auf seine Umgebung. Es ist immer wach und hat zum besseren Aufnehmen der Schallwellen das Außenohr (Ohrmuschel) und das Mittelohr (Trommelfell). Ist der von „außen" ans Ohr kommende Geräuschpegel zu laut, wird er gar als Lärm gehört, werden Schutzmechanismen in Gang gesetzt. (Vgl. dazu weiterführende Literatur von Alfred Tomatis, dessen Untersuchungen über die frühe Entwicklung des Gehörs in der embryonalen und fetalen Phase in seinen Büchern „Der Klang des Lebens" und „Klangwelt Mutterleib" aufgezeigt werden.)

Der Vestibularapparat ist vor der Funktion des Hörens angelegt, und so kontrolliert das Ohr außer dem Hören über das Gleichgewichtsorgan

jeden Muskel unseres Körpers. Tomatis: „Unser Körpergefühl sitzt im Ohr". Je nachdem, wie eine Gebärende, die von außen auf sie einwirkende Geräuschkulisse aufnimmt, empfindet und verarbeitet, sind ihre Reaktionen. „Jede Botschaft, die das Ohr erreicht, weckt den Organismus als Ganzes". Im Geburtsraum wird es immer wieder einen Geräuschpegel geben. Unterscheiden soll man zwischen:

- *vermeidbaren Umfeldgeräuschen* wie laute Gespräche, laute Stimmen, Kommando-Ton, Türenschlagen, Telefonläuten, auch zu laut eingestellter CTG-Monitor. Musik kann sich auf die Gebärende und ihre Arbeit sehr positiv und harmonisierend auswirken, vorausgesetzt, sie wünscht dies, und es ist „ihre" Lieblingsmusik. Von einer routinemäßigen Beschallung mit von der Geburtsleitung ausgewählter Musik ist, ohne daß die Frau es ausdrücklich akzeptiert, abzuraten.
  Die Hilfe für die vermeidbaren Geräusche ist einfach: Abhilfe schaffen, in der Geburtsvorbereitung darüber sprechen und die Frau ermutigen, ggf. diesen Störfaktor anzusprechen.
- *Unvermeidbaren Geräuschen:* von außerhalb kommende Geräusche, die von der Geburtsleitung nicht beeinflußt werden können (z.B. Baulärm innerhalb der Klinik). Konzentrationshilfen für unvermeidbare Geräuschkulissen werden in der Geburtsvorbereitung angeboten, z.B.
  - Gespräche mit den Schwangeren über ihre Geräuschempfindlichkeit und ihre Eigenhilfen.
  - Übungen aus der Körperwahrnehmung zur Spannungsregulierung (s. Kap. 5.2 – 5.6) zum Verbessern der Konzentrationsfähigkeit, z.B. das „Fernrohr".
  - Die Arbeit am Atem (s. Kap. 4.2) ist ohne Konzentration nicht durchführbar.

Ruth Mennes: „Da sein wo etwas geschieht" kann für alle Konzentrationsübungen eine verbale Begleitung sein.

1.9   Geburtsängste – Geburtsschmerz

1.9.1   Geburtsängste

Das Wort „Angst" leitet sich ab von lat. angustus = eng, angere = verengen. „Enge empfinden", „eng sein", „eingeengt sein" sind Begriffe, die wir mit ängstlicher Gestimmtheit oder gar Angst verbinden. So wird die Halsenge auch als Angina, die Enge der Herzkranzgefäße auch als Angina pectoris bezeichnet.

Obwohl (nach Lukas) die Begriffe Angst – sich ängstigen – und Furcht – sich fürchten, dicht beisammen liegen und im täglichen Leben mit wechselnder Bedeutung verwendet werden, wird in der Geburtshilfe allgemein von Geburtsängsten gesprochen.

Nach psychologischem Sprachgebrauch sind beide Begriffe nicht deckungsgleich: Unter Angst wird ein allgemeines Gefühl des Bedrohtseins ohne realen Hintergrund verstanden, z.B. ein Mensch hat „Krebsangst" ohne die Krankheit zu haben, während die Furcht einen realen Anlaß hat.

So könnte die Geburtsangst ebenso Geburtsfurcht sein. In jedem Fall handelt es sich um seelische Vorgänge, die der Schwangeren nicht immer bewußt sind, aber ihre Haltung und Einstellung zur bevorstehenden Geburt beeinflussen. Molinski betont, daß die persönliche, innere Einstellung und Haltung zur Geburt sogar wirkungsvoller sein dürfte als alle äußeren Maßnahmen an sich. Meines Erachtens entfernen sich in unserer Zeit immer mehr Frauen von dieser Haltung, eine ganzkörperbezogene Geburtsvorbereitung und Geburtsbegleitung wird so mehr und mehr notwendig.

Die Mehrzahl der Frauen im gebärfähigen Lebensabschnitt hat im Hinblick auf eine Geburt Ängste und Befürchtungen, die sich, wenn sie schwanger sind, verstärken. Anfangs versuchen viele Frauen, diese ambivalenten Gefühle zwischen „sich auf das Kind freuen, aber dazu den Weg der Geburt gehen müssen" zu verdrängen. Trotzdem ist allen bewußt, daß sie in absehbarer Zeit eine Aufgabe bewältigen sollen, von der sie keine oder wenig Ahnung haben, was da mit der Geburt des Kindes auf sie zukommt. Mehrgebärende bringen oft sogar negative Erfahrungen mit ein.

Die Geburtsangst nimmt (nach Wimmer-Puchinger) im letzten Schwangerschaftsabschnitt (3. Trimenon) um das Doppelte gegenüber dem 2. Trimenon zu. Diese Anspannung und nervöse Gestimmtheit zeigt sich in Einschlaf- und Schlafstörungen, über die in dieser Zeit viele Schwangere klagen. Für mich ist dieses Untersuchungsergebnis eine von vielen anderen Begründungen, die Schwangeren im Geburtsvorbereitungskurs bis zum Zeitpunkt der Geburt zu betreuen, damit sie auch gegen Ende der Schwangerschaft über ihre Ängste und Befürchtungen sprechen können. Endet der Kurs einige Wochen vor der Geburt des Kindes, fühlen sich viele Frauen sehr allein gelassen. Aus eigener Erfahrung wissen wir alle, daß uns Unbekanntes unsicher, je nach Aufgabengröße sogar ängstlich macht. Mit uns Vertrautem, Bekanntem können wir sicherer umgehen, und so ist das Sprechenkönnen bis zum Geburtstermin über all das, was den Schwangeren in den letzten Wochen wichtig ist und sie bewegt, von großer Bedeutung.

Im Hinblick auf die bevorstehende Geburt, mit all dem, was dabei geschieht und erlebt wird, können nicht ausgearbeitete Befürchtungen und Ängstlichkeiten absolut hinderlich sein. Jede ängstliche Spannungshaltung hat aber zur Folge:

1. Verkrampfung, also Muskelspasmus bis hin zum „starr vor Angst/Schrecken sein".
2. Verengung der Blutgefäße (Vasokonstriktion) bis hin zum „blaß vor Angst sein".
3. „Vor Angst die Luft anhalten", „das Atmen vergessen" hat unter der Geburt zur Folge, daß die Sauerstoffversorgung für die arbeitende Muskulatur (Gebärmutter, Skelettmuskulatur) geringer und dadurch die Wehe schmerzhafter gespürt wird. In der Geburtshilfe heißt es aus Erfahrung: Verkrampfte Frau – verkrampfter Muttermund. Das gefährdet die Sauerstoffversorgung für das ungeborene Kind.

Der englische Geburtshelfer G. D. Read (s. Geburtsmethoden im Vergleich) gab als erster vor etwa 60 Jahren der Angst und Furcht als Ausgangspunkt seelisch-körperlicher Fehlsteuerungen während der Schwangerschaft und daraus resultierend unter der Geburt die ihr zukommende wichtige Bedeutung. Er beschrieb erstmals das Angst-Spannungs-Schmerz-Syndrom und durchbrach damit diese für die Geburt so bedeutungsvolle Reaktionskette, indem er forderte:

– Aufklärung in der Schwangerschaft,
– psychologisch geschickte Führung unter der Geburt.

➡ **Anmerkung:** Für Ruth Menne war das vor 45 Jahren die Wurzel der hier aufgezeigten und in diesem Sinne weiterentwickelten Geburtsvorbereitung.

Ursachen der Geburtsängste

Befürchtungen und Ängste der Schwangeren haben sehr verschiedene Ursachen:

Aus der Umgebung

– Schwangere sind für alle Geburtsberichte und Meldungen „hellhörig". Verwandtschaft, Kollegen- und Bekanntenkreis tragen ihnen besonders in dieser Zeit ebenso wie die Medien Informationen zu, die sie häufig eher ängstlich stimmen als sie aufzubauen!
– Unbedachte Äußerungen der die Schwangerschaft begleitenden Fachexperten (einbezogen ist die Kursleiterin in der Geburtsvorbereitung) schüren manchmal geradezu die Angst um das Kind und um den Ablauf der Geburt.

Eigene Befürchtungen und Ängstlichkeiten

– Die Schwangere befürchtet, der Situation beim Gebären nicht gewachsen zu sein, z.B. fragt sie sich: „Welche Schmerzen soll (muß) ich dabei aushalten?"; sie hat Angst vor den auf sie zukommenden Schmerzen.
– Die Schwangere hat Angst, diese körperliche Leistung beim Gebären nicht bringen zu können, z.B. „ich bin nie sportlich gewesen".
– Die Schwangere meint, zum Gebären nicht in der Lage zu sein: „ich bin sehr eng, oder zu eng gebaut, das sagen mir auch die anderen", z.B. die eigene Mutter oder der Arzt/die Ärztin.
– Alle Schwangeren haben den innigsten Wunsch, aber gerade deshalb diesbezüglich Sorgen und Ängste, ein gesundes Kind zur Welt zu bringen.
Angst vor einer möglichen Behinderung des Kindes, einer vielleicht familiär bedingten Erbkrankheit tragen manche Schwangeren als tiefgreifende Sorgen und Ängste in sich.

➡ **Anmerkung:** Die Ängste und Sorgen um die Gesundheit des zu erwartenden Kindes sollten in der Geburtsvorbereitung nicht tabuisiert werden. Wird von seiten der Schwangeren dieses Thema angesprochen, muß die Kursleiterin ein Gespräch zulassen und sollte dieses behutsam verbal begleiten. Wird das Thema von den Schwangeren nicht angesprochen, sollte es von der Kursleiterin angegangen werden. Das ist wichtig, weil ein in seiner Gesundheit beeinträchtigtes Kind ganz besonders der Zuwendung seiner Mutter (Eltern) bedarf, und wir alle wissen, daß ein nicht gesundes Kind für jede Familie einerseits eine viel größere Belastung darstellt, andererseits wie das gesunde Kind von seinen Eltern angenommen und geliebt sein möchte.
Um dieses schwierige Diskussionsthema mit positiver Gestimmtheit abzuschließen, gebe ich zum Abschluß des Gespräches den Schwangeren folgenden Gedankengang mit auf ihren Weg:
„Alle sind Sie, wie der Volksmund sagt, *Guter Hoffnung* – hoffen Sie auf ein gesundes Kind! Ist ein Kind bei seiner Geburt (oder auch zu einem späteren Zeitpunkt seines Lebens) nicht gesund, werden Sie als Mutter ab diesem Zeitpunkt damit umgehen müssen.
Jetzt in Ihrer Schwangerschaft leben Sie die Zeit der *Guten Hoffnung,* die besagt: Hoffen Sie, daß Ihr Kind gesund ist. Die meisten Kinder kommen, Gott sei Dank, bei guter Gesundheit zur Welt".
Trotz modernster physikalischer und biochemischer Überwachungsparameter in der Geburtshilfe ist nie auszuschließen, daß eine mögliche Behinderung erst postpartal erkannt wird.

– Ängste bei Mehrgebärenden basieren häufig auf vorangegangenen negativen und nicht aufgearbeiteten Geburterfahrungen. Diese Ängste steigern sich oft in der nächsten Schwangerschaft und beeinflussen das Verhalten und Erleben so stark, daß sachliche Informationen in der Geburtsvorbereitung, auch positive Rückmeldungen anderer Mehrgebärender sehr viel skeptischer aufgenommen werden. Ihre von Mißtrauen und Überängstlichkeit geprägten negativen Erfahrungsberichte können anfänglich innerhalb einer Geburtsvorbereitungsgruppe ein gruppendynamisches Problem darstellen. Letztlich sind dies für die Erstgebärenden „erfahrene Frauen", deren Berichte Gewicht haben.

– Befürchtungen haben Schwangere häufig auch hinsichtlich sog. „Rahmenbedingungen". Dazu gehören die Personen, die sie bei der Geburt betreuen, aber auch die Kreißsaalatmosphäre der von ihr auszuwählenden Geburtsklinik hat zunehmend Bedeutung.

Dem beugen viele Frauen (Paare) schon in der Schwangerschaft vor. Dabei gehen die Mehrgebärenden zielstrebiger als die Erstgebärenden daran, für sich die Weichen so zu stellen, daß sie vom äußeren Rahmen her ein positives Gebärerleben erwarten dürfen.

1. Sie suchen für sich eine gute Geburtsvorbereitung, nehmen dafür oft weite Wege auf sich.
2. Sie suchen für die Nachsorge eine Hebamme, der sie Vertrauen entgegenbringen können, häufig lassen sie sich von dieser Hebamme schon in der Schwangerschaft betreuen.
3. Sie besichtigen mehrere Geburtskliniken und wählen sorgfältig nach verschiedenen Kriterien:
   – Sicherheit für sie und das Kind,
   – Suchen nach einer wohltuenden warmen Atmosphäre, wo sie ausreichendes Vertrauen in die Geburtsleitung entwickeln können und ihre Vorstellungen beim Gebären umsetzen dürfen (s. dazu auch Kap. 1.6 – Kontaktaufnahme Kreißsaal). Haben sie das gefunden, dann sind sie für diesen „äußeren Rahmen" beruhigter.

Der Geburtsvorbereitung kommt nun eine wichtige, verantwortungsvolle Aufgabe zu, Geburtsängste abzubauen, die der Frau helfen, mit „ihrem" Geburtsschmerz besser umzugehen. Ein Beitrag der Geburtsvorbereitung muß hier sein, die Grundeinstellung der schwangeren Frau so zu lenken, daß sie erkennt, wie hilfreich es für sie sein kann, wenn sie anstelle von

ablehnen	– das Annehmen
starr sein	– ihr Bewegtsein
festhalten	– das Loslassen
sich verschließen	– das Sich-Öffnen
fordern	– das Kommen-Lassen
haben wollen	– das Geben

setzen kann. Sie wird ihrer Ängste und Befürchtungen damit abbauen oder besser damit umgehen können.

1.9.2 Geburtsschmerz

Die Geburt ist ein mit Schmerz einhergehender natürlicher Vorgang. Dieses sinnesphysiologisch komplexe Geschehen kann den Menschen in seinem Wesen so verändern, daß „er sich selbst nicht mehr erkennt" (Richter).

Bekannt ist, daß Geburtsschmerz zu den intensivsten Schmerzgeschehen überhaupt gehört, und das ist ein Grund, weshalb dieser „lokale" Schmerz – wie jeder andere Schmerz auch – den ganzen Menschen erfassen kann.

Immer muß uns bewußt sein, daß für jede Gebärende „ihr" Geburtsschmerz „ihr" individuelles Erlebnis ist, und es ist nur natürlich, daß die Gebärenden auch entsprechend unterschiedlich darauf reagieren.

Geburtsschmerz kann in seiner Stärke und Intensität unter gleichen geburtshilflichen Bedingungen sehr unterschiedlich gespürt werden. Deshalb darf in der Geburtsvorbereitung der zu erwartende Schmerz von der Kursleiterin nie bagatellisiert oder aufgrund der Geburtsvorbereitung eine schmerzfreie Geburt versprochen werden. Bereits in der Geburtsvorbereitung beginnt die Ermutigung, daß die Frau als Gebärende „ihren" Schmerz nicht unterdrücken soll und muß.

In meiner Geburtsvorbereitung wird für die Dimension einer sich steigernden Wehen- und Schmerzintensität der Vergleich mit einem wachsenden Tiger vom „Tigerbaby" über den „Tigerteeny" zum ausgewachsenen „Tiger" angeboten, den die Frauen, wie die Rückmeldungen zeigen, sehr verinnerlichen (vgl. dazu Kap. 7.1.5).

Fast alle Schwangeren haben Angst vor dem zu erwartenden Geburtsschmerz. Sie befürchten, daß der Wehenschmerz sie beherrscht, sie nicht mit diesem Schmerz umgehen können. Ein wichtiger Grund, den wesentlichen Unterschied des Geburtsschmerzes zu allen anderen im Leben auftretenden oder für viele Menschen zu einem Teil ihres Lebens gewordenen Schmerzen herauszuarbeiten.

In der Regel ist Schmerz ein Alarmzeichen dafür, daß im Körper eines Menschen irgendetwas nicht in seiner gewohnten Ordnung ist. Darüber hinaus hat heute der chronische Schmerz mit etwa 7 Millionen Schmerzkranken in Deutschland einen Stellenwert erreicht, der den Sinn des Schmerzes als „Schutzmechanismus mit einer Signalwirkung" weit übersteigt. Er kennzeichnet somit nicht nur einen *physischen*, sondern auch sehr stark einen *psychischen* Zustand. Jedes Schmerzsignal löst aber bei uns Menschen – in den verschiedenen Kulturkreisen mit Sicherheit unterschiedlich ausgeprägt – Beunruhigung oder gar Angst aus, eine körperliche Störung oder sogar eine schwere Erkrankung zu haben.

Anders ist das bei dem zu erwartenden Geburtsschmerz, wenn das reife Kind sich aus seiner Mutter herauslöst, ins Leben geboren werden will. Der Geburtsschmerz signalisiert weder Störung noch Erkrankung, er ist vielmehr ein Hinweis auf einen völlig normalen, physiologisch notwendigen Vorgang, um das Kind zur Welt zu bringen.

Ruth Menne nannte den Geburtsschmerz *Werdeschmerz*, der wohl als einziges Schmerzerleben positive Merkmale hat:

– das Kind, meist sehnlichst erwartet, wird (endlich!) geboren,
– der Schmerz ist zeitlich begrenzt (Wehe – Pause – Wehe – Pause),
– das Ende des Schmerzes ist absehbar, ist das Kind geboren, ist er vorbei. (Nachwehen der Mehrgebärenden jetzt und hier nicht einbezogen.)

Das Glücksgefühl, die Freude, auch oft Stolz, die Selbstbestätigung für eine große vollbrachte Leistung belohnen die junge Mutter.

Die Zu-neigung zu ihrem Kind läßt sie, wenn es ein normaler Geburtsablauf war, bei dem sie ihre eigenen Vorstellungen und ihre eigene aktive Beteiligung zur Bewältigung des Geburtsschmerzes einbringen konnte, den Geburtsschmerz schnell wieder vergessen, was Außenstehende oft gar nicht nachvollziehen können.

➡ **Hinweis:** Der Gedanke, den Geburtsschmerz als Werdeschmerz zu begreifen und aufzunehmen, hilft vielen Frauen, sich auf die erwarteten Schmerzen beim Gebären einzulassen und mit ihnen umgehen zu können. Die Frau hilft ihrem Kind bei seiner Geburt.

Die mit diesem (ersten!) Lösungsprozeß des Kindes von seiner Mutter verbundenen Schmerzempfindungen gehen hauptsächlich aus:

– von den Kontraktionen der Gebärmutter (Uterus),

– als Dehnschmerz von der Weitung (Dilatation) des Gebärmutterhalses (Zervix uteri),
– von den Ligamenten im kleinen Becken,
– gegen Geburtsende vom Beckenboden.

In der **Eröffnungsphase** werden die Schmerzen im Unterbauch oft als „dumpf" ausstrahlend zur Leistengegend angegeben. „Der Bauch wird hart". Häufig und besonders intensiv ist der Wehenschmerz im Kreuzbereich. Beschrieben wird dieser Kreuzschmerz „als ob das Kreuz durchbricht", vielen Frauen bleibt dieser Wehenschmerz lange Zeit in Erinnerung. Bei dem in Kreuz- und Iliosakralgelenk-Bereich beginnenden Kreuzwehenschmerz sind durch starke Wehenzüge die bilateral am Kreuzbein und der Zervix uteri befestigten Ligg. sacrouterina beteiligt. Der Schmerz kann reflektorisch in Haut- und Faszienbezirke ausstrahlen, ebenso über die perinealen und rektalen Äste des N. pudendus als Druck auf Blase und Darm. Die Stärke dieses Kreuzwehenschmerzes ist oft abhängig von der Körperhaltung der Gebärenden, auch von der Lage des Kindes und der knöchernen Beckenstruktur der Frau, z.B. bei Vorschädigungen an den Iliosakralgelenken (s. Kap. 6.1).

In der **Austreibungsphase**, einschließlich der Übergangsphase, werden „hellere", schneidende Schmerzen, die von den „eröffneten" Weichteilen: Muttermund, Gebärmutterhals, Scheidenrohr ausgehen, empfunden.

Auf das Schmerzerleben jeder Gebärenden hat neben Stärke und Dauer einer Wehe auch die Geburtsdauer insgesamt Einfluß.

Der *Schmerzauslöser* am Entstehungsort Gebärmutter wird über Nervenbahnen dem Gehirn als *Schmerzgefühl* gemeldet und wird, je nach Verarbeitung mit anderen Zentren im Gehirn, für jede Gebärende zu ihrem individuellen *Schmerzerleben* werden.*

Bekannt ist aber, daß von Frau zu Frau sehr unterschiedliche Schmerzerlebens-Reaktionen bei etwa gleichem Schmerzempfinden erfolgen können: Diese sind in starkem Maße abhängig von der psychischen Verfassung der Gebärenden und diese darf wiederum nicht losgelöst von der ganzen Persönlichkeit der Frau gesehen werden. Ihr körperliches und seelisches Wohlbefinden beeinflussen sicherlich die Toleranz zu „ihrem"

---

* Zu anatomischen Grundlagen für Entstehung, Weiterleitung und Dämpfung des Schmerzes wird auf weiterführende Literatur verwiesen.

Geburtsschmerz. Und so spielen für das Erleben „ihres" Geburtsschmerzes verschiedene Faktoren eine große Rolle, dabei darf die momentane körperliche Verfassung und die momentane Lebenssituation nicht losgelöst vom Schwangerschaftsverlauf gesehen werden.

Beeinflussende psychosoziale Faktoren können sein:

- Wie gut akzeptiert die Frau die Schwangerschaft? (nicht alle Kinder sind als Wunschkinder gezeugt)
- Freut die Frau sich auf ihr Kind?
- Kann in ihrer Lebenssituation der „Nestbau" für das Kind geschehen?
- Wird sie allein für das Kind Verantwortung übernehmen?
- Bestehen Partnerprobleme?
- Hat eine Frau besonders große Ängste und Sorgen, ein gesundes Kind zur Welt zu bringen?

Bei aufmerksamer Zuwendung der Kursleiterin kann sie die Faktoren, die das Schmerzerlebnis mitbestimmen, häufig positiv beeinflussen. Stimmen bei einer Schwangeren irgendwelche der aufgezeigten Kriterien nicht, wird ihr in der Geburtsvorbereitung das Sich-Öffnen-Können, das Durchlässig-Werden im körperlich-seelischen Bereich kaum möglich sein.

Geburtsvorbereitung und Geburtsschmerz

All das, was in der Schwangerschaft an positiven Gefühlen und Einstellungen in der Frau wachsen konnte, kann während der Geburt zu einer starken seelischen Kraft werden. Eine anerkannt wichtige Bedeutung kommt deshalb als nichtmedikamentöse Geburtsschmerz-Erleichterung einer ganzkörperbezogenen Geburtsvorbereitung zu.

Das Aufzeigen und Erarbeiten von Wegen und Verhaltensweisen als geburtserleichternde und schmerzlindernde Gebärhilfen, die von der Schwangeren in mehrwöchiger psychophysischer Vorbereitung verinnerlicht werden, helfen meist, die Angst vor Schmerzen zu mindern, oft wird das Schmerzerleben positiv beeinflußt. So unterstützt diese Geburtsvorbereitung, mit Vermittlung der in Kapitel 1–7 aufgezeigten Inhalte, daß sich die Gebärende aktiv an der Geburt ihres Kindes beteiligt fühlt. Sie versucht länger und mit mehr Aufmerksamkeit und Wachheit, den für sie als sinnvoll erkannten *Werdeschmerz*

zu verarbeiten, damit umzugehen. Ihr Partner (der auf Wunsch des Paares bei der Geburt anwesend ist) und „ihre" Hebamme werden sie dabei motivierend begleiten und unterstützen, damit ihr Eigenrhythmus nicht oder so wenig als möglich verstört wird. Lob und Motivation sollen ihr verbal und nonverbal während der Geburtsarbeit liebevoll und reichlich zukommen.

Eine weitere positive Einstimmung erfährt die Schwangere zu „ihrem" Geburtsschmerz, indem ihr die Bedeutung der Wehen für das Kind veranschaulicht wird. Den Gedankenansatz dazu fand ich vor fast 20 Jahren bei dem Anthropologen A. Montagu in seinem Buch „Körperkontakt", in dem er die Bedeutung des Berührerlebnisses für den Menschen bereits schon im Mutterleib und bei seiner Geburt hervorhebt: Bei der Geburt übt die sich zusammenziehende Gebärmutter auf den Körper des Kindes und auf seine Haut, die das ausgedehnteste Organ des Körpers ist, in regelmäßigen Abständen über eine längere Zeitspanne sich wiederholende Drücke aus. Das sind die Wehen. Sie bedeuten für das Kind eine intermittierende Hautstimulation und sollen „den Menschen auf seine Existenz in der nachgeburtlichen Welt vorbereiten" (Montagu). Die Geburtswehen und das durch das Becken der Mutter Hindurch-Geboren-Werden stimulieren wichtige Lebensfunktionen des Kindes, z.B. die Sensibilität der Haut, die Atmung, den Kreislauf, die Funktion des Magen-Darm-Trakts, das Vegetativum.

➜ **Hinweis:** Diese Vorstellung, daß die Wehen als taktile Stimulanz für das Kind wichtig sind, läßt die Gebärende zu „ihrem" Wehenschmerz eine andere, positive Beziehung aufbauen: „Wir – mein Kind – die Geburtswehen – und ich helfen einander und gehören zusammen."

Montagu führt weiter aus, daß in der Tierwelt die Mütter ihre Jungen nach der Geburt mit voller Zuwendung lecken und er fragt: „Gibt die menschliche Mutter ihrem Kind etwas, was dem ‚Lecken' (der Tiermütter nach der Geburt ihrer Jungen) entspricht?" Montagu nimmt an, daß die lange Wehenzeit bei der Geburt eines Menschenkindes ein Äquivalent des Leckens des Tierjungen ist.

➜ **Anmerkung:** In meiner Geburtsvorbereitung wird die Möglichkeit der Geburtsbeendigung durch Kaiserschnitt angesprochen. Immerhin liegt die Sectiorate in Deutschland bei etwa

20%. Da intensiver Hautkontakt, Streicheln und Massieren des Neugeborenen ein gewisser Ausgleich für die fehlende Hautstimulation durch die Wehen ist, wird den Müttern (Eltern) empfohlen, ihrem Kind besonders intensiven Hautkontakt zu geben. Auch ist für die betroffenen Mütter dieses Verhalten gegenüber ihrem Neugeborenen eine Hilfe bei ihrer Verarbeitung (Selbstfindung) einer mit Kaiserschnitt beendeten Geburt.

Bereits 1752 forderte der schottische Geburtshelfer William Smellie: „Die Phantasie der Gebärenden soll keineswegs durch schlechte Nachrichten gestört werden. Man weiß seit langem, daß solche Informationen Geburtsschmerz völlig unerträglich machen."

Diese 245 Jahre alte Forderung hat heute noch die gleiche Bedeutung, nämlich daß während der Geburt das Schmerzempfinden eine krampfartige, für die Gebärende geradezu unerträgliche Steigerung erfahren kann, wenn es zu Interaktionsproblemen zwischen ihr und den ihr Beistand gebenden Personen (Partner, Hebamme, Ärztin/Arzt) kommt.

Darf sie „ihre" Schmerzen nicht mit „ihren" Möglichkeiten verarbeiten, dann löst das in ihr eine Störung aus und der Wehenschmerz beherrscht die Gebärende, sie kann damit nicht mehr umgehen. Dies kann nach der Geburt ihres Kindes ein für sie schwer zu verarbeitendes Problem werden.

Wichtig zu empfehlen wäre, daß *alle* Frauen nach der Geburt die Möglichkeit erhalten sollten, mit einer Person ihres Vertrauens in einem Gespräch die Geburt ihres Kindes in allen für sie wichtigen Einzelheiten noch einmal aufzuarbeiten.

Wie oft geschieht das wirklich? Wie oft wäre es dringend notwendig! Wissen wir immer, die wir die Frauen während der Schwangerschaft oder/und bei der Geburt oder/und im Wochenbett begleiten, ob die junge Mutter die Geburt ihres Kindes an Körper und Seele unbeschadet überstanden hat?

Das Aufzeigen einer körpereigenen Hilfe zur „Ich"-Stärkung für das Gebären-Können, auf welche diese Geburtsvorbereitung eingeht: Durch Berührung, besonders die zärtliche Berührung und Nähe des Partners, aber auch durch andere, nachfolgend aufgezeigte Auslöser, werden körpereigene Botenstoffe, die *Endorphine*, freigesetzt. Diese wurden erst vor etwa 30 Jahren als „natürliche" Opiate unseres Körpers ent-

deckt. Der Neurophysiologe Larry Stein (University Irvine/California) wies nach, daß Endorphine einerseits als Schmerzstillungsmittel, andererseits als „inneres Belohnungssystem" funktionieren. Immer, wenn Menschen mit bestimmten Aufgaben oder Aktivitäten beschäftigt sind, werden Neurosubstanzen freigesetzt, die sich als angenehmes oder unangenehmes Gefühl bemerkbar machen.

So erfolgt die Freisetzung von Endorphinen als Reaktion auf Schmerz, Streß, gewisse „Gipfelerlebnisse", körperliche Hochleistungen wie Langstreckenlauf (sog. Joggerglück), Bergsteigen u. v. m. Ebenso beim Gebären, weil auch das eine körperliche Hochleistung ist. Fast jede Gebärende kommt in der letzten Geburtsphase an ihre subjektive Belastbarkeitsgrenze, ihren physischen und psychischen Nullpunkt. Die Frauen „wollen" oder „können" nicht mehr, sie wollen aufgeben oder gar „sterben". (Jede Hebamme kennt diese Gemütsäußerungen.)

In dieser Situation verhindern Endorphine, um den Schmerz zu reduzieren, die Weitergabe des schmerzauslösenden Signals vom Entstehungsort (Uterus, Beckenboden, Scheide) „nach oben", zum Gehirn, wo das Schmerzempfinden entwickelt wird. Sie haben morphinähnliche Wirkung. Das Schmerzerleben für die Gebärende verändert sich. Ihre Energie, ihre Kraft für das Gebären erfährt einen neuen Zuwachs für den „Endspurt", das Herausschieben des Kindes. Zusätzliche Stimulanz sind Partnernähe, sein Körperkontakt, z. B. wenn er seine Partnerin in seinen Armen hält.

„Äußerer" Geburtsstreß, auch zuviel Medikamente ver- bzw. behindern die natürliche Endorphin-Bereitstellung des Körpers bei der Geburt.

Für die hier aufgezeigte Geburtsvorbereitungsmethode entsteht kein Widerspruch zur bedarfsweisen (nicht routinemäßigen) Ergänzung durch sparsam eingesetzte medikamentöse Hilfen, wobei zunächst den in Kap. 1.12 aufgezeigten begleitenden Maßnahmen, z. B. durch Akupunktur, Homöopathie u. a., der Vorzug gegeben werden sollte. Darüber werden die Schwangeren im Geburtsvorbereitungskurs informiert. Unterstützt doch eine bessere Wehenschmerzverarbeitung das in der Geburtsvorbereitung angestrebte aktive Gebärverhalten der Frau.

Selbstverständlich müssen in der Geburtsvorbereitung für Abweichungen von einem normalen Geburtsverlauf, auch bei unerträglichen

Schmerzen, die der Geburtsmedizin zur Verfügung stehenden unterstützenden Hilfen und Maßnahmen erwähnt werden. So z.B. Medikamente, Dammschnitt, die notfalls vaginal operativ beendete Geburtshilfe (Vakuum/Forcepsextraktion), bzw. die abdominal operativ beendete Geburt durch Kaiserschnitt (Sectio caesarea). Dazu sind kurze informative Hinweise in der Geburtsvorbereitung wichtig, weil jede Gebärende bedarfsweise diese „äußeren Hilfen" zulassen muß.

Es gibt schwangere Frauen, die sich „fest" vorgenommen haben, keinesfalls Medikamente zu nehmen, keinesfalls einen Dammschnitt haben zu wollen und die o. g. Geburtsbeendigungen gedanklich für sich nie erwogen haben. Diese Frauen sind, wenn aus vielerlei Gründen die Geburt nicht aus eigener Kraft und nach ihren Vorstellungen beendet wird, häufig über sich selbst enttäuscht, sie meinen, versagt zu haben. Aufgabe der Kursleiterin muß es deshalb sein, diese „von außen" gegebenen Hilfen angesprochen zu haben, um so den Frauen zu helfen, nicht ein Gefühl des „Versagthabens" zu entwickeln.

Zusammenfassung

Der Geburtsschmerz ist als Werdeschmerz ein unterschiedlich heftig erlebter Begleiter eines natürlichen Ereignisses, welches in der Geburt eines neuen Menschen, des eigenen Kindes gipfelt.

Mit dem Wissen um das „innere Geschehen" dieses Lösungsprozesses und der Freude auf ihr Kind können sich die meisten Frauen auch auf den Schmerz einlassen. Stehen für die Gebärende als äußerer Beistand während der Geburt ihres Kindes Zuwendung und liebevolle Begleitung durch die Hebamme (Ärztin/Arzt), bei Anwesenheit des Partners seine Nähe, sein Zuspruch, sein helfendes Begleiten, spürt und erfährt die Frau von allen Beistehenden das Akzeptiertwerden in ihrem „So-Sein", kann die Gebärende erfahrungsgemäß gelassener und gelöster mit dem Geburtsschmerz umgehen und ihr Kind aus eigener Kraft aus sich heraus gebären.

Meist mündet der durchlebte Geburtsschmerz in einem Glücksgefühl der jungen Mutter, welches sie für alle durchlebten Schmerzen belohnt. Stolz und Freude sind für sie eine wichtige Selbstbestätigung für „ihre" vollbrachte Leistung. Die innige Zuneigung zu ihrem Kind läßt sie den Geburtsschmerz bald vergessen.

1.10   Ernährung, Genußmittel, Körperpflege und spezielles Verhalten während der Schwangerschaft

1.10.1   Ernährung in der Schwangerschaft

Eine ausreichende Deckung des Energiebedarfs und der wesentlichen Nährstoffe ist für die Schwangere und die körperlich-geistige Entwicklung des Kindes von großer Bedeutung. Die Nahrung einer Schwangeren sollte *fett-* und *kalorienarm*, aber *eiweiß-* und *vitaminreich* sein.

Die Frühschwangerschaft ist häufig begleitet von Übelkeit, Erbrechen, auch Appetitmangel. Diese Erscheinungen sind, wenn ein Geburtsvorbereitungskurs beginnt, (fast) immer überwunden. Das 2. und 3. Trimenon ist dagegen durch häufiges Hunger- und „Gelüste"-Gefühl gekennzeichnet, es besteht dann die Gefahr einer übermäßigen Gewichtszunahme. Als normal wird eine Gewichtszunahme bis zum Ende der Schwangerschaft von etwa 11 kg angesehen, d.h., „Essen für Zwei" ist nicht zu empfehlen! Es würde auch den Kreislauf der Mutter zu sehr belasten. Ab dem 2. Trimenon steigt der Kalorienbedarf von etwa 2200 kcal um 200 – 300 kcal zusätzlich pro Tag. Damit wird der Energiebedarf gedeckt. (In der Stillzeit wird der Energiebedarf dann wesentlich höher!)

Makronährstoffe

Bei den Makronährstoffen, das sind *Eiweiß*, *Fett* und *Kohlenhydrate*, kommt dem Eiweiß als „Baustoff" des wachsenden Kindes vorrangige Bedeutung zu.

Eiweiß

Bei ausgewogener Ernährung wird der Eiweißbedarf in der Regel gedeckt. Der Schwangeren wird empfohlen, ihren täglichen Bedarf durch $^2/_3$ tierisches Eiweiß, vorhanden in Milch und allen Milchprodukten, Eier, mageres Fleisch sowie $^1/_3$ pflanzliches Eiweiß, in Getreide, Sojaprodukten, Kartoffeln und Mais enthalten, zu decken.

Fett

Fett ist sehr kalorienreich. Es ist daher empfehlenswert, auf fettarme, eiweißhaltige Lebensmittel zu achten! 70–80 g Fett am Tag sind ausreichend. Wichtig ist die Tatsache, daß auch versteckte Fette zählen, z.B. Fett in Wurst, Sahne, Käse. Nimmt die Schwangere zuviel Fett zu sich, besteht sonst die Gefahr der Übergewichtigkeit.

Kohlenhydrate

Sie sind sehr kalorienreich, mehr als 300–400 g sollten am Tag nicht verzehrt werden. Zur Vermeidung von Blutzuckerschwankungen und zur Förderung der Verdauung darf jedoch nicht ganz auf Kohlenhydrate verzichtet werden.

Wenn Kohlenhydrate zugeführt werden, dann sollten sie ballaststoffreich sein, diese sind sättigend und helfen Obstipationen zu verhindern. Kohlenhydrate sind enthalten in Gemüse, Obst, Hülsenfrüchten, Kartoffeln, Vollkornprodukten und Zucker. Ballaststoffarme weiße Mehlprodukte und raffinierter Zucker sind zu meiden.

Mikronährstoffe

Bei den Mikronährstoffen, das sind *Mineralstoffe*, *Spurenelemente* und *Vitamine* ist der Bedarf, dessen Deckung schon bei Nicht-Schwangeren oft unzureichend ist, stark erhöht. Dieser muß in der Schwangerschaft zur ausreichenden Versorgung gedeckt werden.

Mineralstoffe und Spurenelemente

Sie erfüllen im Stoffwechsel vielfältige Funktionen und Aufgaben und werden mit der Nahrung aufgenommen. Der Bedarf ist in der Schwangerschaft erhöht. Bedarf besteht vor allem an:

- **Kalzium**: notwendig für Knochenaufbau, Zahnanlage-Entwicklung.
  Es ist in Milch und allen Milchprodukten, Nüssen, Vollkornerzeugnissen enthalten.
- **Phosphor**: notwendig für den Knochenaufbau und die Zähne.
  Ausreichend enthalten in allen Lebensmitteln bei ausgewogener Ernährung.
- **Eisen**: der Bedarf ist in der Schwangerschaft erhöht (15 mg/Tag), um das Hämoglobin zur Sauerstoffversorgung aufbauen zu können.

Enthalten in dunklem Fleisch, Leber, rotem und grünem Gemüse, roten Früchten und Aprikosen.
Es besteht Gefahr einer Eisenmangelanämie, wenn der Bedarf nicht gedeckt wird.

- **Magnesium**: der Bedarf ist in der Schwangerschaft um 50% gesteigert (300–400 mg tägl.), wird oft durch Zugaben abgedeckt.
  Magnesiummangel wird in Verbindung mit Muskelkontraktionen, also vorzeitigen Wehen, auch mit Frühgeburten und Mangelentwicklungen des Kindes gesehen.
  Enthalten in Bananen, Kartoffeln, Vollkorn, Spinat, Schwarzwurzel, Hülsenfrüchten, auch in Brennessel und Löwenzahn.
- **Jod**: ist notwendig für den Aufbau der Schilddrüse des Kindes.
  Fast ausschließlich nur in Seefisch enthalten (1 × pro Woche Seefisch essen!).
  Jodmangel der Mutter bedeutet auch Jodmangel des Kindes. Ausgleichen soll dies die Schwangere, indem sie die Nahrung während der Schwangerschaft und in der Stillzeit mit jodiertem Vollsalz würzt.
- **Kochsalz (NaCl)**: ist an der Regulierung des Wasserhaushalts beteiligt.
  Enthalten in vielen Lebensmitteln, wie Brot, Käse, Wurst, Schinken, Speisewürze. Eine Unterversorgung ist kaum möglich.
  Weil Kochsalz Wasser im Gewebe bindet, Bluthochdruck und Ödeme begünstigt, muß in der Schwangerschaft mit Kochsalz sparsam umgegangen werden.

> ⚠ **Wichtig:** Bei hypertoner Aktivität des Uterus (Kontraktion) ist Kochsalz zu reduzieren.

Vitamine

Vitamine sind Stoffwechselregulatoren. Sie regulieren die Energiegewinnung, den Zellaufbau, sind an der Bildung der Hormone und am Abwehrsystem des Körpers beteiligt. Jedes Vitamin hat seine eigene Aufgabe. Außer Vitamin D müssen alle Vitamine über die Nahrung aufgenommen werden. Der tägliche Bedarf, der während der Schwangerschaft erhöht ist, wird im allgemeinen durch eine ausgewogene, vollwertige Ernährung abgedeckt. Bedacht werden muß, daß Vitamine durch Licht, Luft und Temperatureinwirkung, z.B. durch Kochen zerstört werden. Deshalb wird Schwangeren vor allem Frischkost, wie Obst, Gemüse, Salat, sowie frische Trinkmilch (keine H-Milch) empfohlen.

– **Vitamin A**: braucht das Kind zum Aufbau der Haut und der Schleimhäute.
  Enthalten ist es z.B. in Milch, Leber, Tomaten, Karotten, Petersilie, Spinat, rotem Paprika, Aprikosen.
– **Vitamin B**: (Komplex 1 – 12, für die komplexe Unterteilung verweise ich auf weiterführende Literatur) braucht das Kind für die Funktion der Nerven und des Kohlenhydrat-Stoffwechsels. Es sichert die Leistung der Muskeln und des Verdauungssystems. Vitamin B-Mangel kann zu Wadenkrämpfen führen.
  Enthalten ist es z.B. in Hefe, allen Getreidesorten, Vollkorn, Soja- und Milchprodukten.
– **Vitamin C**: aktiviert den Zell-Stoffwechsel, die körpereigene Abwehr, unterstützt die Aufnahme von Eisen im Darm.
  Enthalten z.B. in Zitrusfrüchten, frischem Obst, Gemüse, Salat, Leber und Milch.
– **Vitamin D**: notwendig für die Zahnanlage und den Knochenbau des Kindes.
  Es wird durch die Einwirkung von UV-Licht synthetisiert.
  Enthalten z.B. in Seefisch, Eiern, Pilzen, Hefe, Lebertran und Milchprodukten.
– **Vitamin K**: fördert die Blutgerinnung.
  Enthalten z.B. in Tomaten, Spinat, Salat, Kohl, Obst.
  Darmbakterien bilden Vitamin K, deshalb gerade in der Schwangerschaft ballaststoffreiche Nahrung zur Förderung der Darmflora zu sich nehmen.

Zusammenfassung

Eine sorgfältige Auswahl der Lebensmittel, wobei Qualität vor Quantität steht, soll den Mehrbedarf an essentiellen Nährstoffen für die Mutter und das wachsende Kind sichern, ohne dies durch erhöhte Energiezufuhr (Kalorien) zu erreichen.
   Ein tägliches *Muss* sollten sein: Vollkornprodukte, Brot, Getreideflocken, Reis sowie frisches Obst, Gemüse, Salat, Kartoffeln, Milch und Milchprodukte.
   Ergänzung *kann* sein Fleisch, Wurst, Eier, Fisch.
   Sehr *sparsam* umzugehen ist mit Fett und Zucker.
   Auf ausreichende Flüssigkeitszufuhr, nämlich 1 – 1¹/₂ Liter pro Tag muß geachtet werden.

Ab dem 2. Trimenon haben die Schwangeren ein erhöhtes Durstgefühl, dann Vorsicht vor kalorienreichen, süßen Fruchtsäften, auch Cola führt zu Übergewicht.
   Empfehlung: Ungesüßte Früchte- und Kräutertees, Milch, Mineralwasser mit niedrigem Natriumgehalt.

→ **Hinweis**: Bei vegetarischer oder anderen alternativen Kostformen muß auf ausreichende Eiweiß- und Vitaminzufuhr geachtet werden.

1.10.2 Genußmittel – ja oder nein?

Schwangere, die die folgenden Genußmittel in größeren Mengen zu sich nehmen, leiden häufig an Vitaminmangel:
   Alkohol ist in der Schwangerschaft verboten. Er überwindet die Plazentaschranke und gelangt in den kindlichen Kreislauf. Bei regelmäßigem Alkoholkonsum (2 % der Frauen im gebärfähigen Alter sind alkoholabhängig!) wird das Kind geschädigt, z.B. mit Wachstumsstörungen, Schädel-/Gesichtsanomalien; auch geistige Behinderung kann die Folge sein. Eine kleine Ausnahme: *Gelegentlich ein* Glas Wein oder Sekt ist erlaubt (Rotwein verstärkt Obstipation!).

Koffein/Thein: 1 – 3 Tassen Kaffee oder Schwarztee am Tag können getrunken werden. Viele Schwangere vertragen keinen Kaffee mehr, somit reguliert meist der eigene Körper die Menge. Bei regelmäßigem starkem Kaffeegenuß kann das Neugeborene untergewichtig sein.

Nikotin: „Wenn die Schwangere raucht, raucht auch das ungeborene Kind mit!“ (R. Huch). Auch passives Rauchen schadet dem Kind. Schon wenn die Frau mehr als 5 Zigaretten täglich raucht, erhöht sich die Säuglingssterblichkeit, das Kind kann mangelentwickelt zur Welt kommen. Die Nachteile des Rauchens bei der Mutter in der Schwangerschaft können für die körperliche und geistige Entwicklung des Kindes noch viele Jahre nach seiner Geburt Auswirkungen haben!

→ **Hinweis**: Starke Raucherinnen sollten allmählich auf weniger als 5 Zigaretten täglich reduzieren, besser wäre, sie könnten das Rauchen einstellen. Die Rauchgewohnheiten des Partners müssen hier genauso angesprochen werden (passives Rauchen).

1.10.3 Körperpflege

Sorgfältige Körperpflege und Hygiene kann bei Schwangeren, die Geburtsvorbereitungskurse besuchen, in der Regel vorausgesetzt werden. Körperliche Veränderungen werden hierbei angesprochen.

1. Die Schwangeren sollten, besonders jene mit vorzeitigen Kontraktionen oder auffälligem Muttermundsbefund, das kreislaufbelastende Vollbad gegen tägliches Duschen oder Ganzkörperwäsche eintauschen.
2. Regelmäßige Zahnkontrolle und gründliche Zahnpflege sind notwendig, weil durch eine veränderte Zusammensetzung des mütterlichen Speichels in der Schwangerschaft Zahnfleischbluten und die Entwicklung von Karies begünstigt werden.
3. Vorbereitung auf das Stillen (s. Kap. 1.11).
4. Dammvorbereitung:
   I. *Üben* mit dem Beckenboden und Perineum (zur Elastizität des Dammes) wird in Kap. 3.6 aufgezeigt.
   II. Die Vorbereitung des Dammes (Perineum) durch *Massieren* soll hier in die Körperpflege integriert werden und hat zum Ziel:
      – Täglich *sich selbst berühren* an einer für manche Frauen immer noch tabuisierten Körperregion erleichtert es ihr, während der Geburt häufige Untersuchungen in der Vagina durch fremde Hände zulassen zu müssen.
      – Die Haut und das Gewebe im Vulva- und Dammbereich werden durch leicht dehnendes Ausstreichen mit den Fingern durchblutet und damit elastischer.
      – Während des Massierens wird der Beckenboden/Damm intuitiv in den „Hergebe- bzw. Öffnungstonus" gegeben (s. Kap. 1.4.5 und 3.6), um der manuellen Dehnung durch den eigenen Finger (der mit Olivenöl oder anderem neutralem Öl benetzt ist) eine größere Massagefläche anzubieten. Zur taktilen könnte die visuelle Hilfe (Spiegel) kommen.
      Ausführung: In abgespreizter Beinstellung, evtl. ein Bein auf einem Hocker abgestellt. Das dehnende Ausstreichen des Dammes sollte von einer zur anderen Seite erfolgen. Auch der Partner kann die tägliche Damm-Massage übernehmen.

→ **Hinweis:** Die Damm-Massage darf nicht als Prophylaxe gegen eine evtl. notwendige Episiotomie überbewertet werden. Trotzdem ist die Information zur Dammvorbereitung fester Bestandteil dieser Geburtsvorbereitung. Die m. E. sicher bedeutungsvollere Indikation gegen einen Dammschnitt/Riß ist die beckenbodenschonende vertikale Gebärposition und das Bewußtsein der Gebärenden für das Öffnen- und Loslassen-Können am Beckenboden und am Scheidenausgang.

5. Striae distensae:
   Die Dehnungs- oder Mutterstreifen treten bei sehr vielen Schwangeren am Bauch, an Hüften und Gesäß und an den Brüsten auf. Frische Striae sind von blau-roter Färbung, weil durch die überdehnte Unterhaut die Blutgefäße durchschimmern. Alte, vernarbte Striae sind verblaßt und schimmern perlmuttfarbig.
   Striae entstehen durch das mechanische Dehnen der Bauchhaut und durch Veränderungen an den elastischen Fasern durch Einfluß von vermehrter schwangerschaftsbedingter Kortikoidproduktion.
   Schwangerschaftsstriae sind also nicht beeinflußbar, trotzdem kann den Schwangeren empfohlen werden, den Bauch, Gesäß und Hüften täglich mit Hautfunktionsöl oder -milch zu massieren. Die Dehnung der Bauchhaut ruft oft starken Juckreiz hervor, eine entsprechende Hautpflege wird als wohltuend empfunden.
6. Pigmentierung der Haut:
   Durch Melanineinlagerungen (Pigmentstoff) verstärkt sich besonders an den Brustwarzenhöfen, dem Damm, im Gesicht (Chloasma uterinum) eine braune Verfärbung. Die sich schmetterlingsförmig um die Nase auf das Gesicht ausbreitende Pigmentierung kann *nicht* verhindert werden. Sie verstärkt sich bei Sonneneinwirkung, d.h. möglichst die Sonne meiden. (Nach Einnahme der Antibabypille wurde das Chloasma uterinum ebenfalls beobachtet, daraus folgernd wird angenommen, daß diese Pigmentstoffeinlagerung offenbar östrogenabhängig ist.)
   Die Linea alba (Mittellinie am Bauch) wird zur Linea fusca, einer braunen Linie, die im Nabelbereich häufig eine Hyperpigmentierung aufweist. Diese Pigmentierungen bilden sich nach der Schwangerschaft von alleine wieder zurück.

1.10.4 Spezielles Verhalten in der Schwangerschaft

Schwangere Frauen erwarten in der Geburtsvorbereitung Beratung, wie sie sich in der Schwangerschaft in bestimmten Situationen, im Rahmen ihrer Lebensgewohnheiten verhalten sollen. Einige der häufigsten diesbezüglichen Fragen sollen hier behandelt werden:

Sexualität in der Schwangerschaft ist ein oft tabuisiertes Thema, wird es aber durch eine Kursteilnehmerin oder die Kursleiterin angesprochen, findet es sofort allgemeines Interesse. Auf Kohabitation (Geschlechtsverkehr) muß in keiner Phase der Schwangerschaft verzichtet werden. Hilfreich für die individuelle Entscheidung ist: solange es Freude macht. Der Schleimpfropf und das Fruchtwasser schützen bei geschlossenem Muttermund das Kind völlig ausreichend.

Einschränkung besteht bei tiefsitzender Plazenta sowie bei Mehrlingsschwangerschaft. Weitere Ausnahmen sind vorangegangene Fehlgeburt, vorzeitige Wehen, Zervixinsuffizienz und vorzeitiger Blasensprung.

Bei Kontaktblutung muß die Frau ihre behandelnde Ärztin/Arzt aufsuchen.

Reisen in der Schwangerschaft ist in jeder Hinsicht für die Frau, das Paar zu empfehlen, sofern es keine strapaziösen Reisen sind, wie z.B. in tropische Länder mit besonderem Impfzwang, extremer kurzzeitiger Klimawechsel, Reisen in Höhengebiete über 2500 m, stark abweichende Eßgewohnheiten und fehlende hygienische Voraussetzungen. Gegen Fliegen bestehen grundsätzlich keine Einwände.

Sport kann in der Schwangerschaft weiter ausgeübt werden, sofern es sich um leichte, nicht erschütternde und stauchende, nicht übermäßig anstrengende und mit dem Risiko der Verletzungsgefahr verbundene Betätigungen handelt. Hier gilt, die Schwangere spürt, was sie sich zumuten kann, besonders wenn sie sich immer schon sportlich betätigt hat. Eine mit sinnvollem Übungsteil angebotene Geburtsvorbereitung gleicht im letzten Trimenon die gewohnte sportliche Betätigung weitgehend aus. Jedoch sollte für Leistungssport jeder Disziplin eine Pause eingelegt werden.

Grundsätzlich aber gilt: Jede Bewegung an der frischen Luft ist zu empfehlen!

Sauna in der Schwangerschaft wird wegen der hohen Kreislaufbelastung nicht empfohlen.

Bei gewohnter und vernünftiger Benutzung muß jedoch der Saunabesuch in der Entscheidung der Schwangeren liegen.

Schwimmen und Bewegung im Wasser ist sehr zu empfehlen (s. Kap. 1.12.7).

Allgemein sind schwere Hausarbeit, vor allem schweres Heben und Tragen, zu vermeiden. Bei sehr anstrengender körperlicher Tätigkeit im Beruf sollte die Schwangere die Bestimmungen des Mutterschutzgesetzes lesen, um ihre Rechte zu kennen.

1.11 Stillvorbereitung[*]

Diese Geburtsvorbereitung möchte auch auf einen nachgeburtlichen Prozeß eingehen, dessen große Bedeutung im Rahmen der Zusammenarbeit mit Schwangeren/Paaren einen bedeutenden Platz einnimmt – es ist das Stillen. Hier konkretisiert sich die Vorstellung zum Umgang mit dem Kind. Es gibt kaum ein besseres Forum, in dem Frauen/Männer sich in diesem thematischen Zusammenhang über das Stillen informieren und vorangegangene Erfahrungen aufarbeiten können, als dies eben im Rahmen der Geburtsvorbereitung möglich ist.

Es gibt viele Gründe, die in unserer Gesellschaft zu einem Verlust der Stilltradition geführt haben. Diese Defizite führen zu der Notwendigkeit, werdenden Müttern und Vätern Informationen zum Thema Stillen anzubieten.

Muttermilch ist immer den Bedürfnissen des Säuglings angepaßt und fördert optimal seine körperliche, geistige und seelische Entwicklung. Somit ist das Stillen gesundheitlich und psychosozial eindeutig der künstlichen Säuglingsnahrung überlegen und damit vorzuziehen. Keine Frau kann zum Stillen überredet werden, aber das Vertrauen in die eigene Stillfähigkeit sollte durch Aufklärung und Beratung bestärkt werden. Hierbei sind Fragen der Einstellung der werdenden Mutter zum Stillen, Einflüsse des Umfeldes, auch das Aufarbeiten vorangegangener Stillerfahrungen einzubeziehen.

---

[*] Für den Abschnitt „Stillvorbereitung" hat die Autorin die Hebamme Gabriele Krüger gewinnen können.

Grundlagenwissen

Um kompetent über das Stillen informieren und beraten zu können, sollte über folgende Sachverhalte ein fundiertes Wissen vorhanden sein:

- Anatomie der Brust,
- Physiologie der Laktation, Milchbildung und Milchspendereflex,
- Stillvorbereitung und Brustpflege,
- Stilltechnik und Anlegepositionen,
- Umgang mit Stillhilfen (Brustschild, -hütchen, Milchpumpe),
- besondere Stillsituationen (Frühgeborene, Zwillinge, Sectio, Trennung vom Kind),
- Stillprobleme: Ursachen und Behandlung,
- Ernährung in der Stillzeit,
- Medikamente und Genußgifte in der Stillzeit,
- Säuglingsernährung,
- Mutter-Kind Beziehung und die phychosozialen Aspekte des Stillens.

Als vorteilhaft erweist sich außerdem eine gewisse Erfahrung in Stillbegleitung und -beratung. Hat man alle diese Voraussetzungen nicht, sollte man diese Wissensvermittlung im Rahmen der Geburtsvorbereitung Fachfrauen, wie Hebammen, Kinderkrankenschwestern oder Laktationsberaterinnen, überlassen bzw. diese dafür einladen.

Diese Abhandlung wird deshalb nicht versuchen, umfassend Grundlagen darzustellen, sondern sich darauf beschränken, thematische Schwerpunkte anzusprechen.

Methodisch/didaktische Hinweise

Von der zeitlichen Einordnung innerhalb der GV bietet es sich an, das Thema Stillen im letzten Drittel des gesamten GV-Blockes, evtl. eingebettet in das Thema Wochenbett, zu behandeln. Die Teilnehmerinnen kennen sich dann untereinander besser, die vertrautere Atmosphäre begünstigt einen offenen Erfahrungsaustausch. Ideal ist es, wenn auch die Partner an der Stillinformation teilnehmen, da ihre Unterstützung eine große Rolle spielt. Die Kursleiterin muß dabei jedoch beachten, daß manche Frauen sich in Gegenwart „fremder" Männer gehemmt fühlen, sich zu ihren persönlichen Belangen zu äußern.

Was hat die werdende Mutter für Vorstellungen zum Stillen/zur Säuglingsernährung?

Zu Beginn ist es wichtig zu erläutern, warum man das Thema Stillen behandeln möchte und auch die eigene Einstellung dazu darzulegen. Das Bedürfnis, sich zu diesem Thema auszutauschen, ist meist sehr dringlich. In der Regel beginnen die Frauen, die schon Stillerfahrung haben. Aber auch Erstgebärende können viel an Gehörtem und Erzähltem beitragen. Nachstehend die am häufigsten vorgebrachten Meinungen und Erfahrungen:

- „kann mir gar nichts anderes vorstellen, war so einfach",
- unkomplizierte, natürliche Ernährung,
- seinem Kind nah sein, ihm Zuwendung geben können,
- sich selber die Zeit der „Stille" gönnen.

Äußerungen über negative Erfahrungen:
- im Krankenhaus am Anfang kritisch erlebte Stillsituationen,
- Wunsch, die Brust diesmal besser vorzubereiten, um wunde Brustwarzen zu vermeiden,
- Problem von zuwenig oder zuviel Milch,
- Kinder, die die Brust verweigern,
- Kinder, die zu müde waren, um zu saugen,
- Kinder, die sehr häufig angelegt werden wollen,
- Stillen als zeitaufwendiger und kräftezehrender Prozeß,
- keine Zeit für das Stillen bei Zweit- und Drittgebärenden dicht hintereinander,
- Angst, nicht mehr so attraktiv zu sein, Brust verliere ihre gute Form.

Negative Bemerkungen aus dem Umfeld:
- Kinderärzte/innen, die mit dem Gewicht des Kindes nicht zufrieden sind (zuviel-zuwenig), führen dies manchmal auf das Stillen zurück.

Alle diese Aussagen machen deutlich, wieviele Faktoren die Stillbeziehung beeinflussen, wie z.B.:

- körperlicher und psychischer Zustand der Mutter,
- das Thema Nähe/Distanz,
- der körperliche und individuelle Zustand des Kindes, es wird nicht passiv gestillt, sondern ist aktiv am Stillen beteiligt,

- stützende oder hemmende Faktoren im häuslichen Umfeld,
- fachliche Stillbegleitung und -beratung.

Die Kursleiterin sollte hervorheben, daß Stillen ein individuelles Geschehen ist, welches positive Unterstützung benötigt.

Milchbildung und Milchfluß

Anatomie und Physiologie der weiblichen Brust, der Milchbildung und des Milchspendereflexes kann durch Abbildungen, die man in der aufgeführten Fachliteratur findet, verdeutlicht werden. Auch Brustmodelle sind zu Demonstrationszwecken gut geeignet (s. Kap. 2.2.2).

Faktoren, die die Milchbildung und den Milchfluß unterstützen:

- eine gelassene Atmosphäre nach der Geburt und frühes Anlegen, um die sensible Phase des Neugeborenen zu nutzen und sich selbst den Zugang zum Kind zu erleichtern,
- Ruhe,
- Möglichkeit des kontinuierlichen Zusammenseins von Mutter und Kind im Wochenbett,
- das Kind so oft anlegen, wie es sich meldet, keine rigiden Stillpläne,
- keine einengenden Still-BHs tragen, da so die Milchgänge abgedrückt werden können,
- die Brust warmhalten,
- eine regelmäßige und besonders ausgewogene Ernährung.

Äußerliche Maßnahmen: Massage der Brust mit einem neutralen Basisöl. Vorsicht im Umgang mit Milchbildungsölen, sie können Hautreizungen und Irritationen des Geruchssinnes beim Kind hervorrufen und zur Brustverweigerung führen.

Förderung des Milchflusses: Entspannte Sitzposition, kein unnötiges Halten des Kindes, Nacken-, Schulter- und Rückenmassage durch den Partner, Wärmeanwendung.

Begleitende Methoden: Akupunktur, Homöopathie, Aromatherapie.

Wie kann sich die werdende Mutter auf das Stillen vorbereiten?

Wichtig ist das Erlernen der richtigen Stilltechnik. Nicht zu empfehlen ist dagegen das Bearbeiten der Brustwarzen mit Zahnbürste und Zitronensaft. Auch das Ausstreichen der Brust bereits in der Schwangerschaft, um die Milchbildung und den Milchfluß anzuregen, ist unnötig. Brustpflege in der Schwangerschaft durch eine leichte Massage. Auch der Partner kann die Brustwarzen stimulieren, beide sollten jedoch Vergnügen daran haben. Brustwarzenstimulation kann Gebärmutterkontraktionen hervorrufen.

Vitalisierung der Brust und der Brustwarze durch wechselwarme Duschen (ohne Seife), Luft- und Sonnenbäder (Achtung: UV-Strahlen!), falls angenehm, keinen BH tragen oder in einem BH für die Brustwarzen Öffnungen herausschneiden.

Stillpositionen und Anlegetechnik

Die Anlegetechnik sollte nicht nur verbal erläutert, sondern anhand einer Puppe demonstriert und danach den werdenden Müttern die Möglichkeit zum Ausprobieren gegeben werden.

Dabei sollte beachtet werden:
- auf eine entspannte Stillposition achten, Rücken gut abstützen, Nacken und Schultern entlasten, Kind in geeigneter Position auf Unterlage ablegen,
- der Säugling soll nicht an der Warze „nuckeln", sondern den Brustwarzenhofbereich umfassen, um richtig saugen zu können,
- beim Saugen den Körper des Kindes gut heranziehen – Bauch an Bauch – um ein Ziehen an der Brust bei seitlicher Kopfdrehung zu vermeiden,
- verschiedene Stillpositionen (Abb. 1.**60 a** u. **b**) zeigen und die jeweiligen Vorteile erläutern.

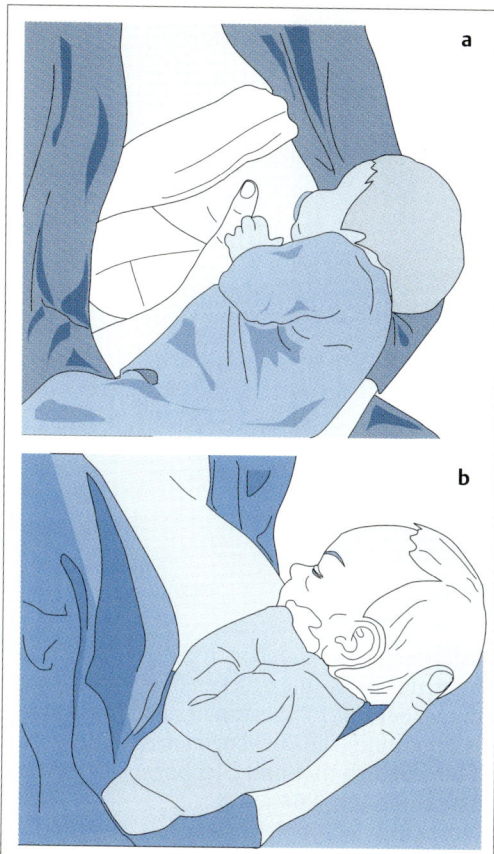

Abb. 1.**60**a u. **b** Stillpositionen. **a** Stützen der Brust beim Stillen, **b** Fußballhaltung

Übungen zur Förderung des Milchflusses

Durch Spannen und Spannungslösen der Brust- und Schultermuskulatur kann der Milchfluß und damit der Stillerfolg unterstützt werden, ebenso durch Wärmeanwendungen auf Nacken- und Schultermuskulatur, z.B. erwärmtes Kirschkernsäckchen.

Drei Übungsbeispiele im Sitzen:

1. Übung:
Ausgangsstellung (Abb. 1.**61**): Hände flächig in Brusthöhe aneinanderlegen, die Fingerspitzen zeigen nach kranial.
Ausführung: Die Handflächen (Handballen betont) drücken dosiert aneinander, dabei auf „fff" ausatmen.
Mehrmals wiederholen.

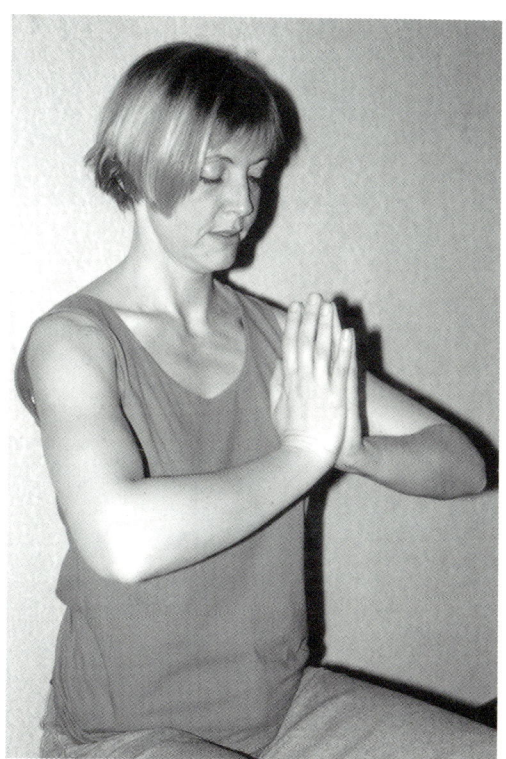

Abb. 1.**61**

2. Übung:
Ausgangsstellung (Abb. 1.**62**): Hände in Brusthöhe, die Fingerkuppen liegen aneinander und zeigen nach vorn, die Finger sind leicht gebeugt.
Ausführung: Aus den Armen dosiert Druck auf alle Fingerkuppen geben, dabei auf „fff" ausatmen.
Mehrmals wiederholen.

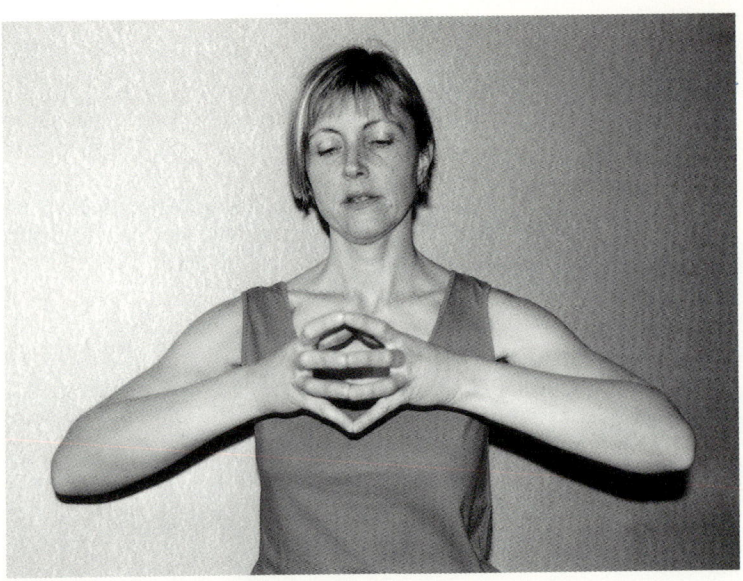

Abb. 1.**62**

3. Übung:
Ausgangsstellung (Abb. 1.**63**): Die Fingerspitzen liegen auf den Schlüsselbeinen, die Arme sind dicht beim Brustkorb.

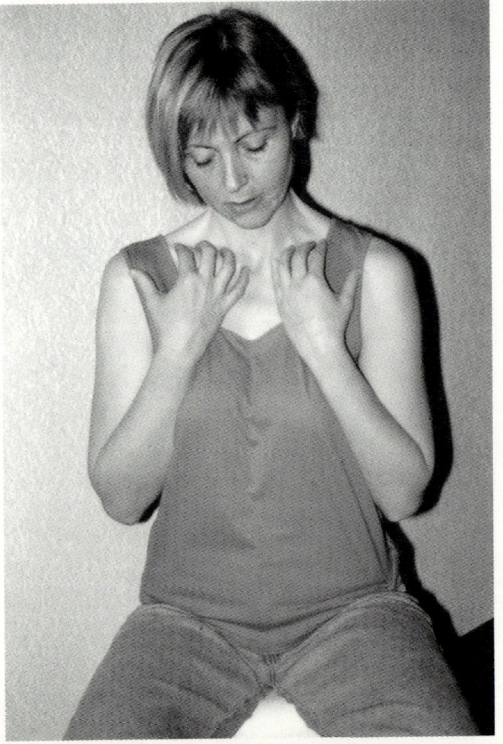

Abb. 1.**63**

Ausführung: Die Ellenbogen ziehen nach vorn-unten, die Oberarme drücken beide Brüste nach vorn, dabei auf „fff" ausatmen, anschließend mit der Einatmung die Ellenbogen nach außen-oben ziehen, bis Schulter und Ellenbogen auf gleicher Höhe sind (Abb. 1.**64**).
Mehrmals wiederholen.

→ **Hinweis:** In der Ausgangsstellung „Vierfüß-ler" wird der Milchfluß ebenfalls gefördert. Das kann gleichzeitig mit Übungen zur Rückbildung im Wochenbett verbunden werden (s. Kap. 3.4).

Stillverlauf

Das Stillen ist ein Prozeß, bei dem die körperli-chen Funktionen sich erst einspielen müssen. Besonders bei Erstgebärenden müssen Mutter und Kind erst lernen, die Brust zu „geben und zu nehmen" bzw. geübter und wacher beim Saugen zu sein.
    Die ersten 3 – 4 Tage sind die Zeit des In-Gang-Kommens der Milchbildung und sollten in einem ruhigen, unterstützenden Umfeld statt-finden. Nach einem Klinikaufenthalt sollte zur Unterstützung eine Nachsorgehebamme einbe-zogen werden, die später auch beim Abstillen in Fragen der Ernährung zu Rate gezogen werden kann.

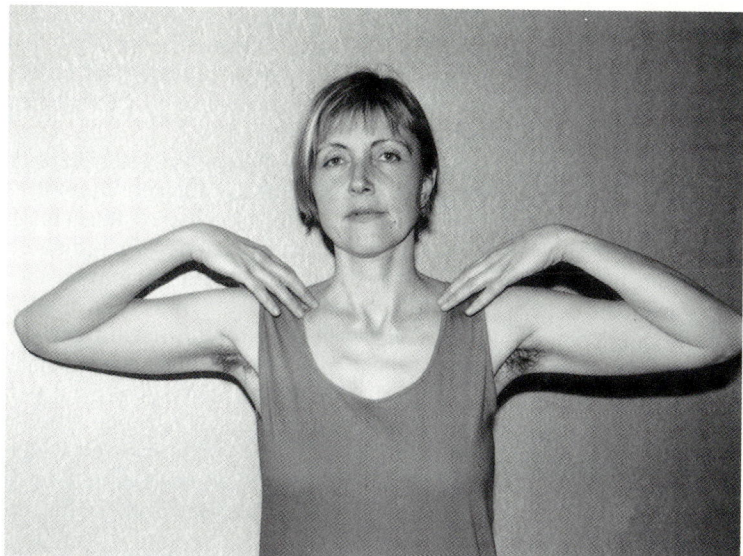

Abb. 1.**64**

Vertiefende Informationsmöglichkeiten zum Thema Stillen und Stillprobleme
Neben Empfehlungen über eine weiterführende Literatur sind besonders die Stillgruppen zu empfehlen, ein Forum, in dem man sich nicht nur über das Stillen austauschen, sondern auch den Kontakt mit anderen Müttern und ihren Säuglingen pflegen kann.

Betont werden sollte, daß Stillprobleme meist nicht nur körperliche Ursachen haben, sondern in der Bewältigung des Alltags, in der Rollenfindung als Mutter, Partnerbeziehung und in anderen äußeren Belastungen zu suchen sind.

Kontaktadressen:
– Arbeitsgemeinschaft Freier Stillgruppen (AFS), Postfach 1112, 76141 Karlsruhe
– Bund Deutscher Hebammen e. V. (BDH), Postfach 1724, 76006 Karlsruhe
– Bund freiberuflicher Hebammen Deutschlands e. V. (BfHD), Am Alten Nordkanal 9, 41748 Viersen
– La Leche Liga (LLL), Postfach 98, 80999 München

1.12 Begleitende Anwendungs- und Behandlungsmethoden während Schwangerschaft und Geburt

Alle nachfolgend aufgezeigten Methoden und Vorgehensweisen sind eine sinnvolle, unterstützende Ergänzung zu jeder Vorbereitung der Schwangeren auf die Geburt.

Kursleiterinnen, die mit Geburtsvorbereitung beginnen möchten, erhalten hier einen Überblick für einige in der Geburtshilfe mögliche, begleitende bzw. ergänzende Angebote, zu deren Vertiefung auf die jeweils entsprechende Fachliteratur verwiesen wird.

Jede der hier angesprochenen begleitenden Anwendungen kann helfen, die seelisch-körperliche Ausgeglichenheit und Gelöstheit der Frau rund um ihre Schwangerschaft und Geburt zu verbessern, zustandsbedingte Beschwerden zu lindern, die Geburt bewußter, schmerzärmer zu erleben.

1.12.1 Akupunktur

In der Geburtshilfe nimmt die Beliebtheit und Häufigkeit des altchinesischen Nadelsetzens zu. Das „Nadeln" wird durch Ärzte/Ärztinnen der Geburtshilfe und durch Hebammen den Frauen bereits in der Schwangerschaft angeboten.

Hierzu möchte ich aus dem mir zur Verfügung gestellten Manuskript des Gynäkologen Dr. med. Ansgar Römer (Universitätsfrauenklinik Mannheim) seine Erfahrungen mit der Akupunkturtherapie bei Schwangerschaft, Geburt und Wochenbett auszugsweise und in gekürzter Form wiedergeben:

Akupunktur ist ein Teilbereich der Traditionellen Chinesischen Medizin (TCM) und eine jahrtausendealte, aber immer noch höchst aktuelle Heilmethode des Ostens. Sie basiert auf dem Wissen der Erfahrungsmedizin und ist mit einer Fülle philosophischer Erklärungen umgeben, die es schwer machen, sie in die westliche, naturwissenschaftlich geprägte Medizin zu integrieren. Zur Erklärung der Wirkungsmechanismen dieser Therapiemethode werden traditionelle Lehren, wie die von Yin und Yang, von Fülle und Leere und den Urelementen Feuer, Erde, Metall, Wasser und Holz herangezogen.

Die Akupunktur erlangt innerhalb unserer Therapiekonzepte immer größere Bedeutung. Auch in der modernen Geburtsmedizin stellt sie eine sinnvolle Ergänzung dar. Akupunkturtherapie ist eine nahezu nebenwirkungsfreie Behandlungsmethode, was in der Schwangerschaft, unter der Geburt und im Wochenbett und während der Stillzeit für Mutter und Kind von erhöhter Bedeutung ist.

Der Reiz der Nadel an bestimmten Punktarealen der Körperoberfläche reicht aus, um über eine Selbstregulation des Körpers die gewünschte Wirkung zu erzielen. Der Akupunktureffekt erklärt sich durch Ausschüttung körpereigener ß-Endorphine, die eine Entspannung und Schmerzreduktion unter den Wehen bewirken. Der Angst-Spannung-Schmerz-Kreis (s. Kap. 1.1.3) wird damit durchbrochen, was zu einer schnelleren und schmerzärmeren Eröffnungsphase führt.

Durchgeführte Blutspiegeluntersuchungen an Schwangeren zeigten, daß bei Geburtsverlauf unter begleitender Akupunkturtherapie der ß-Endorphinspiegel im Blut deutlich höher war gegenüber Frauen, die nicht akupunktiert wurden. Auch konnte durch wissenschaftliche Untersuchungen nachgewiesen werden, daß die Effekte bei Akupunktur nicht auf Placebo, Suggestion oder Hypnose zurückzuführen sind.

Andererseits scheint eine schmerzfreie Geburt mit Hilfe der Akupunktur, ähnlich der Wirkung einer Periduralanaesthesie (PDA), nicht möglich.

Die Methode Akupunktur kommt in der Regel mit leicht aufzufindenden, ungefährlichen und einfach zu akupunktierenden Punkten aus und eignet sich deshalb auch für den täglichen Routinebetrieb in Kliniken.

Nach Angaben aus der chinesischen Literatur werden bei der Geburt die analgetisch wirksamen Akupunkturpunkte in passiver Rückenlage der Gebärenden an den unteren Extremitäten leicht erreicht und akupunktiert. Damit ist aber die Bewegungsfähigkeit der Frau unter der Geburt, so wie sie bei uns für selbstbestimmte Gebärpositionen gefordert wird, nahezu vollständig eingeschränkt. Wählt man dagegen aus den speziellen, aber nicht allseits bekannten, jedoch genauso analgetisch wirksamen Punkten an den oberen Extremitäten aus, ist der Akupunktureffekt bei uneingeschränkter Bewegungsfähigkeit ebenso erreicht.

Die natürliche Angst des Menschen vor dem Stechen einer Nadel ist in der Akupunkturtherapie unbegründet. Das schmerzlose Setzen einer Akupunkturnadel ist möglich und überrascht viele Schwangere.

Ab der 36. Schwangerschaftswoche sollte ferner das im wöchentlichen Behandlungsintervall anzuwendende, geburtsvorbereitende *Akupunkturschema nach Römer* mit bestimmten Punkten den Frauen empfohlen werden. Diese Form der Akupunkturtherapie führt neben einer besseren Zervixreifung zu gleichmäßigerer Wehentätigkeit unter der Geburt und trägt somit zu der nachgewiesenen Geburtszeitverkürzung bei.

Damit die schwangeren Frauen die geburtsvorbereitenden Wirkungen der Akupunkturtherapie nutzen und vorher testen können, ob die Methode für sie auch eine Möglichkeit der Analgesie unter der Geburt darstellt, wird empfohlen, die Akupunkturtherapie in geburtshilfliche Vorbereitungskurse einzubauen.

Hier eine kurze Auflistung von Beschwerden und Problemen unter Schwangerschaft, Geburt und Wochenbett, bei denen sich Akupunktur als bewährte Indikation ebenfalls ausgezeichnet hat:

- Hyperemesis gravidarum und Sodbrennen,
- innere Unruhe,
- Schlafstörungen,
- vorzeitige Wehentätigkeit,
- Beckenendlage und Wendungsversuch bei Beckenendlage (s. Kap. 6.2, Stellung nach Heller in Verbindung mit Moxibustion),
- Harnstau in der Schwangerschaft,

- zervikale Dystokie,
- protrahierter Geburtsverlauf,
- Plazentalösung,
- verstärkte Nachwehen,
- Funktionsstörungen der Brust,
- Naht- und Hämorrhoidalbeschwerden.

Soweit die Ausführungen von Dr. med. A. Römer, Leiter der geburtshilflichen Akupunkturambulanz der Universitätsfrauenklinik Mannheim, der seine kompetenten Erfahrungen mit Akupunktur auf Symposien, Workshops und Akupunkturfortbildungen an interessierte GeburtshelferInnen und Hebammen weitergibt. In Mannheim besteht seit einigen Jahren die erste geburtshilfliche Akupunkturambulanz an einer deutschen Universitätsfrauenklinik, Akupunkturtherapie ist ein fester Bestandteil der dortigen Geburtsvorbereitung geworden.

1.12.2 Homöopathie

Der Begründer der klassischen Homöopathie war der Arzt, Apotheker und Chemiker Dr. Samuel Hahnemann (1755 – 1843). 1796 wird als das Geburtsjahr der Homöopathie bezeichnet. Unter Homöopathie wird eine Ganzheitstherapie verstanden, bei der gleichermaßen körperliche und seelische Beschwerden beobachtet, die Symptome gesammelt und daraus folgernd behandelt werden. Die Homöopathie setzt auf die Selbstheilungskräfte des Organismus.

Die Geburtshilfe wendet sich seit fast zwei Jahrzehnten mehr und mehr einer homöopathischen Begleitung der Frau in der Schwangerschaft, während der Geburt, im Wochenbett und in der Stillzeit zu. Sie ist eine sehr gute, ergänzende Maßnahme zu vielen in diesem Buch aufgezeigten Möglichkeiten der Geburtserleichterung.

Schwangeren wird auf Wunsch empfohlen, sich an eine der Homöopathie kundigen Hebammen, Ärzte/Ärztinnen, auch Heilpraktiker(in) zu wenden.

Um allen Kursleiterinnen einen Einblick in die Homöopathie und Verständnis für eine homöopathisch begleitete Schwangerschaft, Geburt und das Wochenbett zu geben, werden folgende Bücher empfohlen:
- Graf, F. P., Ganzheitliches Wohlbefinden – Homöopathie für Frauen, Herder Verlag,
- Graf, F. P., Homöopathie für Hebammen und Geburtshelfer, Staude-Verlag 1996

1.12.3 Reflexzonentherapie am Fuß

Zu Beginn des 20. Jahrhunderts entwickelte sich diese Therapie aus einem vermutlich jahrtausendealtem Volkswissen, welches intuitiv in verschiedenen Teilen der Erde gepflegt wurde.

1912 setzte der amerikanische Arzt W. Fitzgerald diesen überlieferten Erfahrungsschatz in eine medizinische Sprache um. Er teilte den Menschen in 10 vertikale Körperzonen ein, um die therapeutischen Zusammenhänge zwischen dem Körper und den Füßen in einem Rasterbild eingeordnet, aufzuzeigen. Durch Beobachtungen wies er empirisch nach, daß die zur jeweiligen Längszone am Körper zugeordneten Organe, Gewebe und Systeme in einer entsprechenden Körperzone am Fuß, als Mikrosystem verkleinert, therapierbar sind.

Über die Masseurin E. Ingham, die dieses Wissen Anfang der dreißiger Jahre aufgriff und 1938 als „Geschichte, die die Füße erzählen" veröffentlichte, entwickelte seit 1958 *Hanne Marquardt* die Reflexzonentherapie am Fuß als Therapeutikum, die auch im Ausland große Beachtung findet.

Ein inhaltlicher Schwerpunkt wurde die Anwendung der Reflexzonentherapie am Fuß in der Schwangerschaft, vor, während und nach der Geburt, auch das Neugeborene wird einbezogen.

Eine therapeutische Begleitung während der Schwangerschaft wird von den meisten Frauen geschätzt, die „Wurzelpflege" an den Füßen tut ihnen bei allen körperlichen Belastungen und zum Ausbalancieren ihres Gemütszustandes gut.

Anwendungsbereiche

In der Schwangerschaft z. B. bei
- Erbrechen,
- Übelkeit,
- Kreuz- und Rückenschmerzen,
- lymphatischen und venösen Stauungen des Beckens und der Beine,
- vorzeitig eintretenden Wehen und -Blasenentzündungen.

Vor, während und nach der Geburt z. B.
- Wehenschwäche,
- ungenügende Muttermundsöffnung,
- zu starke Geburtswehen,
- unvollständige Lösung der Plazenta,

– zu starke Nachwehen,
– Blasenspasmus nach der Geburt oder Inkontinenz der Blase,
– Laktationsschwierigkeiten,
– Hilfe zur Rückbildung der Organe im Wochenbett,
– schmerzhafte Dammnaht.

Mutter und Kind haben nach der Geburt meist außergewöhnliche Anstrengungen hinter sich. Hebammen mit Ausbildung in Reflexzonentherapie am Fuß behandeln häufig nach der Geburt für einige Minuten die Füße der Mutter und weisen dazu den Partner ein. Auch die Füße der Neugeborenen können behandelt werden.

Hebammen, Ärztinnen der Geburtshilfe und Physiotherapeutinnen können sich für Reflexzonentherapie am Fuß vor, während und nach der Geburt ausbilden lassen.

Lehrstätte: Hanne Marquardt, D-78162 Königsfeld-Burgberg.

Literaturempfehlung:

Marquardt, H. Reflexzonentherapie am Fuß. Stuttgart: Hippokrates; 1996

1.12.4 Aromatherapie

Weit verbreitet ist die Anwendung ätherischer Öle, die im Geburtsvorbereitungsraum und/ oder im Geburtsraum in Duftlampen die Stimmung und das Wohlbefinden der Menschen, die sich in diesem Raum aufhalten, auf subtilste Weise beeinflussen können.

Weil die große Auswahl der zur Verfügung stehenden ätherischen Öle zum „Beduften" eines Raumes und ihre unterschiedlichen Wirkungen spezieller Erfahrungen und Kenntnisse, ganz besonders im Umgang mit Schwangeren und Gebärenden bedarf, sollten fundierte Informationen vor dem Gebrauch der Öle eingeholt werden. Die Auswahl und die Dosierung bei der Anwendung der Öle spielen eine bedeutende Rolle für die Verträglichkeit und das Wohlbefinden der Menschen, die man damit erreichen will.

Zum Informieren, auch zur Vertiefung der Kenntnisse zur Aromatherapie wird das Buch „Himmlische Düfte" von S. Fischer-Rizzi, Irisiana-Verlag 1995, empfohlen.

1.12.5 Aroma-Massage

Schon Hippokrates stellte fest, daß „der Weg zur Gesundheit täglich ein aromatisches Bad und eine duftende Massage" sei! Da die Erkenntnis von der pflegenden und heilenden Wirkung durch Basis-Öle heute immer häufiger in der Schwangerschaft, während der Geburt, im Wochenbett und beim Stillen Anwendung findet, andererseits diese Öle aber nicht wahllos eingesetzt werden sollten, hier zur Vertiefung der Kenntnisse die Buchempfehlung: Fischer-Rizzi, S., Aroma-Massage, Irisiana; H. Hugendubel-Verlag, München, 2. Aufl. 1995.

1.12.6 Bach-Blüten

Von dem englischen Arzt Dr. Edward Bach wurde 1930 das System der 38 Bachblütenessenzen entwickelt. Die Essenz Rescue (sog. Notfalltropfen) entfaltet unmittelbare Wirkung und hat sich bei Streß, Schmerzen, Schnitt- und Quetschwunden sowie bei Schockzuständen bewährt. In der Geburtshilfe werden Bachblüten rund um die Geburt, auch beim Stillen und bei der Versorgung des Neugeborenen angewendet.

Literatur- und Informationshinweis: Krämer, D. Neue Therapie mit Bachblüten. Ansata; 1996. Es werden Fortbildungsseminare dazu angeboten.

1.12.7 Das Element Wasser als ergänzende Maßnahme in der Schwangerschaft

Die Voraussetzungen dazu sind:
1. Die Schwangerschaft muß intakt sein, z. B. keine vorzeitigen Wehen/kein vorzeitiger Muttermundsbefund, keine Blutungen, kein Fruchtwasserabgang, keine anderen Risiken.
2. Die Rahmenbedingungen sollen stimmen, z. B. sauberes Wasser, die Wassertemperatur muß als angenehm empfunden werden (etwa 28 °C).
3. Wünschenswert ist eine Grundsicherheit für den sicheren Aufenthalt im Wasser. Mit Auftriebshilfen und Partnerunterstützung können Nichtschwimmerinnen das notwendige Sicherheitsgefühl erhalten.

Durch Halten an der Stange des Beckenrandes können die Bewegungen mit mehr Sicherheitsgefühl ausgeführt werden.

Möglichkeiten für das Sich-im-Wasser-Aufhalten und Nutzanwendung daraus:

1. Die Möglichkeit, sich vom Wasser tragen zu lassen, bedeutet, in Rückenlage ohne oder mit Anwendung von Auftriebskörpern (Schwimmhilfen) die ‚Schwerelosigkeit‘ durch den Auftrieb des Wassers zu erleben. Es bedeutet, sich zu entspannen und dabei die Konzentration auf das Sich-Loslassen, auf das Ausatmen, die Aufmerksamkeit auf das Kind lenken.
2. Sich Bewegen im Wasser bedeutet, die Grundmuster des Bewegens in der Schwangerschaft vor allem für Wirbelsäule und Hüftgelenke (s. Kap. 3.3), „schwerelos" zu erfahren. Jede Schwangere kann durch leichte spontane Bewegungsaktivitäten im Wasser diese selbst leicht abwandeln. Spielerisch verbessert sich die Beweglichkeit für Wirbelsäule und Hüftgelenke. Statische Beschwerden und Kreuzschmerzen werden durch das Bewegen im Wassser gelindert.
3. Brust- und Rückenschwimmen, so wie es jede Schwimmerin kann, hilft den Kreislauf zu stabilisieren, verbessert das allgemeine Wohlbefinden und das Bewegungsgefühl der Schwangeren. (Tauchen, Springen, Wettschwimmen sollten unterbleiben!)

➜ **Anmerkung:** Physiotherapeutinnen bieten zum Thema „Bewegen im Wasser" nach funktionellen und körperentspannenden Gesichtspunkten während der Schwangerschaft spezielle Fortbildungen an.

Literaturempfehlung:
Marianne Schulz: „Bewegen und Bewegtsein im Wasser", Pflaum-Verlag 1999

2 Gestaltung der Geburtsvorbereitung

2.1 Kursleitung

2.1.1 Didaktisches* und rhetorisches** »Know how« der Kursleiterin

Hier soll nicht behandelt werden, „was" in der GV vermittelt werden soll, sondern „wie" es geschehen soll.

Was muß eine Kursleiterin für diese Arbeit mitbringen?

- Sie muß hinter ihrer *Methode* und *didaktischen Vorgehensweise* stehen, um diese überzeugend vermitteln zu können, was voraussetzt, daß sie ein *solides Fachwissen* mitbringt.
- Eine weitere Voraussetzung ist, daß sie selbst ein *gutes Körpergefühl* hat, nur so kann sie diese Arbeit erfolgreich weitervermitteln.
- Sie muß auch bereit sein, ihren Kenntnisstand evtl. durch *Fortbildungskurse* ständig zu aktualisieren.
- Zwischen ihr und den Schwangeren/Paaren, die sich ihr anvertrauen, braucht sie für die gemeinsame Arbeit eine *Vertrauensbasis,* nur so kann es gelingen, die werdenden Eltern für eine gute Geburtsarbeit zu motivieren. Dazu muß sie mit jeder neuen Gruppe eine einfühlsame, verständnisvolle, partnerschaftliche Zusammenarbeit aufbauen.
- Wünschenswert ist eine Gleichstellung zwischen den Schwangeren und der Kursleiterin, von Frau zu Frau, um zum Ausdruck zu bringen, daß sie die Probleme und Nöte der sich ihr anvertrauenden Frauen versucht zu verstehen, wobei selbstverständlich bei Einbeziehung der Partner für diese die gleichen Grundsätze gelten.

Was muß eine verantwortungsvoll arbeitende Kursleiterin beachten?

Es ist wichtig, wie die Schwangeren die vermittelten Inhalte aufnehmen und umsetzen können. Einleuchtende, leichtverständliche, möglichst *bildhafte Erläuterungen* über das Geschehen in der Schwangerschaft und das Wesentliche dieser Geburtsvorbereitung sind dafür die bevorzugten Mittel. Die sonst notwendige Fachsprache sollte dementsprechend vermieden und durch eine allgemein verständliche Sprache ersetzt werden (Patientensprache).

Weitere Empfehlungen zur praktischen Arbeit

Für die Kursleiterin selbst ist es für ihre Arbeit sehr förderlich, von Zeit zu Zeit, je nach Gelegenheit, eine werdende Mutter zur Geburt zu begleiten (sofern sie keine Hebamme ist). Es ist immer günstig, wenn zwischen Geburtsvorbereitung und Geburtsleitung Übereinstimmung besteht. Kontakte in diese Richtung sollten gepflegt werden, besonders wenn die Arbeit der Kursleiterin nicht in eine Geburtsklinik integriert ist.

Hier eine wichtige Empfehlung: Die Kursleiterin darf die Geburtsarbeit und besonders den Geburtsschmerz nicht bagatellisieren, den Schwangeren nichts „vorgaukeln", spätestens nach einem schwierigen Geburtsverlauf wäre sie als unglaubwürdig abgestempelt!

Was erwartet die Schwangere/das Paar von „ihrer" Geburtsvorbereitung?

In der Regel haben die Schwangeren bei Kursbeginn eine eigene Vorstellung von „ihrer" Kursleiterin, so z.B. „Sie weiß alles!" – „Sie möge alles richten" – „Sie soll mir jederzeit mit Rat und Tat zu Seite stehen" – „Ich möchte an sie Verantwortung abgeben, ohne es offen einzugestehen" – „Ich habe keine Vorstellung was sie in den GV-Stunden vermittelt, ich lasse es auf mich zukommen" – „Ich weiß eigentlich nicht, was mir das bringt, ich will es mal probieren" – „Ich denke, es ist modern, zudem hat es mein Arzt mir verordnet".

Alle diese Einstellungen, von positiv bis negativ eingeordnet, erwarten die Kursleiterin in

---

* Didaktik ist die Methode wie man lehrt.
** Rhetorik steht hier für Technik der Ansprache und Gesprächsführung.

jedem neuen Kurs. Ihre Aufgabe ist es nun, Schwangeren/Paaren, die sich ihr anvertraut haben, deutlich zu machen, was sie von ihr *erwarten können*, was sie ihnen geben kann, aber auch, *was nicht zu erfüllen ist* bzw. nicht zu ihren Aufgaben in der Geburtsvorbereitung gehört.

Bedenkt man, daß alle diese schwangeren Frauen ihre „eigene Geschichte" mitbringen, z. B. ihre soziale Herkunft, ihre Lebenseinstellung, ihre Partnersituation, ihre Verunsicherung durch ein nicht immer positives Umfeld (Arbeitsplatz), auch falsche Informationen, Ängste vor dem Geburtsschmerz, auch mögliche Ängste vor einer Behinderung des erwarteten Kindes, Risiken durch familiäre Erbleiden und nicht zuletzt die Einstellung der werdenden Mutter zu ihrem Kind selbst, so stellen diese „Geschichten" für die Kursleiterin Probleme im Hintergrund dar, die ihr oft verborgen bleiben, worauf sie meist keinen direkten Einfluß nehmen kann.

Hinzu kommt die Überbeanspruchung besonders der berufstätigen Schwangeren, die in manchen Fällen die notwendige Bereitschaft zur eigenen Mitarbeit zunächst vermissen lassen. Der Wert der vermittelten Arbeit wird von diesen Frauen erst nach und nach erkannt.

Psychische und soziale Probleme werden für die Kursleiterin sichtbar, wenn sie viel Erfahrung, Geduld und nicht zuletzt eine gute Beobachtungsgabe mitbringt. Ist es auch nicht ihre Aufgabe, auf solche Probleme behandelnd einzugehen, so heißt das für sie, sich aber dieser latenten Einflüsse und des „Mitwirkens" dieser „Hintergrundprobleme" bei ihrer Arbeit stets bewußt zu sein.

Anders verhält es sich mit den unterschiedlichsten Schwangerschaftsproblemen, auf diese sollte die Kursleiterin fachkompetent eingehen und reagieren können, z. B. wenn die behandelnde Frauenärztin/der Frauenarzt eingeschaltet wird und sie anschließend einen sich daraus ergebenden Befund in ihrer Vorbereitungsarbeit berücksichtigen muß (s. Kap. 6).

Mögliche Konfliktsituationen

Die Kursleiterin kann nicht immer allen Erwartungen entsprechen. Tritt dieser Fall einmal ein, kann es bei manchen Frauen/Paaren zu Reaktionen der Enttäuschung, sogar zu Aggressionen kommen.

→ **Hinweis:** Diese Erfahrung macht jede Kursleiterin irgendwann einmal, dann darf sie nach eingehender Prüfung des eigenen Verhaltens und Vorgehens diese Aggressionen bis hin zur Destruktion nicht auf sich persönlich beziehen! Eine mögliche Reaktion kann hier das „Zurückspiegeln" dieses Verhaltens sein, sofern es sich verbal äußert. Die erfahrene Kursleiterin kann so auch nonverbale Unmutsäußerungen behutsam und nicht verletzend verbal „übersetzen" und die Meldung, die sie aufgenommen hat, in die Gruppe hinein wiederholen. (Dies ist mit „Zurückspiegeln" gemeint). Eine solche Reaktion schafft Zeit und gibt sowohl der Kursleiterin als auch der betreffenden Kursteilnehmerin Gelegenheit, sich zu kontrollieren, ihre Äußerung zu überdenken, bevor es zu einer Stellungnahme bzw. zum Widerspruch und zum offenen Konflikt kommt. Oft werden schon in dieser Phase Aggression und Destruktion abgebaut.

Dieses „Zurückspiegeln" hat aber noch eine zusätzliche Wirkung: Die Gruppe wird oft in diese Konfliktlage einbezogen, weil das Konfliktthema allgemeines Interesse findet. Es kommt dabei in der Praxis nicht selten vor, daß die Kursleiterin aus der Gruppe Bestätigung und Zustimmung findet.

Damit kann auf ein weiteres Thema der Kursleitung übergeleitet werden:

2.1.2 Gruppendynamik und Gesprächsführung

Geburtsvorbereitung ist in der Regel Gruppenarbeit.

Gruppendynamik ist immer vorhanden, wenn mehrere Menschen etwas gemeinsames tun oder denken, so auch in der Geburtsvorbereitung.

Gruppendynamik in dem hier dargestellten Zusammenhang meint Gruppenprozesse beobachten und beeinflussen können.

Die Interaktion in einer Gruppe kann geschehen,

– mit Worten (verbal),
– anfangs mit mehr Struktur,
– später die eigenen Möglichkeiten und Freiräume entdecken lassend
– oder durch Gesten und Körpersprache (nonverbal).

Korrekturen sind manchmal dabei ganz wichtig. Bei anderen Inhalten aber ist das Finden des individuellen Weges gefragt.

Die wesentlichen Wünsche jeder(s) einzelnen in der Gruppe ergeben, auf einen Nenner gebracht, das gemeinsame Gruppenmerkmal der Geburtsvorbereitungsgruppe:

– sie sind alle schwanger, haben also derzeit eine gemeinsame Lebenssituation,
– sie haben ein gemeinsames Ziel: sie wünschen für sich und ihr Kind eine möglichst gute, beschwerdefreie Geburt und alle hoffen auf ein gesundes Kind.
– alle treffen sich einmal wöchentlich regelmäßig mit ihrer Kursleiterin am gleichen Ort, die mit ihrem Verhalten im Zentrum der Gruppendynamik steht.

Die Kursleiterin sollte wissen, daß jede Schwangere „ihre" spezifische Rolle in die Gruppensituation einbringt. Diese von Psychologen z.B. mit „Kennerin", „Vorlaute", „Fragestellerin", „Kritikerin", „Mauerblümchen" u.a. definierten Rollen werden von den Teilnehmerinnen in der Gruppe besetzt, um damit ihren Platz innerhalb dieser Gemeinschaft zu finden. Jede Frau wünscht, in ihrer Rolle, also „auf ihre Art", die Aufmerksamkeit und Zuwendung ihrer Kursleiterin zu erlangen. Die Kursleiterin muß versuchen, ihre Aufmerksamkeit und Zuwendung in der Gruppe so zu lenken, daß sich keine der Schwangeren (Paare) zurückgesetzt oder unbeachtet fühlen kann.

Bei Einbeziehen der Partner in die Vorbereitung verändert manche Frau „ihre" Rolle, sie verhält sich ruhiger oder „passiv", umgekehrt aber auch kritisch, „zurechtweisend" gegenüber ihrem Partner. Die Interaktion im *Paarkurs* bleibt in der Regel auf das Paar beschränkt, so besteht diese Gruppe mehr oder weniger aus mehreren „Zweiergrüppchen".

Ihr Ansatz sollte sein, alle Schwangeren (Paare) positiv zu motivieren, wobei sie mit Lob und Anerkennung nicht sparsam umgehen darf.

Wie kann nun die Kursleiterin beim ersten Zusammentreffen einer Schwangerengruppe ein Gespräch „in Gang" bringen und so die Gruppendynamik fördern?

Ein Vorschlag: Zu Beginn der ersten Stunde setzt sich die Kursleiterin zu den Schwangeren, die im Kreis auf dem Boden (Matte) Platz genommen haben. Um die anfangs vorhandene Distanz der einzelnen untereinander und zu ihr abzubauen, sollte sie nie vor der Gruppe stehend, sondern in der Gruppe die Begrüßung und Einführung beginnen und auch keine Klinikkleidung tragen (letzteres gilt für Vorbereitungskurse in Kliniken).

Um eine dynamische Vorstellungsrunde in Gang zu bringen, läßt die Kursleiterin spielerisch einen Pezziball zu einer Schwangeren rollen, diese rollt den Ball weiter, bis alle Schwangeren in Ballbesitz waren. Die Ballannahme ist mit deren persönlicher Vorstellung und mit der Beantwortung von Fragen verbunden. (Die jungen Frauen nennen sich häufig bei ihren Vornamen, das kann die Kursleiterin einbeziehen.) Diese Fragen könnten sein: Erst-/Mehrgebärende, weshalb wird der GV-Kurs besucht, was wird von diesem Kursbesuch inhaltlich und emotional erwartet? Die Fragen können zwanglos beantwortet werden oder der Ball wird weitergerollt. Nach und nach fällt von den Schwangeren die anfängliche Fremdheit untereinander ab, sie stellen sich auch gegenseitig Fragen, die Gruppendynamik kommt in Gang. Hilfreich ist hierfür auch der Hinweis für die Frauen, sich auf die sog. „N-N-Ebene" (Nase-Nabel) zu begeben. Hierunter verstehe ich die frontale Zu-Wendung zweier Frauen zueinander (Nase-Nase/Nabel-Nabel), die zur Blick-Kontakt-Begegnung führt, darüber hinaus zu einem „persönlichen" Kontakt bzw. zu einer Beziehung zueinander. Dieses Erfahren von Zuwendung ist im Alltag der Schwangeren ebenso wichtig (z.B. Arztgespräch, Kreißsaalauswahl u.v.m.) wie bei der Geburt im Kreißsaal selbst.

→ **Anmerkung:** Dies soll nur ein beispielgebender Weg sein, Kursleiterinnen können sich eigene themenbezogene Fragen überlegen.

Kommt nun vielleicht im Gruppendialog die Aussage: „Ich habe Angst vor der Geburt" (das ist häufig), kann dies als Frage in die Gruppe zurückgespiegelt werden: „Sie haben Angst? – wer hat ebenfalls Angst vor der Geburt?" „Wovor haben Sie Angst?" (s. Kap. 1.9). Das kann für die Kursleiterin ein Überleiten zum praktischen Üben sein: „Das Geburtsbecken als Öffnung für das Kind" abtasten (s. Kap. 7.3).

Die **Gesprächsführung** sollte durch Fragen und Antworten geprägt sein. Eine hier zu dominante Stellung der Kursleiterin als „Alleinunterhalterin" schränkt die von allen gewünschte Interaktion ein oder hebt sie gar auf. Die Gruppe wird als Folge inaktiv, reagiert „gehorsam" auf die Anweisungen der Kursleiterin. Die Gruppendynamik geht verloren und der Kursleiterin fehlt jede Rückkopplung, ohne die sie gar nicht weiß, wie ihre Angebote aufgenommen werden.

Sie muß unbedingt Zwischenfragen und Dialoge zulassen, falls diese im weitesten Sinn zum Thema beitragen, und sollte auf Fragen möglichst direkt Antwort geben. Auf zurückgestellte Fragen darf eine Antwort nicht vergessen werden.

In diesem Zusammenhang ist für die Kursleiterin wichtig, daß sie geduldig zuhört und dabei den Schwangeren das Gefühl vermittelt, Zeit zu haben für deren körperliche und oft auch psychische Belange.

Auf diese Weise wird mehr erreicht, als wenn der Zeitdruck durch einen Blick auf die Uhr jedem deutlich wird. Und damit komme ich abschließend auf einen heiklen Punkt zu sprechen: die tatsächlich verfügbare Zeit von maximal 14 Zeitstunden. Diese müssen ausreichen, um die Schwangere in jeder Hinsicht gut auf die Geburt vorzubereiten. Es ist für eine Kursleiterin, vor allem eine noch unerfahrene, bei Berücksichtigung aller hier angesprochenen guten Vorsätze nicht einfach, in diesem knappen Zeitraum das gesteckte Ziel zu schaffen, ist doch Geburtsvorbereitung eine naturgegebene „Terminsache".

2.1.3 Organisation der GV-Kurse

Geburtsvorbereitung ist in der Regel **Gruppenarbeit.** Gruppengröße: 10 – 12 Schwangere oder 10 Paare.

> **❗ Beachte:** Aufgrund unserer sozialen Fähigkeiten sind uns Grenzen gesetzt, mit sehr großen Gruppen eine nahe zwischenmenschliche Beziehung aufzubauen und eine Gruppendynamik aufkommen zu lassen. Vor allem „Einsteigerinnen" in die Geburtsvorbereitung sind mit großen Gruppen überfordert, sie verlieren den Überblick. Kommentar der Schwangeren: „Diesen Kurs hätte ich gar nicht besuchen müssen!"

Geburtsvorbereitung ist eine **Kassenleistung** (Stand 1997) und auf 14mal Geburtsvorbereitung in der Gruppe, zu jeweils 60 Minuten begrenzt. Bei Veranstaltungen 1× wöchentlich er-

gibt das einen Zeitraum von 14 Kalenderwochen für die Vermittlung der Geburtsvorbereitung.

– Physiotherapeuten arbeiten mit ärztlicher Verordnung, Hebammen benötigen diese nicht.
– Die wenigsten Krankenkassen erstatten die Teilnahme des Partners. Somit müssen für die Teilnahme bei Veranstaltungen mit dem Partner die Kosten von diesem selbst getragen werden.
– Einzelvorbereitung bedarf nach gestellter Diagnose einer ärztlichen Verordnung sowohl für Hebammen als auch für Physiotherapeuten. Der erhöhte Aufwand kann danach mit den Krankenkassen abgerechnet werden.

→ **Anmerkung:** Eine Zeitstunde ist knapp bemessen, das wissen alle Kursleiterinnen. Es ist trotzdem nicht sinnvoll, deshalb die GV in 7 Veranstaltungen zu je zwei Stunden anzubieten.

Begründung:
1. Bei Beginn in der 25./28. SSW wäre die GV zu einem Zeitpunkt beendet, in dem die Frau in ihrem Zustand des Schwangerseins mit allen Beschwernissen, Fragen, Schwangerschafts-Beschwerden und Schwangerschafts-Problemen (s. Kap. 6) allein gelassen wird und auch die wichtige Kommunikation zu anderen Schwangeren fehlen würde.
2. Bei Kursbeginn nach der 30. SSW kann die volle Stundenzahl evtl. gar nicht ausgeschöpft werden, weil ein Kind auch etwas früher geboren werden kann. Darüber hinaus können Schwangerschaftsbeschwerden nicht zu einem Zeitpunkt behandelt werden, wenn durch das wachsende Kind ventrale Gewichte beginnen, die Statik zu verändern.

Der Geburtsvorbereitungsraum und die Grundausstattung

– Raumgröße mindestens 2 m²/Person,
– der Raum muß gut lüftbar und heizbar sein, nicht bodenkalt,
– eine Toilette soll in unmittelbarer Nähe des Übungsraumes sein,
– für jede Schwangere sollte bereitliegen:
   1 Gymnastikmatte mit folgenden Eigenschaften: rutschfest, fußwarm und abwaschbar. (Zu empfehlen ist Fabrikat Airex oder jede andere Matte mit gleichen Eigenschaften)

2 Lagerungskissen (40 × 40 cm), als Kopfkissen – als sog. „Rundum"-Kissen, z. B. als Steißpolster, zum „rundum" auspolstern. Erweiterte Ausstattung: Je Teilnehmerin 1 Kirschkernsäckchen, 1 Noppenball, 1 Pezziball. Zusätzlich: Gebärhocker, Corpomedkissen, 1 Knotentuch zum Demonstrieren und Üben (s. Kap. 2.2).

Aufbau eines Geburtsvorbereitungskurses

Vorschlag für eine Vorgehensweise, die sich über Jahrzehnte bewährt hat: Der Beginn der Geburtsvorbereitung sollte etwa zwischen 25. und 28. SSW liegen (Begründung dazu s. oben!). In den ersten 4 Veranstaltungen (= 4 Wochen) kommen die schwangeren Frauen allein, ohne Partner.

→ **Begründung:** Diese Geburtsvorbereitung erarbeitet mit den Frauen das Umgehenkönnen mit ihrer eigenen Körperlichkeit, mit Nähe zum Intimbereich, zur Sexualität und die Nähe zum Kind. Die Anwesenheit „fremder" Männer stellt für viele Frauen beim Erarbeiten einiger dieser Themen ein Problem dar, ist es doch anfangs für manche Schwangere sogar „peinlich", in Gegenwart anderer Frauen über ihren Beckenboden zu sprechen oder damit zu üben. Die gewünschte Kommunikation der Schwangeren untereinander, die Gruppendynamik, das Rollenverhalten der einzelnen Frauen ändert sich, wenn ihre (männlichen) Partner dabei sind (s. Kap. 2.1). Aus diesem Grund werden in dieser GV keine durchgängigen Paarkurse angeboten.

Die Partner kommen (auf Wunsch) in 2 Blockveranstaltungen, die jeweils 3–4 Stunden dauern, gemeinsam mit ihrer Partnerin. Selbstverständlich kann den begleitenden „Part" eine weibliche Vertraute der Schwangeren übernehmen. Die erste Paarvorbereitung könnte etwa 5 Wochen nach Kursbeginn, die zweite Vorbereitung für Paare in der 8./9. Woche der Kurszeit stattfinden. Zwischendurch kommen die Schwangeren bis zur Geburt des Kindes wieder ohne ihre Partner in die Frauengruppe.

Rückmeldungen der Partner: Sie fühlen sich mit 8 Vorbereitungsstunden auf ihren „Part" bei der Geburt gut vorbereitet und üben motiviert mit ihren Partnerinnen daheim.

Vorteil: Bei diesem Konzept werden alleinstehende Schwangere (oder wenn der Partner nicht begleiten möchte oder kann) nicht aus dem Gruppenverband ausgeschlossen. Denn: Eine durchgängige Paarvorbereitung, in der alleinstehende Schwangere anwesend sind, wird für diese GV aus psychologischen Gründen abgelehnt. Auch die Kursleiterin ist gruppendynamisch damit schnell überfordert.

Grundsätzlich wird unterschieden:

1. das **offene Kurssystem:** Es wird an dieser Stelle nicht empfohlen, weil das Informationsbedürfnis, der Körperzustand und die Interessen der Schwangeren um die 25./28. SSW zu den Kursinhalten stark divergieren, die in den letzten Wochen vor der Geburt des Kindes für Schwangere und Paare wichtig sind. Körperbefinden und die von der Kursleiterin erwarteten Tips und Ratschläge am Ende der Schwangerschaft sind andere als bei Beginn des Kurses.

> ⚠ **Merke:** Weder für die Schwangeren noch für die Kursleiterin können derartige Kurse zufriedenstellend sein.

2. das **geschlossene Kurssystem** (wie oben aufgezeigt): Es läßt sich problemlos organisieren für Kliniken, Praxen und andere Einrichtungen mit starker Kursfrequentierung. Beispiel: Alle 4 Wochen beginnt ein neuer Kurs, zu dem Schwangere zeitgerecht um die 25./28. SSW beginnen können. Die Kursleiterin sollte „ihren" Kurs bis zum Geburtstermin begleiten.

> ⚠ **Merke:** Ein Wechsel der Kursleiterin ist immer ungünstig, das Aufbauen eines Vertrauensverhältnisses zwischen dieser und den Schwangeren wird so kaum gelingen.

→ **Hinweis:** Eine interdisziplinäre Zusammenarbeit zu Themen, die die Kursleiterin fachlich nicht abdecken kann, sollte für sie selbstverständlich sein.
So könnten Physiotherapeutinnen zu einer Kursveranstaltung eine Hebamme einladen, die z.B. über Themen wie Stillvorbereitung und über geburtshilfliche Themen mit den Schwangeren spricht. Hebammen könnten eine Physiotherapeutin einladen, die den Schwangeren Körperhaltung vor und während der Geburt nach

funktionellen Gesichtspunkten vermittelt oder bei Schwangerschaftsbeschwerden, z.B. Symphyse/ISG, eingeschaltet wird.

Erfassen von Daten

Es ist organisatorisch notwendig und empfehlenswert, daß persönliche Daten der Schwangeren mittels Karteikarte oder elektronischem Datenträger erfaßt werden. Neben den persönlichen Daten sollten vermerkt werden:

– der behandelnde Frauenarzt/die behandelnde Frauenärztin,
– die Parität,
– der errechnete Geburtstermin,
– Schwangerschaftsprobleme und evtl. Therapie.

Abschlußvermerk auf der persönlichen Karte der Frau post partum zu:

– Geburtsverlauf,
– Geschlecht, Größe und Gewicht des Kindes,
– und ein Vermerk zu der Frage nach der Einschätzung der Nützlichkeit der Geburtsvorbereitung.

Meldet sich die Frau später bei ihrer nächsten Schwangerschaft wieder zur Geburtsvorbereitung an, so trifft sie auf eine wohlinformierte Kursleiterin, die über sie „im Bilde" ist und das Vertrauensverhältnis baut sich dadurch schnell wieder auf.

2.2 Anwendung von Hilfs- und Demonstrationsmitteln

2.2.1 Hilfsmittel/Spürhilfen

Allgemein: Mit Hilfsmitteln/Spürhilfen können Geburtsvorbereitungsstunden abwechslungsreicher gestaltet werden. Die Kreativität wird durch den Umgang damit bei Schwangeren/Paaren gefördert. Das Finden eigener Möglichkeiten zum Erleichtern der Geburtsarbeit wird bei der **Körperwahrnehmung** besonders mit Spürhilfen in kürzerer Zeit erfahrbar. Dieser Zeitfaktor muß einbezogen werden, da jeder Vorbereitung auf die Geburt naturgegeben nur ein bestimmter Zeitraum zur Verfügung steht. Nutzen und Anwendung sind bei den nachfolgend aufgezeigten Hilfsmittel/Spürhilfen beschrieben.

Pezziball (Abb. 2.1)

Vom Material (Ballhaut und Oberflächenstruktur) hat sich in der Praxis dieser Therapieball in Verbindung mit der Airex-Gymnastikmatte bewährt. Vor und während der Geburt kommt dieser Ball als Hilfsmittel in der Geburtshilfe erst seit knapp 10 Jahren mit steigender Beliebtheit zum Einsatz. Für die Geburtsarbeit (einschließlich das Anwenden des Pezziballes im Spätwochenbett) war er mehr oder weniger eine zufällige Entdeckung, in der Kindertherapie bei Bewegungsmusterstörungen hat er schon viel länger seinen festen Anwendungsbereich.

→ **Anmerkung:** Um das unkontrollierte, nicht fachgerechte und dadurch oft gefährliche Umgehen mit dem Gymnastikball in der Geburtsvorbereitung, im Kreißsaal und im Spätwochenbett zu korrigieren, wird nachfolgend alles Wissenswerte zur richtigen Handhabung aufgezeigt.

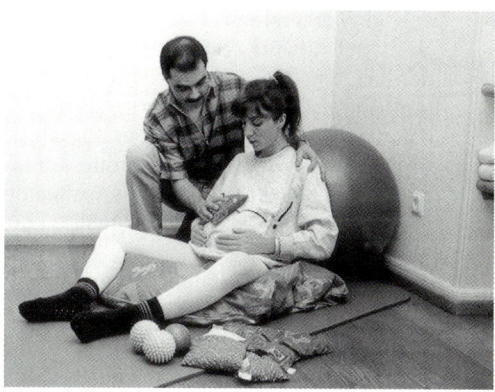

Abb. 2.1 Diese Abbildung zeigt das Paar, das 1989 erstmalig den Pezziball in den Kreißsaal mitnahm, weil dieser in meinem Geburtsvorbereitungskurs ausprobiert worden war.

Funktionelle Wirkungsweisen
(nach S. Klein-Vogelbach)

– Teilgewichte des Körpers können auf den Ball abgegeben werden.
– Gleichgewichtsreaktionen werden verstärkt durch mobile Unterlage ausgelöst.
– Das Körpergewicht ist über eine relativ große Unterstützungsfläche verteilt, abhängig davon, wie voll der Ball aufgepumpt ist.

Allgemeine Hinweise

1. Passende Ballgröße (Ballhöhe):
Diese muß der Körperlänge, insbesondere der Beinlänge, angepaßt sein.
Abstand Hüftgelenk – Boden $\geq$ Abstand Kniegelenk – Boden
2. Benutzung des Balles und alle Ballübungen müssen an die Konstitution und Kondition der Frau angepaßt werden, d.h. neben Körpergröße und Gewicht müssen auch die muskuläre Situation und evtl. bestehende Gelenkfehlstellungen berücksichtigt werden.
3. Ballhärte:
   – Vor und während der Geburt kein prall aufgepumpter Ball, weil dadurch die Rollfähigkeit gebremst wird und dies der Gebärenden (vor allem der Ungeübten) mehr Sicherheit gibt. Sollte die Gebärende in der *Übergangsphase* auf dem Ball sitzen wollen, darf dieser durch pralles Gefülltsein kein mechanisches Hindernis für den tiefertretenden, beckenbodenbelastenden, kindlichen Kopf sein.
   – Nach der Geburt (Spätwochenbett) soll der Ball, wie in der Physiotherapie üblich, prall aufgepumpt sein. Die Kugelform des Balles soll beim Sitzen nur mäßig abgeflacht werden. Jetzt ist verstärkte Rollfähigkeit des Balles am Boden zur Auslösung von Gleichgewichtsreaktionen erwünscht.
4. Bodenbeschaffenheit: Ballarbeit in Verbindung mit rutschfester Airex-Matte vor, während und nach der Geburt (Sicherheit).
Verboten: Das Üben auf blankgewachsten und Steinböden wegen Rutsch- und Sturzgefahr.
5. Aus Hygienegründen sollte der Ball mit einem Tuch bedeckt sein, z.B. Windel an vier Ecken geknotet.

6. Weitere Modalitäten:
   – Vor und während der Geburt trägt die Schwangere Noppensocken als rutschfeste Fußunterlage.
   – Vor und nach der Geburt ist anliegende Baumwollkleidung zu empfehlen.
   – Während der Geburt ist ein Longshirt zu empfehlen, welches Bauch, Gesäß und Oberschenkel bedeckt.

Ausführungshinweise zur Ballgymnastik
(nach Klein-Vogelbach)

1. Belastung des Balles (Abb. 2.**2a** u. **b**): Möglichkeiten: vorne/hinten, rechts/links, schräg vorne/schräg hinten.
2. Die Ballgymnastik soll behutsam und ohne Hast ausgeführt werden. Da der Ball für den Körper eine mobile, labile Unterlage bedeutet, können unkontrollierbare Beschleunigungen leicht auftreten. Dieses Risiko kann durch behutsames Vorgehen vermieden oder doch gemindert werden.

➜ **Anmerkung:** Am Anfang übt die Schwangere/Wöchnerin das Bewegen auf dem Ball langsam, stoppt den Bewegungsablauf beliebig ab, bewegt weiter und stoppt wieder ab. Dadurch bekommt sie „Ballgefühl" und Sicherheit.

3. Die Ballgymnastik soll ohne großen Kraftaufwand, soll spielerisch gemacht werden. Deshalb wird bei allen Ballübungen die ökonomische Aktivität angestrebt.

⚠ **Merke:** Ballgymnastik darf keinerlei Schmerzen hervorrufen. Die Übungen sollen von der Frau als angenehm empfunden werden. Auftretende Schmerzen sind eine absolute Kontraindikation für eine Ball-

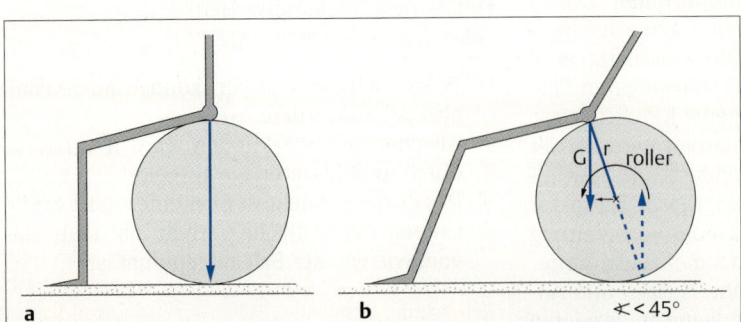

a   **b**   ∢ < 45°

Abb. 2.**2a** u. **b** Belastung des Balles. **a** Zentrische Ballbelastung: in dieser Position keine Rollbewegung möglich, **b** exzentrische Ballbelastung: Rollbewegung möglich

übung. Der Therapeut muß eine entsprechende Übung aussuchen.
Das ist besonders im Spätwochenbett zu beachten.

Nutzen bei Anwendung des Balles vor der Geburt

– Beweglichkeit durch Beckenmobilität in HG/LWS im Hinblick auf die Geburtsarbeit verbessern (s. Kap. 3.3),
– Durchblutungsförderung für Becken und Beine (Wadenpumpe, s. Kap. 3.5),
– Entstauung und Entlastung bei „schweren Beinen", Varizen, Ödemen durch Ablegen der Beine auf den Ball (s. Kap. 3.5),
– Korrekturhilfe für die Statik im Sitzen (s. Kap. 3.2),
– Kreuzschmerzprophylaxe durch Beckenbewegungen in verschiedenen Ausgangsstellungen (s. Kap. 3.3),
– Erlernen und Automatisieren von geburtserleichternden Stellungen für alle Geburtsperioden ohne und mit Hilfestellungen des Partners (s. Kap. 7).

Nutzen bei Anwendung des Balles während der Geburt

– Mobilitätshilfe für das Verarbeiten von Wehen, dadurch evtl. Schmerzminderung, Geburtsverkürzung, verbesserte Atemsituation der Mutter und des Kindes (s. Kap. 7.1.4).
– Der Eigendynamik und dem natürlichen Bewegungsdrang kann fast spielerisch nachgegeben werden. Alle Eigenaktivitäten wie Stützen, Hängen, mit und ohne Partner, sind möglich (s. Kap. 7).
– Anwendung des Balles
  1. Im Geburtsraum in Verbindung mit der Airex-Matte als Sitz- und Bewegungshilfe,
  2. an der Wand als Bewegungshilfe,
  3. im Bett als Rückenstütze.

⚠ Beachte: Die Gebärende entscheidet allein, ob sie als Hilfe zur Geburtsarbeit den Ball einsetzen möchte. Sie sollte nie gezwungen werden. Andererseits kann eine ablehnende Haltung der Frau zum Ball durch behutsames Heranführen an den Ball durch die Hebamme bei der Frau einen Meinungswechsel herbeiführen.

Nutzen bei Anwendung des Balles nach der Geburt

– Ball als Sitzhilfe zur Verbesserung der Haltung durch Stabilisierung der antagonistischen Rücken- und Bauchmuskulatur, auch bei Alltagsverrichtungen,
– Ball zum Anlehnen beim Stillen als Entlastung für den Rücken,
– Entstauung durch Hochlagern der Beine auf den Ball,
– Aktivieren der Wadenpumpe durch „dopsen" (s. unten),
– Kreuzschmerzprophylaxe durch Beckenbewegungen in verschiedenen Ausgangsstellungen,
– reaktive und aktive Beckenbodenarbeit auf dem Ball sitzend,
– funktionelles BM-Training durch Brückenaktivität, verstärkt durch Verkleinern und Aufgeben der Unterstützungsfläche.

➡ **Hinweis:** Im Frühwochenbett ist der Ball aus folgenden Gründen kontraindiziert:

1. Wundheilung Naht/Hämatom u. a., Damm u. BB-Problematik,
2. Rutschgefahr bei PVC u. ä. Bodenbelägen im Klinikzimmer,
3. Hygienefrage im Krankenzimmer (Jeder Besucher, auch das Klinikpersonal „besetzt" und betastet den Ball.)

Hinweis zum richtigen Aufsitzen auf dem Ball

Aufgabe der Geburtsvorbereitung ist das Vermitteln von Sicherheit im Umgang mit dem Ball, weil das „Sich-richtig-auf-den-Ball-Setzen-Können" eine Voraussetzung ist, um schmerzhafte Wehen auf dem Ball sitzend zu verarbeiten (s. Kap. 7).

Tip: Zwei Schwangere oder das Paar üben an einem Ball. Die Hilfestellung, damit der Ball nicht wegrollt, gibt der (die) Hintenstehende, während das Aufsitzen von der vor dem Ball Stehenden ausprobiert wird.

Ausgangsstellung: Hüftgelenkbreites Stehen, Klötzchen zum Türmchen (s. Kap. 3.2) eingeordnet.
Ausführung mit verbaler Begleitung durch die Kursleiterin: Beide Sitzbeinhöcker sind in der Fantasie „Taschenlampen", die beim langsamen

Absetzen das vordere Drittel des Balles anleuchten, bis das Gesäß zum Ball Kontakt hat. Unter Verstärkung des Fußdruckes zum Boden und Ausnutzung einer kleinen Rollbewegung des Balles setzt die Schwangere ihr „Türmchen" nun senkrecht auf den Ball, Fuß- und Beinachsen sind eingeordnet (Abb. 2.**3**). Sie sitzt jetzt in ihrer physiologischen Belastungshaltung.

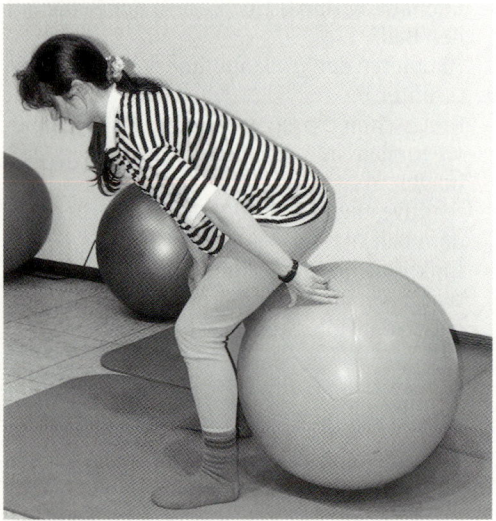

Abb. 2.**3**

Soll nach dem Aufsitzen auf den Ball ein „Dopsen" ausgelöst werden, z.B. für reaktive Beckenbodenarbeit (s. Kap. 3.6) oder im Spätwochenbett für verschiedene Übungen, sind zwei **Primärbewegungen** als Impulsgeber möglich:

1. Auslöser
   Ausgangsstellung: Füße stehen in Hüftgelenksbreite im Zehenstand (Plantarflexion).
   Ausführung: Beide Fersen „dopsen" so lange auf den Boden, bis der Impuls sich auf die Frau und den Ball überträgt: Es „dopst"!
2. Auslöser
   Ausgangsstellung: Füße stehen in Hüftgelenksbreite am Boden.
   Ausführung: Beide Vorfüße heben vom Boden ab (Dorsalextension) und „dopsen" so lange auf den Boden, bis der Impuls sich auf die Frau und den Ball überträgt: Es „dopst"!

> ⚠ **Beachte bei beiden Ausführungen:** Fuß- und Beinachsen und Türmchen (s. Kap. 3.2).

Kirschkernsäckchen (Abb. 2.**4**)

Dieses uralte Schweizer Hausmittel wurde wiederentdeckt und findet in verschiedenen Varianten Anwendung in der Geburtsvorbereitung, während der Geburt und im Wochenbett. (Darüber hinaus kann es ein natürliches Hilfsmittel für die ganze Familie sein.) Es wird in unterschiedlichen Größen und Qualitäten auf dem Markt angeboten, für den Einsatz in der Geburtsvorbereitung ist eine Größe von 18×18 cm, eine gute Kirschsteinqualität und eine qualitativ hochwertige Hülle zu wählen.

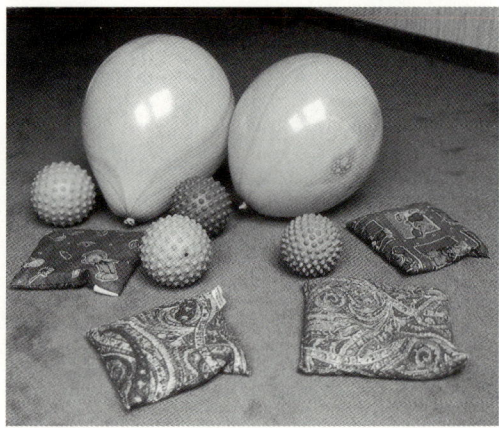

Abb. 2.**4**

Anwendungsbereiche

1. als Spürhilfe zur Verbesserung der Körperwahrnehmung (s. Kap. 5.3) und der Statik (s. Kap. 3.2),
2. als Übungshilfe zum Wahrnehmen, Sensibilisieren und zum Eutonosieren des Beckenbodens (s. Kap. 3.6),
3. als Massagehilfe: Das Paar massiert sich gegenseitig. Während der Geburt massiert der ♂ die ♀.

Anwendungsvorschläge

1. **Eisgekühltes Kirschkernsäckchen** (Gefrierfach)
   – vor und nach der Geburt bei Venenentzündung (s. Kap. 6.1),
   – bei Varizen im Vulvabereich während der Schwangerschaft (s. Kap. 6.1),

– bei Hämorrhoiden vor und nach der Geburt: extrakleines Kirschkernsäckchen (s. Kap. 6.1),
– port partum – bei Hämatom im Vulvabereich (Kirschkernsäckchen in Plastikbeutel),
– bei Brustentzündungen bzw. Rötungen,
– als schnelle Alltagshilfe für die Familie, z. B. kleine Blutergüsse, verstauchter Knöchel.

➡ **Tip:** Ein Säckchen für den Notfall immer im Gefrierfach bereithalten! Die Wirkung der eisgekühlten Kirschkerne: abschwellend, entstauend, durchblutungsfördernd, schmerzlindernd.
Im Vergleich zur Eispackung werden die eisgekühlten Kirschkerne nicht „aggressiv"-kalt empfunden.

2. **Die „trockene Wärmflasche",** das ist ein erwärmtes Kirschkernsäckchen mit einer langzeitigen Wärmespeicherung (zur Erwärmung: Mikrowelle oder Backofen). Sie kann rund um die Geburt und darüber hinaus weiter angewendet werden:
In der Schwangerschaft zum Massieren verspannter Nackenmuskulatur und kalter Füße. Kontraindiziert: Massagen im Kreuzbereich und auf dem Oberbauch, dies könnte bei Disposition Wehen auslösen.
Ausnahme: Bei Terminüberschreitung kann das Massieren dieser Bereiche zusätzlich zu den Fußsohlen mit erwärmten Kirschkernsäckchen ein kleiner „Kick" zum Geburtsbeginn sein.
Während der Geburt massiert der Partner (Hebamme) mit den erwärmten Kirschkernen den Kreuzbereich, den Rücken, die Oberschenkel. Wirkung: Entspannend, schmerzlindernd. Kalte Füße werden mit dem erwärmten Kirschkernsäckchen massiert. Wirkung: wehenfördernd!
In der Zeit nach der Geburt ist die „trockene Wärmflasche" für die ganze Familie einsetzbar
– als Babies Wärmflasche,
– bei Darmstörungen,
– bei Bauchschmerzen/Menstruationsbeschwerden,
– bei Muskelverspannungen, z. B. Nackenbereich (s. Kap. 1.11).

➡ **Hinweis:** Wegen der vielseitigen Anwendungsmöglichkeiten des Kirschkernsäckchens wird den Frauen empfohlen, bereits in der Schwangerschaft ein eigenes Kirschkernsäckchen anzuschaffen. Dieses wird zur Geburt in die Klinik mitgenommen. Kirschkernsäckchen sind waschbar und so jahrelang zu verwenden.

Neben den Kirschkernsäckchen gibt es auch **Reissäckchen** (Größe 16 × 16 cm), die als Spür- und Übungshilfe einsetzbar sind (s. Kap. 3.6 u. 5.3).

Noppenball (Sensyball)

Größe 9 – 12 cm, mit einer Spezialluftpumpe von weich bis hart aufpumpbar. Nicht zu empfehlen sind Igelbälle, sie sind nicht aufblasbar, hart und unelastisch, werden als schmerzhaft und stachelig empfunden. Noppenbälle bereichern als Spürhilfe das Übungsangebot in der Geburtsvorbereitung.

Anwendungsvorschläge

– zur Sensibilisierung der Körperwahrnehmung (s. Kap. 5.3),
– als Übungshilfe bei der Körperarbeit (Füße/Statik) (s. Kap. 3),
– als Massagehilfe (s. Kap. 7.2).

➡ **Hinweis:** Während der Geburt ist das Massieren durch Partner/Hebamme mit dem Noppenball nicht zu empfehlen. Bei Massage auf nackter Haut wurden Hautirritationen beobachtet.
Wochenbett: Bereits im frühen Wochenbett als Übungshilfe zur Aktivierung der Wadenpumpe einsetzbar (Thromboseprophylaxe).

Luftballone

Die eutonische Arbeit mit Luftballonen in der Geburtsvorbereitung ist eine Bereicherung für Körperwahrnehmung, Körperarbeit und Arbeit am Atem mit und ohne Partner.

➡ **Hinweis:** Es muß auf gute Qualität (Therapiezwecke) geachtet werden, weil ein mit Knall platzender Luftballon Mutter und Kind erschrecken kann.

Anwendungsvorschläge

1. Paararbeit: zur Sensibilisierung des Tast-sinns, zur Atemwahrnehmung, zum harmo-nischen „Miteinander-Tun" (Übungsvor-schläge s. Kap. 7.2),
2. ohne Partnerhilfe zur Körperarbeit:
   - für Hüftgelenke Außenrotation/Innenro-tation und Dehnen der Adduktoren (s. Kap. 3.3.4),
   - reaktive Beckenbodenarbeit durch Phona-tionslaute (Sitz auf Ballon) (s. Kap. 3.6),
   - Wirbelsäulen- und Thoraxbeweglichkeit mit Phonationsatmung verbessern (s. Kap. 3.3.4),
   - Hilfe beim Erlernen des „Schwingens" für die Übergangsphase (s. Kap. 4.4).

Die Kursleiterin kann sich weitere Übungsver-bindungen mit und ohne Partner für die Ge-burtsvorbereitung ausdenken!

Corpomedkissen

Es gibt inzwischen auch andere Marktanbieter. Bei Kauf muß auf die Füllqualität und den Füll-zustand der mit winzigen styroporähnlichen Kügelchen gefüllten Lagerungshilfe geachtet werden (nicht prall gefüllt!).

Anwendungsvorschläge

- in der Geburtsvorbereitung: als Lagerungs-hilfe, als Sitzhilfe, als Übungshilfe Gebärhok-kerersatz (s. Demonstrationsmittel Gebär-hocker Abb. 2.**5**),

- während der Geburt: als Lagerungs- und Stützhilfe im Bett. Beim Gebären in vertikaler Position (Hocker) können konstitutionelle Körperunterschiede des Paares ausgeglichen werden (s. Kap. 7),
- im Wochenbett: Als Stütz- und Lagerungshil-fe für den Rücken beim Stillen im Bett, auch beim Sitzen auf einem Stuhl.

Ein weiterer Vorteil ist das kurzzeitige Ablegen des Babys auf den Boden in die Mulde des Corpo-medkissens. (Das Baby nie auf dem Wickeltisch unbeaufsichtigt liegenlassen!)

2.2.2 Demonstrationsmittel

Allgemein: Damit werden in der Geburtsvorbe-reitung notwendige Informationen und Erklä-rungen ergänzt und verdeutlicht.

Aufgabe der Kursleiterin ist, entsprechende Demonstrationsmittel sorgsam auszuwählen und dosiert entsprechend dem Inhalt der jewei-ligen Geburtsvorbereitungsstunde einzusetzen. In der Geburtsvorbereitung werden die nachfol-gend aufgezeigten Demonstrationsmittel ver-wendet, deren Nutzen und Anwendung an ent-sprechenden Stellen erklärt wird.

Modellbecken

Hier wird das weiche Modellbecken (Abb. 2.**6**) mit dem dazu passenden abnehmbaren Stoff-Beckenboden vorgestellt. Dieses Modell zeigt das knöcherne Becken (Abb. 2.**7**) und verdeut-licht

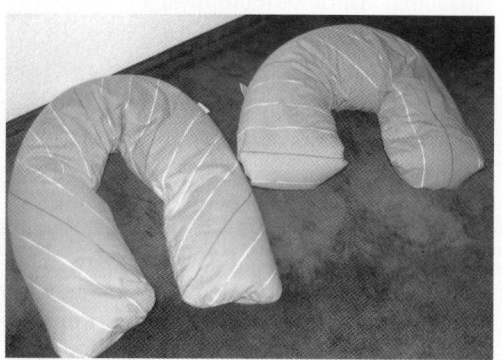

Abb. 2.**5**

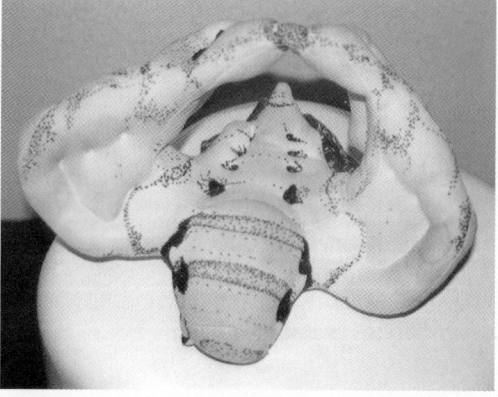

Abb. 2.**6**

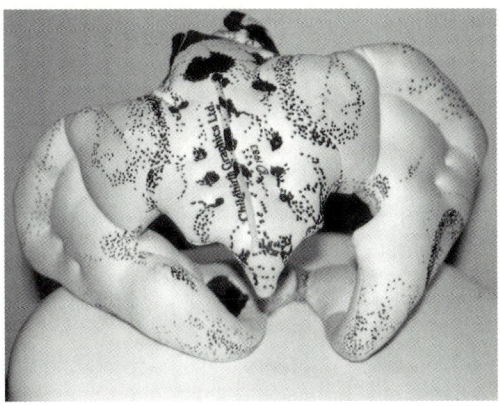

Abb. 2.**7**

– die Beckenhöhle als dreidimensionalen Raum (s. Kap. 5.2),
– die Nutationsbewegung des Steißbeins als „Raumgewinn" für das Kind bei seiner Geburt (s. Kap. 1.2),
– den Sitz der Hüftgelenke als „Raumabstand" in der frontalen Ebene,
– die Kreuzbein-Steißbein-Form als „Rutsche" für das Kind,
– die Gebärstellung des Beckens zum „kurven-losen" Geburtsweg (s. Kap. 7.1.3),
– den über das Becken angezogenen Stoff-Bekkenboden bei vertikaler Gebärposition, wie schonend und physiologisch beim Schieben, unter Ausnutzung der Rutsche und der hinteren Beckenhöhle, das Beckenbodentor aufgeht.

Die kindliche Kopfhaltung (Pfeilnaht) kann mit der Knöchelkante einer Faust von der Kursleiterin verdeutlicht werden (Abb. 2.**8**). Es kann aber auch gezeigt werden, wie in horizontaler Gebärposition der Platz in der hinteren Beckenhöhle

nicht voll ausgeschöpft wird und das Diaphragma urogenitale (Hiatus) stark belastet.

→ **Hinweis:** Ein „echtes" anatomisches Becken wird in dieser Geburtsvorbereitung nicht verwendet, weil die knöchernen, festen Begrenzungen bei Schwangeren Angstphantasien hervorrufen können, auch wenn die Schwangeren das nicht im Kurs verbalisieren. Das Stoffbecken ist eben nur ein Modell, andererseits läßt es in der Phantasie Spielraum zu!

Gebärhocker

Als Demonstrationsmittel eingesetzt, ist der Gebärhocker zum Ausprobieren in den letzten Geburtsvorbereitungsstunden sehr nützlich. Wenn die Möglichkeit besteht, den Gebärhocker in eine Geburtsvorbereitungsstunde einzubringen, sollen alle Schwangeren die Chance des „Probesitzens" erhalten. Dazu ein Alternativvorschlag: Ein Corpomedkissen wird in die Form eines Gebärhockersitzes gebracht (Abb. 2.**9**) und auf den Boden gelegt. Die Schwangere setzt sich auf diesen „Gebärhocker", der Partner sitzt auf einem

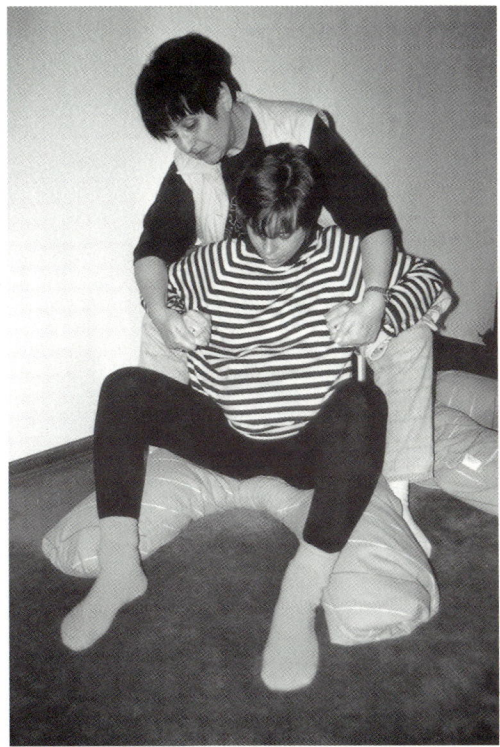

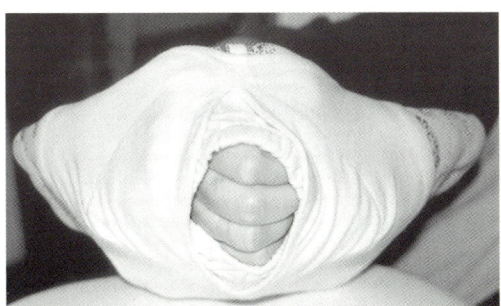

Abb. 2.**8**

Abb. 2.**9**

Stuhl/Hocker dahinter. Auf diese Weise kann die Frau bereits in der Vorbereitung ein Gespür für das Herausschieben des Kindes bei gleichzeitigem Einsatz aller Eigen- und Partnerhilfen bekommen.

→ **Hinweis:** Ob der Gebärhocker während der Geburt des Kindes dann tatsächlich benutzt wird, bleibt offen, weil das von der jeweiligen Geburtssituation abhängig ist.

Knotentuch

Die Rückbesinnung auf vertikale Gebärpositionen brachte – weil funktionell notwendig – neue Ideen des Anhängen-Könnens bei der Wehenverarbeitung und beim Gebären (s. Kap. 7).

Dem Anhängen an zwei mehrfach geknoteten Leinentüchern, die an der Decke befestigt sind und deren Länge das Stehen ebenso wie das Knien und Hocken durch entsprechende griffige Knoten erlaubt, sollte der Vorzug gegenüber *einem* Knotenseil (Hanf) gegeben werden.

An dieser Stelle soll der Vorteil eines Doppel-Hänge-Angebots aufgezeigt werden (Abb. 2.**10**),

d. h., wenn 2 Knotentücher in Schulterbreite-Abstand von der Decke kommen, geben diese für jede Hand einen Halt. Bei einem Knotentuch müssen die Hände übereinandergreifen (Abb. 2.**11**)!

1. Die Kräfte beim „Sich-Anhängen" werden bei der Entlastung des Schultergürtelgewichts symmetrisch verteilt, der Kontakt der Füße zum Boden ist sicherer! (s. Kap. 7.1.2)
2. Die Gefahr, durch ein „Sich-Hängen-Lassen" in ein Hohlkreuz zu kommen, ist geringer.

Werden beide Knotentücher in Achselhöhe der Gebärenden (stehend/hockend/kniend) im Rücken durch Knoten oder Schlinge miteinander verbunden, erfährt diese beim Anhängen im Rücken zusätzlich Halt und Stütze (Abb. 2.**12**).

Die Anordnung des Knotentuchs im Geburtsraum könnte sein:

– über dem Geburtsbett,
– frei im Raum, über einer Airexmatte mit oder ohne Gebärhocker, der Geburtsleitung muß noch ausreichend Platz zum Hantieren bleiben.

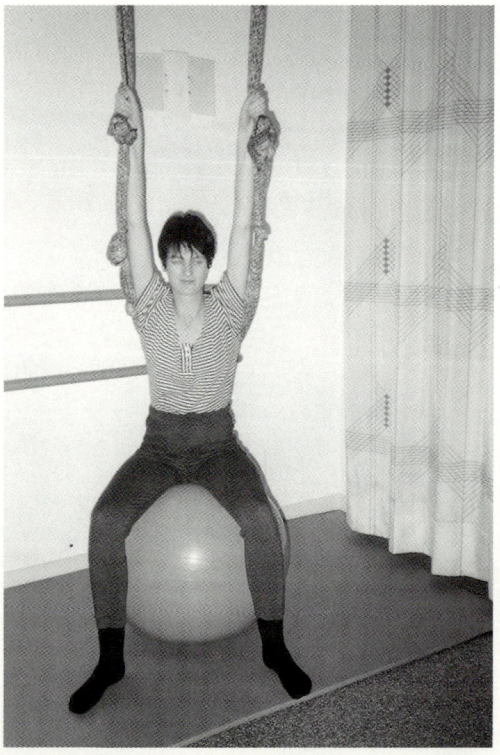

Abb. 2.**10**

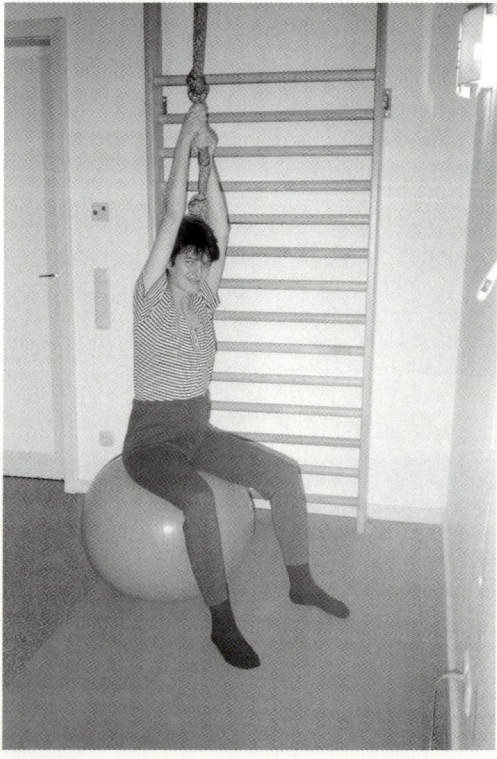

Abb. 2.**11**

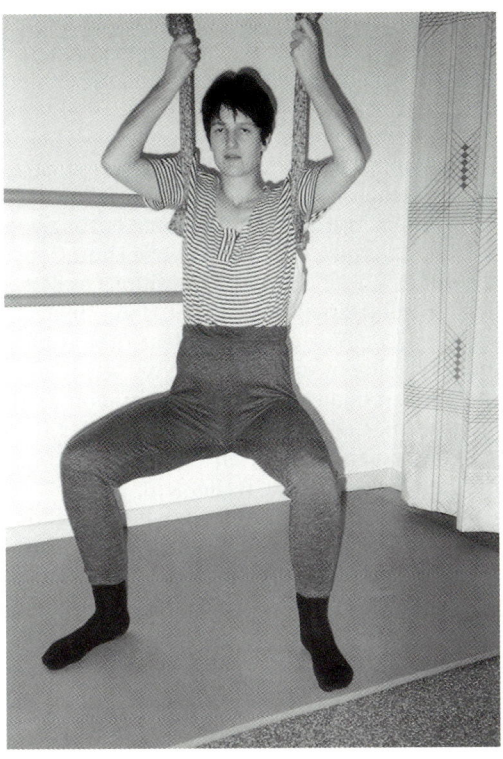

Abb. 2.**12**

Abb. 2.**13** zeigt, wie ein geburtshilfliches Team für ihre Gebärenden Anhängemöglichkeiten aus Vorhandenem gestaltet hat.

Printmedien u. a.

Zum Verdeutlichen des Geburtsvorganges eignen sich Bilder aus Büchern, z.B. aus dem Geburtsatlas (s. Bezugsquellennachweis). Ein weiterer anschaulicher Bildband ist das dreidimensionale Schwangerschafts- und Geburtsbuch „The Facts of Life".

→ **Hinweis:** Anatomiefachbücher zu Demonstrationszwecken für Schwangere werden in dieser Geburtsvorbereitung nicht eingesetzt.

Buchempfehlungen für Schwangere/Paare als weiterführende Information sollte die Kursleiterin für „ihre" Schwangeren in einer kleinen Liste zusammenstellen. Sie sollte erläutern, warum nach ihrer Auffassung diese von ihr ausgewählten Bücher lesenswert sind.

Buchvorschläge für werdende Eltern:
Lennart, N. Ein Kind entsteht. München: Mosaik; 1993.
Lothrop, H. Das Stillbuch. München: Kösel; 1996.
Sichtermann, B. Leben mit einem Neugeborenen. Frankfurt: Fischer; 1995.

Abb. 2.**13**

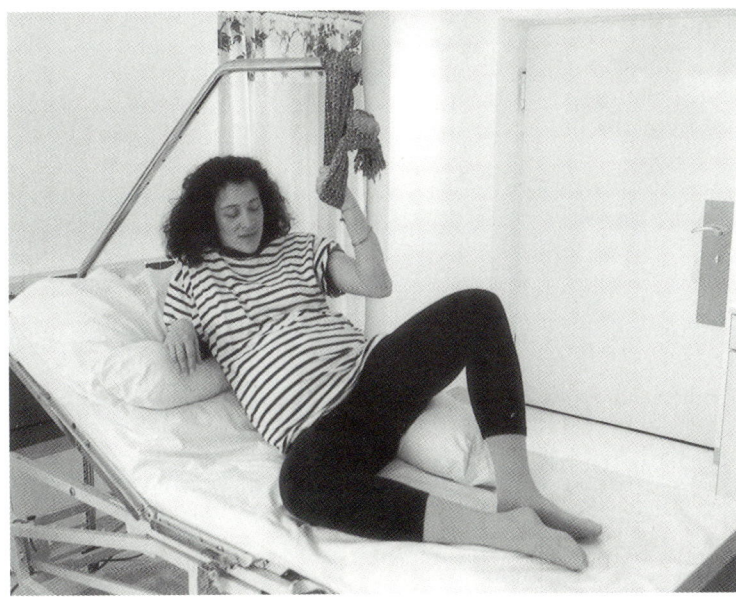

Liedloff, J. Auf der Suche nach dem verlorenen Glück. München: Beck; 1995.
Dunham, C. Mamatoto, Geheimnis Geburt. Köln: VGS; 1992.
Tomatis, A. Klangwelt Mutterleib. München: Kösel; 1996.

→ **Anmerkung:** Manche Schwangere meinen, möglichst viele Buchangebote zum Thema Geburtsvorbereitung und Geburt lesen zu müssen. Wenn der Inhalt des Buches und das in der Geburtsvorbereitung Erfahrene sich dann widersprechen, sind sie verunsichert.

Bemerkung zum Einsatz von **Video-Filmen** in der Geburtsvorbereitung. Hier kann aus meiner Sicht nur ein Video-Film empfohlen werden, weil er eine vertikale Gebärposition gut veranschaulicht:

Titel „Schau mal – ein Baby" von Saskia von Rees, B. Smulders, W. Heemels. Zu beziehen über: Gesellschaft für Geburtsvorbereitung, Dellestr. 5, 40627 Düsseldorf.

Bei den von Kliniken an Elternabenden gezeigten Geburtsfilmen (oft im Auftrag von Herstellern von Säuglingsnahrung entstanden) findet die letzte Geburtsphase für die Gebärende in aller Regel in Rückenlage auf dem Geburtsbett

statt, verbunden mit falschen Atemanleitungen zum Pressen. Das verunsichert die Frauen, die sich auf vertikale Gebärpositionen vorbereiten möchten.

Die Geburtsvorbereitung Methode Menne – Heller kommt ohne Video-Filme als Demonstrationsmittel aus.

Noch ein Tip: 1975 wurde unter Leitung von Moshe Paciornik der eindrucksvolle Film „Gebären in der Hocke" (Squatting position) in Brasilien gedreht. Erhältlich in den USA. 1995 erschienen zwei Videofilme mit dem Titel: „Gebären und geboren werden" (eine wissenschaftliche Version und eine Eltern-Version) von Karin Berghammer in Zusammenarbeit mit der Universitätsfrauenklinik Wien. Wissenschaftliche Autoren: Regine Ahner, P. Husslein.

Bezugsquellennachweis für das weiche Modell-Stoffbecken mit Stoffbeckenboden, Brustmodelle zur Stillvorbereitung, Geburtsatlas: Childbirth Graphics, P. O. Box 21 207, Waco, Texas 76 702 – 1207, USA, Telefon: 001 – 800 – 299 – 3366, Fax 001 – 817 – 751 – 0221
Bezug in Deutschland über: Medela Medizintechnik, Postfach 11 48, 85378 Eching, Tel. 0 89 – 3 19 64 39
oder Ripeka Demo, Berliner Str. 14, 64807 Dieburg, Tel. 0 60 71 – 8 19 22, Fax 0 60 71 – 8 19 24

3 Körperarbeit

3.1 Einleitung

Körperarbeit ist ein Teilinhalt im Rahmen der Geburtsvorbereitung. Frauen, die ihrem Körper vertrauen, können mit dem Rhythmus der Wehen besser mitgehen, sich darauf einstellen (Studie Berlin).

Ziele:

1. Funktionelle Bewegungsabläufe in verschiedenen Ausgangsstellungen erlernen und automatisieren, besonders hinsichtlich einer Anpassung der Körperstatik an die veränderten Haltungs- und Bewegungsbedingungen während der Schwangerschaft.
2. Verbesserung der Körperwahrnehmung und des Körpergefühls gibt Sicherheit hinsichtlich der eigenen Wahl individuell geeigneter Gebärpositionen von vertikal bis horizontal.
3. Einbeziehen des Beckenbodens „perinatal" als wichtiger „Ort des Geschehens".
4. Verbessern des autonomen Atems durch Tonisieren der autochthonen Rückenmuskulatur und der schrägen Bauchmuskulatur mittels Übungen für die Rotationen der Wirbelsäule.
5. Schwangerschaftsbedingte Beschwerden günstig beeinflussen, z.B. Kreuz- und Rückenschmerzen, Ischialgie, Symphysenschmerz, Varizen, Venen-Lymph-Stau, Stabilisieren des Blutdruckes/der Durchblutungssituation (s. Kap. 6).

6. Transfer: Die erlernten Übungen in den Tagesablauf (auch Hausarbeit) integrieren.
7. Geburtserleichterndes Verhalten (s. Kap. 7.1): Die Frau lernt, ihre körpereigenen Aktivitäten bei Entlastung von Schultergürtelgewicht, unter Ausnutzung der Schwerkraft für die bevorstehende Geburtsarbeit einsetzen zu können:
   - Hängeaktivität,
   - Stützaktivität mit „Sandhäufchenstellung" der ulnaren Handballen (s. Kap. 3.3 u. Kap. 7.1),
   - Druckaktivität, z.B. Füße am Boden mit Druckverstärkung lateral an den Fersen zur Stimulation des Öffnens (AR) über Muskelkette beim Gebären (s. Kap. 7.1),
   - Beckenmobilität erkennen und verbessern (in LWS und Hüftgelenken)
   - Spürhilfen können verwendet werden (s. Kap. 2.2.1): Kirschkernsäckchen, Reissäckchen, Noppenball, Luftballon, zusätzlich für Beckenbodenwahrnehmung den „Fluddel" (s. Abb. 3.**67**),
   - Übungshilfen: z.B. Pezziball, Corpomedkissen (s. Kap. 2), kleine Kissen (40 × 40), Hocker, Stuhl, Gebärhocker, Knotentuch, auch als „Doppelhänger".

➡ **Hinweis:** Die Schwangere soll zum Verhindern jeder Rutschgefahr Noppensocken in der Geburtsvorbereitung und während der Geburt tragen.

Die Körperarbeit wird entsprechend den Zielsetzungen in fünf Schwerpunkte unterteilt:

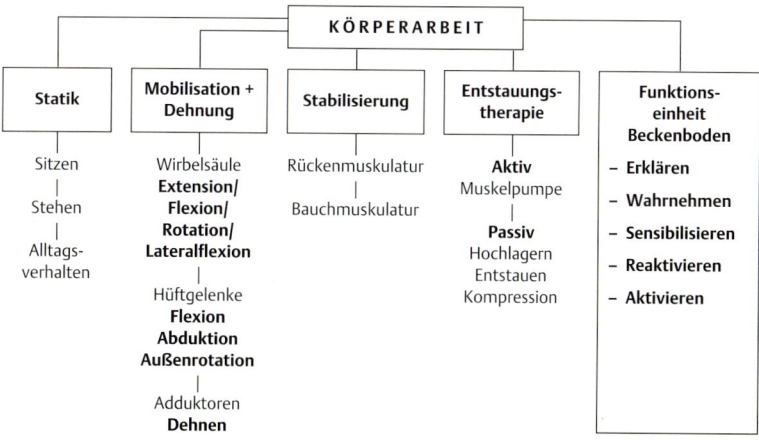

Ausführung der Übungen

Den gelegentlichen Anfangserwartungen zur Fitness-Gymnastik muß die Kursleiterin überzeugt mit langsamer und bewußter Ausführung der angebotenen Übungen entgegentreten. Ihre Instruktion muß klar und deutlich sein und nach dem Prinzip – sie *sagt,* was zu tun ist – sie *wartet* die Realisationsphase ab – erst dann beginnt mit verbaler Begleitung das *Üben.*

→ **Anmerkung:** Zwei Ausführungshinweise, mit denen werdende Mütter angesprochen werden können:
Ruth Menne: Da sein, wo etwas geschieht – den Weg in jeder Phase bewußt gehen – die Bewegung immer noch anders machen – immer versuchen, Bewegung und Atem fließend zu verbinden.
F. Leboyer: „Langsam, langsam – versuche nicht, Zwischenstufen zu überspringen – willst Du nicht erfassen, enträtseln, was Zeit ist? Schneller, schneller, immer noch schneller heißt es heute überall – der Wissende aber sagt: Langsam, langsam.
Die einfachste Geste wie auch die anspruchsvollste Übung führst Du mit fließenden Bewegungen aus ohne Unterbrechungen und Sprünge – das Ende ist ein Anfang ..."
(aus: „Weg des Lichts", Verlag Kösel)

Die folgende zu den einzelnen Schwerpunkten angegebene Übungsauswahl erhebt keinen Anspruch auf Vollständigkeit.
Die Kreativität der Kursleiterin soll durch hier aufgezeigte exemplarische Übungsbeispiele unterstützt und gefördert werden. So lernt sie ihre Maßnahmen (Übungen) nach Zielsetzung und funktionellen Begründbarkeiten und evtl. abweichenden Zusatzbefunden der Schwangeren selbst auszuwählen.

3.2   Statik

Mit fortschreitender Schwangerschaft wird bei jeder Schwangeren durch starke Dehnung der Bauchmuskulatur und durch die Verlagerung des Körperschwerpunktes nach ventral die Statik der Wirbelsäule und des Beckens beeinflußt. Die Bein- und Fußachsen verändern sich und das hat Auswirkungen auf das Gangbild.

Ziele:
1. Die Schwangere soll lernen, ihre funktionellen Körperabschnitte in der Körperlängsachse (KLA) einzuordnen und eingeordnet in allen Ausgangsstellungen zu halten (Abb. 3.**1**).
2. Alle die Statik verbessernden Übungen helfen der Schwangeren, ihre Haltung zu stabilisieren und zunehmende ventrale Gewichte auszubalancieren.
3. Da Haltung und Atmung einander bedingen, wirkt sich das Üben auf die Atemsituation der Schwangeren günstig aus.
4. Die Schwangere kann ihr Wissen um die Haltung während der Geburtsarbeit und beim Herausschieben ihres Kindes einsetzen.

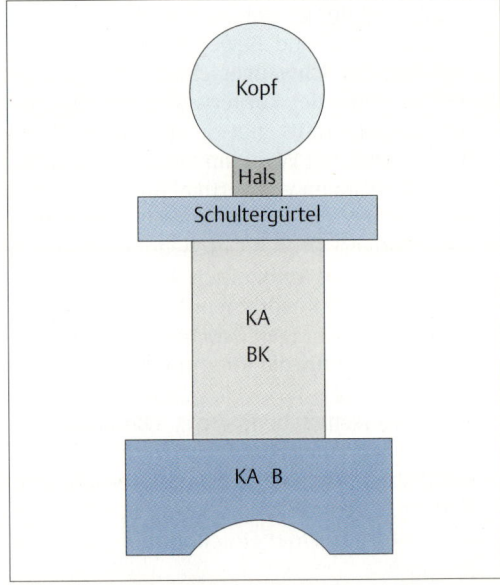

Abb. 3.**1**   Klötzchenspiel zum Türmchen (nach Klein-Vogelbach)
KA BK = Körperabschnitt Brustkorb
KA B = Körperabschnitt Becken

3.2.1   „Wie sitze ich?"

Die physiologische Belastungshaltung und die Fehlbelastungshaltung für die Wirbelsäule beim Sitzen verdeutlicht Abb. 3.**2**.

Praktische Sitzhilfen

– Sitzkeil,
– Zipfel eines Kissens unter den Steiß, als „drittes Bein" zu den beiden Sitzbeinen,

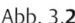

Abb. 3.**2**

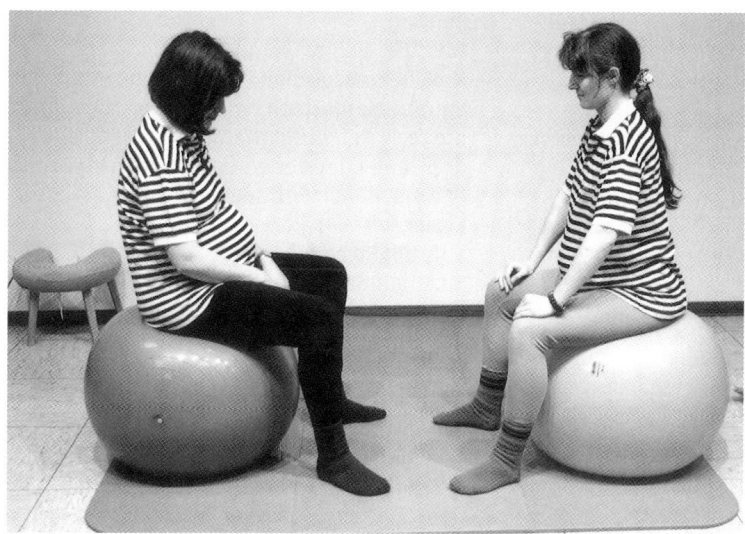

Abb. 3.**3**

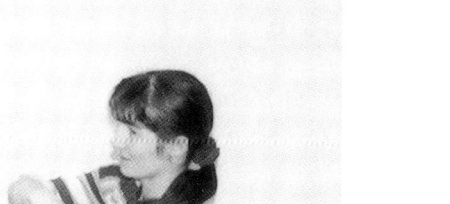

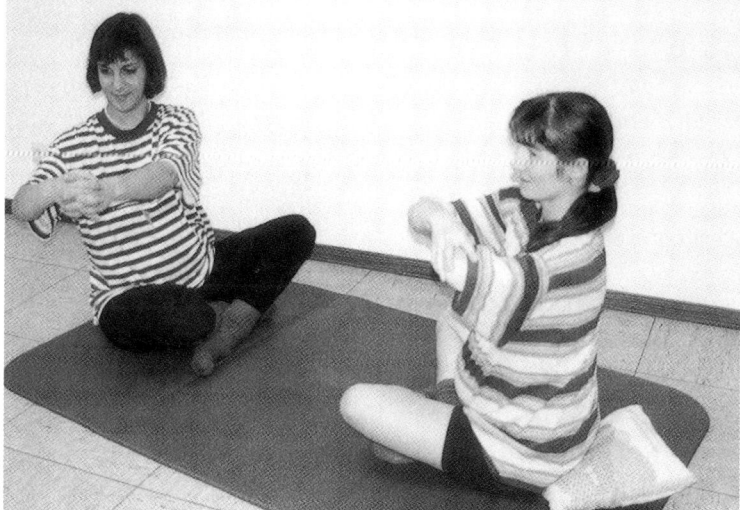

– Schwangere mit sitzender beruflicher Tätigkeit „polstern" mit gerollten Baumwollsöckchen oder einem weichen Wollknäuel die Steißkurve zum ‚3. Sitzbein' auf (Abb. 3.**3**). Das ist nicht sichtbar, aber sehr wirkungsvoll.

Fantasiehilfen

Nachfolgend werden einige Hilfen für das Halten der Oberbauchdistanz zwischen Nabel und Brustbeinspitzchen (processus xyphoideus) vorgestellt.

Folgende Beispiele können eine verbale Verständnishilfe sein, diesen für die Statik und für die Geburtsarbeit wichtigen Abstand wahrzunehmen und zu halten:

1. Beispiel: ein „geschlossener Reißverschluß" längs eines gedachten Abstandes Nabel – Brustbeinspitzchen (zwischen beiden Muskelbäuchen des M. rectus abdominis im Oberbauchabschnitt). Instruktion durch Kursleiterin: *„Reißverschluß zu"*. Bei Verkürzung dieses Abstandes geht der Reißverschluß auf („platzt auf"), die Folge ist eine Belastung der Wirbelsäule.

2. Beispiel: sind alle Klötzchen übereinander zum „Türmchen" eingeordnet, dann ist dieser

Fantasie-Reißverschluß geschlossen. Instruktion durch Kursleiterin: *„Türmchen steht"*. Das ist eine Entlastung der Lendenwirbelsäule.

3. Beispiel: wird das Brustbein nach vorn oben geschoben, dann trägt und zeigt die Frau ein Fantasie-Medaillon. Instruktion der Kursleiterin: *„Medaillon zeigen"*. Das richtet die Wirbelsäule auf (Abb. 3.**4**).

> 🛈 **Merke:** Weil eine aufrechte Sitzhaltung oft ungewohnt und anstrengend ist, sollte die Kursleiterin alle Übungen verbal begleiten.

> 🛈 **Wichtig ist:**
> - im Alltag: das „Türmchen" mit „Medaillon",
> - bei der Geburtsarbeit: „Reißverschluß zu",
> - beim Herausschieben des Kindes: „Reißverschluß zu" (s. Kap. 4.5 u. 7).

1. Übung: „Wahrnehmen der Sitzbeinhöcker" (Tuber ossis ischii) als architektonische Basis.

Ausgangsstellung: Schneidersitz, später Sitz auf Hocker oder Pezziball, zunächst ohne Steißpolster.

Ausführung:
- Auf die rechte Hand setzen (später auch Kirschkernsäckchen oder Noppenball als Spürhilfe einsetzen),
- die rechte Gesäßhälfte wird konzentriert auf der Hand oder der entsprechenden Spürhilfe bewegt, dabei wird seufzend auf „haa" ausgeatmet.
- Spürhilfe wegnehmen,
- Sitzqualität beider Gesäßhälften vergleichen. Die bearbeitete Seite wird flächiger, weicher empfunden.
  Der Sitzknochen ist nicht mehr spürbar, die bearbeitete Seite sitzt tiefer,
- Seitenwechsel nach links.
  Nachdem auch die zweite Gesäßhälfte auf der Spürhilfe intensiv bewegt wurde, wird dem „wie sitze ich jetzt" nachgespürt.
  Erst jetzt wird das Steißbeinpolster als Sitzhilfe angeboten und angewendet.

2. Übung: „Klötzchenspiel zum Türmchen"

Ausgangsstellung: Schneidersitz mit Steißbeinpolster, später Sitz auf Pezziball oder Hocker.

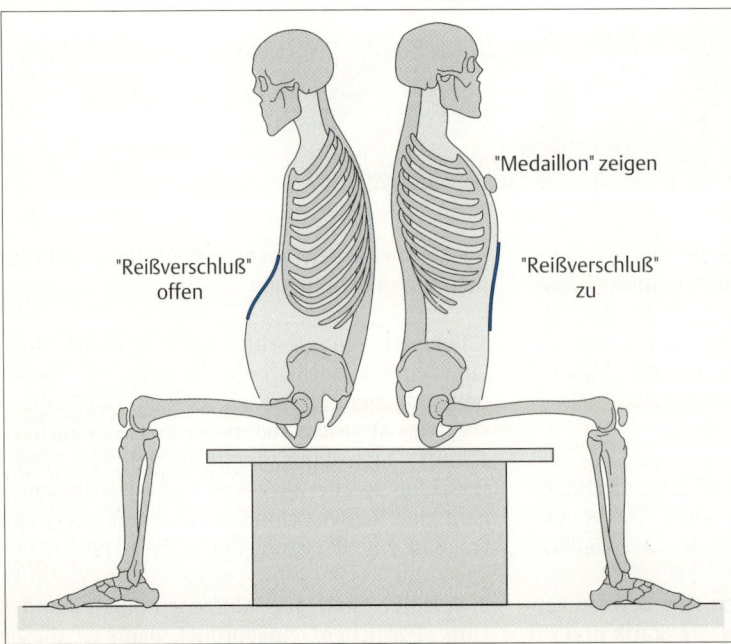

"Medaillon" zeigen

"Reißverschluß" offen

"Reißverschluß" zu

Abb. 3.**4**   Architektonische Basis: die Sitzbeine. Fehlbelastungshaltung für die Wirbelsäule (links), physiologische Belastungshaltung für die Wirbelsäule (rechts).

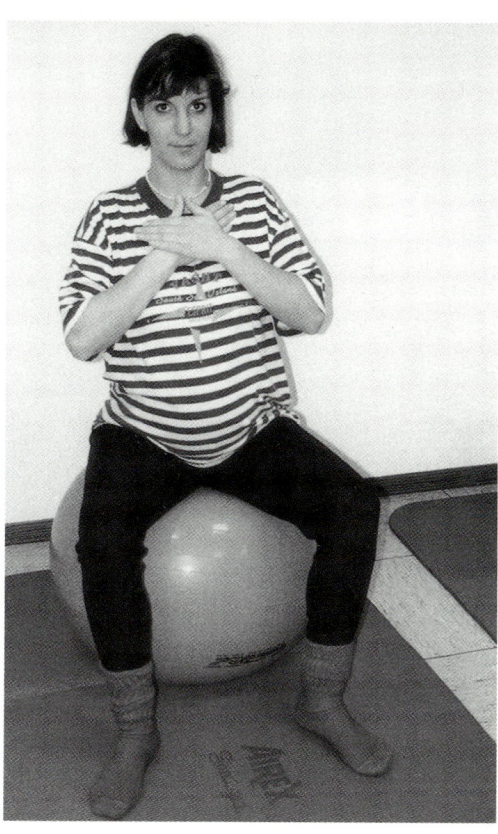

Abb. 3.**5**

Ausführung:
- Sitz auf den Sitzbeinen (Tuber ossis ischii).
- Nacheinander werden alle Körperabschnitts-Klötzchen rundum mit den eigenen Händen ertastet: Das Becken und die Lendenwirbel-säule, der Brustkorb mit dem Schultergürtel, der Hals und der Kopf werden so zu einem stehenden Türmchen aufgebaut,
- steht das Türmchen, werden „Reißverschluß" und „Medaillon" erarbeitet (Abb. 3.**5**).

3. Übung: „Türmchen bewegen"

Ausgangsstellung: Schneidersitz (Steißpolster), später Sitz auf Pezziball oder Hocker.

Ausführung: In den Hüftgelenken wird das Türmchen ohne Bewegungen der Wirbelsäule im Raum bewegt:
- nach vorn, unten (Abb. 3.**6a** u. **b**),
- wenig nach hinten.
  Erinnerung: „Reißverschluß zu", „Medaillon zeigen".

→ **Anmerkung:** Diese Übung kann unter ‚Stabilisierung' (s. dort) ebenso Anwendung finden.

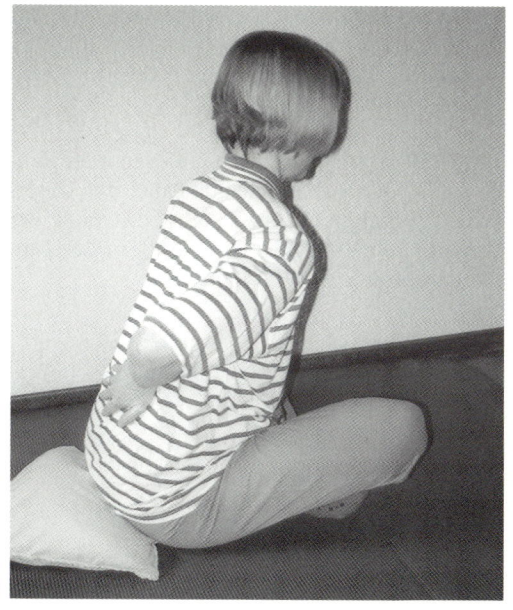

a

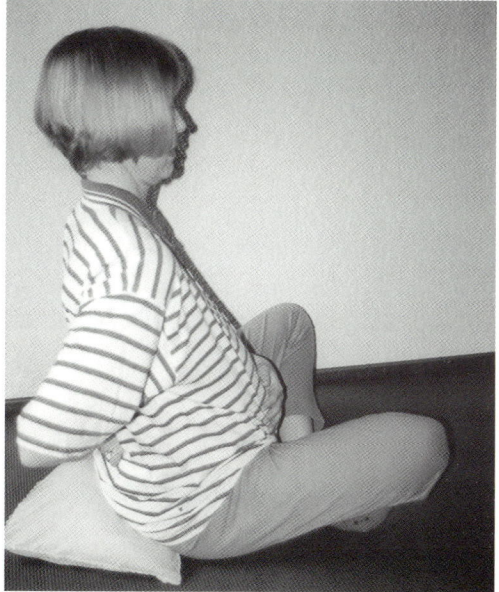

b

Abb. 3.**6**

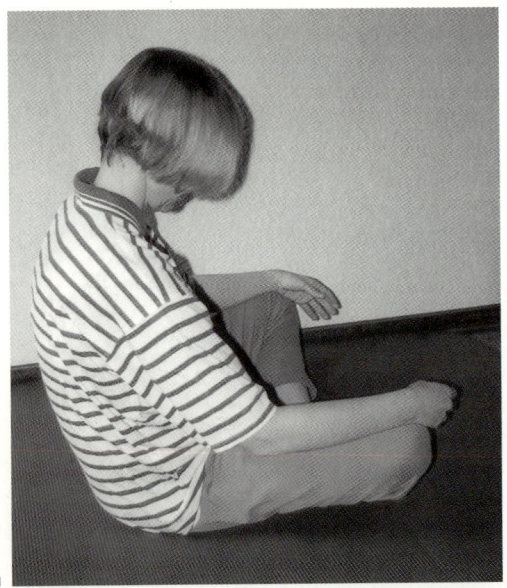
a

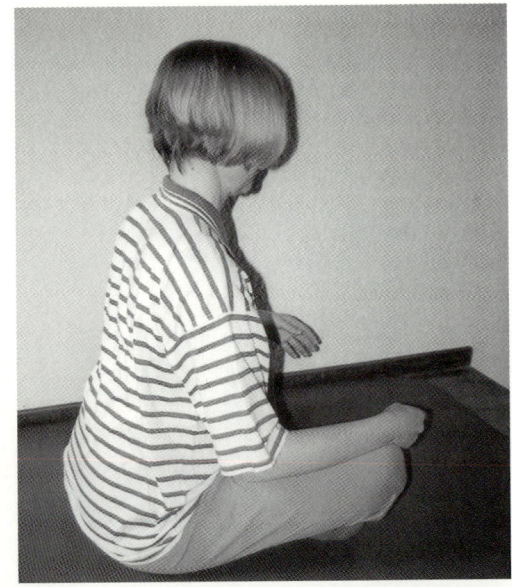
b

c

Abb. 3.**7**

4. Übung: „Becken bewegen"

Ausgangsstellung: Schneidersitz (ohne Steißpolster), später Sitz auf Pezziball oder Hocker.

Ausführung: Beim Bewegen des Beckens wird die Lendenwirbelsäule mitbewegt. Das Becken bewegt sich:
- hinter die Sitzbeinhöcker (Abb. 3.**7a**),
- vor die Sitzbeinhöcker (Abb. 3.**7b**),
- danach die Mitte finden,
- das Bewegen des Beckens endet im Türmchen (Abb. 3.**7c**).

Die Schwangere kann durch Auflegen ihrer Hände auf Lendenwirbelsäule und Bauch den Unterschied zwischen Übung 3 und 4, d.h. ohne Bewegung oder mit einer Bewegung in der Lendenwirbelsäule, deutlich spüren.

> **! Merke:** „Wie sitze ich" ist eine Kontrollhilfe im Alltag!
> Das Lernen und Erfahren dieser Bewegungen wird in der Austreibungsphase beim „Schieben" benötigt.

3.2.2 „Wie stehe ich?"

> ⚠ **Merke:** Haltung beginnt bei den Füßen

Beim Stehen sind die Füße die architektonische Basis, das Fundament unseres Körpers. Wie soll eine gute Fußbelastung aussehen (Abb. 3.**8a** u. **b**)?

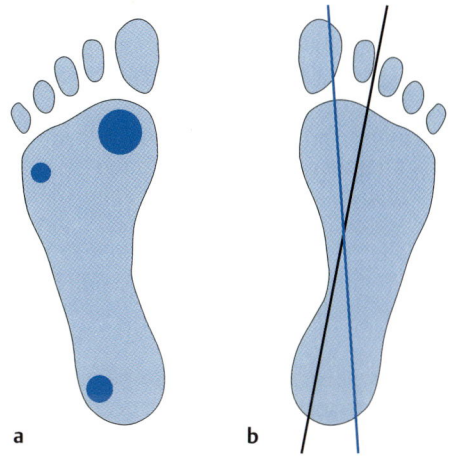

a   **b**

Abb. 3.**8a** u. **b**   **a** Fußbelastung. Jeder Fuß wird auf drei Punkten belastet:
1 Ferse, mehr am äußeren Rand
2 Großzehenballen (Großzehengrundgelenk)
3 Kleinzehenballen
b Fußstellung: Fußlängsachsen:
1 Anatomische Längsachse: Verlauf Ferse – zweiter Strahl (Zehe)
2 Funktionelle Längsachse vom lateralen Kalkaneus (Ferse) zum Großzehengrundgelenk. Um von einer funktionellen Fußlängsachse sprechen zu können, muß die Längswölbung vorhanden sein. Diese Achse ist von Bedeutung für das Stehen und für die Abrollphase beim Gehen.

> ⚠ **Wichtig:** Alle Zehen haben Bodenkontakt und sind weder eingekrallt noch hochgezogen (vgl. dazu Kap. 5.3 „Bäumchen im Wind").

Die Fußbelastung durch die Punkte ‚laterale Ferse' und ‚Großzehenballen' erhält das Fußlängsgewölbe und wirkt dem sog. Schwangerenplattfuß entgegen.

Die äußere Ferse ist für die Fußdruckaktivität beim Herausschieben des Kindes von Bedeutung (s. Kap. 7.1.2).

Schwangerschaftsbedingte veränderte Statik durch erhebliche ventrale Gewichtszunahme bedarf in der Geburtsvorbereitung der Korrekturhilfen, weil Fehlstellungen und Fehlbelastungen der Füße eine Kettenreaktion von funktionellen Veränderungen an allen weiteren Gelenken wie Knie-, Hüftgelenken und der Wirbelsäule auslösen (s. Kap. 6.1).

Haltungsaufbau

Der Haltungsaufbau beginnt mit einer Bestandsaufnahme im Stehen von den Füßen bis zum Kopf (Abb. 3.**9a – c**). Verbale Kurshilfe für das Stehen: Die jeweils richtige Antwort ist **fett**gedruckt!

- – Wie stehen die Füße?
  - – Dicht beieinander oder **in Hüftgelenksbreite?**
  - – Zeigen die Fußspitzen nach innen, **nach außen,** geradeaus?
  - – Welcher Fußknöchel (Malleolus) steht höher?
    - – **der innere** (mediale)?
    - – der äußere (laterale)?
- – Sind die Kniegelenke
  - – durchgedrückt (arretiert)?
  - – **leicht gebeugt?**

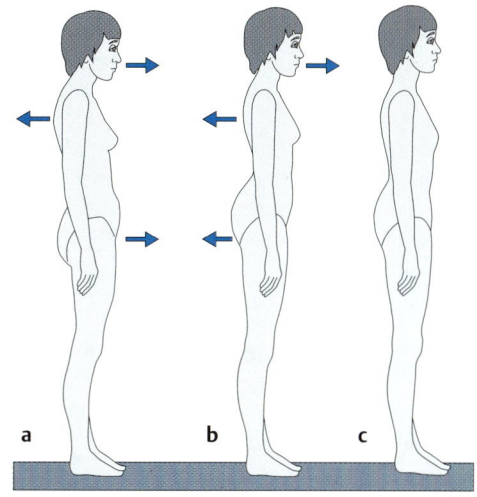

a   **b**   **c**

Abb. 3.**9a – c**   Haltungsformen. **a** Becken + Extension, **b** Becken + Flexion, **c** Norm

– Zeigen die Kniescheiben
  – **nach vorn?**
  – nach außen/innen („schielen")?
– Wie steht das Becken/die LWS?
  – starkes Hohlkreuz (Flexion in den Hüftgelenken = keine Gebärstellung),
  – kein Hohlkreuz (Extension in den Hüftgelenken = Gebärstellung),
  – **leichtes Hohlkreuz** (Norm), physiologische Lordosestellung.
– Wie stehen Brustkorb/Brustwirbelsäule und Schultergürtel/Kopf über dem Becken?
  – **Klötzchen übereinander aufgebaut zum Türmchen?**
  – Kopf davor oder **über dem Brustkorb?**

Zum Verbessern der Haltung eignen sich Fußübungen mit Spürhilfen zum Eutonisieren und Aktivieren der kurzen Fußmuskulatur. Übungen dazu sind in Kap. 5.3 beschrieben, z.B.: „Standbein – Spielfuß", „Bäumchen im Wind", „Insel-Gehen".

Diese Fußübungen werden zwischengeschaltet und bei einer Wiederholung des Haltungsaufbaues wird das Stehen auf beiden Füßen „sicherer" und „bewußter" empfunden.

→ **Tips:**
1. Beim Stehen mit durchgedrückten (arretierten) Kniegelenken:
   Ausatmend-Tönen (explosiv) „phh" oder „bahh". Sofort löst sich die Kniearretierung zur leichten Beugung. Das ist beim Gebären und Loslassen des Kindes wichtig.
2. Zum Finden der individuellen Spurbreite der Füße beim Stehen:
   Ausatmend-Tönen „brrrr" (wiehernd) und dabei von einem auf den anderen Fuß „trippeln".
   Bei plötzlichem *Stop* steht die „individuelle Spur" zwischen den Füßen. Diese ist für die vertikale Geburtsarbeit wichtig und wird in Kap. 7 als „Arbeitsposition" der Füße bezeichnet.

3.2.3 „Wie gehe ich?"

Aus dem bewußten Stehen wird das bewußte Gehen abgeleitet. Hinweise erfolgen für:

– das Abrollen der Füße: von der Ferse bis zum Ablösen des Großzehs vom Boden,
– hüftgelenkbreites Gehen,

– das „Türmchen" steht (dynamisch stabilisierte Wirbelsäule),
– gegenläufiges Armpendel.

Außerdem ist wichtig:
– das Tragen von soliden Schuhen, z.B. keine hohen Absätze, keine Plateausohlen, keine einengende Schnürung,
– das eigene Gangbild immer wieder selbst kontrollieren (z.B. in Schaufensterscheiben).

> **Merke:** „Gehen ist die spezifische Art menschlicher Fortbewegung" (Klein-Vogelbach) und ein ständiges Anpassen an veränderte Gleichgewichtsreaktionen. Das wachsende Kind (ca. 10 kg ventrales Gewicht!) verändert zunehmend die Statik und die Bewegungsabläufe der Schwangeren.
> Störungen des labiler gewordenen Gleichgewichtes (z.B. unsicherer Stand) können im letzten Trimenon nicht so reaktionsschnell aufgefangen werden. Die Schwangere geht „bedachtsamer".

3.2.4 Alltagsverhalten

Ökonomischer Positionswechsel

Der ökonomische Positionswechsel erfolgt von der horizontalen zur vertikalen Körperstellung und umgekehrt.

– *Vom Liegen zum Stehen* in Stufen (Türmchen beachten):
  – Rückenlage: Beine aufgestellt, Hände zum Kind legen, das gesamte „Türmchen" rollt en bloc in Seitlage.
  – Seitlage (Abb. 3.**10 a**): Hand des oberen Armes stützt sich auf den Boden in Brusthöhe ab und stemmt den Rumpf in einen Seitsitz (der untere Arm hilft beim Abstützen).
  – Seitsitz (Abb. 3.**10 b**): weiterdrehen zum Vierfüßlerstand, die Hände helfen dabei am Boden mit.
  – Vierfüßler zum einseitigen Kniestand (Abb. 3.**10 c**): die Hände helfen vom Boden oder vom aufgestellten Knie beim Hochkommen zum Stand.
– *Vom Stehen zum Liegen* über Stufen in umgekehrter Reihenfolge. Jede Zwischenstufe kann vorübergehend die Endstufe als Ausgangsstellung sein!

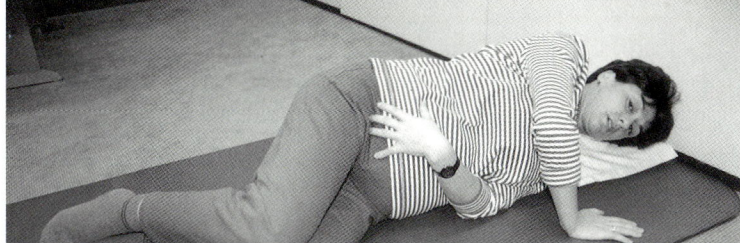

Abb. 3.**10**

a

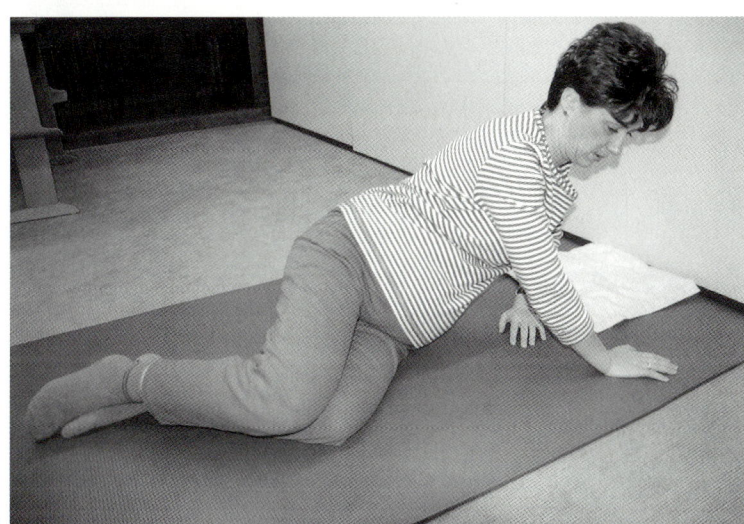

b

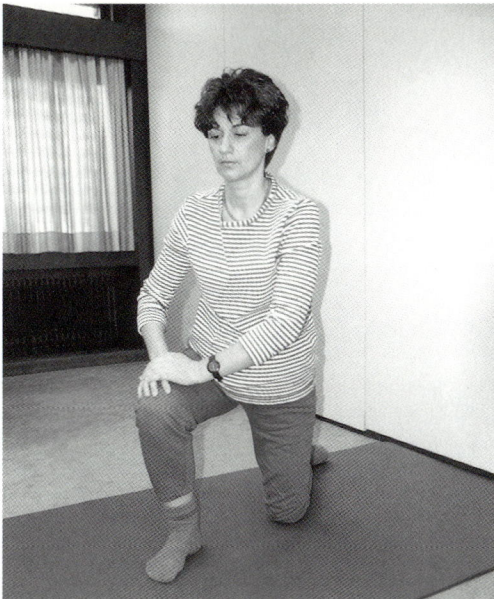

c

Verboten:
– Rückenlage im letzten Trimenon (Vena-cava-Kompression),
– aus Rückenlage direkt über die Gerade zum Sitzen zu kommen bzw. vom Sitzen über die Gerade zum Liegen hinuntergehen!

⚠ Merke:
– das kann Schwangerschaftswehen provozieren bzw. vorhandene Kontraktionen verstärken (s. Kap. 6.2),
– das kann Bandscheiben- und Rückenprobleme verstärken.

Ökonomisches Bücken

Das ökonomische Bücken braucht immer eine physiologische Einstellung der Wirbelsäule (Türmchen).

– Kurzzeitiges Bücken (Abb. 3.**11**) heißt:
  – beckenbreites Stehen oder Schrittstellung,
  – in die Knie gehen mit geradebleibender Wirbelsäule (Medaillon).

– Beim Verweilen in Bückehaltung (Abb. 3.**12**): Einbein-Kniestand, z.B. Waschmaschine be- und entladen oder Alltag mit Kleinkind: wie oft muß die Mutter tagsüber auf Niveau-Höhe ihres kleinen Kindes gehen.

Ökonomisches Bücken und Heben

Das ökonomische Bücken und Heben braucht immer eine physiologische Haltung der Wirbelsäule (Türmchen und Medaillon zeigen) und er-

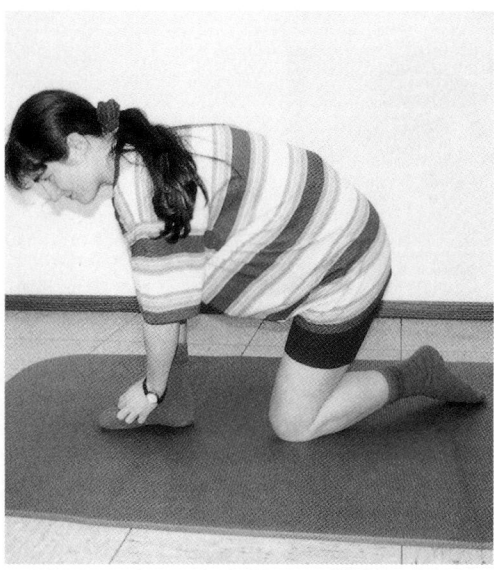

Abb. 3.**11**

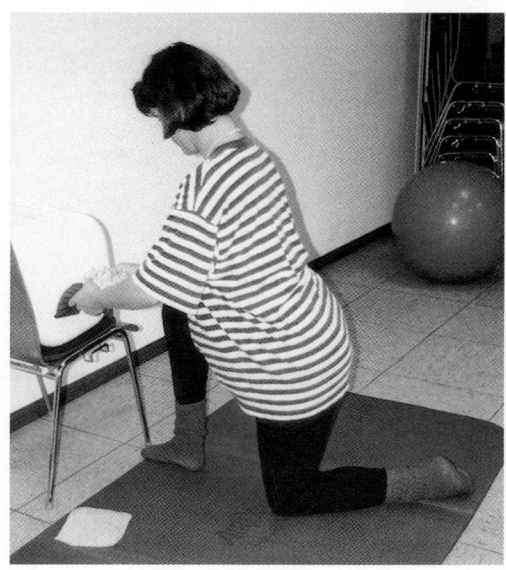

Abb. 3.**12**

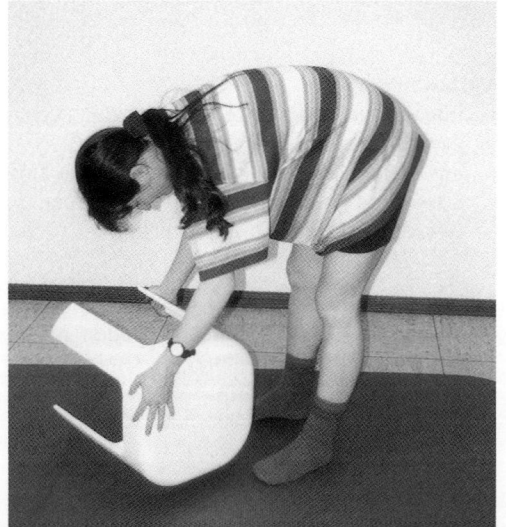

a

Abb. 3.**13** Falsche Haltung

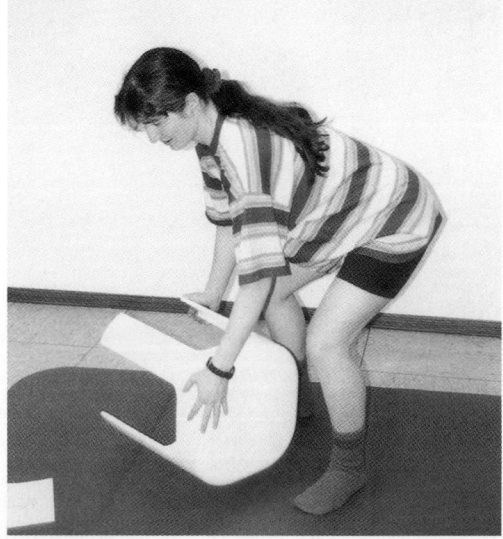

b

Richtige Haltung

folgt aus beckenbreitem Stehen oder aus Schrittstellung.

Aus kurzzeitiger Bückstellung einen Gegen-
stand (Last) *körpernah* mit beiden Händen anheben, z.B. Wäschekorb, Kleinkind, das getragen
werden will (Abb. 3.**13a** u. **b**).

Ökonomisches Tragen

Das ökonomische Tragen braucht immer eine
physiologische Haltung der Wirbelsäule (Türmchen und Medaillon zeigen).

Weil einseitiges Tragen die Wirbelsäule belastet (Abb. 3.**14a**), ist es ratsam, die Traglasten,
die unvermeidbar von der Schwangeren getragen werden müssen, vor dem Körper körpernah
zu halten und zu tragen (Abb. 3.**14b**), z.B. Ein-
kaufskorb, Wäschekorb, oder die Gewichte
möglichst gleichmäßig auf beide Arme vertei-
len, z.B. Einkaufsbeutel/Handtasche, Kleinkind/
Einkaufstasche.

3.3 Mobilisation und Dehnung

Geburtsvorbereitung im Hinblick auf ein aktives
Gebärverhalten erfordert, daß die Gebärende
die Vorteile ihrer Bewegungsfreiheit in vertikalen Positionen bis hin zum bedarfsweisen Liegen
auf der Seite voll ausschöpfen kann. Körperliche
Voraussetzung dazu ist eine möglichst freie Beweglichkeit der Gelenke sowie die Elastizität
und Dehnfähigkeit der beanspruchten Muskulatur, denn „Gebären ist ein Sich Öffnen!"

Ziele:
– Beweglichkeit und Bewegungsgefühl für
  Wirbelsäule (WS) und Hüftgelenke verbessern,
– Dehnfähigkeit der Beinadduktoren und des
  M. piriformis verbessern,
– Durchblutung der Beckenorgane günstig beeinflussen,
– schwangerschaftsbedingte Beschwerden,
  z.B. Kreuz-/Rückenschmerzen lindern und
– das Körperbewußtsein für die Geburtsarbeit
  positiv stärken.

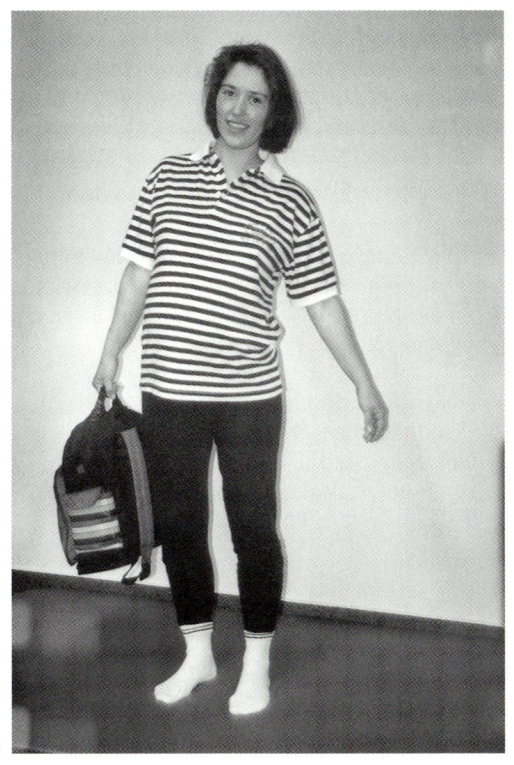

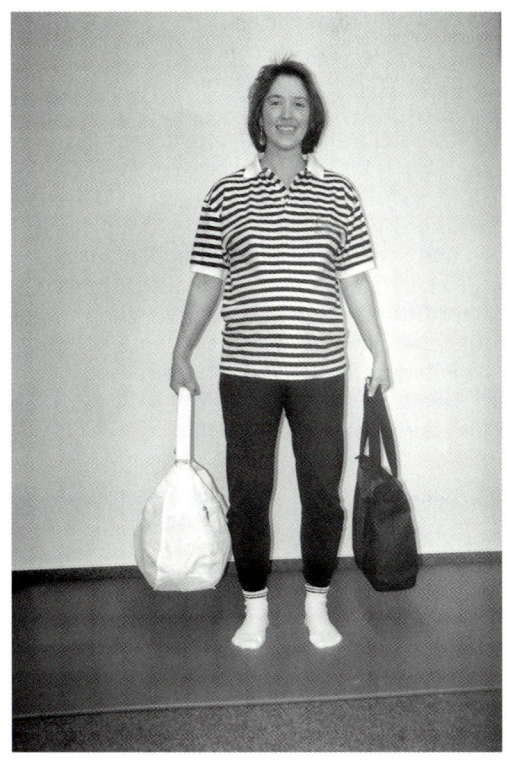

a

b

Abb. 3.**14**

3.3.1 Funktionelle Bewegungen, die vor und während der Geburt von Bedeutung sind

Zunächst werden die erforderlichen Bewegungskomponenten für Wirbelsäule und Hüftgelenke aufgezeigt. Daraus lassen sich günstige Übungsverbindungen für die Geburtsvorbereitung ableiten.

Wirbelsäule (WS)

Extension und **Flexion:**
a) in allen Abschnitten, HWS/BWS/LWS, um Steifigkeit und muskuläre Verspannungen zu lösen. Damit wird die Voraussetzung zur dynamischen Stabilisierung der WS geschaffen.
b) Extension – Flexion der LWS, um die Gebärstellung des Beckens zum kurvenlosen Geburtsweg für das Kind in der Eröffnungsphase und zum Herausschieben in der Austreibungsphase einnehmen zu können (s. Kap. 7.1.3).

➡ **Hinweis:** An der Flexion der LWS muß in der Geburtsvorbereitung besonders gearbeitet werden, weil die Beweglichkeit im Lendenwirbelsäulenabschnitt bei den meisten Schwangeren erschwert und nur eingeschränkt vorhanden ist.

Rotation der WS: besonders wichtig am Übergang BWS – LWS zum Verbessern der Atmung (s. Kap. 4.2). Die Drehbewegungen mobilisieren die Rippen-Wirbelgelenke und sichern das Heben und Senken der unteren Rippen zur maximalen Ein- und Ausatemstellung des Thorax.
Lateralflexion der WS: Diese Bewegung ermöglicht in Verbindung mit der Extension/Flexion und Rotation der unteren Brustwirbelsäule und der Lendenwirbelsäule die Mobilität des Beckens beim Gebären (s. Kap. 7.1.4).

Hüftgelenke

Flexion der Beine im Hüftgelenk: ist für das Gebären in jeder Ausgangsposition von vertikal bis horizontal erforderlich.
Abduktion der Beine im Hüftgelenk: ist für das Gebären in jeder Ausgangsposition unter Einbeziehung der Flexion im Hüftgelenk erforderlich, allerdings sollte die Abduktion in den Hüftgelenken beim Gebären nicht endgradig erfolgen, um Symphysen- und Beckenbodenproblemen vorzubeugen.

Außenrotation der Beine im Hüftgelenk: ist in Verbindung mit Flexion/Abduktion im Hüftgelenk für das Gebären in allen Ausgangspositionen wichtig, erforderlich ist die Außenrotation im Hüftgelenk in der Austreibungsphase, weil Innenrotation im Hüftgelenk die Geburtsöffnung knöchern und muskulär verengt.

➡ **Wichtiger Hinweis:** Bei jeder vaginalen Geburt achtet die Geburtsleitung darauf, daß die Hüftgelenke der Gebärenden aktiv (von der Frau selbst) oder passiv (von Hebamme/Ärztin) in Flexion/Abduktion eingestellt sind. Auf die so wichtige Außenrotation im Hüftgelenk wird aber zu wenig geachtet, und oft sind die Hüftgelenke Gebärender in der letzten Geburtsphase beim fetal outcome zwar in Flexion/Abduktion, aber dann in Innenrotation eingestellt. Ursache: Falsches Halten der Beine besonders in Rückenlage, oder die Beinhalter am Geburtsbett geben durch falsche Winkelstellung die innenrotatorische Fehlstellung im Hüftgelenk vor.

> ⚠ **Merke:** Für alle Ausgangsstellungen beim Gebären, z. B. Sitz auf dem Gebärhocker oder im Geburtsbett, am Boden, im Hocken, im Vierfüßler, im Kniestand, gilt eine Regel: Knieabstand ist etwas breiter als Fußabstand. Der Fußkontakt zum Boden bleibt erhalten. Der Fußabstand ist etwas mehr als hüftgelenksbreit. Dann sind die Beine in den Hüftgelenken in Flexion-Abduktion-Außenrotation eingestellt.

Um die Gebärstellung des Beckens zu finden, wird in dieser Geburtsvorbereitung das Stimulieren der Außenrotation über Muskelketten erarbeitet (s. Kap. 7.1.2),

- *von kranial:* durch das Halten und Stützen in „Sandhäufchenstellung" (s. Z-Sitz im folgenden Übungsteil)
- *von kaudal:* durch Fußdruckaktivität ausgelöst lateral von den Fersen (s. Kap. 7.1.2 u. 3.2).

3.3.2 Vorschläge zur Beckenmobilisation durch Bewegen von Wirbelsäule und Hüftgelenken

Besonders geeignet sind die unter 5.6.1 beschriebenen modifizierten Bewegungen der Feldenkrais-Methode „Schlange", „Dreieck", „Uhr".

Für die *„Schlange"* (mit den Wirbelsäulenkomponenten Extension/Flexion und Lateralflexion) können die Ausgangsstellungen variiert werden, z.B. Seitlage, Schneidersitz, Sitz auf dem Ball. Es kann auch zu zweit geübt werden:

– Sitz Rücken an Rücken auf dem Boden, die Rücken „schlängeln" miteinander (Abb. 3.**15**)
– eine weitere Variante dazu: Zwischen beiden Rücken liegt Spürhilfe Luftballon (Abb. 3.**16**), Kirschkernsäckchen oder Noppenball,

– beide Partner sitzen Rücken an Rücken auf einem Ball und „schlängeln" die Rücken miteinander (Abb. 3.**17**).

Bei dem *„Dreieck"* wird die Ausgangsstellung verändert (Abb. 3.**18**), z.B. Schneidersitz, Sitz auf Hocker oder Pezziball, dadurch kann die für den Atem wichtige WS-Rotation (Abb. 3.**19**) bis zum Geburtstermin geübt werden. Zwei Varianten für die Armhaltung:

1. Die gefalteten Hände werden in Brusthöhe nach vorn zum Dreieck ausgestreckt.
2. Auf Brusthöhe umfangen die Hände jeweils den Ellenbogen der Gegenseite (wie Kasazschok-Tanz).

Die *„Uhr"*-Zeiten 3 – 6 – 9 – 12 den Beckenbewegungen zuzuordnen, wird bei den folgenden „Varianten zur Uhr" in verschiedenen Ausgangsstellungen aufgegriffen.

Abb. 3.**15**

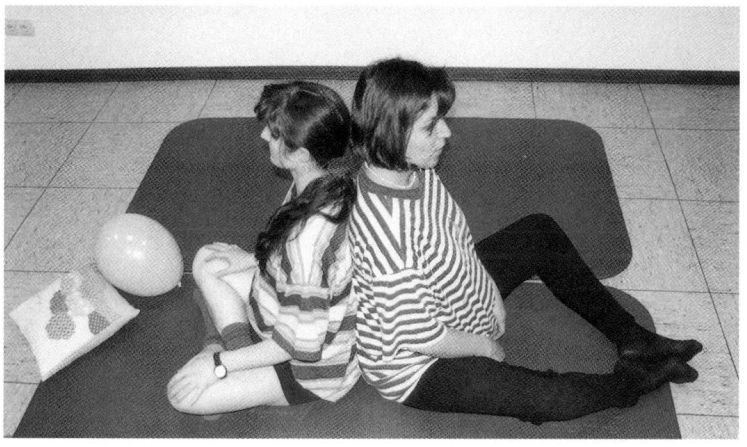

Abb. 3.**16**

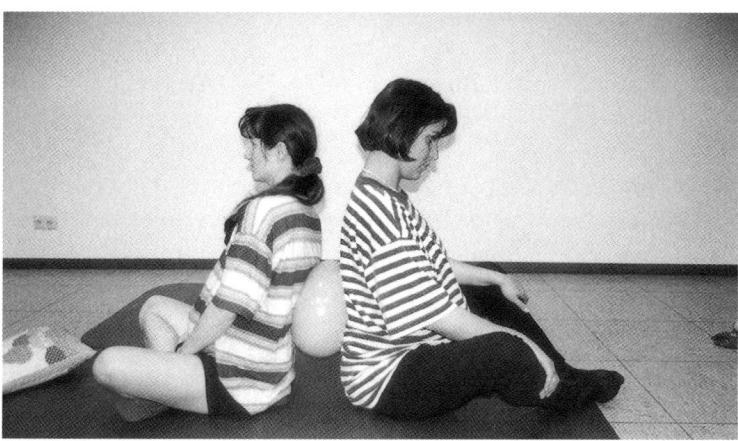

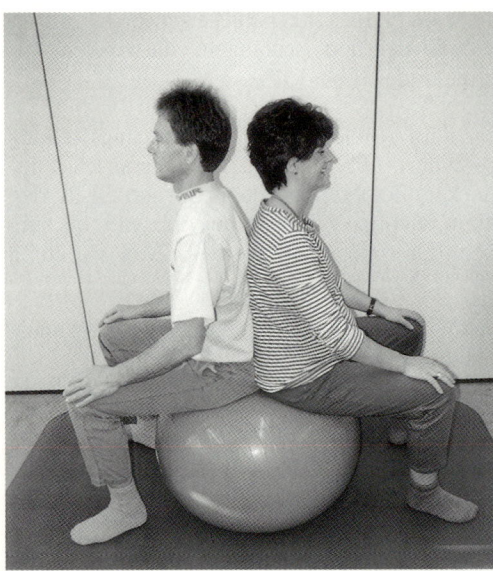

Abb. 3.**17**

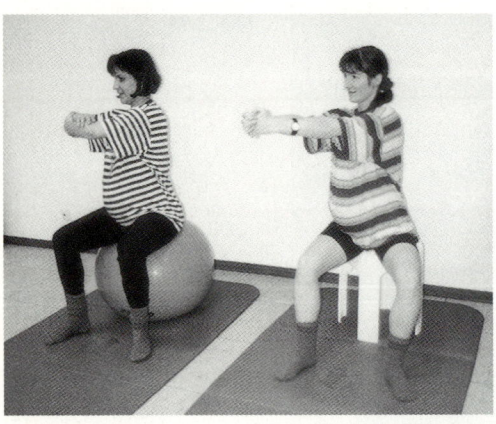

Abb. 3.**18**

Für alle nachfolgend aufgezeigten Übungen gilt die verbale Kurshilfe: Alles Üben wird begleitet vom Atem, wobei die Ausatmung durch den Mund auf „ff", „haa" seufzend oder summend erfolgt (s. Phonationsatem Kap. 4.3).

„Brücken-Uhr"

Varianten:
a) *Ausgangsstellung:* Vierfüßlerstand
   (Abb. 3.**20**):
   – Hände und Knie/Unterschenkel sind Kontaktpunkte zum Boden,
   – die Knie stehen hüftgelenksbreit,
   – die Stützhände sind unter den Schultern, die Finger zeigen leicht zueinander,
   – die Ellenbogen sind leicht gebeugt, beide Handballen der Kleinfingerseite tragen mehr Gewicht als die Daumenballen,
   – die „Klötzchen sind zum horizontalen Türmchen" eingeordnet.
   Ausführung:
   – Steißbein „geht" Richtung Schambein in die „12",
   – Schambein „geht" Richtung Steißbein in die „6".
     Mehrmals zwischen „12" und „6" wechseln.

> **❗ Beachte:** Kein Mitbewegen der Brustwirbelsäule!

b) *Ausgangsstellung:* Vierfüßlerstand.
   Ausführung: Beckenkreisbewegungen „3 – 6 – 9 – 12" und Richtungswechsel.
c) *Variante zu a) und b):* Kirschkernsäckchen auf dem Kreuzbein mitbewegen.

Abb. 3.**19**

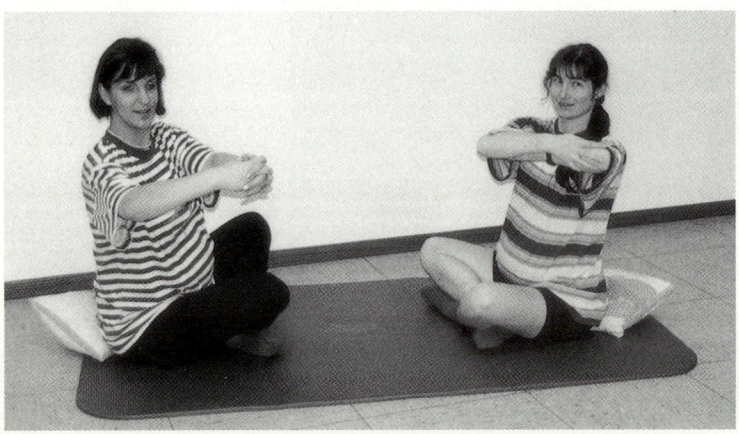

Abb. 3.**20**

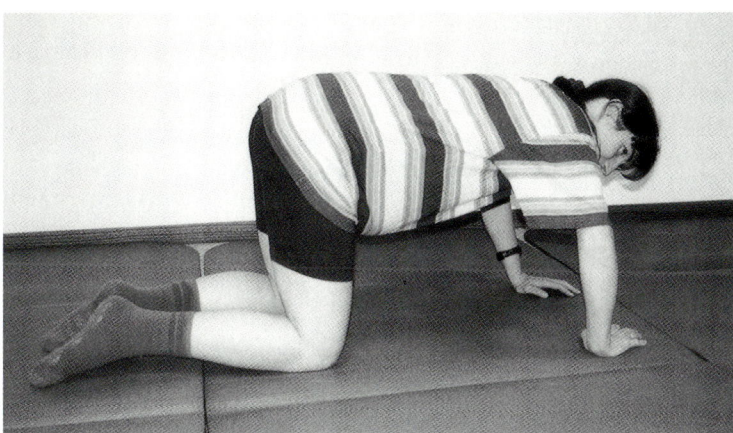

ℹ **Beachte:** Bei den Bewegungen a – c bleibt vom Türmchen Körperabschnitt Kopf und Brustkorb am Ort, Körperabschnitt Becken soll bewegen.

„*Verbale Kurshilfe:* „Reißverschluß bleibt zu".**"**

„Die Uhr des Schneiders"

Varianten:
a) *Ausgangsstellung:* Schneidersitz, auf beiden Sitzbeinhöckern sitzen.

Ausführung:
– Gewicht auf einen Sitzbeinhöcker verlagern, diesen mehrmals umkreisen, danach Richtungswechsel,
– Wechsel zum anderen Sitzbeinhöcker, diesen in beiden Richtungen umkreisen.

b) *Ausgangsstellung:* Schneidersitz auf den Sitzbeinhöckern.
Ausführung:
– das Becken bewegt sich vor die Sitzbeinhöcker „in die 6" (Abb. 3.**21**),
– das Becken bewegt sich hinter die Sitzbeinhöcker „in die 12" (Abb. 3.**22**).

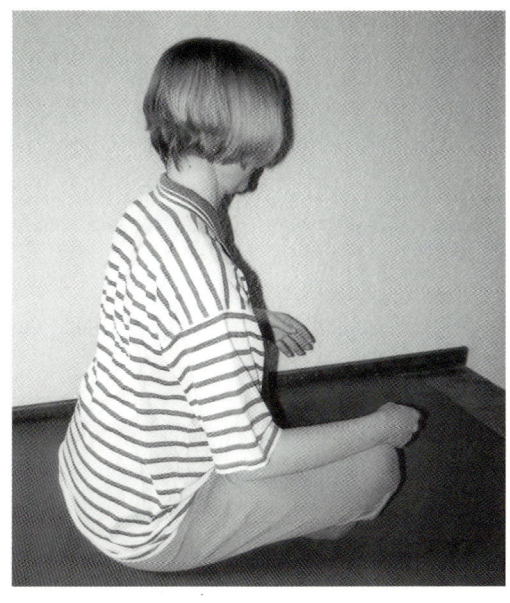
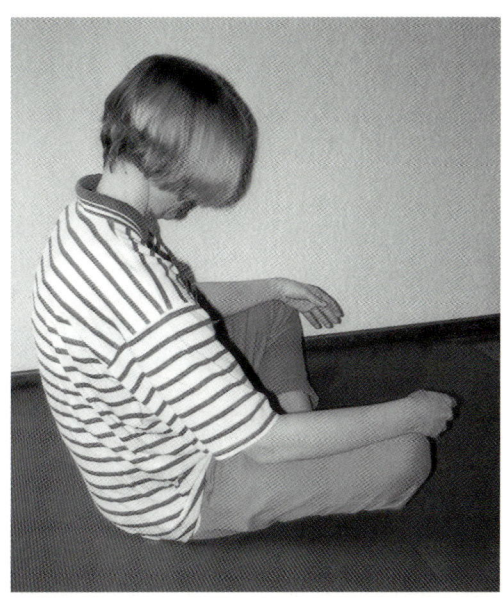

Abb. 3.**21**   Abb. 3.**22**

> ⚠ **Beachte:** Das Türmchen der Körperabschnitte Kopf und Brustkorb bleibt am Ort, nur der Körperabschnitt Becken soll bewegen.

„*Verbale Kurshilfe: „Reißverschluß bleibt zu".*"

c) *Ausgangsstellung:* Schneidersitz
   Ausführung: Beide Sitzbeinhöcker umkreisen, das Becken bewegt alle „Uhr"-Zeiten, mit Richtungswechsel.

> ⚠ **Beachte:** Körperabschnitt Brustkorb und Kopf bleiben am Ort, Körperabschnitt Becken bewegt.

„Ball-Uhr" unter Ausnutzung der Rollbewegung des Balles

Varianten:
a) „Die Becken-Schaukel" mit und ohne Partner. *Ausgangsstellung* (Abb. 3.**23**): Sitz auf dem Pezziball

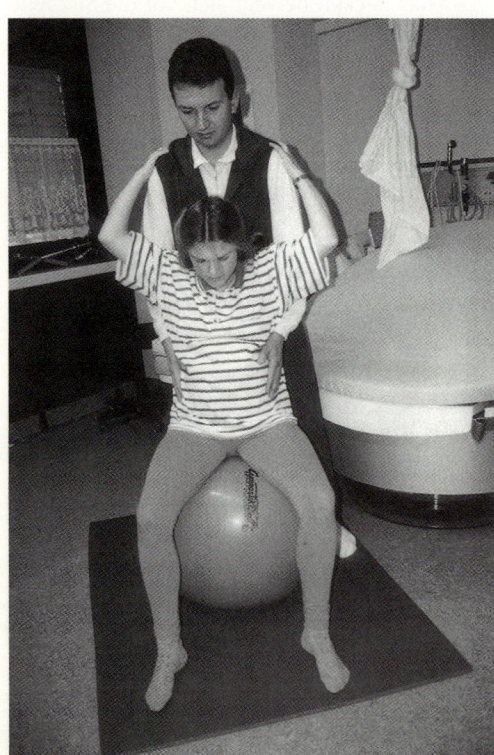

Abb. 3.**23**

– 3-Punkt-Fußbelastung,
– Füße hüftgelenksbreit, Fuß- und Beinachsen einstellen,
– das vertikale Türmchen steht.
Varianten für die Arme:
– die Hände liegen auf dem Brustbein,
– die Arme werden in O-Form über den Kopf gehalten, die Fingerspitzen berühren sich,
– die Arme werden nach oben genommen und finden am Partner Halt.
Ausführung:
– das Steißbein „geht" nach vorn, das Becken bewegt sich „in die 12",
– das Steißbein „geht" nach hinten, das Becken bewegt sich „in die 6".

> ⚠ **Beachte:** Das Türmchen der Körperabschnitte Kopf und Brustkorb bleibt am Ort und der Körperabschnitt Becken bewegt.

„*Verbale Kurshilfe: „Reißverschluß bleibt zu".*"

b) „Seitliches Hula-Hula" mit und ohne Partner
   Ausgangsstellung: Sitz auf dem Pezziball.
   – mit Partner: Die Arme werden nach oben genommen und finden am Partner Halt,
   – ohne Partner: Die Arme bilden über dem Kopf ein ‚O', die Fingerspitzen beider Hände berühren sich.
   Ausführung: Das Becken hebt sich abwechselnd rechts/links wenig vom Ball ab (Lateralflexion der Wirbelsäule, Abb. 3.**24a** u. **b**).

> ⚠ **Beachte:** Das Türmchen der Körperabschnitte Kopf und Brustkorb bleibt am Ort, nur der Körperabschnitt Becken bewegt.

„*Verbale Kurshilfe: „Reißverschluß bleibt zu".*"

c) „Die runde Uhr"
   Ausgangsstellung: Sitz auf Pezziball, das Türmchen steht.
   Ausführung:
   – Beide Sitzbeinhöcker umkreisen mit Richtungswechsel die „Uhr"zeit „3 – 6 – 9 – 12",
   – zunächst wieder nur Körperabschnitt Becken bewegen („Reißverschluß bleibt zu"),
   – dann wird das Türmchen aufgelöst, und die Wirbelsäule in allen Abschnitten hilft, wenn die Sitzbeinhöcker mehrmals in beiden Richtungen umkreist werden.

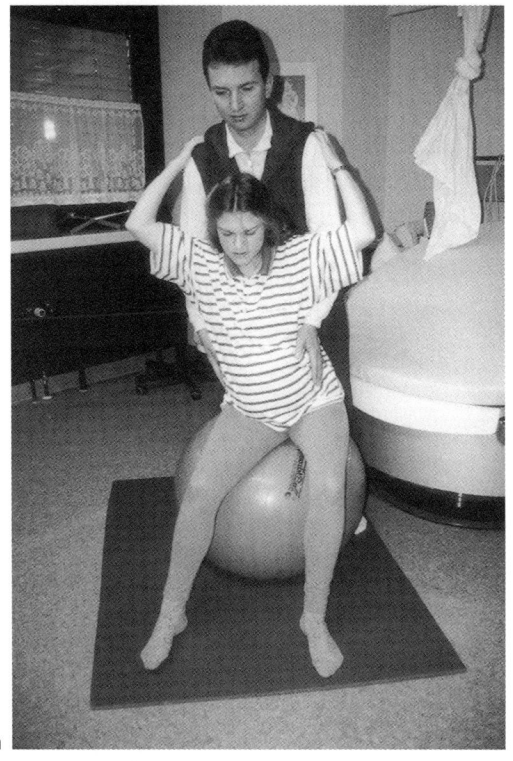 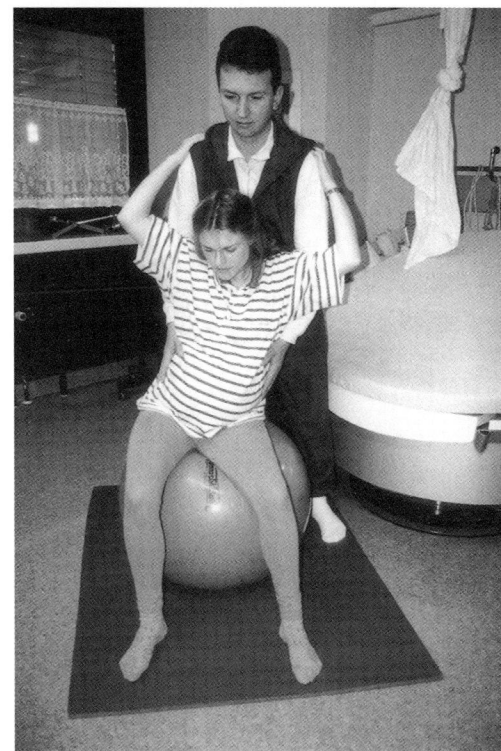

a

b

Abb. 3.**24**

d) „Die Brückenuhr hängt über dem Ball"
Ausgangsstellung (Abb. 3.**25**): Vierfüßler, Knie am Boden, Kopf und Schultergürtel liegen auf dem Ball.

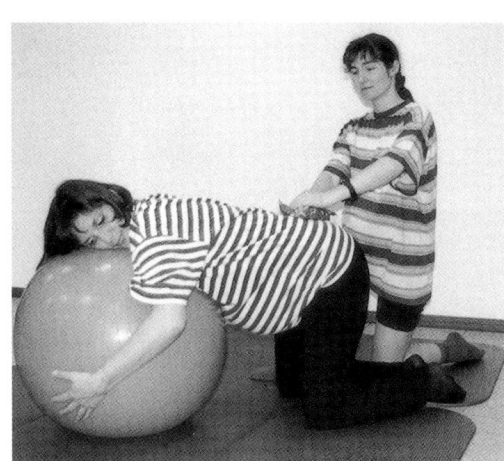

Abb. 3.**25**

Ausführung: Beckenkreisbewegung (Uhrzeiten 3 – 6 – 9 – 12) unter Ausnutzung der Rollbewegung des Balles in beiden Richtungen. Weitere Übungsvorschläge mit dem Ball sind in Kap. 7 für geburtserleichterndes Verhalten mit Partnerhilfe beschrieben.

„Die ‚12' und ‚6' in Seitlage"

Ausgangsstellung: Seitlage mit angewinkelten Knien.
– Kissen unter den Kopf,
– Kissen zwischen beide Knie,
– alle Körperabschnitt-Klötzchen zum liegenden Türmchen eingeordnet,
– für die obenliegende Hand siehe nachfolgende Ausführungshilfen.

Ausführung: Kleinste alternierende Bewegungen des Beckens in raschem Tempo:
– Steißbein „geht" Richtung Schambein, „geht in die 12" (Gebärstellung),
– Schambein „geht" Richtung Steißbein, „geht in die 6".

„ *Verbale Kurshilfe:*

1. *„Reißverschluß" bleibt zu.*
2. *Kreuzbein legt sich „in Falten" (= „Uhr"zeit ‚6‘)
   und entfaltet sich wieder (= „Uhr"zeit ‚12‘ und
   Gebärstellung des Beckens.) "*

Ausführungshilfen durch die obenliegende
Hand:

1. Die Schwangere hält zwischen Daumen und
   Mittelfinger die Distanz Brustbeinspitzchen
   – Nabel. Diese Distanz bleibt beim Bewegen
   des Beckens unverändert erhalten („Reißverschluß bleibt zu!").
2. Die Schwangere legt auf den obenliegenden
   Hüftknochen (Trochanter major = TP – Trochanterpunkt) den Handteller ihrer obenliegenden Hand. Die Fingerspitzen wirken jetzt
   wie ein Zeiger. Beim Bewegen des Beckens „in
   die 12" wird der Fingerzeiger mit dem Becken
   nach vorn gehen (Gebärstellung) und beim
   Bewegen des Beckens „in die 6" wird der Fingerzeiger mit nach hinten genommen (Bekken geht aus der Gebärstellung heraus).

→ **Hinweis:** Das Bewegen des Körperab-
schnitts Becken gegen die nichtbewegten Körperabschnitte Brustkorb und Kopf ist eine wirkungsvolle Hilfe beim Finden der Gebärstellung
des Beckens ohne dabei die Brustwirbelsäule in
Flexion zu bringen („Reißverschluß geht auf!").

„Z-Sitz" oder Seitsitz (auch „Hirtensitz")

Ausgangsstellung: Seitsitz links:
- Beide Beine sind angebeugt und liegen hintereinander, die vordere Fußsohle berührt
  den dahinterliegenden Oberschenkel. Bei Bedarf können Knie und auch das Gesäß mit
  Kissen ausgepolstert werden, bis der Z-Sitz
  bequem ist.
- Linke Hand stützt am Boden seitlich ungefähr
  auf der Höhe des oberen Oberschenkeldrit-
  tels. Die zweite Hand ist bei den Übungsvarianten beschrieben.

→ **Anmerkung zum Z-Sitz:** Diese Ausgangsstellung kann noch im letzten Trimenon, auch
zum Verarbeiten von Geburtswehen in der Eröffnungsphase eingenommen werden. Beide
Hände sind dann abgestützt, wie unter b. beschrieben.

Varianten:
a) *Ausgangsstellung:* Seitsitz links, rechte Hand
   auf dem rechten Beckenkamm (Spina iliaca),
   der Handballen zeigt nach dorsal, die Finger
   zeigen nach ventral.
   Ausführung 1 (Abb. 3.**26**): Die rechte Beckenseite und die Körperabschnitte Brustkorb und
   Kopf drehen unter leichtem Druck des rechten Handballens nach vorn, dabei bewegt
   sich die rechte Spina Richtung linkes Knie.
   Das Türmchen bleibt erhalten (Medaillon
   zeigen). Im rechten Hüftgelenk findet eine
   Extension – Abduktion – Außenrotation vom
   Becken aus statt.
   Ausführung 2 (Abb. 3.**27**): Die Rückbewegung
   wird durch einen Impuls der Finger am Bek-

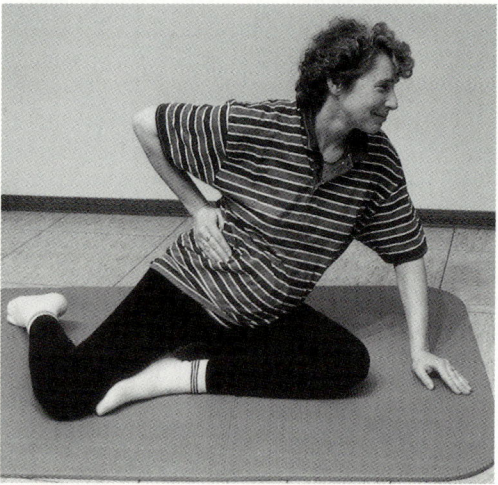

Abb. 3.**26**

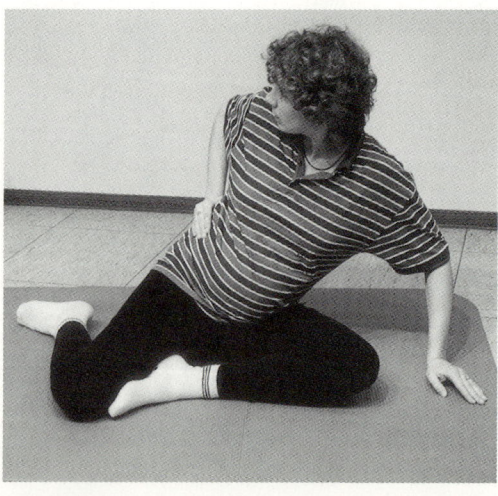

Abb. 3.**27**

ken ausgelöst, die das Becken bodenwärts nach hinten Richtung rechten Fuß ziehen. Dabei findet im rechten Hüftgelenk eine Flexion – Adduktion – Innenrotation vom Becken aus statt.

– beide Bewegungen (1 u. 2) sollten mehrmals erfolgen,
– anschließend im Langsitz ein Seitenvergleich,
– danach zum Z-Sitz nach rechts wechseln.

b) „Sandhäufchenstellung suchen"
Ausgangsstellung:
– Beine im Z-Sitz,
– beide Hände stützen mit Belastung der ulnaren Handballen den vorgeneigten Rumpf ab. Die Ellenbogen sind leicht gebeugt (Abb. 3.**28**),
– „Reißverschluß bleibt zu!".

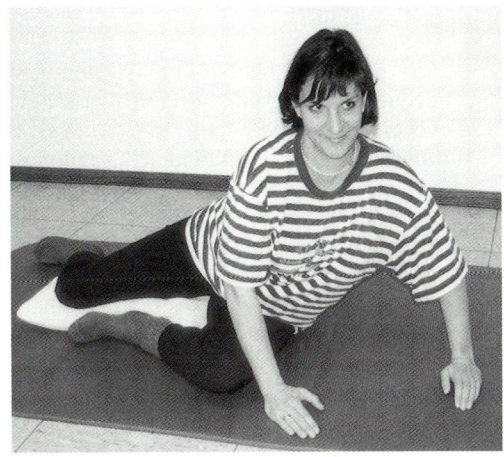

Abb. 3.**28**

→ **Anmerkung:** Wegen des unterschiedlichen Bauchumfangs und der unterschiedlichen Armlänge muß die Stellung der Hände am Boden individuell ausprobiert werden.

Ausführung 1: Abwechselnd „schaufeln" die rechte und linke Hand kleine Fantasie-Sandhäufchen am Boden. Zum „Schaufeln" wird die ulnare Hand vom Handballen bis Kleinfinger benutzt, die anderen Fingerkuppen bleiben am Boden, die Hand ist „höhlig" (Supination) (Abb. 3.**29**).

Ausführung 2: Die „Sandhäufchen"-Hände suchen einen bequemen Platz, die Finger zeigen zueinander. Beide Hände drücken mit hörbar seufzender Ausatmung („haaa") dosiert in den Boden. Das ist isometrische (statische) Muskelarbeit zur Supination der Hände und Unterarme mit gleichzeitiger Entlastung des Schultergürtelgewichts (s. Kap. 7.1.2). Der „Sandhäufchen"-Händedruck zum Boden löst in der weiterlaufenden Bewegungskette die Gebärstellung des Beckens aus (LWS-Flexion). Wechsel des Z-Sitzes zur anderen Seite.

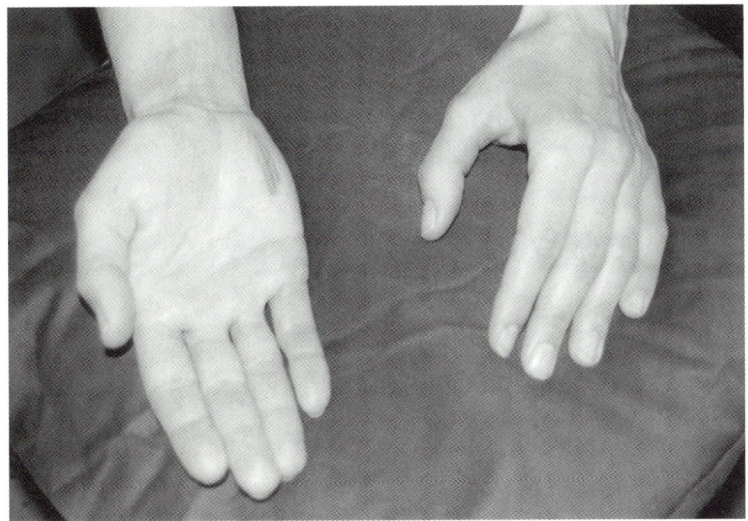

Abb. 3.**29** „Sandhäufchenstellung". Die ulnare Handseite wird belastet.

c) *Ausgangsstellung:*
- Beine in Z-Sitz links,
- die „Sandhäufchen"-Hände suchen den bequemen Platz und stützen sich schräg vorm Körper ab.

Ausführung: Sich mit beiden „Sandhäufchen"-Händen (beide ulnare Handballen) vom Boden schwungvoll abdrücken, dabei seufzend auf „haaa" ausatmen. Den Schwung nutzen, um auf die andere Seite zu wechseln, indem die Belastung zur anderen Gesäßhälfte verlagert wird und die Beine am Boden in die Gegen-Z-Stellung bewegt werden

(Abb. 3.**30**). Die Hände landen im „Sandhäufchen" der Gegenseite (abstützen).
Mehrmals die Seite wechseln.

> **! Merke:**
> - Der „Sandhäufchen"-Druck der Hände löst in der weiterlaufenden Bewegungskette die Gebärstellung des Beckens aus (Abb. 3.**31**).
> - Die „Sandhäufchenstellung" der Hände ist eine Griff-Hilfe, z. B. in die Hände des Partners beim Herausschieben des Kindes.

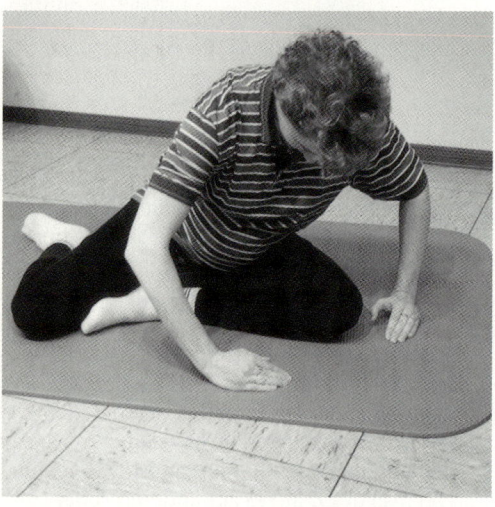

Abb. 3.**30**

3.3.3 Dehnen der hüftumgebenden Muskulatur, die bei der Geburt des Kindes beansprucht wird

→ **Hinweis:** Passiv erzwungenes maximales Abspreizen der Beine während der letzten Geburtsphase vor allem in Rückenlage hat bei mangelnder Dehnfähigkeit der Beinadduktoren und bei innenrotatorischer Hüftgelenks-Einstellung Auswirkungen auf die Schwachstellen im knöchernen Beckenring (Symphyse, Iliosakralgelenke) und behindert die passive Nutation des Steißbeins (s. Kap. 1.2).

In die Körperarbeit mit Schwangeren werden deshalb Maßnahmen zum Dehnen der Beinadduktoren und zum Dehnen des M. piriformis (s. Kap. 1.3.1) einbezogen.

Abb. 3.**31**

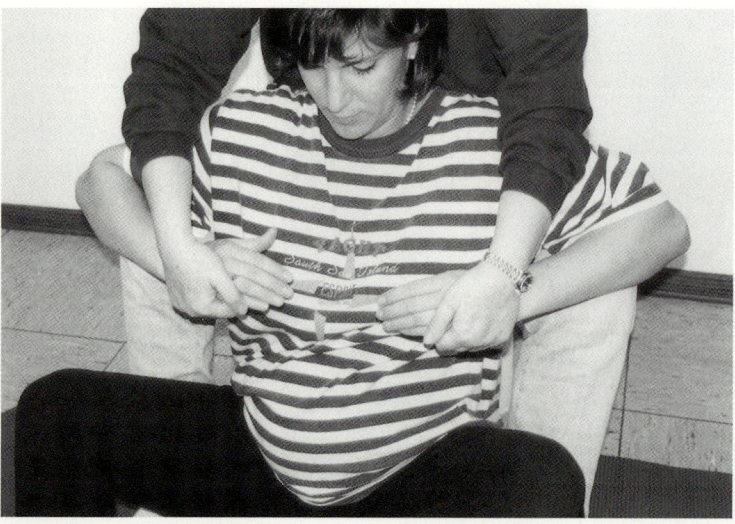

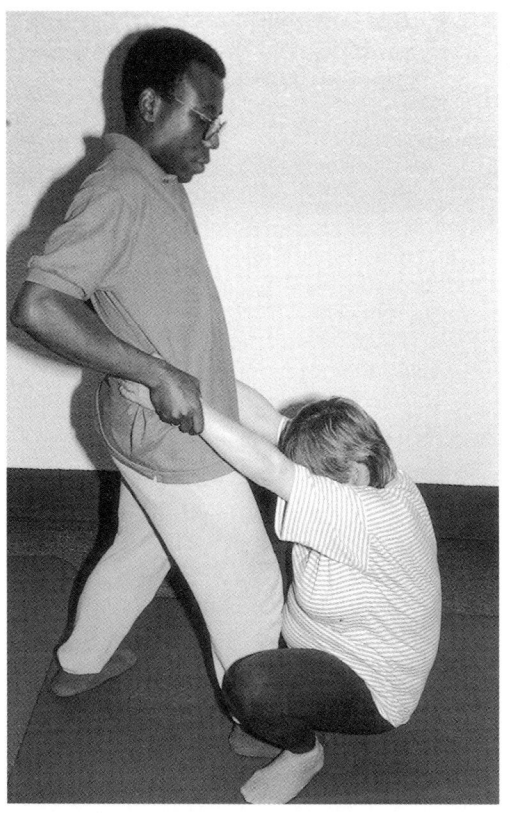

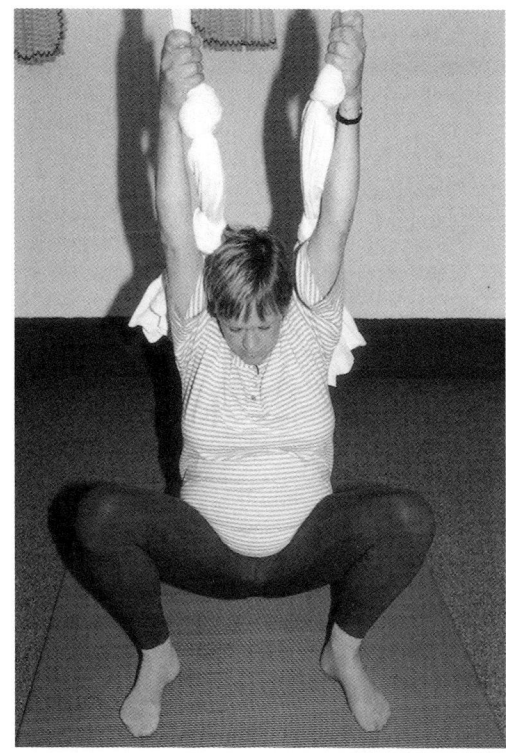

a   b

Abb. 3.**32**

1. Dehnen der Beinadduktoren in verschiedenen Ausgangsstellungen und Übungen, z. B.:
   – Z-Sitz oder Seitsitz,
   – Sitz auf dem Pezziball und „Seitliches Hula-Hula",
   – Feldenkrais-„Uhr" (s. Kap. 5.6.1), Betonung der Uhrzeiten „3 – 9",
   – das „Dreieck", beschrieben in Kap. 5.6.1, mit Varianten,
   – die Hocke mit und ohne Partner, s. Abbildungen 3.**32 a** u. **b.**
2. Dehnen der Beinadduktoren durch Partnermassage:
   Ausgangsstellung: Partner sitzt auf dem Ball, die Schwangere sitzt am Boden und lehnt sich mit ihren Armen auf einen Oberschenkel des Partners. Ein Bein ist locker am Unterschenkel des Partners abgelegt.
   Ausführung (Abb. 3.**33**): Der Partner streicht mehrmals mit der flachen Hand von der Leiste bis zum Knie die Innenseite des Oberschenkels aus.

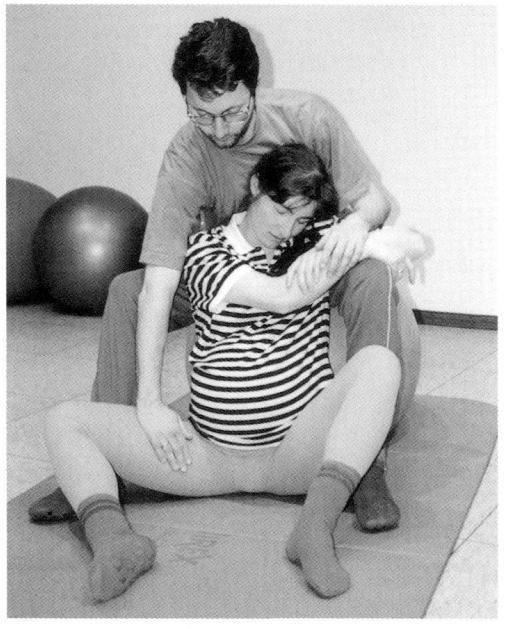

Abb. 3.**33**

→ **Hinweis:** Die Schwangere kann in bequemer Ausgangsstellung ihre Beinadduktoren selbst massieren.

3. Dehnen des M piriformis (vgl. Kap. 1.3.1)

→ **Hinweis:** Bekannte M. piriformis-Dehnungen (z.B. Janda) können in der GV nicht zur Anwendung kommen, weil der Bauch der Schwangeren berücksichtigt werden muß und diese Übungen nicht zuließe.

Ausgangsstellung (Abb. 3.**34a**): Stand vor einem Eßtisch oder einer Behandlungsbank, ein Bein wird in Schneidersitzposition auf dem Tisch abgelegt.
Ausführung (Abb. 3.**34b**): Langsam bewegt sich das Standbein in Kniebeuge, soweit es der zu dehnende Muskel zuläßt. Die Endstellung kurze Zeit halten. Einige Male wiederholen, dann Seitenwechsel.

3.3.4 Der Luftballon als Spürhilfe beim Mobilisieren der Hüftgelenke und der Wirbelsäule

Übungsvarianten:
a) *Ausgangsstellung* (Abb. 3.**35**): Bequemes Sitzen am Pezziball oder an der Wand. Luftballon liegt unter einem Knie, die Kniescheibe zeigt nach oben. Beide Hände liegen beim Kind.
Ausführung:
– das Bein bewegt die Kniescheibe nach außen (Außenrotation im Hüftgelenk),
– das Bein bewegt die Kniescheibe nach innen (Innenrotation im Hüftgelenk),

⚠ **Beachte:** Langsames Bewegen mit Betonung der Außenrotation im Hüftgelenk.

– Nachspüren ohne Luftballon und Seitenwechsel.
b) *Ausgangsstellung:* Bequemes Sitzen am Pezziball oder an der Wand, beide Beine sind aufgestellt, beide Knie halten den Luftballon.

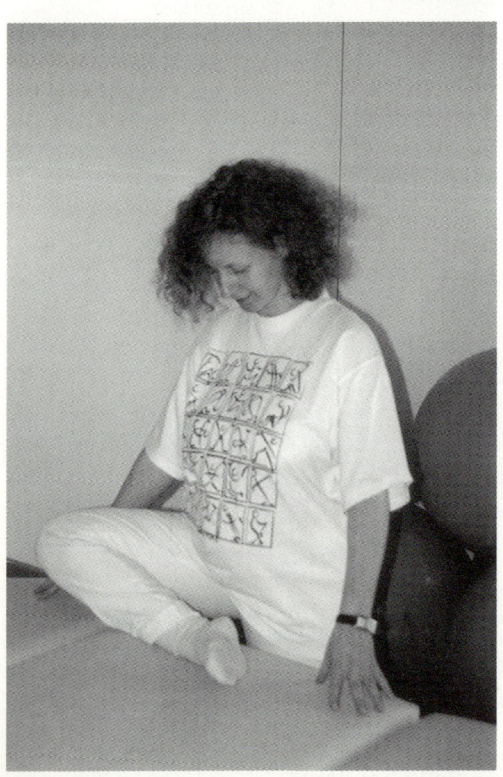

a

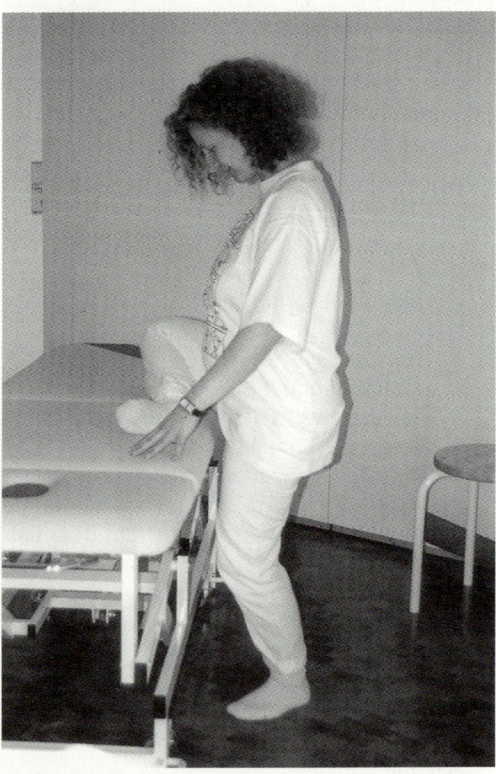

b

Abb. 3.**34**

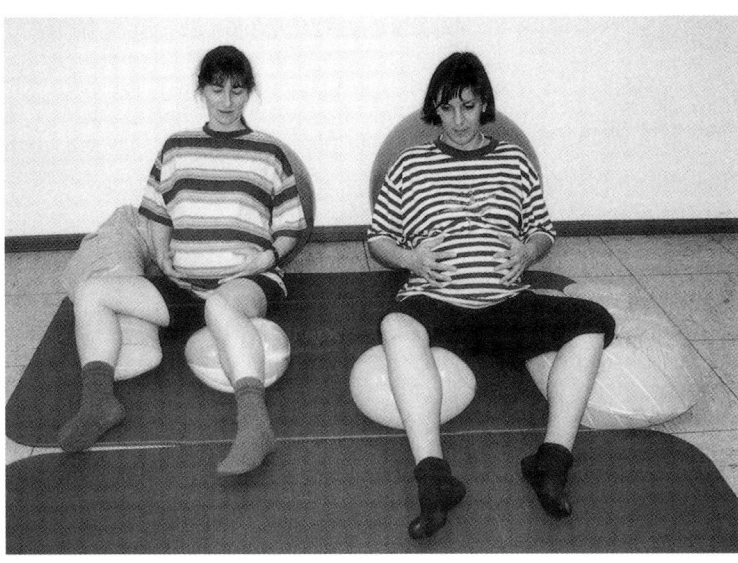

Abb. 3.**35**

Ausführung (Abb. 3.**36**):
- die Beine sinken einmal nach rechts,
- dann nach links zum Boden.

Die Beinbewegungen beziehen die Wirbelsäule rotatorisch ein.

c) *Ausgangsstellung:* Bequemes Sitzen am Pezziball oder an der Wand, der Luftballon wird von einem Arm am seitlichen Brustkorb gehalten.

Ausführung (Abb. 3.**37**): Mit explosivem Ausatmen z. B. auf „puh", „pa" oder „wa" schubsen die seitlichen Rippen den Luftballon

mehrmals Richtung Ellenbogen, vor dem Seitenwechsel ohne Luftballon nachspüren, wie diese Seite atmet!

d) *Ausgangsstellung:*
- Seitlage, beide Beine sind angewinkelt, ein Kissen zwischen beide Knie,
- Kopf mit Kissen unterlagert,
- der Luftballon wird vom obenliegenden Arm auf dem seitlichen Brustkorb gehalten, die obenliegende Ellenbogenspitze zeigt deckenwärts.

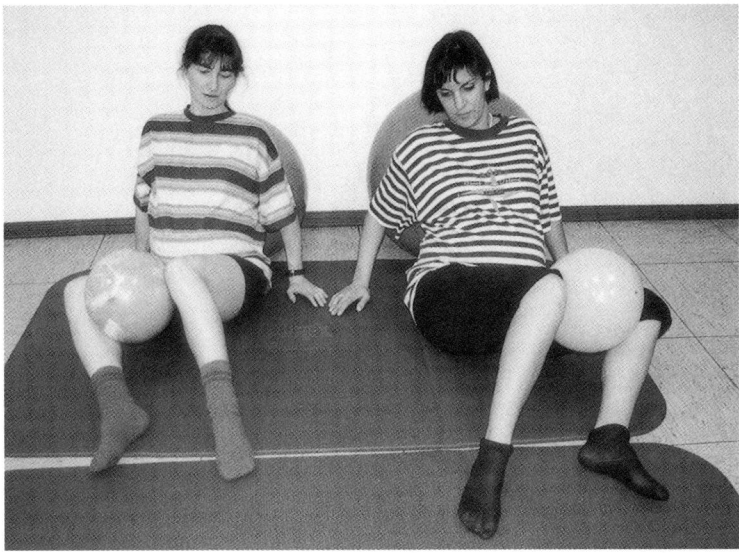

Abb. 3.**36**

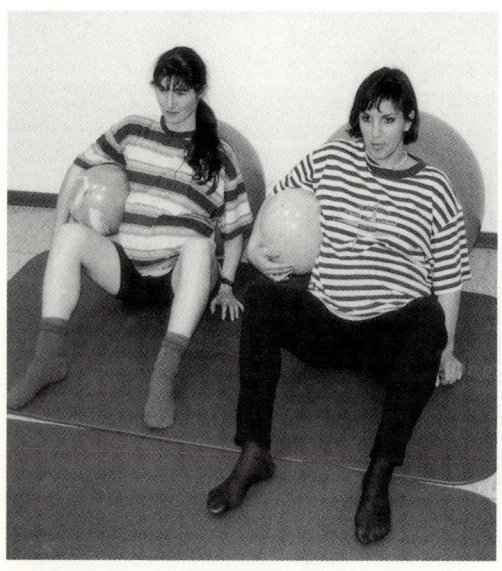

Abb. 3.**37**

Ausführung: Mit explosivem Ausatmen auf „puh", „pa", „wa" schubsen die seitlichen Rippen den Luftballon Richtung Ellenbogen.
Vor dem Seitenwechsel ohne Luftballon in Rückenlage einen Seitenvergleich zwischen beiden Körperhälften, danach übt die andere Seite.

> **!** **Merke:** Mit Übung c) und d) verbessert sich zusätzlich die Rippen-Wirbelsäulen-Beweglichkeit. Die Atmung wird verbessert (s. Kap. 4.2).

3.4   Stabilisierung

In der Schwangerschaft erfährt das Gleichgewicht der antagonistischen Rücken- und Bauchmuskulatur (Abb. 3.**38 a** u. **b**) erhebliche Dysbalancen, die abhängig sind von Konstitutionstyp, Parität, Gewichtszunahme in der Schwanger-

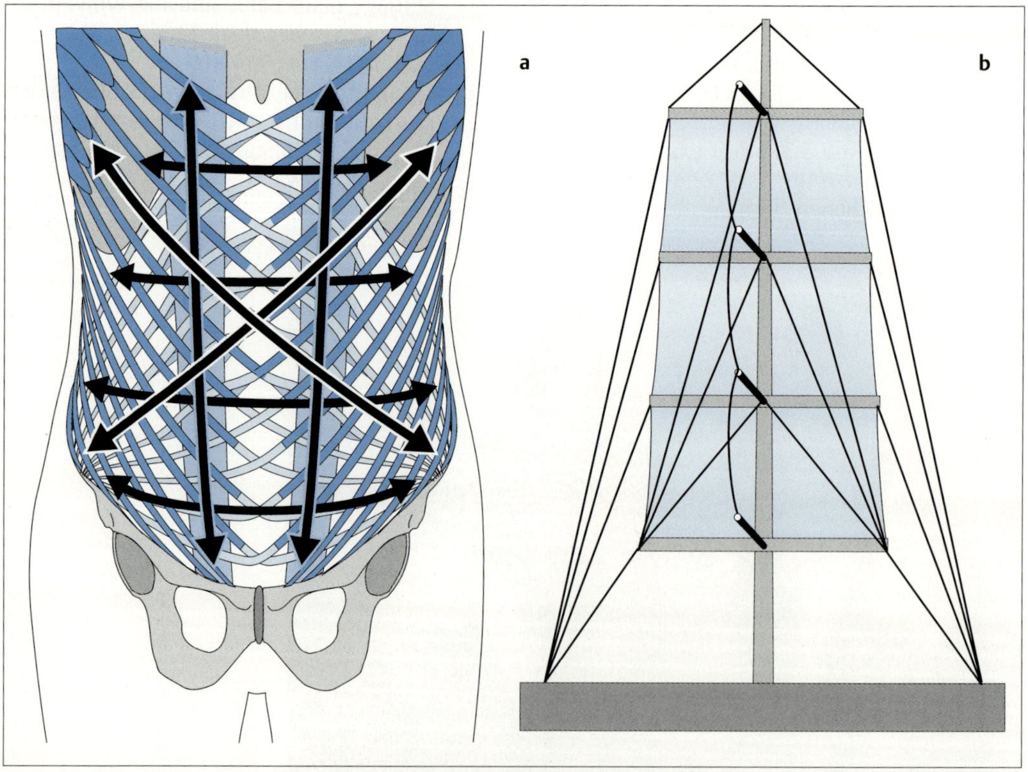

Abb. 3.**38 a** u. **b**   Statisches und dynamisches Gleichgewicht durch das ventrale (**a**) und dorsale (**b**) Vergurtungsprinzip. Die Rückenmuskulatur entspricht Rahen eines Schiffmastes (n. Benninghof)

schaft, Größe/Gewicht des Kindes, Mehrlingsschwangerschaft.

Ziele:
– Mit veränderten statischen Belastungen in
  der Schwangerschaft umgehen können,
– Muskelgleichgewicht der ventralen und dorsalen Rumpfseite erhalten bzw. auftretende
  Veränderungen und daraus entstehende
  Schwangerschaftsbeschwerden auffangen
  und lindern,
– körperlichen Belastungen beim Gebären gewachsen zu sein:
  – in der oft lange während Eröffnungs-
    phase,
  – in der Austreibungsphase die Geburts-
    kraft der Bauchpresse ausnutzen zu kön-
    nen.

Übungsbeispiele:

Ausgangsstellung: Vierfüßlerstand
– Hände und Knie/Unterschenkel sind Kontaktpunkte zum Boden,
– die Knie stehen als sichere Unterstützungsfläche in Hüftgelenksbreite,
– die Stützhände sind unter den Schultern, die
  Finger zeigen leicht zueinander,
– beide Handballen tragen mehr Gewicht als
  die Daumenballen, beide Ellenbogen sind
  leicht gebeugt.
– die Körperklötzchen sind zum horizontalen
  Türmchen eingeordnet.

Die vier Stützpfeiler (Abb. 3.**39**) werden von
zwei Armen und zwei Oberschenkeln gebildet.

⊞ Merke: In dieser Ausgangsstellung hebt
und hält die Bauchmuskulatur das Becken-,
Bauch- und Brustgewicht in Brückenaktivität und hindert damit die Lendenwirbelsäule am Absinken.

Übungen zur Stabilisierung

1. „Eine Brücke auf drei Stützpfeilern" (Spürhilfe: Kirschkernsäckchen)

Variationen:
a) *Ausgangsstellung* (Abb. 3.**40**): Vierfüßler.

➔ Hinweis: Für die Durchführung der Übungen im „Vierfüßler" ist wichtig, daß die jeweils
belasteten Stützpfeiler gut in den Boden drük-
ken.

Ausführung:
– eine „Spielhand" knetet das Kirschkernsäckchen wie einen Kuchenteig,
– ohne Säckchen nachspüren: wie stützt
  diese Hand jetzt?,
– danach knetet die andere Hand das
  Kirschkernsäckchen,
– ohne Spürhilfe nachspüren: wie stützen
  die Hände jetzt? (Sicherer, ohne Anstrengung?)
b) *Ausgangsstellung:* Zwei Stützhände, eine
  Beinstütze und ein Spielbein, Spürhilfe
  Kirschkernsäckchen: Bei Knieproblemen
  weiches Kissen verwenden!
  Ausführung: Die Spürhilfe liegt flach unter
  dem Spielbeinknie, der Unterschenkelzeiger

Abb. 3.**39**

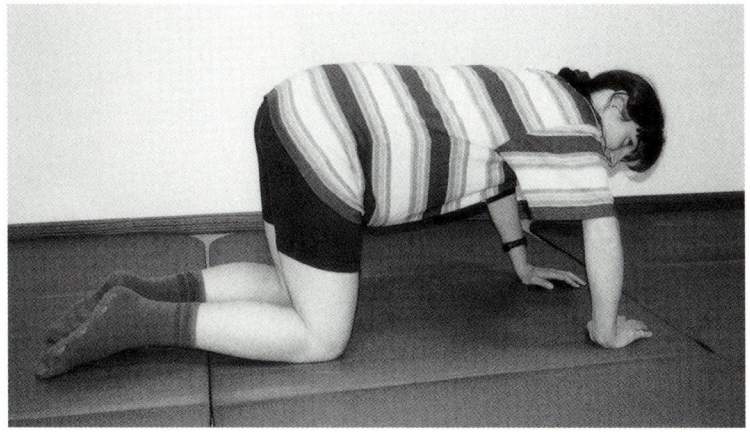

Abb. 3.**40**

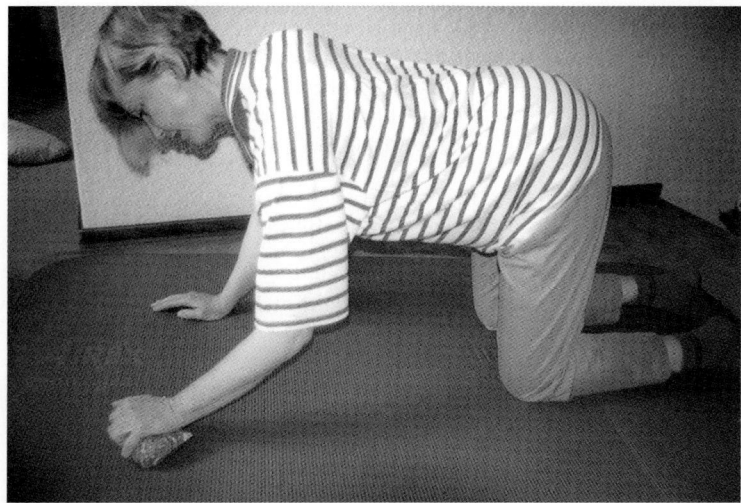

Abb. 3.**41**

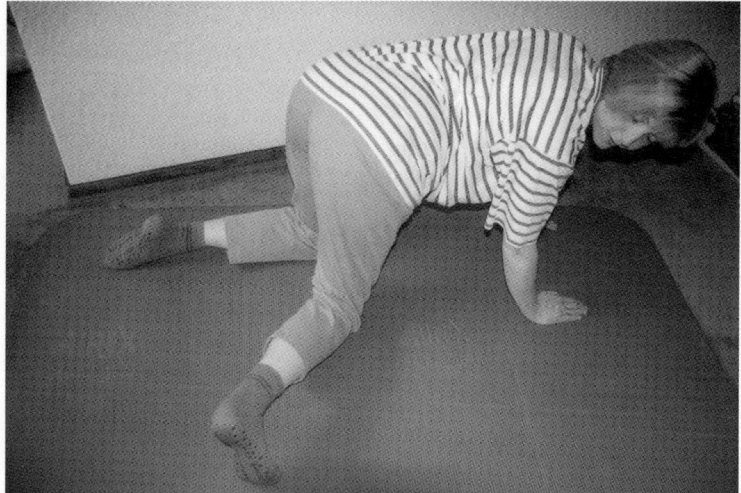

Abb. 3.**42**

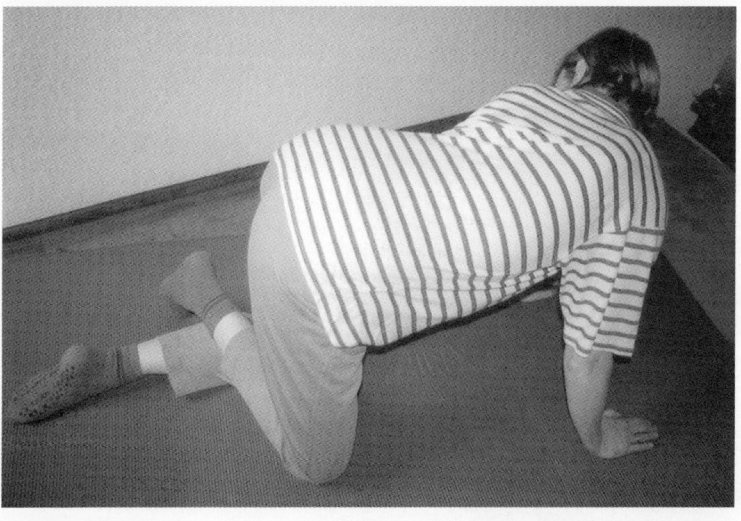

bewegt sich weit nach außen, die Fußspitze tippt mehrfach auf den Boden (Abb. 3.**41**), dann kreuzt dieser Unterschenkel über den anderen hinweg; auch hier tippt die Fußspitze einige Male auf den Boden (Abb. 3.**42**).

Um die Lateralflexion zu vergrößern, kann vom Kopf die Bewegung im Sinne einer Lateralflexion der Halswirbelsäule (HWS) begleitet werden.
   Das Tippen der Fußspitze kann mit einem explosiven „TIP-TIP-TIP" ausatmend begleitet werden. Ohne Spürhilfe nachspüren, dann zum anderen Bein wechseln. Am Schluß: Wie sicher wird nach Variation a) und b) das Stehen auf allen „Vieren" gespürt?

→ **Anmerkung:** Die Möglichkeit des Gebärens im Vierfüßler wird in jeder GV-Gruppe diskutiert. Durch Übung a) und b) wird das zuverlässige „Sich-Abstützen-Können auf allen Vieren" erfahrbar gemacht. Die Gebärende wird allerdings den stabileren Unterarmstütz gegenüber dem labilen Stützen auf den Händen den Vorzug geben.

2. „Was die Brücke alles kann"

Variationen:
a) *Ausgangsstellung:* Vierfüßler
   Ausführung: Diagonale Hand, Knie/Unterschenkel drücken dosiert in die Unterlage. Jedes Drücken wird von einem Ausatmen auf „haaa" begleitet.
   Wechsel zur anderen Diagonalen.
b) *Ausgangsstellung:* Vierfüßler
   Ausführung: Diagonale Hand, Knie ausatmend „leicht machen", gerade soviel, daß ein Blatt Papier Platz hat. Türmchen beachten!
   Wechsel zur anderen Diagonalen.

c) „Trippeln" (aus Variation a) und b) abgeleitet.
   Ausgangsstellung: Vierfüßler
   Ausführung: Bei gesteigertem Tempo zwischen „Druck in den Boden" und „Leichtmachen" von rechter Hand/linkem Knie und linker Hand/rechtem Knie bis zum „Trippeln" am Ort kommen. Das Türmchen bleibt erhalten.
   Abwandlung:
   – Trippeln mit Betonung „Druck in den Boden" aktiviert die Bauchmuskeln zur Brückenaktivität,
   – Trippeln mit Betonung „Leichtmachen" verstärkt die Aktivität der Rückenmuskulatur.
d) „Ecke putzen" (Spürhilfe: Kirschkernsäckchen)
   Ausgangsstellung (Abb. 3.**43**): Vierfüßler
   Ausführung: Das Kirschkernsäckchen in der Spielhand „putzt" gründlich die Ecke der Gymnastikmatte. Dabei geben die Stützhand und beide Unterschenkel etwas Druck in den Boden. Medaillon zeigen!
   Wechsel zur anderen Seite.

Im Alltag daheim das „Ecken-putzen" in eine Übung umwandeln.

→ **Anmerkung:** Im Vierfüßler kann das Erarbeiten der „Sandhäufchenstellung", beschrieben in Kap. 3.3 bei Ausgangsstellung Z-Sitz, ebenfalls geübt werden.

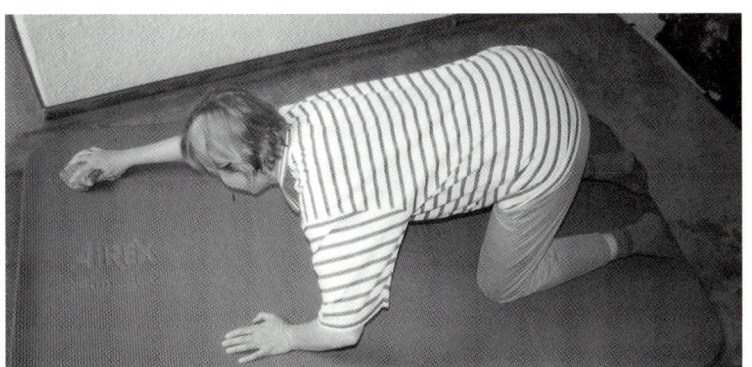

Abb. 3.**43**

3. Stabilisieren im Sitzen – Pezziball, Hocker, Schneidersitz (mit Steißpolster)

Ausgangsstellung: Die Hände liegen flächig übereinander auf Brust oder Bauch. Auf den Sitzbeinhöckern sitzen.

Ausführung: Das Türmchen wird mehrmals langsam nach vorn und wenig nach hinten bewegt (vgl. Statik) (Abb. 3.**44**).

4 „Ball umarmen" über dem Pezziball hängend, mit und ohne Partnerbegleitung (Brückenaktivität für die Bauchmuskeln)

Ausgangsstellung (Abb. 3.**45**): Knien vor dem Ball in Hüftgelenksbreite, Kopf und Schultern auf dem Ball abgelegt, die Arme umfassen rund den Ball.

Ausführung: Mehrmals ausatmend die Hände flächig gegen den Ball drücken. Betont wird der Druck vom ulnaren Handballen.

5. „Die untenliegende Körperseite baut ein Brückchen"

Ausgangsstellung (Abb. 3.**46**): Seitlage.
Kopf mit Kissen unterlagert. Beide Beine sind angewinkelt, ein Kissen zwischen den Knien vermeidet eine Innenrotation/Adduktion des Beines im obenliegenden Hüftgelenk.

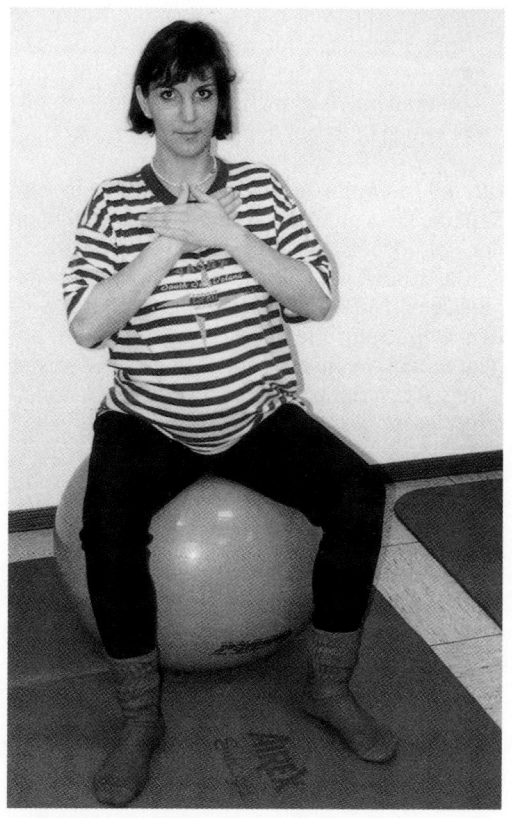

Abb. 3.**44**

Abb. 3.**45**

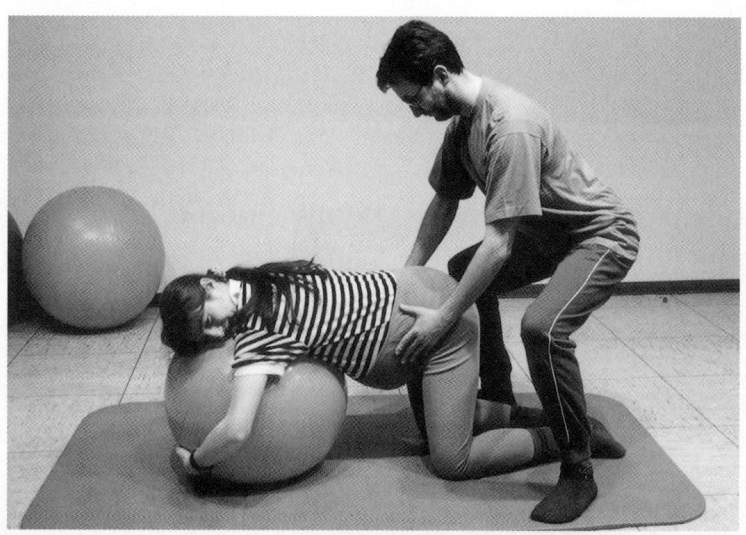

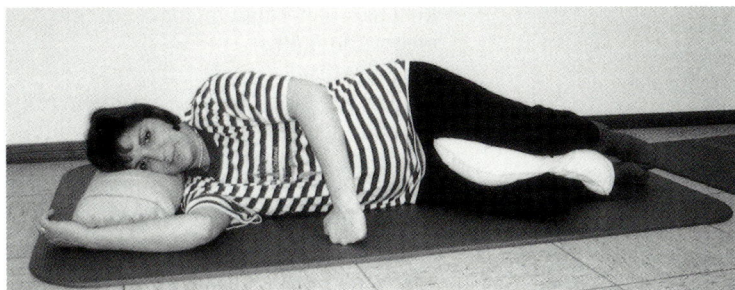

Abb. 3.**46**

Ausführung:
- die obere Hand zur Faust geschlossen,
- in Nabelhöhe wird vor dem Rumpf die Faust „dosiert" in die Unterlage gedrückt, dabei wird auf „haaa" ausgeatmet,
- Seitenwechsel.

> ⚠ **Merke:** Alle unter Stabilisierung aufgeführten Übungsbeispiele können nach der Geburt des Kindes zur Rückbildungsgymnastik eingesetzt werden.

3.5 Entstauungstherapie

Während der ganzen Schwangerschaft bis zur Geburt des Kindes kommt es, als Folge des körpereigenen Progesteronanstiegs, zu einer Senkung des Venentonus und zu einer Verlangsamung des venösen Blutstromes. Bis zur Entbindung erfolgt eine Weiterstellung der Venen um 20–30%. Das kann bei prädisponierten Schwangeren (s. Kap. 6.1) zur funktionellen Störung des Venenklappenverschlusses und so zu einer Pumpinsuffizienz führen. In der Wadenmuskulatur befinden sich tiefe Venenäste, das sog. *Soleussystem,* als besonders großer Blutspeicher mit dichtstehenden Venenklappen.

Bei Lagewechsel vom Liegen zum Stehen sackt, wenn die peripheren Beinvenen schwangerschaftsbedingt um 1–2% erweitert sind, eine erhebliche Blutmenge aus dem Körper in die Beine ab.

Eine Tonisierung des Kreislaufs über die Muskelpumpe für die Beinvenen, die den Rückstrom des venösen Blutes zum Herzen aufrechterhält, ist in der Geburtsvorbereitung durch eine *Entstauungstherapie* zu unterstützen.

> ⚠ **Merke:** Besondere Aufmerksamkeit, weil stärker gefährdet, gilt Schwangeren z. B. mit Varikosis, Zustand nach Thrombose, mit vorzeitigen Wehen und verordneter Bettruhe (s. Kap. 6.2), und allen Wöchnerinnen bei Zustand nach Sectio.

Ziele:
1. Strömungsbeschleunigung im Venen/Lymphsystem
   - Verhütung von Phlebitis und Thrombose
   - Verhinderung von Minderdurchblutung, z. B. des Uterus und anderer Bauchorgane.
2. Reabsorption von Ödemen
   - durch aktive und passive Entstauung,
   - durch Atmung: Saug-Druck-Effekt durch den venösen Rückstrom.
3. Information und Hausübungsprogramm.

3.5.1 Aktive Entstauungstherapie

Endgradige Dorsalextension und Plantarflexion des Fußes im oberen Sprunggelenk (Fußtretbewegungen, die das volle Bewegungsausmaß ausschöpfen) sind die effektivste Bewegungsform zum Aktivieren der Wadenmuskelpumpe (Abb. 3.**47**).

Die Ausführung erfolgt in verschiedenen Ausgangsstellungen.

1. Fußtretbewegungen
   Ausgangsstellung: Langsitz an Wand oder an Pezziball gelehnt.
   Ausführung:
   a) Mehrmals beide Füße endgradig und kräftig hochziehen und wegtreten,
   b) Füße gegenläufig kräftig hochziehen und wegtreten.

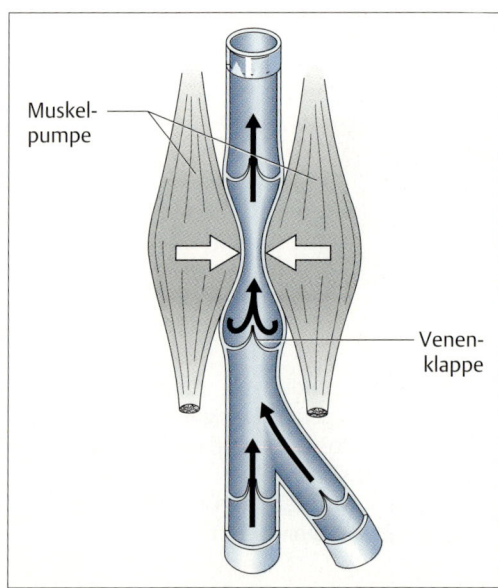

Muskel-
pumpe

Venen-
klappe

Abb. 3.47   Venöser Rückfluß durch die Kontraktion der Muskeln. Unter Druck wird das Blut gezwungen, in der Vene aufzusteigen; die Venenklappen verhindern den Rückfluß

2. Aktive Beindehnung (aus der Lösungstherapie)
   Ausgangsstellung: Wie unter 1.
   Ausführung: Ein Fuß bewegt sich in endgradige Dorsalextension. Die Ferse holt „wie auf einer Schiene" langsam das Bein aus der Hüfte ab und führt dann das Bein „auf der Schiene" wieder zurück. Erst jetzt wird die Dorsalextension des Fußes aufgegeben.
   Seitenwechsel.
   Die aktive Beindehnung mit Ein- und Ausatmung verbinden.
3. Üben aus entstauender Lagerung
   Ausgangsstellung: Rückenlage, Beine bequem auf dem Pezziball abgelegt. Ein Kissen unter den Kopf, ein Kissen unter das rechte Becken lagern oder das Corpomedkissen verwenden (Vena cava). Beide Hände liegen beim Kind auf dem Bauch.
   Ausführung: Kräftige Fußtretbewegungen beidseitig und gegenläufig mehrmals wiederholen (Abb. 3.48 a u. b). Begleitet wird das Üben durch Atembewegungen zum Kind.
4. Wadenpumpe mit Spürhilfen aktivieren
   Ausgangsstellung: Stand
   Ausführung:
   a) Ein Fuß steht auf einem Kirschkernsäckchen. Die Fußsohle wird kräftig auf den

Kirschkernen rundum massiert und bewegt (Abb. 3.49 a).
Seitenwechsel.
b) Ein Fuß steht mit der Ferse auf einem Noppenball, die Zehen haben Bodenkontakt. Die Ferse „pumpt" (Fantasie-Luftpumpe) kräftig den Noppenball mit Luft auf (Abb. 3.49 b). Dazu wird explosiv „fit" „fit" „fit" getönt.
Seitenwechsel.

3.5.2   Passive Entstauungstherapie

1. **Maßnahme:** Tönnchen-Stellung – Umkehrstellung zum Entstauen des Beckenraumes
   Ausgangsstellung: Knie hüftgelenksbreit am Boden, beide Hände zu „Tönnchen" (Fäusten) übereinandergestellt am Boden. Stirn wird auf dem oberen „Tönnchen" abgelegt, damit der Kopf im Türmchen eingeordnet bleiben kann (Abb. 3.50).
   Ausführung: Den Atem rundum zum Kind fließen lassen.
   Verstärkung des Druck-Saug-Effektes durch Tönen mit Explosivlauten wie: „p", „t", „k" (sprich: Petikot) oder durch explosiv betonte Endsilben, wie: U-te (langes U, explosives te) oder ei-ne/mei-ne/dei-ne (s. Kap. 3.6).

> ⚠ **Merke:** Kraftvolles Ausatmen der Töne wirkt über die Funktionskette Zwerchfell – Bauchwandmuskulatur – Beckenboden auf die inneren Beckenorgane anregend und fördert den Saug-Druck-Effekt.

2. **Maßnahme:** Käfer-Stellung oder Autotransfusionsstellung
   Ausgangsstellung (Abb. 3.51): In Rückenlage beide Arme und Beine locker in die Luft heben.
   Ausführung: In dieser Stellung eine kurze Zeit verweilen, dabei rundum zum Kind atmen.

> ⚠ **Wichtig:** Der M. levator ani des Beckenbodens wird über die A. iliaca interna in dieser Ausgangsstellung gut durchblutet.

3. **Maßnahme:**
   Ausführung: Wechsel zwischen Tönnchen-Stellung und Käfer-Stellung (je 2×) wirkt durchblutungsfördernd und entlastend bei

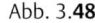

Abb. 3.**48**

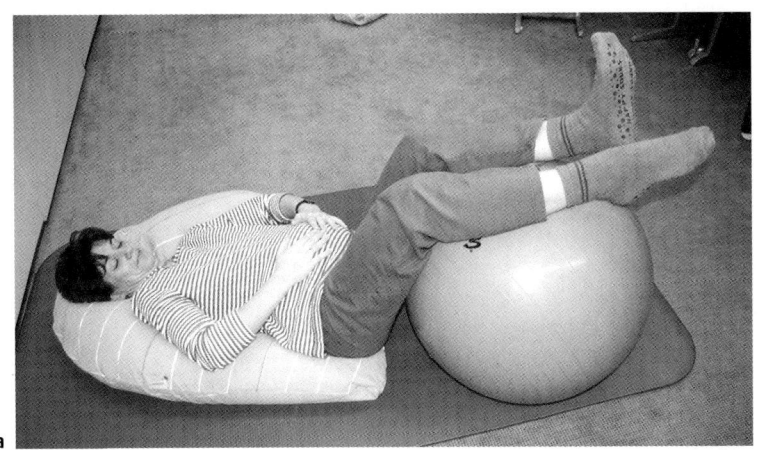

a

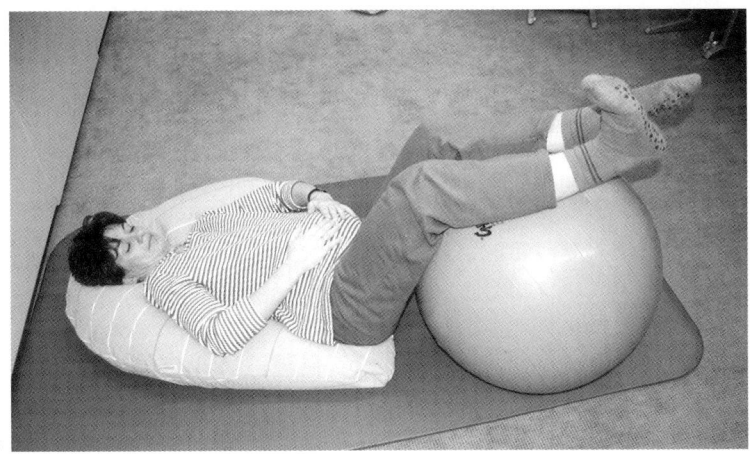

b

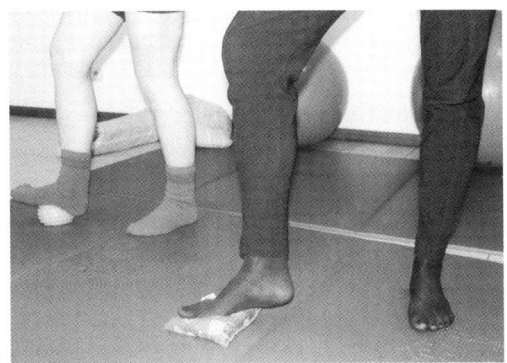

a

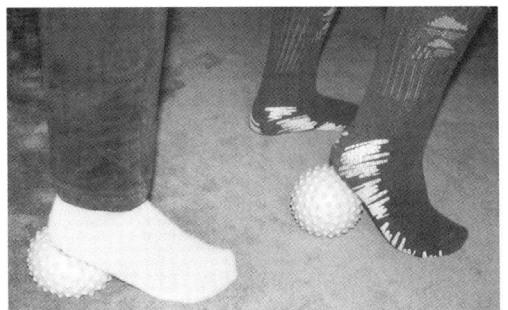

b

Abb. 3.**49**

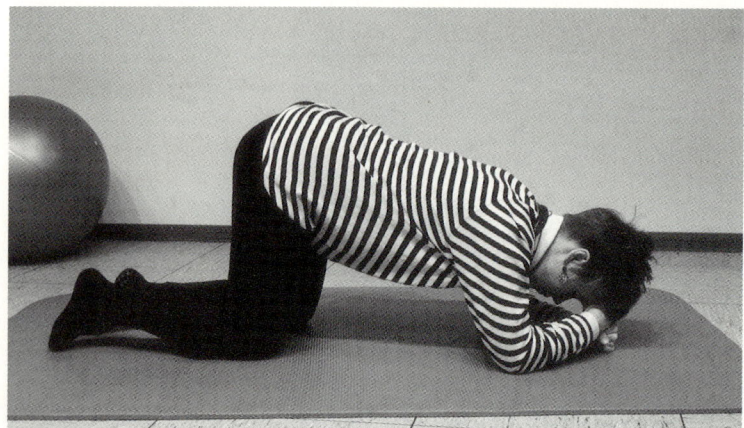

Abb. 3.**50**

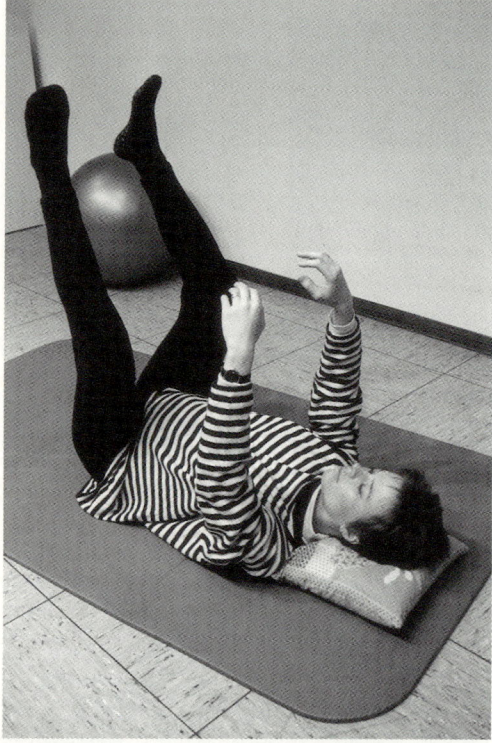

Abb. 3.**51**

lymphatischen Stauungen im Becken und Beinen.

→ **Tip für schwüle Hochsommertage:**
  „Tönnchen"- und „Käfer-Stellung" im Wechsel.

4. **Maßnahme:** Hochlagern der Beine
   Ausgangsstellung: z. B. auf Pezziball oder an der Wand.
   Unterstützung durch den Partner:
   1. Rückenlage, ♀ legt beide gebeugten Beine auf Ball ab (Abb. 3.**52a**), ♂ steht hinter dem Ball und mobilisiert seiner ♀ Beine und Becken unter Ausnutzung der Rollbewegung des Balles (Abb. 3.**52b**).
   2. ♂ sitzt auf dem Ball, ♀ Rückenlage, beide Unterschenkel auf den Beinen des Partners abgelegt. ♂ massiert die Beine nacheinander von der Fußsohle bis zur Hüfte (Abb. 3.**53**).
   3. ♀ leicht seitenbetonte Rückenlage, ein Bein aufgestellt, das zweite Bein ist auf der Schulter des auf dem Boden neben ihr sitzenden Partners abgelegt. ♂ streicht mit beiden Händen vom Fuß bis zum Oberschenkel/bis zur Leiste nacheinander die Beine aus (Abb. 3.**54**).

→ **Hinweis zum Massieren der Beine:**

   – Verboten bei auffälligen Krampfadern (Varizen),
   – die Massagerichtung ist immer vom Fuß Richtung Becken.

5. **Maßnahme:** Strumpfversorgung
   Zur Kompression der Beinvenen bei Auffälligkeiten wie z. B. Kribbeln, Brennen, schwere Beine, Schmerzen, Rötung, örtliche Wärme. Die Strümpfe müssen sorgfältig angepaßt sein und ständig getragen werden. Bei Schwangeren mit Bettruhe ist das Wickeln der Beine empfehlenswert.
6. **Maßnahme:** Regelmäßiges kaltes Abduschen der Beine wird empfohlen, auch kalte Güsse aus der physikalischen Therapie.

Abb. 3.**52**

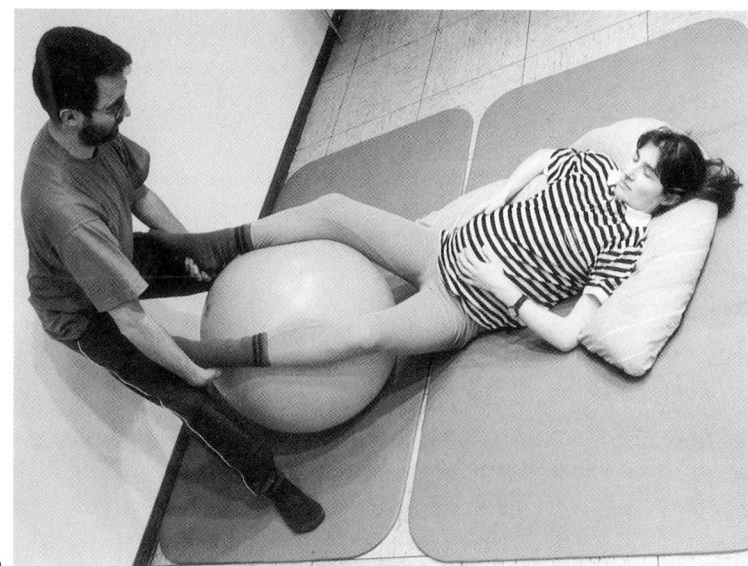

a

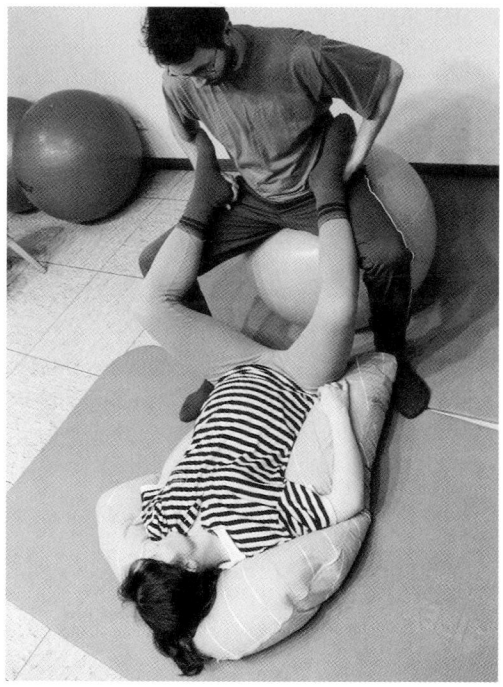

b

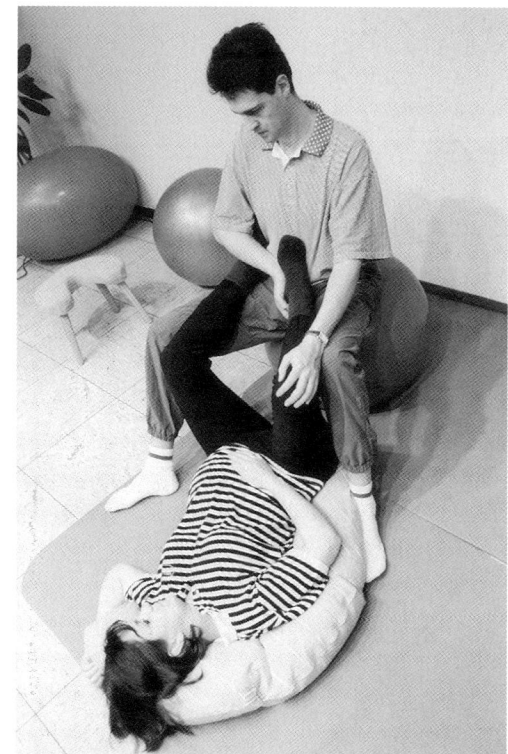

Abb. 3.**53**

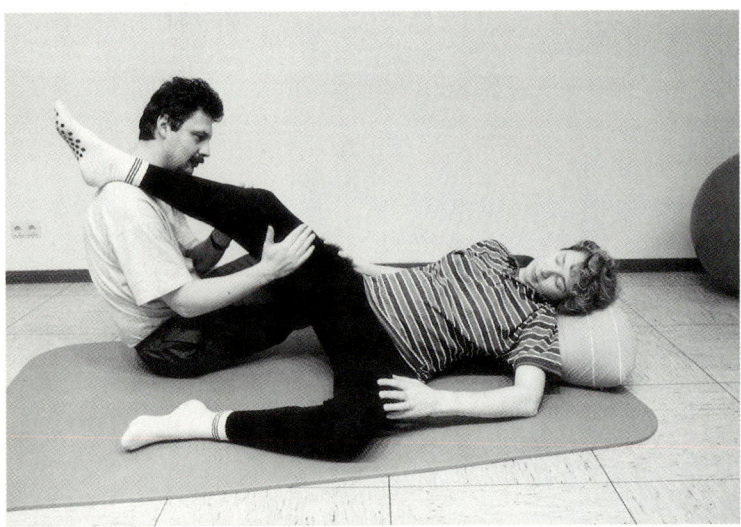

Abb. 3.**54**

Thrombosedruckpunkte als Frühsymptom beachten!
1. Häufigster Schmerzpunkt ist in der Wadenmuskulatur; er kann spontan, bei Palpation, auch ausgelöst bei Dorsalextension des Fußes (Hohmannsches Zeichen), angegeben werden.
2. Seltener angegeben werden: Schmerz in der Fußsohle, hinter den Fußknöcheln, im Bereich der Kniekehle, an der Innenseite Oberschenkel bis zur Leistenbeuge.

3.6   Funktionseinheit Beckenboden

Die Funktionseinheit Beckenboden ist im Rahmen dieser Geburtsvorbereitung ein wesentlicher Bestandteil der Körperarbeit, weil beim Gebären der Beckenboden der „Ort des Geschehens" ist. Es sollte uns immer bewußt sein, daß das Ansprechen aller Funktionen des Beckenbodens, unsere Übungsangebote und das praktische Üben für die schwangere Frau mit einem stärkeren psychischen Erleben einhergehen, als das bei anderer Körperarbeit der Fall ist.

Das Üben mit dem Beckenboden kann nur wirkungsvoll sein, wenn nachfolgende Inhalte in vorangegangenen Geburtsvorbereitungsstunden erarbeitet worden sind:

1. Kenntnis vom synergistischen Zusammenspiel aller drei gegen die Schwerkraft arbeitenden Zwerchfelle in vertikalen Ausgangsstellungen (s. Kap. 1.4.2 – 1.4.5).
   – *Glottis:* Zusammenhänge von Kiefergelenkspannungen und Glottisschluß bzw. Glottisöffnung.
   – *Diaphragma pulmonale:* Kenntnis von kostoabdominalen Atembewegungen, bei denen der Beckenboden durch das Auf- und Abschwingen des Zwerchfells eine ihn stimulierende Elastizität erfährt.
   – *Beckenboden – Diaphragma pelvis:* Der kontraktile Beckenboden weist einen absoluten Sonderstatus auf. Er muß mit quergestreifter, willkürlicher Muskulatur, die an einem unbeweglichen knöchernen Rahmen befestigt ist, ohne Hilfe durch Gelenke arbeiten. Daraus leitet sich das Üben ab.
2. Kenntnis von der Körperstatik und entsprechendem Verhalten:
   „Klötzchen zum Türmchen", „Reißverschluß zu" (s. Kap. 3.2 u. 3.4).

> ⚠ **Merke:** Üben mit dem Beckenboden sollte nie isoliertes Trainieren der Beckenboden-Muskulatur sein!

Ziele:
– Die Schwangere soll durch Information über anatomisch-funktionelle Zusammenhänge für ihren Beckenboden und seine unterschiedlichen Funktionen sensibilisiert werden.

- Sie sollte die elastische Kraft ihres Beckenbodens bei reaktiver und aktiver Muskelarbeit in verschiedenen Ausgangsstellungen „begreifen" und wahrnehmen können.
- Die Schwangere soll das „Begreifen" und Wahrnehmen in bezug auf das „Sich Öffnen" können vom *Bereitschaftstonus* ihres Beckenbodens zum *Hergebetonus* erfahren, damit sie bis zur Geburt ihres Kindes das Loslassen, Öffnen und Hergeben-Können ihres Beckenbodens verinnerlicht hat. (Dammvorbereitung durch Damm-Massage kann dabei hilfreich sein, vgl. Kap. 1.10.3)
- Die Frau sollte am Ende der Geburtsvorbereitung für ihren Beckenboden so sensibilisiert sein, daß sie sich über die Geburt hinaus bei Rückbildung und Sexualität, aber auch bei evtl. später auftretenden Inkontinenz- oder/ und Senkungsbeschwerden an die Beckenbodenübungen erinnert und diese bedarfsweise allein einsetzen kann.
- Prävention für spätere Lebensphasen wäre ein wünschenswertes Ziel.

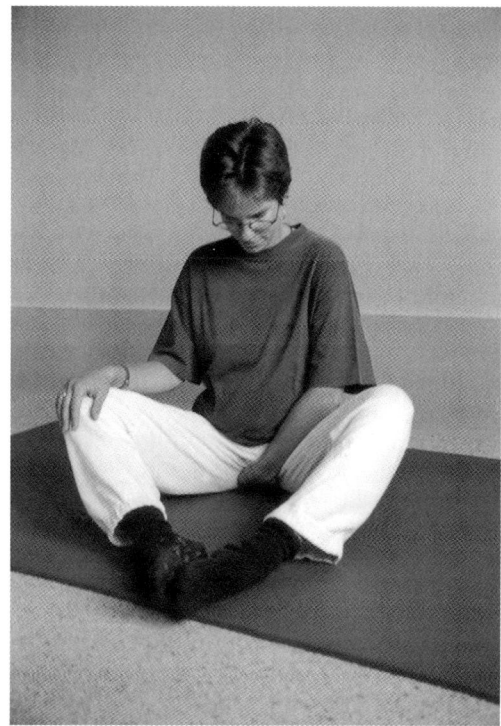

Abb. 3.**55**

3.6.1 Vorgehensweise beim praktischen Üben (nach Heller)

- Beckenboden Erklären
- Beckenboden Wahrnehmen
- Beckenboden Sensibilisieren
- Beckenbodenüben durch Reaktivieren
- Beckenbodenüben durch Aktivieren und reaktives Aktivieren

Wahl der Ausgangsstellungen

Da der Beckenboden, aber auch die Bauchmuskulatur (post partum Schwachpunkte bei jeder Frau), in ständiger Auseinandersetzung mit der Schwerkraft arbeitet und damit den Muskeltonus stimuliert, sind folgende Ausgangsstellungen zu bevorzugen:

- Sitz (Abb. 3.**55**) auf Boden im „Vogelnest" oder auf Hocker/Pezziball.
- Stand (Abb. 3.**56**) in allen Varianten z.B. bekkenbreites Stehen mit leicht gebeugten Knien, evtl. auch ein Bein erhöht auf Hocker abgestellt,
- Vierfüßler, auch mit Abänderungen, z.B. Arme und Oberkörper hängen über Pezziball,
- „Tönnchen-Stellung" (beschrieben in Kap. 3.5) hat gegenüber der Knie-Ellenbogen-Lage

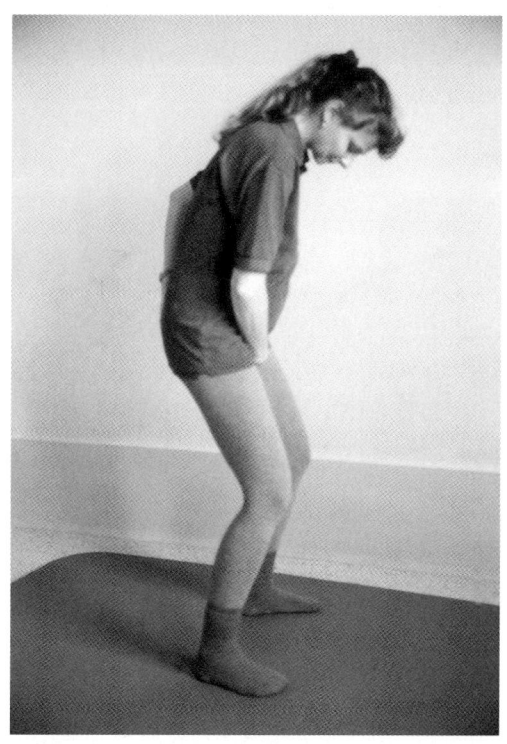

Abb. 3.**56**

den Vorteil, daß durch das Aufstützen des Kopfes auf zwei zu „Tönnchen geschlossenen Händen" (Abb. 3.**57**) die Körperabschnitte, einschließlich Kopf, zum „Türmchen" eingeordnet bleiben können und das Kopfgewicht nicht gehalten werden muß oder der Kopf zu tief am Boden liegt (Blut „steigt in den Kopf"). In der „Tönnchen-Stellung" kommen die Bauch- und Beckenorgane in eine den Beckenboden entlastende Lage.

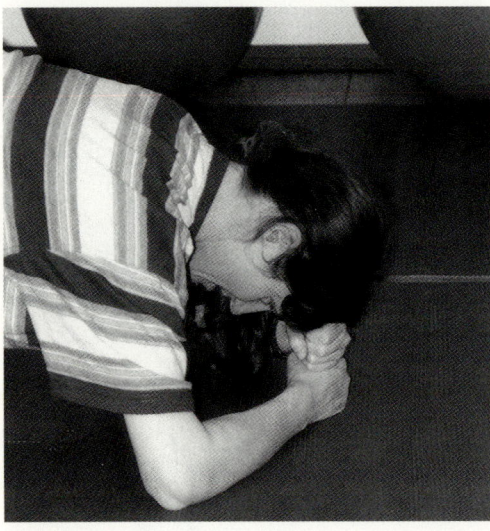

Abb. 3.**57**

– Seitlage (Abb. 3.**58**), Kopf und Rücken durch Kissen abgestützt, den Fuß des oberen Beines aufgestellt (Flexion/Abduktion im Hüftgelenk) und das untenliegende Bein im Knie leicht gebeugt.

> **!** **Beachte:** Die Rückenlage ist für Beckenbodenüben ungeeignet, da
> – der Tonus der aufrechten Körperhaltung verlorengeht und
> – die Schwerkraft den schwangeren Uterus nach hinten zieht: Vena-cava-Kompression!

Spürhilfen und Vorstellungshilfen

1. Spürhilfen: Kirschkernsäckchen, Reissäckchen, Luftballon, Pezziball (s. Kap. 2.2.1).
2. Vorstellungshilfen, die gezeigt werden, um die Fantasie beim Üben zu unterstützen:
   – „Fluddel" (Abb. 3.**59**) wird gezeigt und berührt, um als weiche, nachgiebige Vorstellungshilfe beim Aktivieren eingesetzt zu werden.
   – „Kindertute" wird ein- und ausgerollt gezeigt und beim Aktivieren als Vorstellungshilfe eingesetzt.
3. Fantasiehilfen als „innere Bilder", die das Aktivieren unterstützen, z. B. Seeanemone, Blüte, Haselnuß.

Abb. 3.**58**

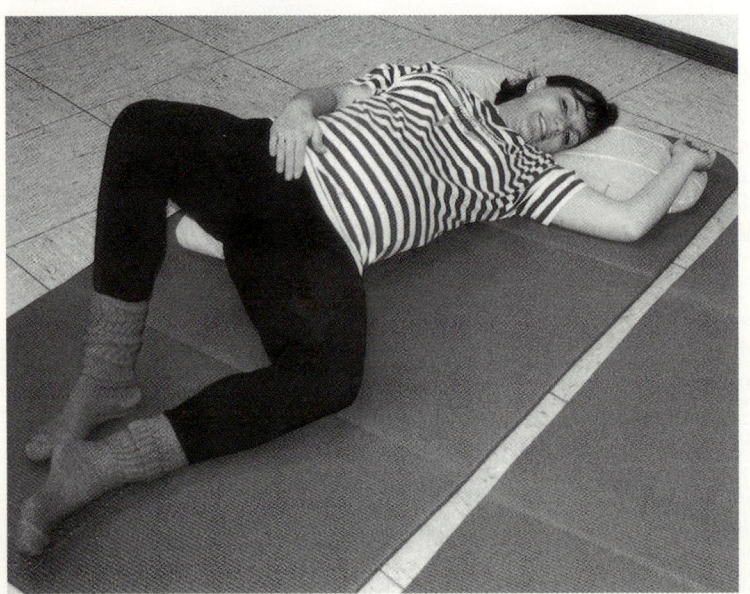

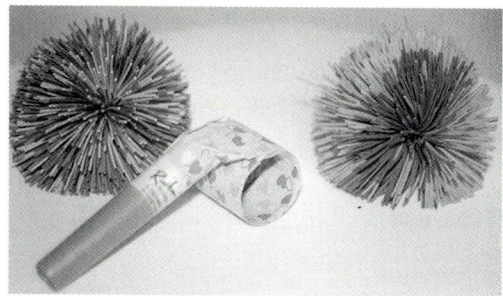

Abb. 3.**59**

➡ **Anmerkung:** Diese Hilfen sind alle notwendig, um einer „unsichtbaren" Muskulatur auf ihrem „Weg" zu helfen, Tonusveränderungen zu bewirken, die letztlich über das willentliche Üben der Frau gelingen soll!

3.6.2 Basiswissen zum praktischen Üben

Der Beckenboden kann durch seinen anatomischen Aufbau, durch die Plastizität seines Gewebes und durch seine Formbarkeit zwei konträren Funktionen gerecht werden, indem er seine Tonuslage verändert.

1. Ausgehen kann man von drei möglichen Tonuslagen des Beckenbodens, dazwischen bewegt sich das Üben mit dem kontraktilen Beckenboden:
   - **Eutonus:** Um auf die Doppelfunktion und alle Wechselwirkungen, die der Beckenboden in allen Lebenslagen erfährt, reagieren zu können, befindet sich der kontraktile Beckenboden nicht in einem starren, sondern in einem elastischen *Bereitschaftstonus* oder *Wartetonus*.
   Diesen Eutonus sichern, ohne zu ermüden, als lebenslange Dauerleistung langsam arbeitende Muskelfasern, sog. Slow-twitch-Fasern der Beckenbodenmuskulatur (vgl. Kap. 1.4.5).
   - Mit seinem **Öffnungs-** oder **Hergebetonus** kann der Beckenboden durch *Nachgeben* Stuhlgang, Harnstrahl und beim Gebären das Kind „hergeben". Nach Beendigung des entsprechenden „Hergebens" geht der Beckenboden reflektorisch wieder in seinen Eu- oder Bereitschaftstonus zurück.

Die vaginale Geburt hinterläßt durch das maximale Öffnen des Levator-Tores (Hiatus genitalis) ein muskuläres Ungleichgewicht „von allen Seiten", welches post partum unterstützender Rückbildungsübungen bedarf, deren Grundlage im Übungsangebot das funktionelle Zusammenwirken der Abdomino-pelvinen Leibeshöhle als geschlossenes System ist.

   - Mit *Spannungserhöhung,* also kurzzeitigem Hypertonus (als *Sicherheitsgurt* des Levator ani), reagiert der Beckenboden auf plötzliche Druckerhöhungen durch verstärkendes (reaktives) Halten, um die Beckenorgane, die gefüllte Blase, den Darm abzusichern. (Unkontrollierter Harn-, Wind- und Stuhlabgang, auch Vorfall innerer Bauchorgane zeigen u.a. eine Schwächung der Tonuslage der gesamten Rumpfkapsel.)
   Diese reflektorisch eingestellte Spannungserhöhung, z.B. beim Niesen, Husten, Lachen, wird vom Beckenboden „gehalten", bis die Gefahr des „Halteverlustes" vorbei ist, dann spannt der Beckenboden wieder in seinen Eu- oder Bereitschaftstonus ab. Fehlatmung nach kostosternal, z.B. bei obstruktiven Atemwegserkrankungen und bei falschen Atemanleitungen zum Hochatmen, verspannt den Beckenboden und nimmt ihm Elastizität.
2. Um das Übungsangebot für den Beckenboden zu differenzieren, wird unterschieden:
   - Reflexkontraktionen der Beckenboden-Muskulatur als wirkungsvoller „Sicherheitsgurt", z.B. beim Niesen, Husten, Lachen, d.h. die Spannungserhöhung wirkt reaktiv. Im nachfolgenden Übungsteil werden diese Reflexkontraktionen über Sprechatem erfahren, wobei die Tonuslage des Beckenbodens durch an- und abspannende Vokal- und Konsonantenverbindungen und durch Explosivlaute, ebenso durch entsprechende Übungsverbindungen (z.B. mit Luftballon, auf dem Pezziball sitzend, in Tönnchen-Stellung) verändert wird. Es ist das **Reaktivieren.**
   - Willkürkontraktionen der Beckenbodenmuskulatur werden im Übungsteil als **Aktivieren** beschrieben; also willentliche „Feinarbeit" mit den kontraktilen Beckenbodenmuskeln: Der Beckenboden wird – mit dem Wissen um dessen drei elastische Tonuslagen – aus seiner *eutonischen Gleichgewichtslage* über ein behutsames

abgestuftes Anspannen zur *Spannungser-höhung* und durch behutsames abgestuftes Abspannen zum *Hergebe-* oder *Öffnungstonus* verändert.

Diese veränderbaren Tonuslagen sind für alle austreibenden oder zurückhaltenden Kräfte im täglichen Leben unabdingbar wichtig. Am Ende des Übens sollte sich der Beckenboden immer wieder in seiner Gleichgewichtslage, dem Eutonus, einfinden. Eine Hilfe dazu ist, am Ende jeder willentlichen Aktivierung durch Ausatmen mit Lippenbremse (‚f‘ blasen) den Bereitschaftstonus wiederzufinden.

Das Ziel in der Geburtsvorbereitung ist
– das Öffnen am Beckenboden,
– das Loslassenkönnen des Beckenbodens und
– das Hergeben aus dem Beckenboden, welches durch verbale Begleitung der Kursleiterin beim willkürlichen Aktivieren betont wird.

> **⊞ Merke:** Auch bei Schwangeren muß das Üben immer im Eutonus (‚f‘ Lippenbremse) beendet werden!

Im Spätwochenbett wird dann die verbale Betonung zum „Verschließen", zum „Zuschnüren" des Beckenbodens verändert. (Vgl. am Ende dieses Kapitels die Bedeutung des „Gesäßbacken-Zusammenkneifens" und des »Pipi-Stop«-Übens für das Beckenbodensystem.)

➔ **Hinweis:** Das Hinführen der Schwangeren zu ihrem Beckenboden könnte die zweite oder dritte Geburtsvorbereitungsstunde sein, die o. g. Voraussetzungen sind dann abrufbar. Die Übungsbeispiele werden dann nach und nach in den darauffolgenden Geburtsvorbereitungsstunden vermittelt.

Erklären

Es gibt im Leben einer Frau kaum einen besseren Zeitpunkt, als die Zeit von Schwangerschaft bis Wochenbett, um „ganz selbstverständlich" über „ihre" meist tabuisierte und umschreibend mit „da unten" benannte Beckenbodenregion zu sprechen, sie dafür zu interessieren und zu sensibilisieren. Der Kursleiterin muß bewußt sein, daß besonders in dieser Vorbereitungsstunde der ureigenste, intimste Körperteil der Frau angesprochen wird.

Kissenmodell (Abb. 3.**60**)

Die Vorstellung von den drei Öffnungen am Beckenboden ist oft nur vage. Deshalb wird mit drei vorhandenen Kissen ein vergrößertes(!) Modell auf dem Boden arrangiert. Die Erklärung dazu ist, daß jedes Kissen einer Öffnung am Beckenboden und der dazugehörenden Funktion zugeordnet wird:

– After – die Öffnung für Stuhlgang,
– Harnröhre – die Öffnung der Blase für den Harnstrahl,
– Scheide – die Öffnung mit der Doppelaufgabe zu empfangen und zu gebären.

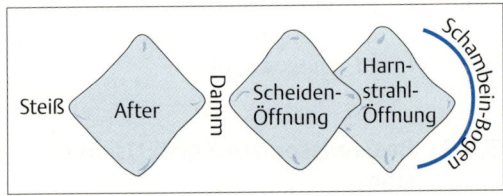

Abb. 3.**60**   Schematisiertes Kissenmodell für die drei Beckenbodenöffnungen

➔ **Anmerkung:** Da das Öffnen zum Gebären einen elastisch-dehnfähigen Damm erfordert, wird an dieser Stelle das Massieren des Dammes erklärt und als tägliche Hausaufgabe empfohlen (vgl. Kap. 1.10.3).

Im Zusammenhang mit dem Erklären der Beckenbodenöffnungen wird angesprochen, daß ein möglicher Stuhlabgang während der Geburt nicht ungewöhnlich ist und ein Kind bei seiner Geburt an einer vollen Blase nicht vorbeikommt.

Basketballkorb

Die Form des muskulären Beckenbodens wird mit einer Mulden- oder Korbform verglichen, z. B. das Netz eines Basketballkorbes weitet sich nach außen, um den Ball herzugeben. Der elastische, nachgiebige Beckenbodenkorb läßt das Kind ebenso durch die Öffnung wie durch ein Tor hindurch.

Knöcherner Rahmen

Der knöcherne Rahmen des Beckenausganges, in dem der Beckenbodenkorb verankert ist, wird zunächst erklärt und im Stehen dann selbst abgetastet:

- in frontaler Ebene – beide Sitzbeine,
- in sagittaler Ebene – Schambein und Steißbein.

Im Sitzen werden danach beide Hände jeweils zwischen Sitzbein und Boden gelegt, das Becken über den Händen bewegt; nach Wegnahme der Hände wird der knöcherne Rahmen in beiden Ebenen noch einmal abgetastet.

Zusätzlich kann das Modellbecken (Kap. 2.2.2) gezeigt werden. Das 3-Kissen-Modell bleibt zum Verdeutlichen am Boden liegen.

→ **Anmerkung:** Zwischen den Sitzbeinen und zwischen Schambein und Steißbein befindet sich der korbförmige Beckenboden mit seinen drei Öffnungen. Das Kind wird bei seiner Geburt den gesamten Raum innerhalb des knöchernen Rahmens ausfüllen und braucht dazu das Nachgeben des Beckenbodens. Das ist die Scheidenöffnung.

Wahrnehmen

Annähern an den Intimbereich

Differenzieren der 3 Beckenbodenöffnungen mit behutsamer, verbaler Begleitung durch die Kursleiterin.

Die Gruppe sitzt im Kreis, die Augen sind geschlossen.

Vorinformation: Alle gestellten Fragen werden durch Kopfnicken bestätigt bzw. durch Kopfschütteln verneint. Den Schwangeren muß zum Spüren ausreichend Zeit gegeben werden.

Die Fragen der Kursleiterin zum „Orten" benannter, beliebig auswählbarer Körperpunkte bis hin zum Intimbereich beginnen:

- Kann die Nasenspitze wahrgenommen werden? – Antwort abwarten!
- Der Mund, das Kinn, der rechte Fuß, die linke Kniescheibe, der Bauch, der Nabel?

Dann folgt die Frage:
- After, wo Stuhlgang abgeht? – Ja? – Nein?
- Blasenöffnung (Harnröhre), wo der Harnstrahl herauskommt? Ja? – Nein?
- Scheide, wo das Kind empfangen wurde, wo Sie gebären werden? – Ja? – Nein?

Danach werden die Augen wieder geöffnet.

Am Ende dieses verbalen behutsamen „Anschleichens" bis hin zu den Beckenbodenöffnungen muß über das Wahrgenommene gesprochen werden.

Differenzierungsschwierigkeiten haben einige Frauen zwischen Harnröhrenausgang und Scheidenöffnung.

„Räuspern – Hüsteln"

Um den Synergismus zwischen Zwerchfell und Beckenboden unter Einbeziehen der Verbindung Mundraum – Schlund bis zum Beckenboden wahrzunehmen, wird leises und geräuschvolles Räuspern und Hüsteln angeboten. Die Schwangeren versuchen herauszufinden, wo Räuspern und Hüsteln gespürt werden: Hals, Zwerchfell, Beckenboden.

Hausaufgabe: Beim Selbstbeobachten erkennen, daß der Beckenboden bei allem Tun ständig mit im Einsatz ist (reaktiv oder aktiv), z.B. bei jedem Bewegen, jedem Stellungswechsel, beim Sprechen, Singen, Lachen, Weinen, Husten, Niesen aber auch beim Stuhlgang, beim Wasserlassen, bei der Sexualität (Orgasmus), auch beim Küssen!

Hausaufgabe: Ausprobieren!

In den folgenden Stunden sollte dieses Selbst-Beobachten im Gespräch innerhalb der Gruppe aufgearbeitet werden.

Sensibilisieren

Zwinkern

Zwei Schwangere sitzen sich im Schneidersitz mit Steißstütze und geschlossenem „Reißverschluß" gegenüber und zwinkern sich mit den Augenlidern mehrmals zu. Danach fordert die Kursleiterin auf, es mit den After, Scheide und Harnröhre umgebenden Muskeln den Augenlidern gleich zu tun und zu „zwinkern" („blinzeln"). Sollte das Lachen auslösen, kann sofort auf das reaktive Verhalten des Beckenbodens beim Lachen eingegangen werden. Nach vielen Zwinkerversuchen wird nachgefragt, wer schneller zwinkern kann: Augenlider oder Beckenboden? (Aufgrund seiner Slow-twitch-Muskelfasern zwinkert der Beckenboden langsamer.)

Variante zum Zwinkern

– „Zwinkern" mit dem Beckenboden ohne Spannung im Gesicht, bei lockerem Unterkiefer und entspannter Zunge im Mundboden.
– „Zwinkern" mit dem Beckenboden bei verspannten Kiefergelenken und verbissenen Zähnen und Lippen.

Wann „zwinkert" der Beckenboden mühelos? – Rückmeldung einholen und Gespräch darüber.

Hausaufgabe: Unsichtbar, aber wirkungsvoll, in jeder Ausgangsposition und bei jeder Gelegenheit jedem und allem „zuzwinkern". Natürlich mit dem Beckenboden und mit einem Lächeln im Gesicht!

Reaktivieren

Reaktivieren bedeutet, die Reflexkontraktionen der kontraktilen Beckenbodenmuskulatur und der Bauchpresse, z. B. beim Husten, Niesen usw., durch bewußt eingeleitete Übungsverbindungen, die mit *Sprechatem* auf explosive Konsonanten-/Vokalverbindungen verstärkend wirken, erfahrbar zu machen. Dabei ist zu berücksichtigen, daß veränderte Ausgangsstellungen auf den Bereitschaftstonus (Eutonus) des Beckenbodens entsprechend wechselnde Wirkungskraft haben.

⚠ **Merke:** Gedehnte Adduktoren erleichtern die Beckenbodenarbeit (s. Kap. 3.3.3).

➡ **Hinweise vor dem praktischen Üben:**

1. Die Blase sollte vorher geleert werden.
2. Zum Verstärken des Erlebens, daß der Beckenboden ständig in Aktion ist, wird das wahrnehmende Spüren durch Tasten ergänzt. Das „sich selbst" an intimer Stelle Berühren innerhalb einer Gruppe gelingt leichter, wenn die Kursleiterin bereit ist, mitzumachen (Vorbildfunktion).
Günstige Ausgangsstellungen für Schwangere beim eigenen Berühren am Beckenboden sind:
   – beckenbreites Stehen, Knie und Hüften leicht gebeugt.
   – „Vogelnest": Sitz auf dem Boden, das ,Türmchen' steht, die Beine sind soweit in bequemer Beugestellung der Knie- und

Hüftgelenke angewinkelt, daß sich die Fußsohlen anschauen.
   – Abgestützter Seitsitz, der Fuß des oberen Beines ist aufgestellt.

Im folgenden werden einige Übungsvorschläge zum Reaktivieren vorgestellt.

Spricht der Beckenboden?

Ausgangsstellung (Abb. 3.**61**): Stehen oder Sitzen im „Vogelnest".

Ausführung: Eine Hand wird, vergleichbar einer Vorlage, auf den Beckenboden (Vulvabereich) gelegt.
a. Wie spürt die Hand den Beckenboden bei der Ein- und bei der Ausatmung?
   – „EIN" – in die Hand?
   – „AUS" – von der Hand weg?

➡ **Hinweis:** Zeit zum Nachspüren geben.

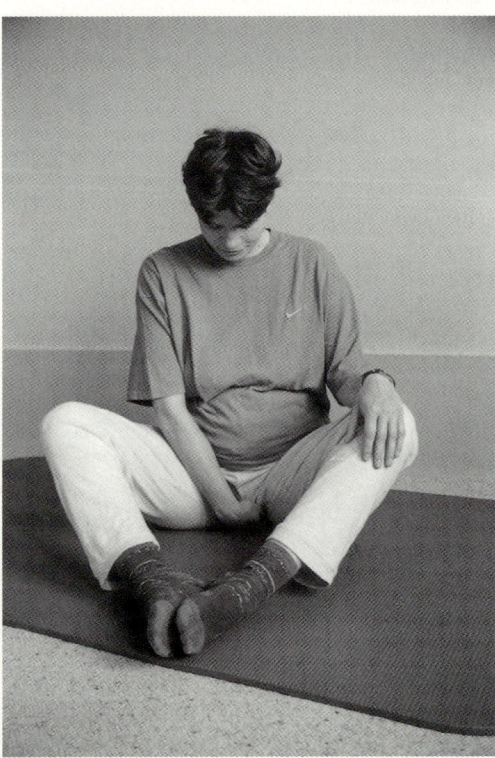

Abb. 3.**61**

b. Wie spürt die Hand bei deutlichem Sprechatem den Beckenboden?
  – sage: ‚jaaaah' – öffnend?
  – sage: ‚neieieien' – schließend?

Gespräch und Rückmeldung zum „sprechenden
Beckenboden".

Locke deinen Beckenboden mit Lick – Lack –
Lock (modifiziert nach R. Tanzberger)

Ausgangsstellung (Abb. 3.**62**): Leicht vorgebeug-
tes Stehen oder abgestützter Seitsitz.

Ausführung: Ein Tastfinger sucht den Damm und
bleibt dort spürbar liegen.
a. Mit dem wirkungsvollen, gesprochenen Ab-
  spannlaut „l" wird der Damm in den Finger
  „gelockt". Je länger das „lllll" getönt wird, um
  so mehr Dehnung erfährt der Damm.
  Rückmeldung erfragen und im Anschluß Gespräch über das ‚Öffnen' beim Gebären.
b. Dem langgehaltenen „lllll" wird jetzt ein explosiv gesprochenes ‚ick' oder ‚ack' oder ‚ock'
  angehängt. Zwischen jedem ll-ick, ll-ack, llock wird nachgespürt, wie der Damm vom
  „Heber des Anus" (Levator ani) „von allein"
  wieder in seinen Eutonus zurückgeholt wird.

→ **Hinweis:** Explosiver Sprechatem ist eine
wirkungsvolle Rückbildungshilfe im späten Wochenbett.

P-E-T-I-K-O-T und andere Abspannlaute

Reflexkontraktionen des kontraktilen Beckenbodens können in Verbindung mit explosiven
Abspannlauten beim Sprechausatem verstärkt
werden, z. B. durch alle Verbindungen mit P, T, K,
(Petikot oder ‚fit'), oder mit dem Betonen von
Endsilben, z. B. U-te, ein-e, mein-e, dein-e oder
mit Zählen von 1 – 11, wobei hierbei ein ange-
hängtes ‚e' betont wird: eine, zweie, dreie – elfe
oder Kinderreime z. B. – hoppe hoppe Reiter
oder – hop, hop, hop Pferdchen… usw. Die
Gruppe kann gemeinsam Wortverbindungen
suchen, was großes Vergnügen bereitet, z. B.
„Popokatepetel", auch Schnabelwetzer wie: Kai-
ser Karl konnte keine Kümmelkerne kauen. So
war der „Petikot" die Idee einer Schwangeren.

> ⚠ **Merke:** Explosive Abspannlaute können
> in verschiedenen schwangerengerechten
> Ausgangsstellungen, wie Tönnchen-Stel-
> lung, Vierfüßler, auf Pezziball sitzend oder
> mit den Armen und dem Oberkörper über
> den Ball hängend, auch im Z-Sitz oder „Vo-
> gelnest", durchgeführt werden. Auf kraft-
> volles Sprechen muß geachtet werden.

Abb. 3.**62**

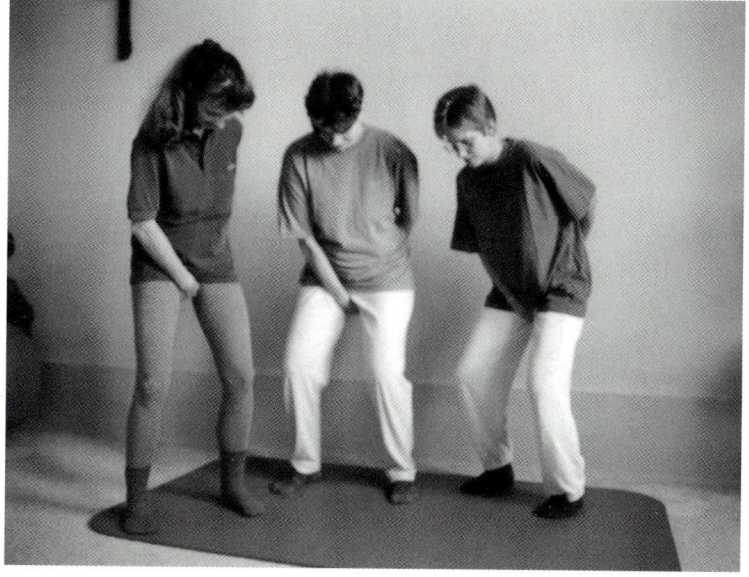

Pezziball-Uhr

Ausgangsstellung:
1. Beckenbreites Stehen mit dem Rücken zur Wand, ein Pezziball befindet sich zwischen Rücken und Wand (Abb. 3.**63**).
2. Auf dem Ball im „Türmchen" sitzen (Abb. 3.**64**).

Ausführung: Becken dem Kreuzbeinzifferblatt entsprechend bewegen (s. Kap. 3.3)

Varianten: Auf dem Ball im „Türmchen" sitzen, mit Impuls von den Füßen auf dem Ball leicht dopsen und alle möglichen Verbindungen der Abspannlaute sprechen, z.B. ‚fit', ‚fit', ‚fit' oder ‚hop', ‚hop', ‚hop'.

Kraftvolles Sprechen in der Tönnchen-Stellung

Ausgangsstellung: ‚Tönnchen-Stellung' (beschrieben in Kap. 3.5).

In dieser Ausgangsstellung wirkt der Sog des Zwerchfells auf den entlasteten Beckenboden stärker. Beim kraftvollen Sprechen mit Betonung der Endlaute, z.B. Zählen von 1–11 (eine bis elfe), erfährt die gesamte Rumpfkapsel verstärkt elastische Stimulation.

→ **Hinweis für Kursleiterinnen:** Beobachtet werden kann in dieser Ausgangsstellung, ob die reaktivierende Sprechkraft über den ‚Dynamikgeber' Zwerchfell am Beckenboden ankommt. Bei kraftlosem Sprechen ist keine Wirkung (an lateraler Atemwand, an LWS, an Gesäß) zu beobachten. Dann Hilfen geben, z.B. als Paararbeit einen Luftballon als Richtungshilfe auf das Kreuzbein halten, weil dieses „Ankommen im unteren Geburtsraum" für das Loslassen und Hergeben des Kindes aus eigener Kraft eine Voraussetzung ist (Abb. 3.**65**).

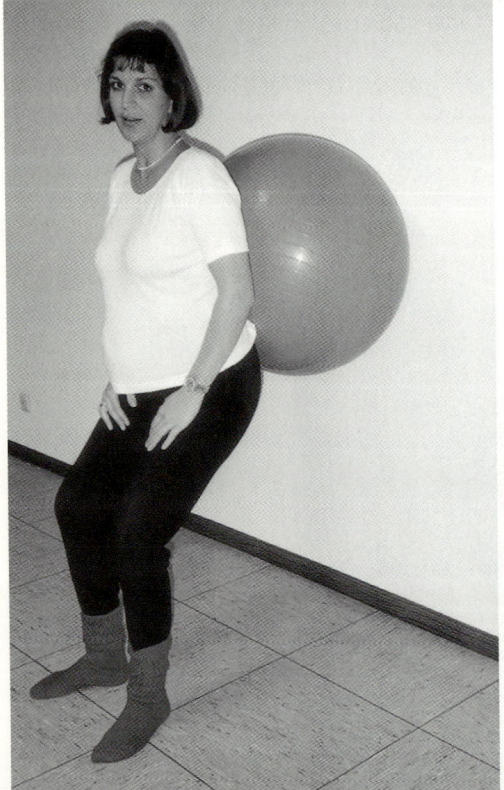

Abb. 3.**63**

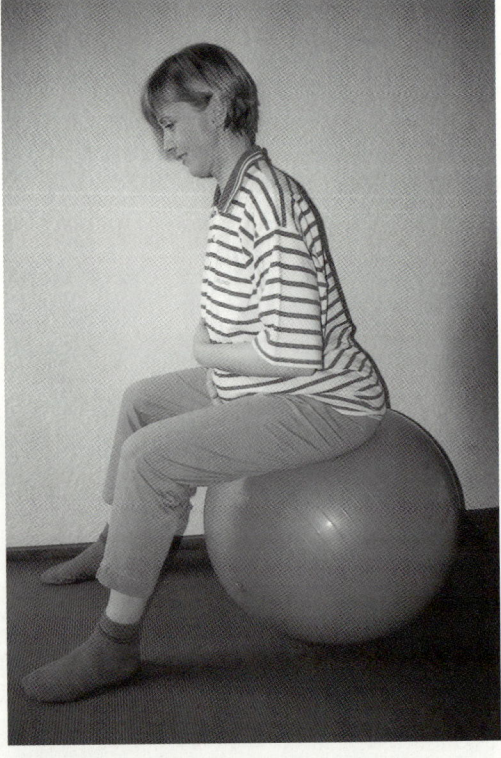

Abb. 3.**64**

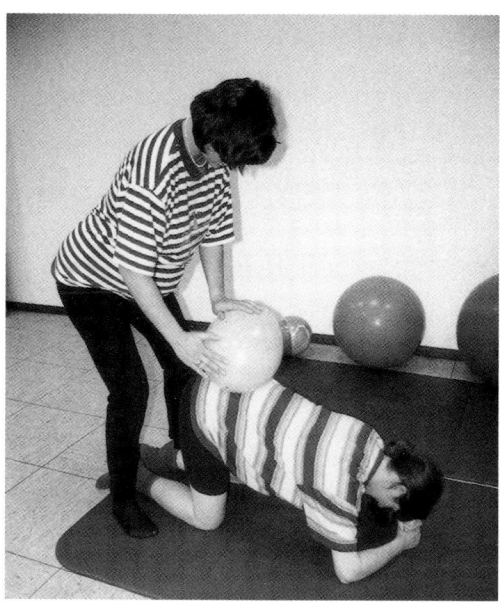

Abb. 3.**65**

rührungsdruck und Druckentlastung zum Luftballon wahrgenommen.

Varianten:
1. Mit Einatem am Beckenboden weit werden, mit Lippenbremse (,f') ausatmen und den Beckenboden sanft zuschnüren.
2. Mit Einatem am Beckenboden weit werden, mit seufzendem ,haa' langsam ausatmen und dabei am Beckenboden weit und geöffnet bleiben, wie es beim Gebären dann erforderlich ist.
3. Mit allen Abspannlauten tönen, auch Kinderreime aufsagen oder singen.

Der Luftballon als Spürhilfe sensibilisiert für das Agieren und Reagieren des Beckenbodens.

Hausaufgabe: Eine eigene Kontrolle des Beckenboden beim Miktions- und Defäkationsverhalten (Harn- und Stuhlabgang) soll den Beckenboden bis zur Geburt des Kindes immer mehr Bedeutung und Beachtung geben.

Sitz auf dem Luftballon

Ausgangsstellung (Abb. 3.**66**): Beckenbreites Knien, das Gesäß ist den Fersen angenähert, der Luftballon zwischen Boden und Beckenboden plaziert.
Kiefergelenke locker, Zunge im Mundboden.

Ausführung: Die Atembewegung nach kaudal („nach unten zum Kind atmen") wird durch Be-

1. Sitzhaltung beachten: „Türmchen steht", „Reißverschluß" zu, Füße bewußt am Boden.
2. Am Ende der Blasenentleerung ist der Beckenboden im *Hergebetonus,* dann noch sitzenbleiben und beobachten, wie der vordere Beckenboden wieder in seinen *Bereitschafts-* oder *Eutonus* zurückgeht. Der „steigende" Beckenboden wird von jetzt an mit einem sanften „Schnüren" durch die „f"-Lippenbremse unterstützt.

Abb. 3.**66**

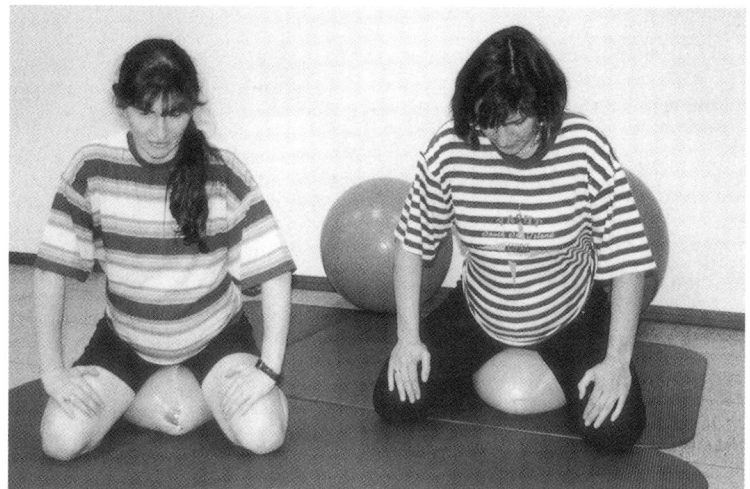

Aktivieren

Aktivieren heißt, mit Übungsangeboten, die das sanfte stufenweise An- und Abspannenkönnen des kontraktilen Beckenbodens ermöglichen, willentlich aktivierend am Beckenboden zu arbeiten. Hierbei kann dem Verlauf der Beckenbodenmuskulatur entsprechend differenziert werden zwischen den Richtungen kranial-kaudal und ventral-dorsal. Eine verbale Begleitung ist anfangs hilfreich, um mit unsichtbaren Mini-Bewegungen die Beckenbodenmuskulatur funktionsrichtig zu erreichen.

Ein sanftes Schnüren (Schnur = griech. Sphinkter) wird als verbale Hilfe verwendet und erklärt:

1. Sanftes Zuschnüren oder sanftes Schließen sind sanfte willkürliche tonusverändernde Kontraktionen der Beckenbodenmuskulatur, die unter Mithilfe von Ausatembewegung des Zwerchfells und der Bauchmuskulatur nach dem *Schnüren-Sog-Prinzip* eine elastische Verschmälerung und Verankerung des Hiatus genitalis bewirken. Verstärkung erfolgt dafür über den Sprechatem, wie bei Reaktivieren beschrieben.
2. Sanftes Aufschnüren oder sanftes Öffnen am Beckenboden wird unterstützend begleitet durch die Einatembewegung des Zwerchfells.

Hausaufgabe zum Schnüren: Der Partner kann beim Beischlaf zurückmelden, ob der Beckenboden das Zu- und Aufschnüren aktiv kann. Ein Orgasmus geschieht reaktiv, ohne Willkürkontraktion.

Bei der Geburt unterstützt der Ausatem mit öffnenden Vokal-/Konsonanten-Verbindungen, z.B. ‚ha‘, den Beckenboden beim Öffnen (vgl. Kap. 4.1 u. 4.5 – schieben!)

Bei allen folgenden aktivierenden Übungsvorschlägen soll

– das „Türmchen" stehen, der „Reißverschluß" zu sein,
– der Unterkiefer und die Zunge im Mundboden in „innerlicher Gähnbereitschaft" sein.

Im folgenden werden einige Übungsvorschläge zum Aktivieren vorgestellt.

> ⚠ **Merke:** Phantasiehilfen für den unsichtbaren Beckenboden sind „innere Bilder", mit deren Hilfe das Aktivieren, oft unter Zuhilfenahme von Unterkieferbewegungen (neuromuskuläre Zusammenhänge), leichter gelingt.

„Seeanemone" und „Blüte"

Beide Fantasiehilfen sind in allen Ausgangsstellungen möglich, bevorzugt werden vertikale und halbvertikale Stellungen.

Ausführung: Die Seeanemone bewegt sich im Wasser rhythmisch – langsam – sanft – harmonisch – nicht ruckhaft – in verschiedene Richtungen, öffnend und schließend. Kann das der Beckenboden der Seeanemone gleichtun?

Variante: Eine Blüte öffnet und schließt ihre Blütenblätter langsam. Kann das der Beckenboden der Blüte gleichtun?
Rückmeldung und Gespräch darüber.

„Fluddel" als Vorstellungshilfe

In allen Ausgangsstellungen außer Rückenlage möglich.

Vorinformation: In der Fantasie liegt in der Scheide der vorher gezeigte „Fluddel" (Abb. 3.**67**): Sanft – weich und „antennig" zur Scheide. Er wird durch die vielen Plisseefalten der Scheide gehalten (als bekannt vorausgesetzt, s. Kap. 1.3.2).

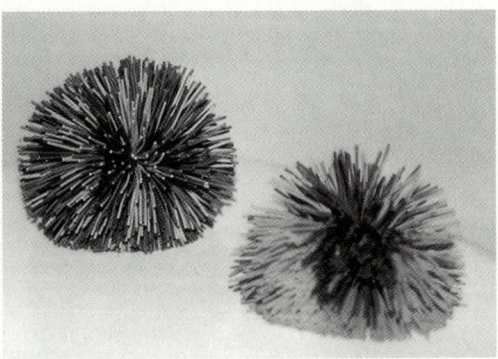

Abb. 3.**67**

Ausführung: Behutsam abtastend wird der Fluddel mit den Scheidenfalten in alle möglichen Richtungen gedreht, vergleichbar einem in der Hand gedrehten Ball.

Variante: Der ‚Fluddel' wird nur um seine Längsachse gedreht (transversale Ebene).

Fragen:
– Gibt es eine Vorzugsrichtung?
– Wie verhalten sich die Kiefergelenke?

Rückmeldung und Gespräch darüber.

„Haselnuß"

Ausgangsstellung (Abb. 3.**68**): Seitlage, Kopf und Rücken mit Kissen gestützt (Corpomed). Oberes Bein ist aufgestellt (Flexion/Abduktion/leichte Außenrotation im Hüftgelenk).

Vorinformation: In der Scheide liegt in der Fantasie eine Haselnuß.

1. Ausführung: Die „Haselnuß" kullert mehrmals behutsam vom Scheideneingang (Introitus vaginae) bis „hoch" zum Muttermund und wieder zurück. Das Becken bewegt sich entsprechend über LWS/Hüftgelenk in die „12" und „6" der Kreuzbein-Uhr, ohne die „Haselnuß" aus der Scheide zu verlieren.

2. Ausführung: Die Scheidenfalten „greifen" behutsam wie eine Hand mehrmals die Haselnuß, zunächst aufwärts Richtung Muttermund, dann abwärts Richtung Scheidenausgang. Beim Beenden des Greifens am Scheidenausgang wird die Haselnuß mit einem „bah" ausatmend aus der Scheide herausgelassen. Die anschließende Lippenbremse „f" holt den Beckenboden aus dem Hergebetonus zurück in den Eu- oder Bereitschaftstonus.
Rückmeldung für beide Varianten und Gespräch darüber.

„Liegende Acht"

Ausgangsstellung: Sitz im „Vogelnest" auf dem Boden oder Sitz auf dem Pezziball.

Vorinformation: Den äußeren Beckenboden umschließen zwei Muskelschlingen in Form einer Acht. Die eine umschlingt Harnröhren- und Scheidenausgang, die andere den After. Die vordere Schlinge (M. bulbospongiosus) ist am Schambein, die hintere (M. sphincter ani externus) am Steißbein befestigt. Kreuzungspunkt ist der Damm (Perineum).

Ausführung: Die „liegende Acht" wird von vorn und von hinten gleichzeitig im Ausatem langsam zum Damm hin (Knotenpunkt) verkleinert und dann im Einatem ebenso wieder in die ursprüngliche 8-Form gebracht.
Mehrmals wiederholen.

Abb. 3.**68**

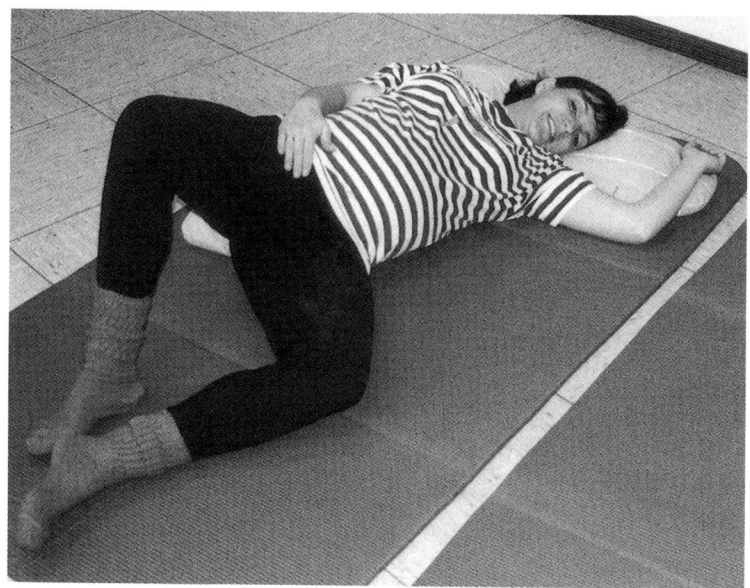

Rückmeldung und Gespräch darüber.

Alle folgenden, vom Anus ausgehenden, wirkungsvollen, aktivierenden Bewegungen erreichen den wichtigsten Beckenbodenmuskel, die Puborectalisschlinge des Levator ani. Diese Muskelschlinge ist mit dem M. sphincter ani externus verflochten. Ein Hinweis an die Schwangeren sollte gegeben werden, daß mit diesen Übungen im Wochenbett und darüber hinaus Windstörungen, Stuhlprobleme, beginnende Senkungen der hinteren Scheidenwand (beginnende Rektozele) und auch Hämorrhoiden (Kap. 6.1) behandelt werden können.

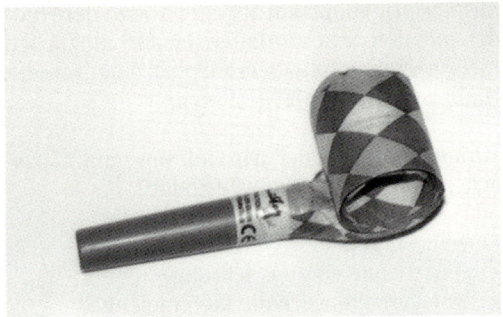

Abb. 3.**69**

„Winken"

Ausgangsstellung: Alle Ausgangsstellungen außer Rückenlage sind möglich, z. B. Sitz im „Vogelnest" auf dem Boden, Sitz auf Hocker/Stuhl/Pezziball oder im Vierfüßlerstand, in der Tönnchen-Stellung, auch im Stand. „Türmchen" steht, „Reißverschluß" zu, Kiefergelenke locker, Mundraum höhlig.

1. Ausführung: Mit dem Steißbeinspitzchen dem Schambein mehrmals zuwinken.

2. Ausführung als Partnerarbeit: Mit dem Steißbeinspitzchen dem „Gegenüber" zuwinken.

> **Beachte:** Winken ist (fast) unsichtbar, deshalb muß das Mitbewegen des Beckens korrigiert werden.

Rückmeldung und Gespräche darüber.

,Winken' kann in den Tagesablauf einbezogen werden.

„Fantasie-Schwänzchen"

Ausgangsstellung: Sitz am Boden im „Vogelnest".

Vorstellungshilfe: Kindertute, an der das Auf- und Abrollen gezeigt wird (Abb. 3.**69**).

Ausführung: Diese Tute verlängert das Steißbeinspitzchen zu einem Fantasieschwänzchen, es läßt sich auf- und wieder ausrollen.

> **Beachte:** Atem fließt weiter.

„Fantasieschwänzchen mit Löwenquaste"

Ausgangsstellungen: Sitz am Boden im „Vogelnest".

Vorinformation: Am Steißbeinspitzchen ist ein Fantasiebändchen befestigt, an dessen Ende sich der ,Fluddel' befindet, vergleichbar einem Löwenschwanz, dessen Schwanzende eine ,Quaste' hat. So ein Fantasielöwenschwanz mit ,Quaste' liegt zwischen den Beinen.

Ausführung: Die Löwenschwanzquaste wird in der Fantasie am Boden gemächlich nach rechts und links gerollt.

Variante: Sitz auf Pezziball, das in der Fantasie verlängerte Steißbein ist wiederum ein Löwenschwanz mit Quaste. Die Löwenschwanzquaste rollt hinten oder vorn am Ball gemächlich nach rechts und links, hin und her.

> **Beachte:** Die Mithilfe des Unterkiefers bei den seitlichen Bewegungen.

Kirschkerne „picken und hergeben": ein reaktives Aktivieren

Vorbemerkung: Aktivierendes willkürliches An- und Abspannen des kontraktilen Beckenbodens wird durch eigene verbale Begleitung reaktiv unterstützt. Durch explosiven Sprechatem mit der Konsonanten-/Vokalverbindung „pick" wird eine stufenweise Spannungserhöhung durch wiederholendes Kontrahieren über den Eutonus (Bereitschafts- oder Wartetonus) hinaus zugelassen, dann folgt mit Ausatem auf „bah" ein stufenweises Abspannen bis zum Hergebe- oder

Öffnungstonus. Dieser wird am Ende des Übens durch Einsetzen der Lippenbremse „f" wieder zum Eutonus zurückgeschnürt.

Vorstellungs- und Spürhilfe: Kirschkernsäckchen

Ausgangsstellung:
- Schneidersitz oder der Sitz im „Vogelnest" am Boden.
- ‚Türmchen' steht, ‚Reißverschluß' zu.
- Auf die Spürhilfe Kirschkernsäckchen setzen, die 4 Zipfel des Säckchens zeigen jeweils zu den 4 Punkten des knöchernen Beckenrahmens (Sitzbeinhöcker rechts und links, Schambein vorn, Steißbein hinten).
- Unterkiefer locker, Zunge im Mundboden.
- Beide Hände liegen großflächig beim Kind.

Ausführung:
- Das Türmchen bewegt sich mehrmals nach vorn und nach hinten.
- Das Türmchen bleibt hinten, der After hat mehr Kontakt zum Kirschkernsäckchen als die Scheide.
- In der „Vorstellung" „pickt" der After nacheinander unter Mithilfe von explosivem Sprechen „pick", „pick" usw. 5 Kirschkerne nacheinander auf und gibt anschließend mit Sprechatem auf „bah", „bah" nacheinander alle aufgepickten Kirschkerne wieder her, um dann mit der Lippenbremse (‚f') den Beckenboden sanft zum Eutonus zurückzuschnüren.
- 1–2× wiederholen.
- Die Schwangere bewegt „ihr" Türmchen nach vorn.
- Jetzt hat die Scheide mehr Kontakt zu dem Kirschkernsäckchen, und in der Vorstellung „pickt" die Scheide, wie oben beschrieben, aktiv mit reaktivierendem Sprechatem „pick", „pick" ebenfalls 5 Kirschkerne auf, um diese anschließend mit ausatmendem „bah", „bah" nacheinander wieder herzugeben.
- Mit Lippenbremse (‚f') wird der Beckenboden danach vom Hergebetonus wieder in den Eutonus zurückgeführt.
- 1–2× wiederholen.
- Dann geht das Türmchen wieder in die Vertikale zurück.

Ohne Kirschkernsäckchen nachspüren.
Hat sich die Beckenbodensensibilität verändert? Gespräch anschließen.

Variante: In einer späteren Geburtsvorbereitungsstunde wird zum „Picken" und „Hergeben" ein Reiskornsäckchen benutzt. Das An- und Abspannen des kontraktilen Beckenbodens geschieht mit der Vorstellung, Reiskörner zu picken und wieder herzugeben, aktiv und reaktiv sehr viel subtiler.

Alle Beckenbodenübungen, ob über Reaktivieren, Aktivieren oder wie z.B. beim Kirschkernpicken über reaktives Aktivieren können den Schwangeren helfen, diese so wichtige Körperregion immer mehr, immer intensiver für sich zu entdecken.

3.6.2 Beckenboden und Alltagsverhalten

Wenn der Beckenboden mit seinen verschiedenen Tonuszuständen im Bewußtsein der Schwangeren seinen Platz gefunden hat, was die aufmerksame Kursleiterin über das Feedback nach jedem Übungsangebot erfährt, muß er in das Alltagsverhalten einbezogen werden, z.B. wie verhält sich der Beckenboden beim Stehen, Gehen, Treppensteigen, beim Bücken und Hochkommen (Aufrichten), bei der Hausarbeit, beim Heben und Tragen, bei evtl. sportlicher Betätigung, bei allen Druckerhöhungen im Bauch- und Beckenraum über die Bauchpresse und auch beim Verändern der Ausgangsstellungen von vertikal bis horizontal und umgekehrt.

Die sensibilisierten Schwangeren lernen sich zu beobachten, z.B. gibt der Beckenboden „von unten" ausreichend Halt oder ist er „nach unten" schwach?

Hilfestellungen für den Beckenboden im Alltagsverhalten, die allen Schwangeren, besonders aber Mehrgebärenden mit Kleinkindern und großem Haushalt, gegeben werden:

1. Vor jeder belastenden Situation Steißbeinspitzchen zum Schambein „winken" lassen und zusätzlich ausatmend das Schambein Richtung Nabel hochziehen (Beckenboden-Unterbauch-Synergismus). Siehe dazu unter ‚Statik'.
2. Miktionsverhalten – kontrollieren und Lippenbremse einsetzen.
3. Druckentlastung erfährt der Beckenboden, wenn die Frau z.B. beim Husten, Niesen den Kopf dreht und über die eigene Schulter schaut. Die Brustwirbelsäule streckt sich, der „Reißverschluß ist zu" und durch das

Aufsteigen des Kehlkopfes wird das Zwerchfell in Richtung Beckenboden gebremst.

Nachwort zum Üben mit dem Beckenboden

Unser Wissen von heute kann der Irrtum von morgen sein.

Das starke Zusammenklemmen der Gesäßmuskulatur, das „Pobacken zusammenkneifen", ebenso „After und Scheide fest in sich hineinziehen", schlimmstenfalls noch in Verbindung mit Einatmung, ist ein solcher Irrtum, wie wir heute wissen! Vor 30 Jahren wußte man es nicht besser! So stellt sich die Frage, weshalb dieses falsche, krankmachende, isolierte Beckenbodentrainieren immer noch und immer wieder den Frauen angeboten wird.

→ **Begründung:** Der Hiatus genitalis gilt als „Bruchpforte" für die proximale Vagina. Drei Viertel der Scheide liegen oberhalb der Beckenbodenmuskulatur. Die Fascia pelvis visceralis sowie die Ligg. cardinalia versuchen den Uterus und die proximale Vagina immer wieder über die unpaarige Levatorplatte (hinter dem Anus) zu führen. Im vorderen Abschnitt sichern feste Verbindungen der medialen Levator-Schenkel (Puborectalis) und das Diaphragma urogenitale mit dem Schambeinbogenwinkel die Position der Harnröhre.

So übt das Zusammenklemmen der starken Glutaen keine verschließende Wirkung auf den Levatorspalt (Hiatus urogenitalis) aus, denn der Levator ani arbeitet beim Kneifen der Glutaen (= Extensoren) nicht! Das Zusammenkneifen der starken Gesäßmuskulatur wird immer zu Ungunsten der viel kleineren, kürzeren und zarten Beckenbodenmuskulatur ausfallen. Beim Zusammenklemmen der Gesäßmuskeln wird die Scheide in ihren oberhalb des Diaphragma pelvis liegenden drei Vierteln eher auseinandergedehnt. Bei Mehrgebärenden und bei Frauen, die gerade geboren haben, verstärkt sich der o. g. Effekt dann noch und trifft auf einen geschwächten Beckenboden.

Eine weitere fragliche und problematische Beckenbodenübung ist das Unterbrechen des Harnstrahls. Dazu übernehme ich wörtlich aus dem „Leitfaden der Physiotherapie bei Harninkontinenz" der Universitätsfrauenklinik Bern (s. Literaturhinweis) folgende Ausführung: „Die sogenannte Unterbrechung des Harnstrahls (Pipi-Stop) wird leider immer noch oft als therapeutische Möglichkeit empfohlen. Nach neuesten Erkenntnissen kann sich diese Übung sogar schädigend auf die Urethra und den Verschlußmechanismus auswirken.

→ **Begründung:**
- Wenn die Entleerung beginnt, öffnet sich zuerst die proximale Urethra. Beim Abklemmen des Urinstrahls drückt nun der Urin die Urethra auseinander und kann die kollagenen Fasern schädigen. (Kollagenes Gerüst in der Urethrawand, welches sich bei zunehmender Blasenfülle, wenn die Blase steigt und sich aufrichtet, zusammenzieht und somit die Kontinenz unterstützt.)
- Beim Unterbrechen des Urinstrahls wird der vegetative Reflex gestört.
- Der Pipi-Stop ist kein Parameter für das ganze System: es arbeitet dabei nur der M. sphincter urethrae externus, gebildet aus den Ringfasern des M. transversus perinei profundus!"

4 Arbeit am Atem

Die Grundlage für die Arbeit am Atem in der hier beschriebenen Geburtsvorbereitungsmethode ist die Lösungs- und Atemarbeit nach A. Schaarschuch (s. Kap. 5.2). Gleichzeitig orientiert sich diese Arbeit am Atem an der Terminologie der „Arbeitsgemeinschaft Atemtherapie in der Krankengymnastik".

Die strukturierenden Formulierungen, zusammengestellt von H. Ehrenberg, modifiziert für die Arbeit am Atem bei Schwangeren/Gebärenden, können in der interdisziplinären Zusammenarbeit von Geburtsvorbereitung und Geburtsleitung eine Hilfe sein, gemeinsam dem Ziel näher zu kommen, die Geburt zu einem positiven Erlebnis für die Gebärende und ihr Kind zu gestalten.

Arbeit am Atem soll hier eine Anleitung zum bewußten Wahrnehmen aller Atemformen sein, die hilfreich unter der Geburt sind und deren willentliche Vergrößerung gefördert werden soll.

In den Geburtsvorbereitungskursen sollten jedoch Fachformulierungen gegenüber den Schwangeren unterbleiben.

4.1 Grundzüge der Atmung (Basiswissen)

Atmung ist eine (autonom angelegte) Körperfunktion, die unwillkürlich bei der Geburt eines Menschen mit einem „Ein" beginnt und am Ende des Lebens mit einem „Aus" erlischt. Atmung wird durch das Atemsystem (auch respiratorisches System) vollzogen, dessen Aufgabe es ist, den Austauschbedarf von CO_2 und O_2 (Gasaustausch) zu befriedigen. Welche entscheidende Bedeutung dieser Gasaustausch für die lebenserhaltenden Funktionen („innere Atmung") hat, soll hier nur soweit erörtert werden, als es für das Verständnis unseres o. g. Anliegens von Bedeutung ist.

Das **Atemsystem** besteht aus 2 Kompartimenten:

1. den *Lungen* (Pulmones) als eigentliches Gasaustauschorgan und
2. der *Atempumpe*, bestehend aus der *Atemmuskulatur* als Antrieb und das diese Muskulatur

steuernde *Atemzentrum* in der Medulla oblongata, einschließlich der ableitenden efferenten Nervenbahnen zur Atemmuskulatur.

Die Atmung kann als ein Pumpvorgang (ähnlich dem eines Blasebalgs) verstanden werden, bei dem durch Vergrößerung des Lungenvolumens (= Einatmung) und Verkleinerung (= Ausatmung) eine Belüftung (Ventilation) der Lunge eintritt, durch die der Gasaustausch zwischen den Lungenbläschen (Alveolen) und den Blutkapillaren erfolgt *(Diffusion)*.

Physikalisch betrachtet ist Atmung die Herstellung von Druckdifferenz. Gase strömen von Orten höheren zu Orten niedrigeren Druckes. Dabei ergibt sich eine rhythmische Atembewegung, die vom Atemzentrum auf efferenten Nervenbahnen über sog. Atemmuster auf die Atemmuskulatur einwirkt. „Reizquelle" für das Atemzentrum ist die Verringerung des arteriellen O_2-Partialdruckes und der Anstieg des CO_2-Partialdruckes, die sog. rückgekoppelten Atemreize. Man spricht von *chemischer Atemregulation*. Durch Anpassung des Atemrhythmus (Atemfrequenz) und des Atemzugvolumens wird die Atmung verändert, bis genügend O_2 aufgenommen bzw. CO_2 abgeatmet wurde. Diese chemische Atemregulation ist der autonome, sich selbst anpassende Regelkreis der Atmung. Dieser Vorgang ist ursächlich situationsabhängig vom jeweiligen Stoffwechselbedarf des Organismus bzw. dessen Stoffwechselleistung („innere Atmung").

4.1.1 Atembewegung

Atembewegung ist eine Bewegung des Brustkorbs (Thorax/Rippen) und des Zwerchfells (Diaphragma), die zur Vergrößerung (Erweiterung) bzw. Verkleinerung (Verengung) des Brustraumes führt. Die Lunge kann als elastisches Organ diesen Bewegungen durch den Unterdruck in der Pleuralspalte folgen. (Die Pleuralspalte trennt die Lunge von der Brustrauminnenwand.) Die Wirkung dieser Bewegung ist eine Vergrößerung oder Verkleinerung des Lungenvolumens.

Atembewegung (Abb. 4.1) wird von 3 Phasen bestimmt:

– *Inspiration* (Einatmung),
– *Exspiration* (Ausatmung) und
– *endexspiratorische Pause* (Atempause).

Die Hauptatemmuskeln für die **Einatmung** sind:

– Das *Zwerchfell* (Diaphragma pulmonale) als Dynamikgeber zwischen Bauch- („unten") und Brustraum („oben") sowie
– die *Mm. intercostales externi* (Rippenheber), und
– die *Mm. scaleni* (Treppensteigermuskeln), die sich während der Einatmung kontrahieren und damit den Brustraum erweitern.

Die **Ausatmung** wird durch folgende Muskelgruppen unterstützt:

– Bauchmuskulatur (s. Kap. 1.4),
– Mm. intercostales interni (Rippensenker) und

– Teilen der thorakolumbalen Rückenmuskulatur (M. quadratus lumborum), diese beteiligen sich besonders bei langem und forciertem Ausatmen.

Die **Einatmung** wird durch die Kontraktion des Zwerchfells herbeigeführt, welches sich dabei nach unten gegen den Bauchraum senkt und dabei durch eine Dehnung des Brustkorbs unterstützt wird. So entsteht der erweiterte Brustraum (Aufweitung des Atemraumes), dem die Lunge ausfüllend folgt (Weiterwerden der Lunge). Der Sog der Einatmung wird wirksam – Luft strömt in die Lunge.

Die **Ausatmung** wird durch Abspannen („Zurückschwingen") des Zwerchfells herbeigeführt, welches damit dem Druck der Bauchorgane nachgibt, die sich nach oben ausdehnen. Unterstützt wird dieser Vorgang durch die Arbeit der Bauchmuskelwand.

Folge: Der Brustraum wird verkleinert, die Lunge faltet sich zusammen und entläßt die Luft nach außen – sie strömt aus.

Die **Atempause** (sog. endexspiratorische Pause) – für einen Augenblick wird die Atembe-

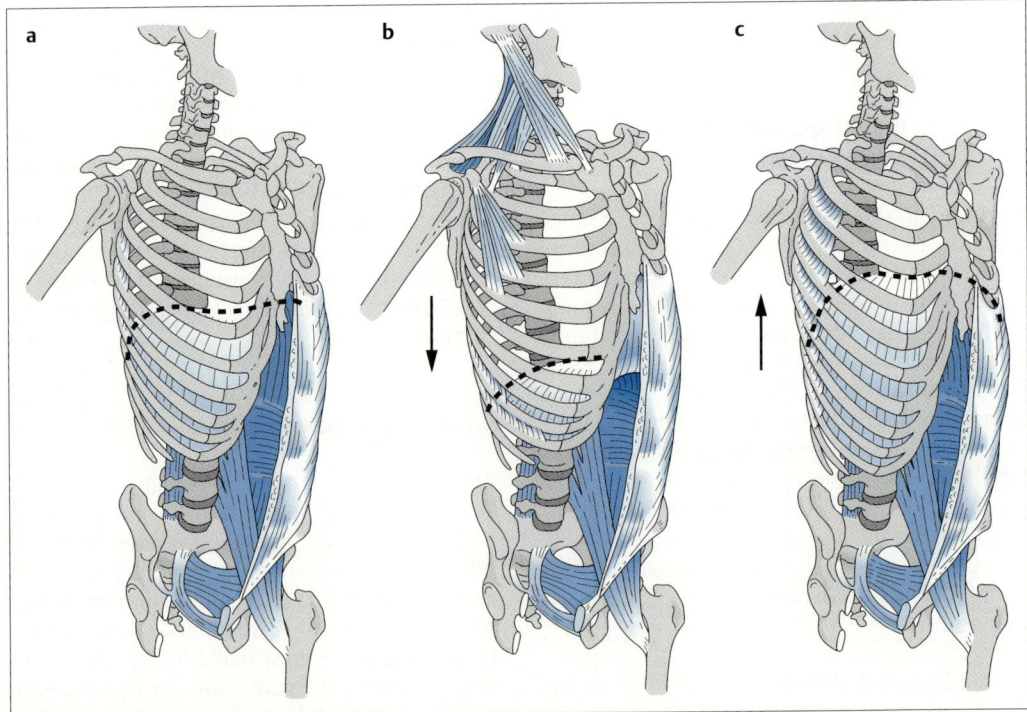

Abb. 4.**1**   Atmung und Zwerchfellbewegung. **a** Exspiratorische Gleichgewichtslage bei normaler Ruhestellung, **b** tiefste Einatmung, **c** tiefste Ausatmung

wegung angehalten – die Atmung ruht! Die Atemruhelage am Ende der Ausatmung bewirkt, daß alle Atemmuskeln entspannen, bis der neue Atemimpuls vom Atemzentrum ausgeht. Die neuerliche Einatmung (Inspiration) erfolgt mühelos/unwillkürlich.

Muhar: „Man sollte nie Luft holen, sondern sich ‚inspirieren‘ lassen!"

Dieser natürliche dreiteilige Eigenrhythmus des Atems *(Ruheatem)* ist ungestört meist nur noch im Schlaf erhalten!

4.1.2 Belüftung der Lunge (Ventilation)

Haben wir im vorangegangenen Abschnitt die funktionelle Seite der Atmung erläutert (Atembewegung, Gasaustausch/Diffusion), so soll jetzt die quantitative Seite der Atmung dargestellt werden. Merkmal dafür ist die Belüftung oder *Ventilation* (vgl. Abb. 4.**14**, S. 168).

Wir unterscheiden:
- **Atemzugvolumen** (AV), d.h. die Luftmenge, die bei Ein- und Ausatmung ausgetauscht wird.
- **Atemfrequenz** (f) ist die Anzahl der Atemzüge pro Zeiteinheit (Min.). Wir unterscheiden: Ruheatemfrequenz mit 14 +/– 4 Atemzügen/Min. = Eupnoe; Zunahme der Atemfrequenz = Tachypnoe; Abnahme der Atemfrequenz = Bradypnoe.
- **Atemzeitvolumen** (AZV) oder **Atemminutenvolumen** (AMV), d.h. das Gasvolumen (l/Min.), welches sich aus dem Produkt von Atemzugvolumen (AV) und Atemfrequenz (f) ergibt. Bei Erwachsenen beträgt das Atemminutenvolumen in Atemruhelage ca. 7,5 l/Min., bei Anstrengung wesentlich mehr.
- **Atemform:** Das ist die Art und Weise, „wie" das Atemzeitvolumen geleistet wird (z.B. geringes Atemzugvolumen bei erhöhter Atemfrequenz und umgekehrt) – und alle dabei auftretenden „sinnlich wahrnehmbaren Phänomene", es sind die nachfolgend aufgezeigten afferenten Reize (nach Ehrenberg).
- **Atemruhe-** oder **Atemmittellage,** d.h. das Atemzugvolumen und die Atemfrequenz, welche bei Erwachsenen ca. 500 ml bei 12–16 Atemzügen/Min. entspricht (= Atemzeitvolumen von 6–8 l/Min.).
- **Inspiratorisches Reservevolumen** (IRV) ist das maximale Einatemvolumen (bei Erwachsenen 1500–3000 ml).

- **Exspiratorisches Reservevolumen** (ERV) ist das maximale Ausatemvolumen (bei Erwachsenen 1500–2000 ml).
- **Vitalkapazität** (VK) ist die Menge Luft, die bei vollständiger Aus- und Einatmung ausgetauscht wird (Atemzugvolumen + exspiratorisches Reservevolumen + inspiratorisches Reservevolumen = Vitalkapazität, bei Erwachsenen ca. 3000–6000 ml).
- **Funktionelle Residualkapazität** (FRC) ist die Luftmenge, die sich am Ende der normalen Ausatmung in der Lunge befindet (bei Atemruhelage ca. 1–2 l).
- **Inspiratorische Kapazität** (IC) ist die Luftmenge, welche bei maximaler Inspiration eingeatmet wird.
- **Residualvolumen** (RV) ist die Restluftmenge in der Lunge, die nicht ausgeatmet wird und mit dem Spirometer nicht gemessen werden kann.
- **Totalkapazität** (TC) ist die maximal in der Lunge ausgetauschte Luftmenge pro Atemzug.
- **Atemrhythmus:** in Ruheatmung: Einatem – Ausatem – Pause. Abweichung z.B. bei vorübergehenden Belastungszuständen.
- **Normoventilation:** Hierbei entspricht die alveolare Belüftung exakt dem Bedarf an O_2 und der Abgabe von CO_2 (nach Huch).
- **Hypoventilation:** Hierunter versteht man ein zu geringes Atemzugvolumen (flache Atmung); daraus resultiert im Blut ein Abfall des O_2 und eine Zunahme des CO_2 (ungenügende Atmung) (nach Huch).
- **Hyperventilation:** es wird mehr als dem Bedarf entsprechend geatmet. Der O_2-Druck steigt über den Sauerstoffbedarf hinaus an und der CO_2-Druck fällt durch zu hohe CO_2-Abgabe ab (Hypokapnie). Durch Ansteigen des Atemminutenvolumens ohne Sauerstoffwechselbedarf kann der dadurch bedingte Abfall von CO_2 zur Ohnmacht führen.

Alveolare- und Totraumventilation (vgl. S. 152, Abb. 4.**2 a – c**)

Vom ventilierten Atemzeitvolumen gelangt nur ein gewisser Teil in den Alveolarraum, wo der Gasaustausch stattfindet = *Alveolarventilation.* Eine Restmenge gelangt nicht bis in die Alveolen und bleibt in Mundhöhle, Nasen-Rachen-Raum, Luftröhre und Bronchien zurück, dem sog. *Totraum.* Beim Erwachsenen beträgt dieser Anteil

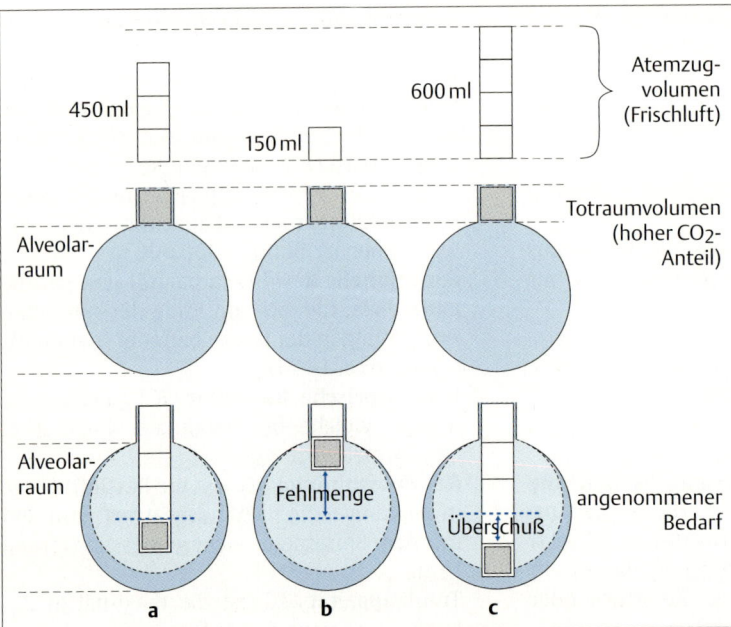

Abb. 4.**2 a – c** Darstellung der Alveolarventilation (nach Huch), angenommener Bedarf: 300 ml. **a** Normoventilation, **b** Hypoventilation, **c** Hyperventilation

ca. 30% des Atemzeitvolumens. (Durch zu geringe Frischluftatmung vergrößert sich der anatomische Totraum verhältnismäßig = funktioneller Totraum.) Diese Abnahme der Atemgaskonzentration in den Alveolen wird durch eine flache und rasche Atmung ausgelöst, z. B. beim exzessiven Hecheln! Hierbei wird fast nur der anatomische Totraum belüftet, während den nachgeschalteten Alveolarraum nur ein Bruchteil der Frischluft erreicht. Dadurch kommt es zu einem ungenügenden Gasaustausch (Hypoventilation), der durch tiefe und ruhige Einatemzüge behoben werden kann (s. Kap. 4.4).

4.1.3   Atemformveränderungen durch unspezifische Atemreize

Das sind:
1. *afferente,* von außen wirkende Reize, z. B. Temperatur-, Berührungs-, Schmerzreize sowie Reizauslöser durch Angst und Erregung,
2. *willentliche* Beeinflussungen z. B. aus höheren Kerngebieten im Gehirn (Großhirnrinde) ausgehende atemverändernde Impulse wie gewollte Aktivität (Muskelarbeit), willentliche Beeinflussung des Atems z. B. in der Geburtsvorbereitung. Dies kann sowohl positive als auch negative Auswirkungen auf das Geschehen unter der Geburt haben.

3. Reize, die durch *Bewegungseinschränkung* der Atemmuskulatur, d. h. von Brustkorb, Rippen- und Wirbelgelenken, Wirbelsäule, hervorgerufen werden.
An diesem Punkt setzt die Geburtsvorbereitung an (s. Kap. 3.3).

Bei den unter 1 – 3 aufgezeigten Atemformveränderungen sind Einflüsse auf die Atemregulation wirksam, die in keinem ursächlichen Zusammenhang mit der weiter vorn aufgezeigten, rückgekoppelten, chemischen Atemregulation stehen, aber eine Atemformveränderung für den Funktionserhalt erforderlich machen.

4.1.4   Einflüsse auf die Atmung in der Schwangerschaft und unter der Geburt

Optimale Sauerstoffversorgung in der Schwangerschaft, vor allem während der Geburt, setzt eine ausreichende mütterliche Atemfunktion voraus. Während der Geburt können die unter 4.1.3 genannten Beeinflussungen/Störungen der autonomen Atemregulation eine Gefahr für Mutter und Kind darstellen.

Das Kreislaufzentrum ist eng mit dem Atemzentrum verbunden, wodurch ein plötzlicher

Blutdruckabfall der Mutter wiederum Auswirkungen auf das ungeborene Kind hat.

In der Schwangerschaft ist der Sauerstoffbedarf (O_2) ebenso wie der Anfall von Kohlendioxid (CO_2) durch das wachsende Kind erhöht. Dieser Zustand wird automatisch durch Steigerung der Ventilation kompensiert, d.h., die Schwangere erhöht bei nur geringfügiger Atemfrequenzveränderung ihr Atemzugvolumen um 30–40%.

Martius: „Die schwangere Frau verhält sich bezüglich ihrer Lungenfunktion in Ruhe etwa so, wie eine Nichtschwangere bei mäßiger körperlicher Belastung."

Mit dieser Regulierung besteht (nach Huch) während der Schwangerschaft wenig „Gefahr", den Atemtypus nachhaltig zu verändern. Das ändert sich während der Geburt mit allen situationsbedingten Begleiterscheinungen (s. kostosternale Atembewegungen). Das jetzt besonders große Risiko, durch Fehlatmung eine Hyperventilation unter der Geburt zu entwickeln, wird ausführlich unter „Atem in der Übergangsphase" aufgezeigt.

4.1.5 Atembewegungsrichtungen

Bei Atembewegungen des Thorax und des Bauches werden zwei Atembewegungsrichtungen unterschieden: die *kostoabdominalen* und die *kostosternalen* Atembewegungen.

→ **Anmerkung:** Die hier zuerst aufgezeigte kostosternale Atembewegung sollte wegen der nachfolgend aufgezeigten Risiken in der Geburtsvorbereitung für die Geburt keine Anwendung finden.

Kostosternale Atembewegungen

Kostosternale Atembewegungen oder „vom Kind wegatmen" als willkürlich lenkbare Brustkorbatmung, erfolgen unter Atemhilfsmuskeleinsatz der Mm. sternocleidomastoideus, des M. trapezius, einiger hinterer Nacken- und Rückenmuskeln, wobei der sagittale Brustraum erweitert wird und die Schultern mitbewegt werden. Zwerchfellschwäche aber auch Zwerchfellhochstand bei Schwangeren im letzten Trimenon begünstigen diese sog. *paradoxe Atembewegung*, womit man eine inspiratorisch passive Aufwärtsbewegung des Zwerchfells in den Brustraum hinein bezeichnet.

→ **Anmerkung:** In den Stunden der Geburt können Auslöser dieser hier beschriebenen Atembewegungsveränderungen nach kostosternal („vom Kind weg") sein: Schmerzen, Angst, frühzeitige horizontale Lagerung, die Wirkung von Medikamenten, psychologische Fehler in der Geburtsleitung, auch (gutgemeinte) falsche Atemanleitungen.

Wo nun sind die Risiken der kostosternalen Atembewegung zu sehen? In der Muskelkette bedeutet diese paradoxe „Hoch"-Atmung: Die Atemhilfsmuskeln (auxiliaren Atemmuskeln) ziehen das Zwerchfell nach kranial, ebenso die Schultern, und über die Rumpfkapselmuskeln wird der Beckenboden ebenfalls mit „nach oben" gezogen. Die Nasendüsen werden verengt, die Einatmung wird hörbar-ziehend. Die Zunge drückt sich in den Gaumen, die Glottis wird stark verengt!

Die Atemfrequenz erhöht sich auf Kosten des Atemzugvolumens. Aus dieser Situation kann die Gebärende eine exzessive Hyperventilation entwickeln! (s. hierzu: Übergangsphase)

Durch diese willkürlich gelenkte Brustkorbatmung tritt die autonome Zwerchfellatmung, also die kostodiaphragmale und kostoabdominale Atmung fast völlig in den Hintergrund.

→ **Hinweis:** Alle Atemanleitungen nach kostosternal „vom Kind weg" sind in der Geburtsvorbereitung Methode Menne – Heller für die Geburt kontraindiziert.

→ **Ergänzender wichtiger Hinweis:** Auf eine weitere, ebenso falsche und deshalb kontraindizierte Atemanleitung sei hier hingewiesen: „Tief in den Bauch einatmen, der Bauch muß ganz dick und rund werden".

Das Problem dabei ist: Die Gebärende geht in eine Hyperlordose der Lendenwirbelsäule, d.h. aus der Gebärstellung des Beckens. Dabei werden die Bauchmuskeln exzentrisch/isotonisch angespannt. Der Wehenschmerz verstärkt sich, weil Uteruskontraktion plus aktive Spannung der Bauchdecke als Verstärkungsfaktor wirken. Dazu der Kommentar „gewordener" Mütter zu dieser gewollten Bauchatmung: „Bei der Bauchatmung tat es mir noch mehr weh!"

Kostoabdominale Atembewegungen

Siehe Kap. 4.2.

4.2 Bewußtmachen der kostoabdominalen Atembewegungen

Arbeit am Atem heißt in der Geburtsvorbereitung Methode Menne – Heller das subtile **Wahrnehmen** und **Bewußtmachen** des autonomen Ruheatems ohne willentliche Veränderung und später das gebärsituationsangepaßte Vergrößern von kostoabdominalen Atembewegungen.

> ■ **Merke:** Hinlenkung des Bewußtseins durch konzentriertes Begleiten von Atembewegungen und Atemrichtungen im Eigenrhythmus.

Dies sind Atembewegungen der unteren Rippen und des Bauches, die folgendermaßen zustandekommen: Da durch die inspiratorische Zwerchfellanspannung nach kaudal im Bauchraum eine Druckverschiebung entsteht, vergleichbar einer in sich geschlossenen, nicht komprimierbaren Blase, machen die Bauch- und Beckenorgane *Ausweichbewegungen*. Diese sind in ihrer Größe und Deutlichkeit abhängig von der Atemfunktion (Sog-Druck-Prinzip durch Zwerchfellkraft), von unterschiedlichen Körperstellungen (Gebärpositionen) und von Veränderungen durch Schwerkrafteinflüsse.

Diese Ausweichbewegungen sind sichtbar und spürbar, autonom und willentlich vergrößerbar, hervorgerufen durch eben diese kostoabdominalen Atembewegungen, die für die Gebärende bei der Geburtsarbeit von erheblichem Nutzen sind.

➡ **Anmerkung:** Im Umgang mit Schwangeren und Gebärenden hat Ruth Menne bereits vor 40 Jahren mit der Formulierung „Zum Kind atmen" eine leicht nachvollziehbare Hilfe für den Einsatz der kostoabdominalen Atembewegung gegeben.

Um den Schwangeren eine Sensibilisierung für dieses subtile Spüren des eigenen Ruheatems vermitteln zu können, müssen die körperlichen Voraussetzungen dazu in vorangegangenen Geburtsvorbereitungsstunden erarbeitet worden sein.

Die praktische Arbeit am Atem beginnt mit dem Wahrnehmen der vier Richtungen, die diese kostoabdominalen Atembewegungen neh-

men. Später erfolgt für das Atmen während der Wehen die willentliche Vergrößerung der erfahrenen Atembewegungen in eine, mehrere oder alle vier Atemrichtungen „zum Kind" und die Anwendung der *Phonationsausatmung*.

Die funktionellen Zusammenhänge der Atembewegungen wurden in Kap. 4.1 behandelt.

4.2.1 Die vier Hauptrichtungen der kostoabdominalen Atembewegung beim Einatmen

Bei der kostoabdominalen Atembewegung werden durch das sich nach kaudal anspannende Zwerchfell Ausweichbewegungen in vier Richtungen verursacht. Diese sind:

1. Kostoabdominale Atembewegungen nach **ventral.** Vorn oder bauchwärts sind die größten Bewegungen möglich. Sie werden von der Schwangeren am schnellsten wahrgenommen.
2. Kostoabdominale Atembewegungen nach **lateral.** Seitliche Ausweichbewegungen der Bauchorgane sowie Bewegungen der unteren Rippen nach seitlich außen/oben. Diese Bewegung zu beiden Flanken gilt als die wirkungsvollste, weil hier eine effektive Abflachung des Zwerchfells mit einer optimalen Erweiterung des unteren Brustkorbs einhergeht.
3. Kostoabdominale Atembewegungen nach **lumbo-dorsal.** Dies sind geringe Ausweichbewegungen der Bauchorgane gegen die Muskeln der hinteren Bauchwand sowie Bewegungen der unteren Rippen nach dorsal (s. Kap. 1.4.3).
4. Kostoabdominale Atembewegungen nach **kaudal.** Dies sind Ausweichbewegungen der Bauch- und Beckenorgane zum Beckenboden.

➡ **Anmerkung zur Geburtsvorbereitung:** Je kraftvoller sich das Zwerchfell bei der Einatmung „nach unten anspannen" und bei der Ausatmung „nach oben" wieder „abspannen" kann, um so deutlicher sind diese vier Ausweichbewegungen als Atembewegungen

– für die Schwangere/Gebärende wahrnehmbar und später willentlich vergrößerbar als „Atem zum Kind" oder „Atem rundum zum Kind";

– für den Partner in der Geburtsvorbereitung und für jede Geburtsbegleitung (Partner – Hebamme) sichtbar als „Atem beim Kind".

Weil das Kind am Geburtstermin den mütterlichen Bauchraum rundum ausfüllt, ist die Aufforderung „Zum-Kind-Atmen" für jede Gebärende nachvollziehbar. Das Einbeziehen der Verbindung Mundraum/Glottis zum Zwerchfell ist eine Voraussetzung für die Arbeit am Atem mit Schwangeren. Nach Stampa „ist es für das Atmen bedeutungsvoll, daß die Öffnung der Glottis an die Zwerchfellanspannung gekoppelt ist. Im gelösten Zustand, bei unverkrampftem Spiel der Kräfte, wird die Stimmritze durch die Anspannbewegung des Zwerchfells geöffnet."

Ein Glottisschluß, z.B. beim Schluckvorgang, aber auch beim Pressen, anstelle von „Schieben" „würde reflektorisch ein Erschlaffen der Interkostalmuskulatur bewirken" (Klein-Vogelbach).

Über Glottisöffnung und Zwerchfelldynamik kann der Weg zum Beckenboden, zur kaudalen Atembewegungsrichtung erfahren werden.

4.2.2 Voraussetzungen aus Körperarbeit und Körperwahrnehmung

Es müssen zunächst körperliche Voraussetzungen und eine Sensibilisierung für dieses subtile Spüren des eigenen Ruheatems erarbeitet werden. Diese Voraussetzungen, an denen auch weiterhin in den Geburtsvorbereitungsstunden praktisch geübt wird, sind:

1. Aus der **Körperarbeit** (s. Kap. 3): z.B. Statik: Türmchen und Fußarbeit, Mobilisieren: BWS/LWS, Brustkorbrotation zur Beweglichkeit der Rippen-Wirbel-Gelenke, autochthone Rückenmuskulatur aktivieren, Funktionseinheit Beckenboden: reaktiv mit Explosivlauten üben.
2. Aus der **Körperwahrnehmung** zur Spannungsregulierung (s. Kap. 5): z.B. Spüren der Körperhülle und die Erweiterung der Hülle (Haut), Spüren der Körperräume, Entdecken des Mundraumes, Erfahrung mit dem Dehnen und Gähnen, Erfahrung mit Berührung durch eigene und andere Hände. Aus der Feldenkraisarbeit „Uhr", „Schlange" und „Dreieck".

Mit der praktischen Arbeit am Atem sollte nicht vor der 3–4 Geburtsvorbereitungsstunde begonnen werden, weil die körperlichen Voraussetzungen abrufbar sein müssen.

4.2.3 Praktische Vorgehensweise für die Bewußtmachung und Vergrößerung der kostoabdominalen Atembewegungen

Für die nachstehende Vorgehensweise ist wichtig zu wissen, daß man das, was man nicht kennt, auch nicht verändern kann. Deshalb werden die vier Atembewegungsrichtungen den Schwangeren schrittweise erfahrbar gemacht, um daraus schließlich Atemhilfen für die Geburtsarbeit ableiten zu können. Die Basis für das weitere Vorgehen für die Arbeit am Atem wird durch eine *Bestandsaufnahme* geschaffen, die in vier Lernschritten erfolgt.

Wahrnehmende Bestandsaufnahme der 4 Hauptrichtungen der kostoabdominalen Atembewegungen beim Einatmen und anschließend leichte Vergrößerung

Vorbereitung: Diese Bestandsaufnahme erfolgt über Handkontakt als Richtungshilfen mit nachfolgend beschriebenen Möglichkeiten:

1. Die Schwangere legt ihre eigenen Hände zum Kind.
2. Zwei Schwangere spüren (erfahren) die Atembewegungen über gegenseitigen Handkontakt, sie wechseln ihren Part einmal als Betreuerin (die Spürende) und als die „berührte" Schwangere. Dieses Miteinander sensibilisiert die Wahrnehmung, hilft aber auch Kommunikation untereinander in Gang zu bringen.

➜ **Anmerkung:** Wenn jede der Schwangeren diese Spürarbeit später in der Paarvorbereitung mit ihrem Partner ausführt, bringt sie schon „Erfahrung" für diese Atemrichtungen ein.

3. Der Partner erfährt in der Geburtsvorbereitung über seinen Handkontakt die Atembewegungen bei seiner Partnerin.
Hinweis: Wenn die Partnerin schon einmal diese Atemrichtungs-Bestandsaufnahme an sich erfahren hat, ist das ein Vorteil für den Partner.

Achtung: Zupackender derber Handkontakt wird bei dieser Spürarbeit zu zweit erkannt und muß über ein Gespräch korrigiert werden. Subtile, kleine Atembewegungen benötigen eine wahrnehmende, spürbereite Hand, da sie sonst nicht wahrgenommen werden können (s. Kap. 1.8).

Günstige Ausgangsstellungen für diese Spürarbeit am Atem werden bei den nachfolgend aufgeführten Lernschritten aufgezeigt.

Vorschlag für die Vorgehensweise in dieser „Atemstunde", die sich im Dialog zwischen Kursleiterin und den im Kreis sitzenden Schwangeren/Paaren entwickeln soll:

1. Frage an die Schwangeren ist: Was wird zum Atmen alles benötigt?
   Mögliche Antworten: z.B. Luft, Nase, Mund, Zwerchfell.
2. Frage: Wo befindet sich das Zwerchfell?
   Mit den Händen Sitz des Zwerchfells zeigen lassen.
   Darauf folgt die Erklärung der Kursleiterin über Sitz und Funktion unseres wichtigsten Einatemmuskels, der exakt Brust- und Bauchraum voneinander trennt.
   Danach tasten die Schwangeren im Sitzen oder Stehen mit den eigenen Händen den unteren Brustkorbrand und die unteren Rippen rundum ab und reiben flächig den Rippenrand.
3. Frage: Wohin bewegt sich das Zwerchfell (wohin geht es) mit der Einatmung?
   Ausreichend Zeit zum Ausprobieren lassen! Die Antwort ist zunächst fast immer: „nach oben". Verdeutlichung: Die Richtung „nach oben" = Brustraum als „vom Kind weg". Die Richtung „nach unten" = Bauchraum als „zum Kind". Danach den Bauch „rundum" massieren, das Kind streicheln. Die Hände von Frau/Partner werden bei diesem Auftrag sanft und zärtlich, haptisch.

➜ **Zur Erinnerung drei Hinweise, die „Schlüssel" zum „Öffnen des Atemhauses" sind:**

1. Mundraum: Zunge im Mundboden!
2. Beckenboden: Im Ruhe- oder Wartetonus!
3. Türmchen der eingeordneten Körperabschnitte – „Reißverschluß" zu! Steißkissen als Sitzhilfe.

Zum Abschluß der Vorbereitung der Bestandsaufnahme noch vier didaktische Hinweise:

1. Während der Wahrnehmung der Atembewegung wird nie nach Atem, sondern immer nach „Bewegung unter den Händen" gefragt.
2. Die Kursleiterin läßt zwischen ihren Fragen und den Rückmeldungen für das „Wahrnehmen" ausreichend Zeit.
3. Vor jedem Lernschritt wenn notwendig auch während der Lernschritte, an die „Schlüssel" zum „Aufschließen des Atemhauses" erinnern.
4. Vor dem Wahrnehmen der entsprechenden Atembewegungsrichtungen sind Reiben/Massieren eine taktile Stimulation der Haut und der Muskulatur am gewünschten Ort, die gleichzeitig Spannungen regulieren und Konzentration verstärken.

Lernschritt für Atembewegungen *nach lateral*

Ausgangsstellung: Sitz auf dem Boden, zwei Schwangere oder das Paar sitzen hintereinander, die Frau sitzt vorn. Die vorn sitzenden Schwangeren schließen ihre Augen und denken an ihr Kind. Die dahinter sitzenden Begleiter legen ihre Hände an die seitliche Brustkorbwand (in Taillenhöhe) der Schwangeren und massieren mehrmals sanft und modellierend von der Taille bis zur Achselhöhle auf- und abwärts (Abb. 4.**3**). Die Behandelte genießt und kommt der Aufforderung „behaglich zu schnurren" gern nach.

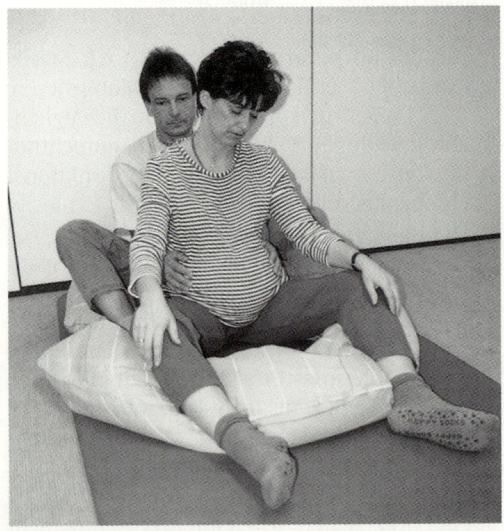

Abb. 4.**3**

Veränderte Ausgangsstellung des Paares (Abb. 4.**4**). Die Hände bleiben danach sanft und ruhig an den Seiten liegen.

Kursleiterin informiert darüber, daß einige Fragen an die hintensitzenden Begleiter erfolgen, die zunächst nur durch Kopfbewegung (nonverbales Ja oder Nein) beantwortet werden sollen.

1. Frage: „Spüren Sie, daß es sich unter Ihren Händen bewegt?" – Rückmeldung einholen. (Wenn die Hinweise zum „Aufschließen des Atemhauses" sowie der sanfte Handkontakt umgesetzt wurden, kommt in der Regel eine Bestätigung.)
2. Frage: „Geht diese Bewegung nach außen?" – Rückmeldung einholen.
3. Frage: „Folgt diese Bewegung den Händen, wenn beide Hände jeweils nach außen gehen und den Berührungskontakt ein wenig aufgeben?" – Rückmeldung einholen.
4. Frage: Zunächst Vorinformation an die Vornsitzenden: „Legen Sie ihre Zunge hoch in den Gaumen." Jetzt Frage: „Spüren Sie eine Bewegung nach außen?" – Rückmeldung einholen, die jetzt in der Regel mit „nein" oder „undeutlich" zurückgegeben wird.
5. Frage: Die Vornsitzenden legen ihre Zunge wieder locker in den Mundboden. Die Frage für eine Bewegung nach „außen" wird diesmal bejaht!

Nächster Versuch: Sanft streichen die Begleiter die Hände vom seitlichen Brustkorb nach hinten

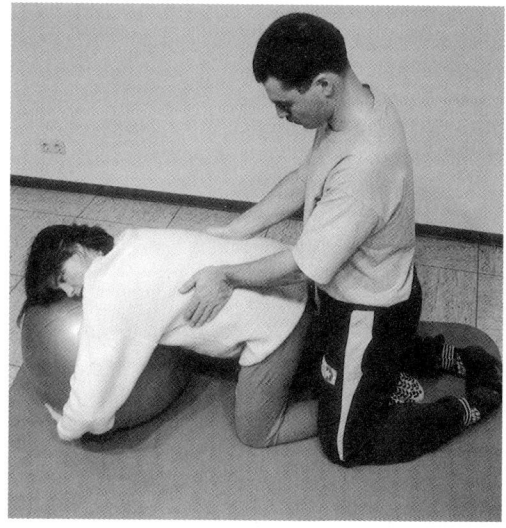

Abb. 4.**4**

ab. – Zum Vergleich dazu erfolgt dann ein plötzliches ruckhaftes Wegnehmen der Hände. (Es berührt uns, wie wir berührt werden!) Danach wenden sich beide Schwangere oder das Paar einander zu und sprechen darüber, wie Berührung und *Atembewegung* wahrgenommen wurden.

Dieser Lernschritt kann in der Bestandsaufnahme abgeschlossen werden: Die kostoabdominale Atembewegung nach lateral, zunächst in Ruhe, aber durch das Begleiten der Hände „nach außen" schon leicht vergrößert, wird erfahren als der *Atem seitlich zum Kind*.

Lernschritt für Atembewegungen *nach lumbo-dorsal*

Ausgangsstellungen:
1. Vierfüßlerstand (horizontales Türmchen) oder
2. Tönnchenstellung oder
3. Frau kniet und hängt mit dem Oberkörper über dem Pezziball.

Die Begleitung steht oder kniet dahinter. Die Schwangere schließt die Augen und denkt an ihr Kind. Die Begleitung massiert rechts und links neben der Wirbelsäule den Rücken. Dabei stehen 3 Varianten zur Auswahl (Abb. 4.**5**):

– Beide Hände streichen sanft und rhythmisch von den Schulterblättern bis zum Gesäß abwärts,
– beide Hände streichen sanft und rhythmisch vom Gesäß bis zu den Schulterblättern aufwärts,
– beide Hände streichen wechselweise (gegenläufig) sanft vom unteren Schulterblatt bis zum Gesäß.

Wieder ist „Schnurren" erwünscht, mit dem Hinweis, daß dieses mit der Ausatmung geschieht! Danach bleiben die Hände sanft und ruhig zwischen unterem Brustkorbrand und Kreuz beidseits neben der Wirbelsäule liegen (Abb. 4.**6**).

Hier erfolgt die Vorinformation der Kursleiterin für nonverbale Antworten wie im vorangegangenen Lernschritt.

1. Frage: „Spüren Sie eine Bewegung unter den Händen?" – Rückmeldung einholen.
2. Frage: „Geht diese Bewegung nach oben (deckenwärts)?" – Rückmeldung einholen.

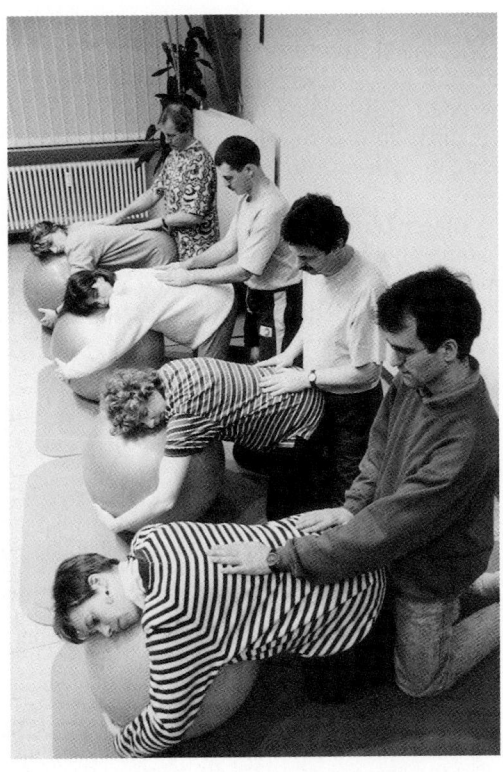

Abb. 4.**5**

3. Frage: „Folgt diese Bewegung den Händen, die minimal vom Rücken der Partnerin abgehoben sind und dann die Bewegung sanft begleiten?" – Rückmeldung einholen.

Hände abstreichen, nicht ruckhaft entfernen! In der Schwangerengruppe wird gewechselt. Abschließend wendet sich das Paar einander zu, um über das Wahrgenommene zu sprechen.

Dieser Lernschritt ist damit abgeschlossen. In der Bestandsaufnahme ist die kostoabdominale Atembewegung nach lumbo-dorsal erfahren worden als der *Atem nach hinten zum Kind.*

Lernschritt für Atembewegungen *nach kaudal*

Ausgangsstellung: Die Ausgangsposition kann für die Schwangere wie beim vorangegangenen Lernschritt bleiben (Abb. 4.**7**). Die Begleitung setzt sich bequem hinter die Schwangere auf den Boden. Beide Hände werden sanft und „passend" (leicht gewölbt) auf die jeweiligen Sitzbeinhöcker gelegt (Abb. 4.**8**).

Mit Spürhilfen (Kirschkernsäckchen oder Noppenball) können von der Begleitung vorher die beiden Gesäßhälften massiert werden. „Schnurren" erwünscht!

1. Frage: „Spüren Sie, daß in regelmäßigen Abständen eine sehr feine Bewegung unter Ihren Händen ankommt und wieder von den Händen weggeht?" – Rückmeldung einholen.

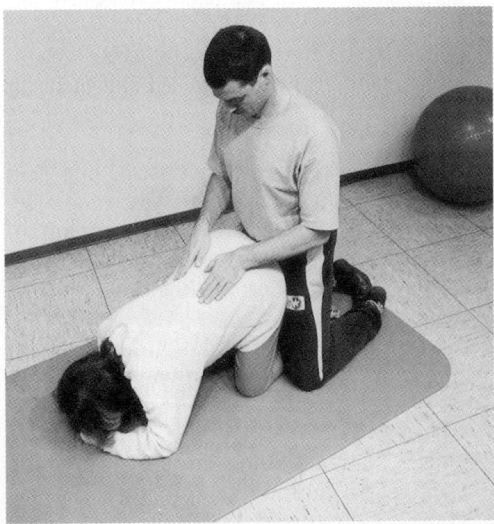

Abb. 4.**6**

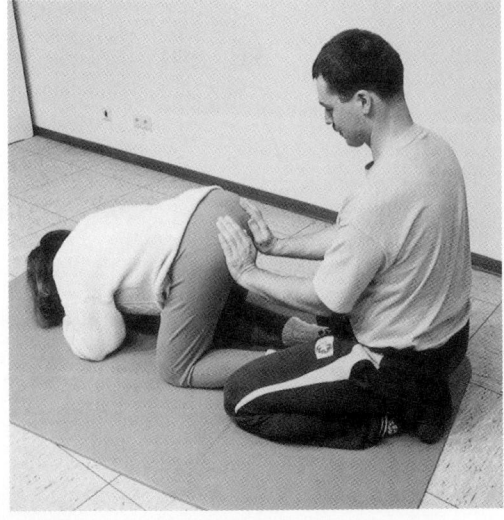

Abb. 4.**7**

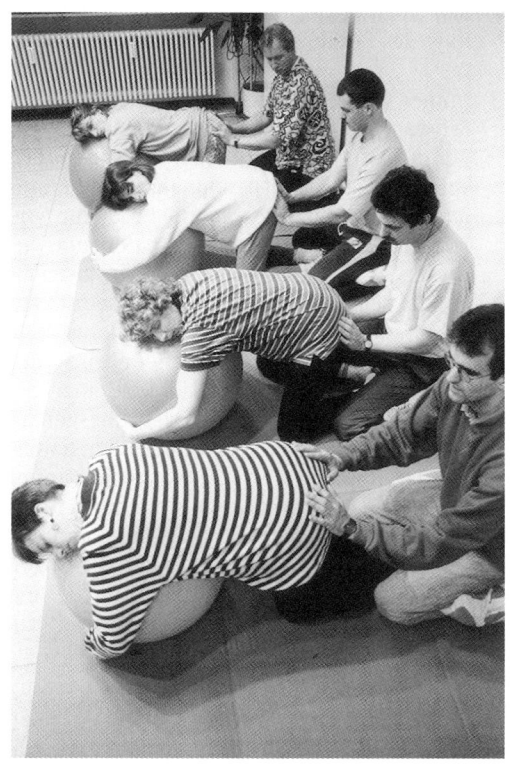

Abb. 4.**8**

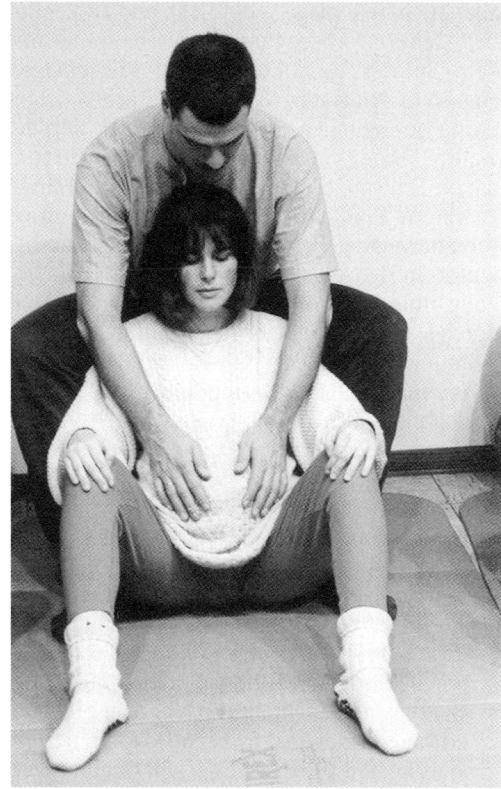

Abb. 4.**9**

2. Frage: (Geht an beide) „Haben Sie das Gefühl, daß das Gesäß (der Po) regelmäßig einmal „lächelt" und dann wieder nicht? Partnerbegleitung durch sanfte Hände, die bei der Einatembewegung („lächeln") leicht vom Gesäß weggehen. Mehrmals der feinen Bewegung am Gesäß nachspüren.

Danach die Hände sanft wegnehmen. In der Schwangerengruppe wird gewechselt und abschließend wieder untereinander über das Wahrgenommene gesprochen.

Der für die Geburtsarbeit und Wehenverarbeitung so wichtige beckenbodenwärts gerichtete Lernschritt ist damit abgeschlossen.

In der Bestandsaufnahme wurde die kostoabdominale Atembewegung nach kaudal erfahren als *der Atem beckenbodenwärts zum Kind.*

Lernschritt für Atembewegungen *nach ventral*

Ausgangsstellung: In einer bequemen Ausgangsposition, z.B. angelehntes Sitzen (Abb. 4.**9**, 4.**10**),

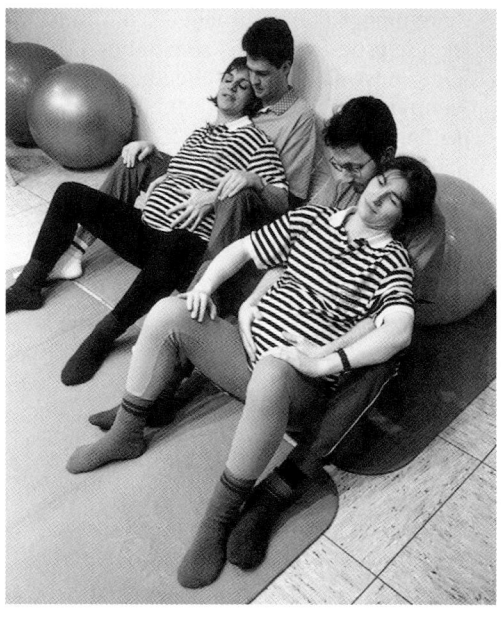

Abb. 4.**10**

aber auch in Seitlage (Abb. 4.**11**), und zu Beginn der Geburtsvorbereitung in Verbindung mit dem Spüren zur Unterlage (in Rückenlage), ebenso in den ersten GV-Stunden nach weichen Körperbewegungen sowie nach der Körperwahrnehmung von Körperhülle und Bauchraum hat die Schwangere beim Auflegen beider Hände zu ihrem Kind die kostoabdominale ventrale Atembewegung bereits erfahren. Auch hierbei wurde in den ersten Stunden nach der Bewegung unter den eigenen Händen gefragt und durch Handbewegungen „nach außen vorn" die Richtung „zum Kind" deutlich bewußt gemacht.

In dieser Bestandsaufnahme wurde die kostoabdominale Atembewegung nach ventral erfahren als *der Atem vorn zum Kind.*

→ **Hinweise für die Kursleiterin:**
1. Bei der Frage nach ventraler Bewegung werden von den Schwangeren anfangs oft Kindsbewegungen angegeben, die durch die gelöste Aufmerksamkeit nach innen und durch den haptischen Kontakt (s. Kap. 5.6.2) zwischen Mutter und Kind plötzlich auch verstärkt sein können. Dies ist hier aber nicht die erfragte Bewegung. Es bedarf dann einer Erklärung und dem Nachfragen nach einer weiteren Bewegung unter den Händen (gemeint ist die Atembewegung!).
2. Die ventrale Atembewegungsrichtung wird von den Gebärenden, die in der Geburtsvorbereitung 4 Atemrichtungen „zum Kind" an sich selbst erfahren und so unter den Wehen eine „Auswahl" haben, selten bevorzugt. Auf ventrale Atmung reagiert der hochschwangere Bauch mit Lordoseverstärkung. Jede Hyperlordosestellung der Lendenwirbelsäule

behindert die Kontraktion des Zwerchfells, also auch die Atmung und die Geburtsstellung des Beckens (Skelettmuskel-Abwehrreflex).
3. Immer wieder begegnen uns in den Kursen Schwangere, die anfangs die Atembewegungsrichtungen nicht oder kaum an sich spüren. Eigene Fehlspannungen sowie Atemfehlhaltungen und psychische Probleme, wie Streß u. v. m., können Gründe dafür sein. Diesen Frauen muß man Zeit lassen, sich erst einmal selbst zu finden, bei „sich selbst" anzukommen. Verbale und auch nonverbale Korrekturen (Gesten) der Kursleiterin, die der Frau signalisieren, es „falsch" zu machen, sind hier fehl am Platz. Erfahrungsgemäß kommen diese Frauen von ganz allein dahinter, daß mit ihrem Atem etwas nicht stimmt und bitten dann von sich aus die Kursleiterin „einmal hinzuschauen". Darüber kann die Hälfte der Kursvorbereitungszeit vergangen sein. Hier ist die geschickte inhaltliche und didaktische Vorgehensweise der Kursleiterin gefragt.

4.2.4 Kostoabdominale Atembewegungen mit Ausatembetonung

Bisher war die konzentrierte Wahrnehmung auf Atembewegungen und deren Vergrößerung beim Einatmen gerichtet. Jetzt wenden wir uns dem Geschehen beim Ausatmen zu.

Das autonome Ausatmen mit dem Zurückschwingen des Zwerchfells (Abspannen) in seine Ausgangslage erfolgt in der Regel durch die

Abb. 4.**11**

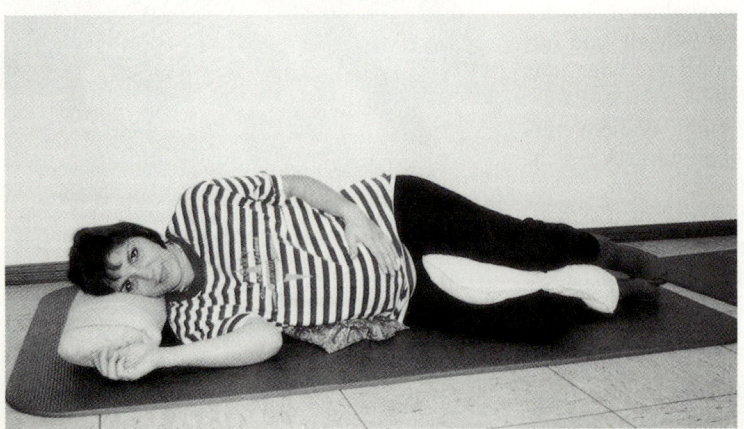

Nase. Das ändert sich bei der Geburt. Die „Frau in Wehen" beginnt durch den Mund auszuatmen. Für jede Gebärende bedeutet die *phonische* (= hörbare) *Ausatmung* die wichtigste Hilfe bei der Schmerzverarbeitung während der gesamten Geburtsdauer. („Au' oder ‚Aua' sagen wir auch nicht mit geschlossenem Mund!)

Deshalb muß an dieser Stelle auf die sog. *Phonationsatmung* näher eingegangen werden.

Phonationsatmung

Für die Geburtsvorbereitung Methode Menne – Heller wird die Phonationsatmung, wie diese hier verstanden werden soll, nachfolgend definiert. Phonationsatmung ist *hörbar-tönende* Ausatmung, die unterteilt wird in:

- **Phonische Ausatmung:** Das sind klingende Laute, z. B. alle Vokale (‚i' wird hier nicht verwendet), aber auch Kombinationslaute (gebildet aus Konsonanten mit Vokalen) mit weichem Stimmeinsatz wie ‚haa', ‚maah', ‚jahh', ‚homm" usw., oder mit Explosivlauten, die am Anfang oder am Ende wirkungsvoll werden wie ‚phh', ‚thh', ‚khh', sprich PeTiKoT oder ‚llick', ‚llack', ‚llock', ‚höck' usw.
- **Aphonische Ausatmung:** Das sind nichtklingende (stumpfe) Laute (auch Blasen mit Lippenbremse) wie z. B. ‚fff', ‚pf', ‚sch' usw.

Anwendungsbeispiele

Anwendungsbeispiele für phonische Ausatmung

- Kombinationslaute mit weichem Einsatz sind hervorragende Ausatemhilfen während der Geburt zur Wehenverarbeitung.
- Explosive (kraftvolle) Kombinationslaute werden in der Geburtsvorbereitung und im Wochenbett zur reaktiven Beckenbodenarbeit eingesetzt.

Anwendungsbeispiele für aphonische Ausatmung

Diese Laute haben Bedeutung für die Stimulierung des Beckenbodens in der Geburtsvorbereitung und im Wochenbett.

Wirkungen durch phonische und aphonische Ausatmung

- die Ausatmung kann damit bis in den Bereich des exspiratorischen Reservevolumens (CO_2-Abgabe, „Sich-leer-Machen") verlängert werden,
- die Atemmuskulatur wird gekräftigt, der Beckenboden stimuliert,
- die Wehen-Schmerz-Verarbeitung wird wesentlich unterstützt,
- die Sauerstoffversorgung des Kindes wird günstig beeinflußt.

Vokalräume

Alle Vokale, mit denen diese Geburtsvorbereitung arbeitet, haben eigene Vokalräume im Körper, in denen sie sich ausbreiten und niederlassen (nach Middendorf).

Vokal ‚A' ist umfassend im ganzen Körper, tönend umschließt er alle Vokalräume. ‚A' öffnet breit vom Mund/Rachen/Halsraum bis zu den 3 Beckenbodenauslässen der Frau.
Zum Beispiel „a"-sagen, um den Hals-Rachen-Raum zu inspizieren.
Ein anderes Beispiel aus dem volkstümlichen Sprachgebrauch: Mit dem „A-A" werden kleine Kinder zum großen Geschäft animiert. Das ‚A' ist ein „Öffner"-Vokal.

Vokal ‚E' bewegt beidseits die Flanken bis zur Achselhöhle (Rippen heben – senken). Das ‚E' ist in der Geburtsvorbereitung eine Lernschritt-Hilfe, um den Frauen das „Schwingen" zu erklären und zu lehren.

Vokal ‚I' findet in der Geburtsvorbereitung kaum Anwendung. ‚I' hat seinen Vokalraum an Kopf/Hals/Schultergürtel. Bei kräftigem ‚I'-Tönen verspannen sich die Kiefergelenke, und der Beckenraum „geht zu".

Vokal ‚O' ist ein geschlossen-runder Ton im Rumpf. In Verbindung mit dem Konsonanten ‚m' = „omm" oder „mom" ist er eine Hilfe für das Verlängern der Ausatmung.

Vokal ‚U' bildet sich im Becken und bleibt dort. In der Geburtsvorbereitung wird das ‚U' in Kombinationslauten mit weichem Stimmeinsatz angewendet.

Die praktische Arbeit am Ausatmen in der Geburtsvorbereitung

Voraussetzungen:
1. Die „Atemstunde", in der das Zwerchfell sowie alle kostoabdominalen Atembewegungen (nach ventral, lateral, lumbodorsal, kaudal) erfahren wurden.
2. Der sensibilisierte Beckenboden, der reaktiv durch Tönen mit Explosivlauten erfahren wurde (s. Kap. 3.6).
3. Die Entdeckung des Mundraumes, um das „Atemhaus" aufzuschließen (s. Kap. 5.5).

Bestandsaufnahme für unser Tun beim Ausatmen

Verbale Kurshilfe:
1. *Aufgabe:* „Was tun wir Menschen alltäglich im Ausatem?"
Zunächst ohne uns anzustrengen.
Die Gruppe sammelt: Sprechen, singen, blasen.
„Wann setzen wir beim Ausatmen Bauch- und Rippenmuskeln ein?"
Die Gruppe sammelt: Seufzen, räuspern, niesen, hüsteln, lachen, schluchzen, tönen (z.B. a und o), stöhnen, kraftvoll sprechen, z.B. bei Petikot, also wenn Explosivlaute wie p, t, k benutzt werden (s. Kap. 3.6).
2. *Aufgabe:* „Was tun wir unter Einsatz unserer Bauchpresse?"
Die Gruppe sammelt: starkes Husten, Schluckauf haben, aufstoßen müssen, erbrechen müssen, Stuhlgang haben, und vor allem: Gebären, d.h. das Herausschieben des Kindes erfolgt bei geöffneter Glottis unter starkem Einsatz der Bauchpresse.

Üben des Vokaltönens
Ausgangsstellung: Sitzen am Boden, auf einem Hocker oder Pezziball.
Erinnerung: Türmchen, Reißverschluß zu.

„Verbale Kurshilfe: Nacheinander die Vokale a – e – i – o – u beim langen Ausatmen tönen lassen, und wenn die neue Einatmung „von alleine" wiederkommt, den entsprechenden Vokal gedanklich festhalten. Nachspüren, wohin sich dieser Ton im Körper ausbreitet, wo er seinen Raum hat."

Gespräch über das Wahrgenommene führen. Das gleiche Tönen wiederholen, jetzt in Verbindung mit „H", also ah – eh – oh – uh – haa – hee – hoo – huu (mit dem „i" wird nicht gearbeitet).

→ **Hinweis:** Es wird empfohlen, in der Geburtsvorbereitung häufig Vokal- und Konsonantenausatmung zu üben, um bei Schwangeren, deren Atem anfangs zu kurz ist, zu hoch sitzt, denen langsames Ausatmen und kraftvolles Sprechen nicht gelingt (beim Sprechen übertrifft die Ausatemdauer die Dauer der Einatmung um das 3–4fache), die Ausatemphase zu verlängern.

Die Schwangere bekommt Hausaufgaben:

– Sprechen: z.B. laut, deutlich und kraftvoll sprechen. Endsilben betonen (nicht verschlucken), Kinderreime aufsagen.
– Summen und Schnurren auf „m", „mhm", an- und abschwellend, laut und leise.
– Singen und Tönen: „aus vollem Hals" viel und oft, alle Höhen und Tiefen ausprobieren, Kinderlieder üben!

Welche Bedeutung haben nun bestimmte phonische Ausatemlaute für die Geburt in bezug auf Zwerchfell-Beckenboden-synergismus?

1. Durch Gähnbereitschaft und „denken" des engl. „a" (dabei Zunge im Mundboden) wird Glottisöffnung bewirkt und damit die Glottis-Zwerchfell-Verbindung hergestellt. Das synergistische Mitschwingen des Beckenbodens wird ermöglicht.
2. Durch die Phonationsausatmung wird die kostodiaphragmale/kostoabdominale Atemform bis zur tiefstmöglichen Einatemstellung des Zwerchfells gefördert – dadurch wird ausreichende O_2-Versorgung für Mutter und Kind gesichert.
3. Die Gebärende wählt selbst die für sie wirkungsvollsten Töne, wie z.B. haa, ahh, jaah, auaa, maah u.ä.

Bevorzugt wird immer das „A" eingesetzt, welches wie bei Vokalräumen beschrieben, am Beckenboden ankommt. Im Geburtsbericht geben die Frauen manchmal die Rückmeldung: „Ich habe mein Kind herausgeatmet, herausgestöhnt".
Warum verzögert sich beim Ausatmen auf „haah" das Zurückschwingen des Beckenbodens in seinen Wartetonus, obwohl das Funktionsver-

halten zwischen Zwerchfell und Beckenboden eine Bewegung nach kranial eintreten lassen müßte?

Erklärungsversuch:

Mit Beginn der Haah-Ton-Ausatmung bleiben über dieses Tönen das Zwerchfell und die Rippen noch für eine kurze Zeit in Einatemstellung. Mit einer „Tonstütze", wie sie beim Sprechen und Singen als sog. Zwerchfell- und Thoraxstütze bekannt ist, spannt das Zwerchfell etwas verzögert ganz allmählich ab, bis es in seiner Atemruhelage angekommen ist. Durch den Synergismus vom Zwerchfell zum Beckenboden wird dieser ebenfalls bei Beginn der Ausatmung durch die Tonstütze als geöffnet und weit gespürt, was der Schließmuskelsituation des Beckenbodens entspricht.

Erst mit dem Aufgeben des Tonhaltens am Ende der Ausatmung schwingt der Beckenboden wieder in seinen Eu-tonus (Wartetonus) zurück. Die Konsequenz für die Gebärende: Sie spürt gleichermaßen beim Ein- wie beim tönenden Ausatmen ihren Beckenboden offen als „Tor für ihr Kind".

4.3 Atem in der Eröffnungsphase

Merke: Die Atemform eines Menschen ist immer Ausdruck seines derzeitigen Körperzustandes.

Bereits bei Geburtsbeginn, der Eröffnungsphase, bewirken viele Reizeinwirkungen, daß sich die Atmung der Frau verändert. So wird ein plötzlicher Geburtsbeginn vor dem errechneten Geburtstermin, welcher durch Blutungen, Blasensprung oder Wehen ausgelöst wird, immer ein Ereignis sein, welches den Atem verändert.

Auch bei Geburtsbeginn am Termin gibt es eine Vielzahl von Situationen, die den Ruheatem verändern, weil Ängstlichkeit, nervöse Unruhe, die Erwartung des Wehenschmerzes und der körperlichen Anstrengung, oft auch Sorge, die Geburtsklinik nicht rechtzeitig aufzusuchen u. v. m. erst einmal die Gelassenheit, die sich die Frau für ihren Geburtsanfang vorgenommen hatte, verdrängen.

Nach Ankunft in der Geburtsklinik gibt es eine ganze Reihe von Reizeinwirkungen, die den Atem verändern können, z. B. vaginale Untersuchungen, besonders, wenn sie schmerzhaft empfunden werden, auch kalte Hände, die die Frau untersuchen, Instrumente, Injektionen u. v. m. (s. Kap. 1.8). Dazu kommen die in immer kürzeren Intervallen auftretenden Uteruskontraktionen, die den Muttermund vollständig eröffnen müssen.

Die „Atemantwort" der Gebärenden ist abhängig von der Wehenstärke und der Wehendauer (eine effektiv arbeitende Wehe dauert etwa 60 Sek., s. Kap. 1.5.8), aber auch von der Länge der Geburt insgesamt und deren Begleitumständen. Sicher auch davon, wie sehr sie sich dem Geschehen überlassen und mit dem Schmerz umgehen kann. Intensive Schmerzen verstärken immer den Atem. Das bedeutet für viele Gebärende, besonders für ängstliche, aber auch für jene, die nicht mit Atemhilfen vertraut sind, daß der Abstand zwischen den Atemzügen immer kürzer wird. So folgt ein schneller Atemzug dem nächsten. Weil die Atemluft dabei durch die verengten Nasendüsen gezogen wird, ist das rasche Atmen mit der Einatembetonung sogar hörbar. Diese hochfrequente Atmung mit seinen Auswirkungen auf das Kind wurden von dem Gynäkologen E. Saling bereits 1980 untersucht, und er forderte: „Um in den Geburtsvorbereitungskursen keinen zu frequenten Atemtyp einzuüben, ist auf eine Atemfrequenz von nur 6–8 Atemzüge pro Minute zu achten."

Um eine geringe Atemfrequenz mit Schwangeren für deren Geburtsarbeit zu erreichen, müssen in dieser Geburtsvorbereitung (Menne-Heller) keine Atemanleitungen mit Zählhilfen angeboten werden.

Die Hinführung zum langsamen Atmen unter Ausnutzung aller kostoabdominalen Atemrichtungen und der phonischen Ausatemhilfen mit weichem Stimmeinsatz, wurde in Kap. 4.2 beschrieben.

Von Bedeutung für das Atmen in der Eröffnungsphase ist:

1. Das Verringern der Atemfrequenz durch Vergrößern des Atemzugvolumens, rundum „zum Kind atmen".
2. Das Betonen der langsamen Ausatmung durch Kombinationslaute mit weichem Stimmeinsatz.
3. Das Kind gedanklich und verbal einbeziehen, denn es geht um *seine* Sauerstoffversorgung.
4. Ein positives Einwirken auf den schmerzbedingten sog. Skelettmuskel-Abwehrreflex, der eine Lordosestellung der LWS, eine Adduktorenspannung und eine kostosternale Atmung provoziert.

5. Zu erreichen versuchen, daß Medikamente zur Schmerzerleichterung und Muskelrelaxation seltener oder gar nicht benötigt werden.

Zum Verarbeiten der Eröffnungswehen wählt die Gebärende ihre Ausgangspositionen, in denen sie Atem und Bewegen nach ihren momentanen Bedürfnissen gestalten kann. Die Nähe des Partners und der Hebamme geben ihr dabei Sicherheit.

Das Wissen um alle *Ein- und Ausatemhilfen* und das wahlweise Verändern von Position und Atemrichtung erleichtern für sie das „zum Kind atmen".

Ein wichtiger psychologischer Aspekt, an den Geburtsleitung und Partner immer wieder erinnern sollten: Jede neue Wehe bringt sie dem Ziel, ihr Kind nun bald zu bekommen, es im Arm zu halten, näher.

Für das *Einatmen* sind der ‚höhlige Mundraum' und die Hilfe wichtig, „riechend" zum Kind einzuatmen (Nasendüsen, Nasenräume sind weit gestellt). Ob die Gebärende dabei die ventrale/laterale/lumbodorsale oder kaudale Atemrichtung bevorzugt, wählt sie ihren Bedürfnissen entsprechend selbst. Auch die Vergrößerung der Einatembewegung reguliert die Gebärende, dem Wehenschmerz angepaßt, selbst.

Für das *Ausatmen* wählt sie einen ihrer individuellen Wehen- und Schmerzverarbeitung angepaßten langsamen Atem, das kann Seufzen, Tönen, Stöhnen sein.

In der *Wehenpause* ruht sich die Gebärende aus, denn das Eröffnen kann, besonders bei Erstgebärenden, viele Stunden dauern. Für diese Zeit bieten heute viele Geburtskliniken (Geburtshäuser) liebevoll eingerichtete und ausgestattete „Wehenzimmer" an. Diese heimelige Atmosphäre am „sicheren Ort" schätzen immer mehr werdende Mütter/Eltern und suchen auch nach diesem Gesichtspunkt die Geburtsklinik (das Geburtshaus) aus.

Gegen *Ende der Eröffnungsphase* ändert sich für die Gebärende die Geburtssituation. Heftigere, in kurzen Abständen erfolgende Wehen, Müdigkeit, Erschöpfung bei langer Eröffnung, oft Motivationsverlust, zeigen, daß die Geburt für die Mutter, aber auch für das Kind, in eine schwierige Phase, die *Übergangsphase* eingetreten ist.

4.4   Atem in der Übergangsphase und Schwingen

Übergangsphase bedeutet:

- der Muttermund ist fast oder vollständig geöffnet,
- der kindliche Kopf muß sich mit Hilfe der „inneren" Geburtskräfte (s. Kap. 1.5.8) und dem situationsangepaßten Verhalten der Mutter (z.B. Positionswechsel, Beckenbewegungen, und evtl. „Schwingen") von der Beckenmitte zur längsovalen Beckenausgangsebene ausrotiert, bis die Pfeilnaht geradesteht,
- der Beckenboden signalisiert häufig schon „Entleerungsdrang",
- die Wehen sind jetzt stark (Tigerqualität, s. Kap. 7.1), dauern oft länger als 60 Sek., die Pausen dazwischen sind kurz, subjektiv empfindet die Gebärende den Wehenschmerz überwältigend stark,
- die Gebärende ist, besonders nach einer langen Eröffnungsphase, an ihrer subjektiven Leistungsgrenze angekommen, häufig ist sie erschöpft und verbalisiert das: „Ich kann nicht mehr", „ich will nicht mehr" (s. Kap. 1.9.1),
- ihre physische und auch psychische Erschöpfung verstärkt sich noch, wenn evtl. Wehenmittelgaben (nicht routinemäßig) die Wehenintensität weiter verstärken,
- die Hilfen der Eröffnungsphase, das „Atmen zum Kind", das „Ausatmen auf Töne", Stellungswechsel u. a. m. sind durch die Intensität dieser neuen Wehenqualität vergessen oder verdrängt,
- das „im Einklang mit den Wehen atmen" gelingt nicht mehr, viele Gebärende möchten aufgeben,
- jetzt – in der Übergangsphase – braucht jede Gebärende dringend den wichtigen Beistand durch den Partner und die Hebamme.

Gelegentlich gibt es die Ausnahme, besonders bei Mehrgebärenden: Die vollständige Muttermundseröffnung und das Eindrehen des kindlichen Kopfes am Beckenausgang in seine Geburtsstellung (Pfeilnaht gerade) geschieht in ganz kurzem Zeitraum, die Gebärende darf sofort mitarbeiten, ihr Kind herausschieben. Diesen Gebärenden bleibt die sonst von der Mehrzahl der Frauen als kritischste Geburtsphase empfundene Zeit, die Übergangsphase, erspart.

Zurück zu dem, wie vor allem Erstgebärende die Übergangsphase erleben. Das bei beginnendem „Entleerungsdrang" Nicht-Mitdrücken-Dürfen (Kopf des Kindes belastet den Beckenboden, aber die Pfeilnaht steht noch nicht senkrecht, d.h. geburtsgerecht) in Verbindung mit dem jetzt wesentlich stärker empfundenen Wehenschmerz ist häufig Auslöser für unkontrollierten Atem mit hoher Frequenz und Betonung der Einatmung, auf der Einatemhöhe dann Luft anhalten (= inspiratorische Pause – Apnoe), was eine unwillkürliche Hyperventilation begünstigt und/oder verstärkt.

Werden der Gebärenden in dieser Situation gutgemeinte, aber falsche Atemanleitungen gegeben, wie „Atmen sie tief ein, damit ihr Kind genügend Luft (Sauerstoff) bekommt" (diese Aufforderung kann Angst und Sorge um das Kind auslösen), oder wird die Aufforderung zum „Hecheln" gegeben, um den Preßdrang zurückzuhalten, dann kann durch das Atmen nach kostosternal, gar noch mit hoher Frequenz, die Hyperventilation sich willkürlich verstärken. Der hochfrequente Atemrhythmus der Hechelatmung ist „nicht frei von Risiko, in eine weitere Hyperventilation zu münden" (Huch), und sie fordert „keine Atmung mit zu hoher Frequenz in der GV einzuüben, die sich zur Hyperventilation entwickeln kann".

4.4.1 Auswirkungen der Hyperventilation

Die Auswirkungen der Hyperventilation (nach Huch) werden unterteilt in:

1. **Kardiovaskuläre Auswirkungen** (Herz-Kreislauf)
   Für die Mutter bedeutet Hyperventilation
   - Durchblutungsabnahme im Gehirn und an der Haut,
   - Schwindelgefühl (das kennen wir alle, wenn wir z.B. beim Aufblasen einer Luftmatratze mit dem Mund hyperventilieren),
   - Blutdruckabfall (Abnahme des Herzzeitvolumens),
   - Durchblutung des Uterus nimmt ab, was noch verstärkend wirkt, da über die Kontraktion und Retraktion (s. Kap. 1.5.8) die Durchblutung des Uterus bereits abnimmt. Das Kind reagiert darauf mit Sauerstoffmangel im Blut (Hypoxämie) und

mit Azidose (Erniedrigung des Blut-pH-Wertes).
   Für Mutter und Kind sind Auswirkungen:
   - Abnahme der Nabelschnurdurchblutung,
   - das Kind wird als Ausdruck seiner Mangelsituation eine größere O_2-Ausschöpfung vornehmen,
   - der Gefäßwiderstand an der feto-plazentaren Einheit nimmt zu.

2. **Pulmonale Auswirkungen**
   Durch Störung im Säure-Basen-Haushalt entsteht bei der Mutter eine Alkalose (Erhöhung des Blut-pH-Wertes über 7,4), was zu einer Veränderung im Kalzium-Haushalt führt. Die Folge ist eine neuromuskuläre Übererregbarkeit: Kribbeln, „Pelzigwerden" in den Händen, bis hin zur „Pfötchenstellung" der Hände, verzerrtes Gesicht mit weißem Munddreieck, evtl. Übelkeit, meist geht damit panische Angst einher.

→ **Anmerkung:** In Geburtsberichten Mehrgebärender werden o.g. Auswirkungen durch falsches Atmen immer wieder in der Gruppe zur Diskussion gestellt, die Kursleiterin muß dies auffangen können.

Ursachen der Hypoventilation in der Wehenpause: Erfolgt bei der Gebärenden im Zusammenhang mit schmerzhaften Wehen eine unwillkürlich verursachte und/oder durch falsche Atemanleitungen willkürlich verstärkte Hyperventilation, dann kann es in der Wehepause zu einer **Hypoventilation** bis hin zu einer Apnoe (Atem-Pause) kommen.

Die Frau hat einfach kein Bedürfnis zu atmen, weil die Atemstimulanz zum Atemzentrum fehlt, solange der PCO_2 unter dem Normwert liegt.

PO_2-Messungen durch Huch am Kind haben gezeigt, daß bei Hypoventilation der Mutter, als Resultat aus einer Hyperventilation, die fetale Sauerstoffversorgung beeinträchtigt ist. In diesem Fall sollen die Gebärenden in der Wehenpause zu einigen ruhigen Atemzügen zum Kind angeleitet werden. Huch meint, daß häufig ein einfaches Anregen zum Sprechen (= ausatmen!) in der Wehenpause ausreichend ist, damit der PO_2 bei der Mutter wieder hoch und stabil und damit die Sauerstoffversorgung des Kindes gewährleistet ist.

Hinweis für den Partner in Geburtsvorbereitungskurs: Hat die Gebärende in einer dieser Übergangswehen „gekämpft" und dabei exzessiv geatmet (hyperventiliert), was auch bei einer auf die Geburt vorbereiteten Frau geschehen kann, wenn sie von einer besonders heftigen Wehe überfallen wird, und klagt sie in der Wehenpause über „pelzigwerdende Hände“, „Kribbeln in den Fingern“ oder über „schwindelig werden“, ist der Partner(in) gefordert: Erstens sofort die Hebamme verständigen und zweitens mit der Gebärenden gemeinsam ruhige Atemzüge zum Kind atmen oder sie zum sprechen auffordern. Aber: Reden muß die Gebärende, denn sie soll damit ihre Ausatmung verstärken! Der Partner soll nur zum Reden animieren.

→ **Eine Anmerkung an dieser Stelle:** Die Geburtsleitung läßt hyperventilierende Gebärende als Soforthilfe in eine Plastiktüte atmen, so daß die Frau ihre eigene Ausatemluft (CO_2) wieder einatmet. Dadurch verschwinden die Hyperventilationsauswirkungen allmählich wieder.
Bedenkt man aber, daß diese vor Mund und Nase gehaltene Plastiktüte (oder Handschuh) bei hyperventilierenden Gebärenden zu einem Zeitpunkt eingesetzt wird, in dem Gebärende auch ohne Hyperventilationsreaktionen meinen, in ihrem physischen und psychischen Grenzbereich zu sein, dann leuchtet ein, daß dieses „Tüten-Atmen-Müssen“, während der Wehenschmerz unvermindert stark ist, die hyperventilierende Gebärende in panische Angst bringt (Atemnot ist Lebensangst!).

Diese und alle mit Hyperventilation einhergehenden beobachteten Situationen während der Geburt waren Anlaß, aus der Sicht der Geburtsvorbereitung für die Übergangsphase eine Atemhilfe an die Hand zu geben, die diese unwillkürliche gesteigerte Hyperventilation mit ihren Auswirkungen nicht noch willkürlich verstärken soll, so z.B. durch falsche Atemanleitungen z.B. durch ziehendes Einatmen nach kostosternal („tief einatmen!“) oder durch die Aufforderung zum Hecheln.

4.4.2 Schwingen versus Hecheln

Durch die gezeigten Risiken, die durch Untersuchungen der Professoren Dres. R. und A. Huch und Dr. E. Saling in ihren Veröffentlichungen dargestellt wurden, in denen die Autoren zu dem Ergebnis kamen, daß Hyperventilation einer Gebärenden Auswirkungen auf den Feten hat, sahen wir uns bereits vor vielen Jahren in

unserer Ansicht bestätigt, keine hochfrequenten Ateminstruktionen in der Geburtsvorbereitung zu vermitteln.

Ateminstruktionen nach kostosternal, insbesondere Hecheln in der letzten Geburtsphase, ehe die Frau mitschieben darf, hat Folgen, die „nicht zum Vorteil für die Mutter und vor allem nicht für das Kind sind“.

Es wird seitdem in der GV Menne – Heller in dieser Übergangsphase eine Atemhilfe zur Schmerzverarbeitung der Wehen eingesetzt, bei der empirische Ergebnisse gezeigt hatten, daß bei der Gebärenden dadurch das exzessive Hyperventilieren in dieser schwierigen und schmerzhaften Geburtsphase verhindert werden konnte.

Ruth Menne begann diese Atemhilfe vor mehr als 25 Jahren einzusetzen und nannte sie

‚Schwingen‘. Hierbei wird, wie später noch näher ausgeführt wird mit der Ausatmung begonnen und diese betont. Im Gegensatz dazu wird beim Hecheln mit der Einatmung nach kostosternal die Atemmittellage verlassen.

Es war deshalb meine Absicht, meßtechnisch abklären zu lassen, ob unsere jahrelange positive Erfahrung mit der Atemhilfe Schwingen, die von den Gebärenden mit „Ohne das Schwingen wäre ich total außer Kontrolle geraten“ und von der Geburtsleitung lobend mit: „Sie machen das wirklich gut“ vermerkt wurde, für Mutter und Kind Hyperventilation mit ihren Auswirkungen vermeiden half, bestätigen läßt. Dies konnte nunmehr nachgewiesen werden.

Wichtig war für mich, daß der heute extrem vereinfachte technische Ablauf es problemlos und ohne Risiko zuließ, auch bei Schwangeren am Termin, ‚Schwingen‘ versus ‚Hecheln‘ untersuchen zu lassen. Der Mannheimer Facharzt für Lungen- und Bronchialheilkunde, Dr. U. Gordt war dankenswerter Weise sofort bereit, diese Untersuchung in seiner Praxis durchzuführen.

Dazu führt er aus: „Zwei gesunde Schwangere, beide kurz vor dem Geburtstermin, wurden in meiner Praxis funktionsanalytisch untersucht. Der Sinn der Lungenfunktionsuntersuchung und ihr technischer Ablauf wurden erklärt. Es wurden dann spirometrische Messungen und eine bodyplethysmographische Untersuchung vorgenommen. Dann wurde jede der beiden Schwangeren jeweils angewiesen, die Atemhilfe ‚Schwingen‘ (Abb. 4.12 a u. b) einzusetzen und zum Vergleich anschließend nach der bis heute noch üblichen Methode zu ‚He-

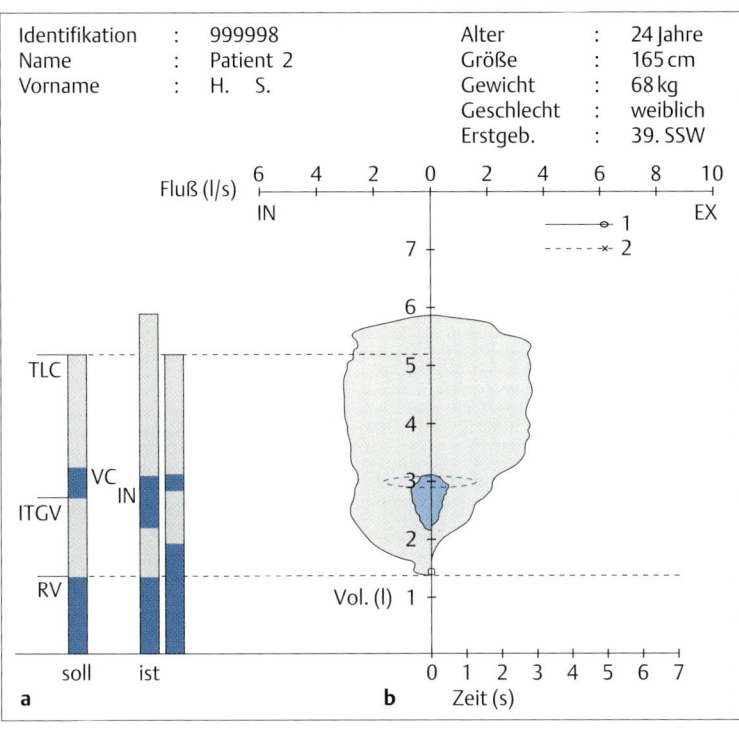

Identifikation	:	999998
Name	:	Patient 2
Vorname	:	H. S.

Alter	:	24 Jahre
Größe	:	165 cm
Gewicht	:	68 kg
Geschlecht	:	weiblich
Erstgeb.	:	39. SSW

Abb. 4.**12 a** u. **b**   Grafik zu „Schwingen"
a Balkendiagramme: Sie zeigen zunächst auch die in Ruhe gemessenen Werte. Der rechte Balken, erzeugt durch die Atemtechnik „Schwingen", gibt eindeutig zu erkennen, daß diesmal das Atemniveau nur gering, auf 2,8 l, angestiegen ist. Die Atemmittellage wird bei dieser Technik also nicht verlassen.
b Spirometrische Kurve: Die Kurve des „Schwingens" liegt im Bereich der Atemmittellage.

cheln' (Abb. 4.**13 a** u. **b**, 4.**14**), d. h. zu hyperventilieren. (Wegen der sehr gut übereinstimmenden Meßdaten beider Schwangeren wird hier stellvertretend eine der beiden Messungen dargestellt.)

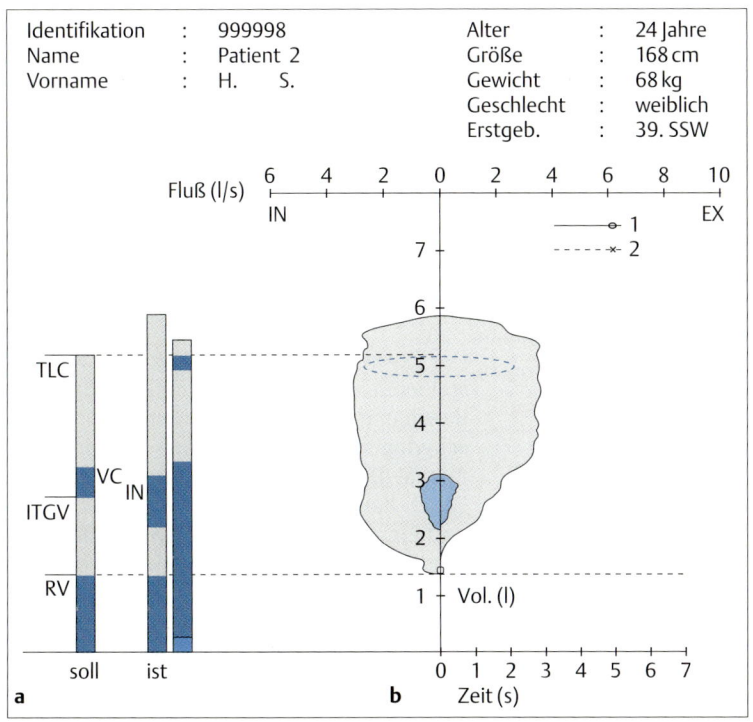

Identifikation	:	999998
Name	:	Patient 2
Vorname	:	H. S.

Alter	:	24 Jahre
Größe	:	168 cm
Gewicht	:	68 kg
Geschlecht	:	weiblich
Erstgeb.	:	39. SSW

Abb. 4.**13 a** u. **b**
„Hecheln"
a Balkendiagramme: Der linke Balken stellt den Sollwert dar, der mittlere den tatsächlichen Wert, der rechte Balken, erzeugt durch die Atemtechnik „Hecheln", zeigt, daß das „Hecheln" in einer stark erhöhten Atemlage stattfindet, bei einem Niveau von fast 5 l.
b Spirometrische Kurve (Flow-Volume): Deutlich kann man in der Flow-Volume-Kurve die dargestellte Ruheatmung in deren unteren Bereich sehen und im Gegensatz dazu die Kurve des „Hechelns" in deren obersten Abschnitt.

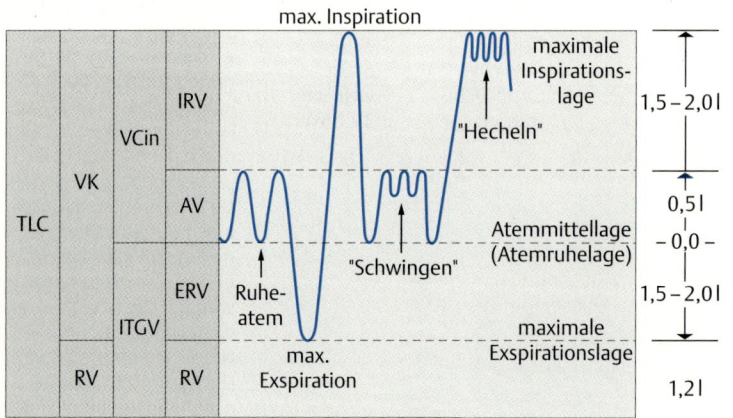

Abb. 4.14
TLC   = Totalkapazität
RV   = Residualvolumen
ERV   = exspiratorisches
         Reservevolumen
ITGV = intrathorakales Gas-
         volumen
VCin = inspiratorische Vital-
         kapazität
VK   = Vitalkapazität
IRV   = inspiratorisches
         Reservevolumen
AV   = Atemzugvolumen bei
         Ruheatmung

Das gesamte maximal meßbare Lungenvolumen wird als Totalkapazität (TLC) bezeichnet. Als Ganzes ist dieses Volumen allerdings nicht meßbar. Es wird deshalb aus Teilvolumina berechnet. Im Einzelnen sind folgende Volumina zu unterscheiden: das Residualvolumen (RV), die Luftmenge, welche auch bei maximaler Expiration nicht ausgeatmet werden kann, das exspiratorische Reservevolumen (ERV), welches nach einer normalen Ruheex-spiration noch ausgeatmet werden kann. Beide zusammen, RV + ERV, werden bei der Bodyplethysmographie als intrathorakales Gasvolumen (ITGV) gemessen. Ausgehend von diesem Atemniveau führen wir unsere Ruheatmung aus. Wenn wir von diesem Niveau aus maximal einatmen, wird die inspiratorische Vitalkapazität (VCin) bestimmt. Die Summe aus ITGV und VCin ergibt dann rechnerisch den Wert der TLC.

Durch die hier beschriebenen funktionsanalytischen Untersuchungen konnte für beide Schwangere eindeutig bewiesen werden, daß der gewünschte Erfolg eintritt.

Beim ‚Hecheln' mußte die Schwangere jeweils tief einatmen, um dann mit hoher Atemfrequenz, aber geringem Atemzugvolumen zu atmen. Dadurch atmet sie auf einem sehr hohen Niveau, das intrathorakale Gasvolumen stieg von 2,2 auf 4,9 l.

Beim ‚Schwingen' dagegen, dessen Technik später beschrieben wird, blieb das Atemniveau unverändert, das intrathorakale Gasvolumen auf nur 2,8 l. Die Vorteile für Mutter und insbesondere für das Kind sind erheblich (Abb. 4.12 a u. **b**).

Mit diesen bodyplethysmographischen Untersuchungen konnte eindrucksvoll gezeigt werden, daß der erwünschte Effekt der Atemhilfe des „Schwingens" auch meßtechnisch eindeutig dargestellt werden kann."

4.4.3   „Schwingen" als eine mögliche Atemhilfe in der Übergangsphase

Für Gebärende vor allem mit intensiver längerer Übergangsphase ist „Schwingen" in dieser Geburtsvorbereitung eine Atemhilfe, um Hyperventilation zu vermeiden und starken Wehenschmerz, auch mit vorzeitigem Preßdrang, besser verarbeiten zu können. Eine große Hilfestellung ist dabei die Unterstützung durch den Partner.

Vorteile des „Schwingens"

1. Die Zwerchfellaktivität bringt den Interkostalbereich, den Kehlkopf, den Schlund, den Bauch und den Beckenboden sanft zum „Mitschwingen". Das ist beim Aus- und Einatmen tastbar. Die Gebärende verkrampft sich nicht.
2. Durch das Halten der Töne „haa" beim Aus- und Einatmen bleibt die Glottis geöffnet, die Thorax- und Rippenstütze erhalten und der Beckenboden behält seine Elastizität zum „Öffnen". Schwingen-können ist an keine Ausgangsstellung gebunden.
3. Je nach Wehenstärke und Dauer wird das Betonen des AUS-Schwingens lauter, stöhnen-

der, besonders dann, wenn der spontan einsetzende Preß- oder Entleerungsdrang im „Schwingen" mitveratmet wird; die Gebärende kann mit der Wehe besser umgehen.

4. Die Gebärende rhythmisiert mit dem Atem-„Schwingen" des Zwerchfells auch Beckenschaukelbewegungen (…) Extension/Flexion (…), sie setzt oft ihren ganzen Körper im Rhythmus des „Schwingens" ein und bleibt so in Bewegung, bis der Kopf geburtsgerecht steht.

5. „Schwingen" verhindert die oft zur Apnoe gesteigerte, den Beckenboden verspannende Preßatmung, es läßt, weil beckenbodenwärts gerichtet, der Beckenbodenmuskulatur Elastizität.

6. Schwingen verhindert Hyper- und Hypoventilation, das hilft dem Kind (Sauerstoffversorgung).

7. „Schwingen" kann vom Partner im Rhythmus der Gebärenden begleitet werden. Das gibt der Gebärenden Sicherheit und Rückhalt.

Praktisches Lernen und Üben des „Schwingens"

Was bedeutet „Schwingen"? „Schwingen" des Zwerchfells wird um die Atemmittellage durchgeführt. Es beginnt mit einem gehauchten Ausatmen. Die dazu verwendete Luftmenge ist gering. Für Ausatmen und Einatmen sind es kleine Portionen, die mit der nachfolgenden Fantasiehilfe „Fingerhütchen" erklärt werden.

- Einige Fingerhütchen Luft werden durch den Mund ausgeatmet. (Stimmloses, gehauchtes „haaa", bis etwa zur Atemmittellage.)
- Einige Fingerhütchen voll Luft werden dann „zum Kind" eingeatmet. (Bleibt im Bereich des Ruheatems).
- Mit diesen kleinen Portionen Luft wird mit dem AUS-Schwingen begonnen, eine Fantasie-„Luftsäule" stimmlos hauchend zwischen kaudal-kranial auf- und abgeschwungen.

Das Schwingen mit der kleinen Portion Atemluft (Luftsäule) geschieht durch den Mund. Dabei sind die Lippen ohne Spannung auf Spalt geöffnet, der Unterkiefer hängt locker. Die Zunge liegt weich im Mundboden, Mund und Rachenraum werden höhlig gespürt. Zusätzlich soll der Hinweis erfolgen, daß alle Körperräume „geöffnet" sind (s. Kap. 5.2 u. 5.5).

Die Kombinationslaute „h" und „a", also das „haa" mit weichem Stimmansatz beim Auf- und Abschwingen der „Luftsäule", kommen stimmlos-leise-gehaucht aus dem Rachen/Halsraum. (Achtung: Kein Pfeifton durch die Lippen und kein kehliger Rachenlaut von hinten.) Unter Wehenschmerzverarbeitung wird das Betonen des AUS-Schwingens oft hörbar herausgestöhnt.

Das Tempo des Schwingens ist für jede Frau immer individuell unterschiedlich. Wichtig ist: Betont wird stets das ausatmende Schwingen!

Eine zeitliche Begrenzung für das Schwingen während der Wehe gibt es nicht, nach einigen Ab- und Auf-Schwing-Wechseln der Luftsäule endet die Frau mit einem AUS (zur Atemmittellage), um mit der Fingerhütchenportion EIN durch die Nase „zum Kind" (im Bereich des Ruheatems) mit der AUS-Betonung das Schwingen neu zu beginnen usw. – bis die Wehe vorüber ist.

Wie wird Schwingen erfahrbar gemacht?

Der erste Lernschritt: Das Üben mit dem Vokalraum ‚E', um den Raum für das Zwerchfell-Schwingen zu finden.

Ausgangsstellung: bequemes Sitzen am Boden.

Ausführung: Die Hände reiben zunächst rechts und links die seitliche Brustkorbwand – die dem Vokalraum ‚E' entspricht – und bleiben dann beidseits an den unteren Rippenbögen liegen. Stimmhaft, laut und deutlich wird um die Atemmittellage getönt: eeh – eeh – eeh – eeh.

Verbale Kurshilfe, wobei nach jeder Frage erst die Rückmeldung aus der Gruppe eingeholt wird:

- Wird Bewegung unter den Händen gespürt?
- Wird jedes „eeh" mit „2 Fingerhütchen" voll AUS-geatmet?
- Wird, um das nächste „eeh" tönen zu können, ein Fingerhütchen voll „haa" Ein-geatmet?

Wenn diese Fragen bejaht werden, fordert die Kursleiterin auf, aus dem „eeh" ein stimmloses „haaa" – wie beim Seufzen! – zum AUS-atmen zu verwenden.

Beispiel:
Atme: aus – ein – aus – ein – aus
1. Schritt: eeh – ha – eeh – ha – eeh usw.
2. Schritt: haaa – ha – haaa – ha – haaa usw.
in einem individuell angenehmen Tempo, bis die „innere Luftsäule" auf- und abschwingt.

> **⚠ Merke:** Viele „eeh" im Ausatem ohne „ha" im Einatem verlassen den Raum des Ruheatems ins exspiratorische Reservevolumen (ERV) und fordert vertieftes Einatmen in das inspiratorische Reservevolumen heraus.

In für das Lernen des Schwingens günstigen Ausgangsstellungen wird danach mit und ohne Partner das Schwingen ausprobiert, später wird es in möglichen Gebärstellungen als Atemhilfe einbezogen (s. Kap. 7.1.5).

Eine Hausaufgabe für die Schwangere, für das Paar: Üben des Schwingens, bis es leicht und mühelos geht und kein Hyperventilieren ist, d. h. in der Geburtsvorbereitung soll Schwingen den Bereich des Ruheatems möglichst nicht verlassen.

Ausführungshilfen

1. **„Der Luftballon hilft, den Rhythmus des Schwingens zu erfahren"**
   Varianten:
   Ausgangsstellung:
   a) die Schwangere sitzt auf dem Boden an Ball/Wand gelehnt (Abb. 4.**15**),
   b) bequemes Sitzen im Corpomedkissen (Abb. 4.**16**),
      für a) und b): ein angebeugtes Bein wird in Außenrotation/Abduktion im Hüftgelenk auf einem Luftballon abgelegt.

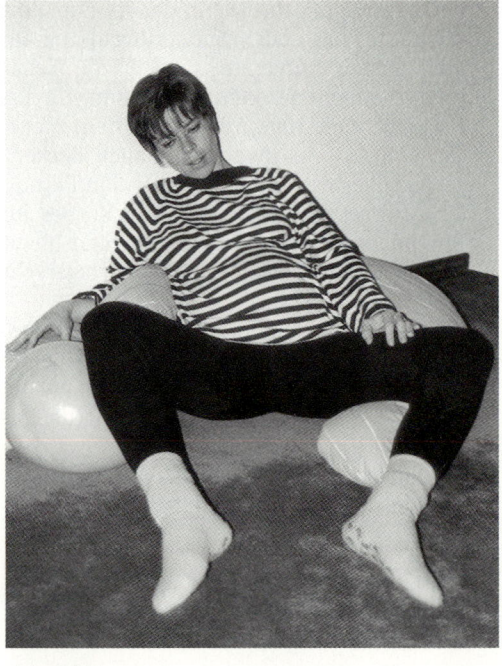

Abb. 4.**16**

Ausführung:
a) Federnd wippt das Bein auf dem Luftballon, bis es seinen Bewegungsrhythmus gefunden hat.
b) Das Schwingen des Zwerchfells (haaa – ha – haaa – ha usw.) mit leichter Betonung AUS wird über den federnden Luftballon auf den ganzen Körper übertragen.

Abb. 4.**15**

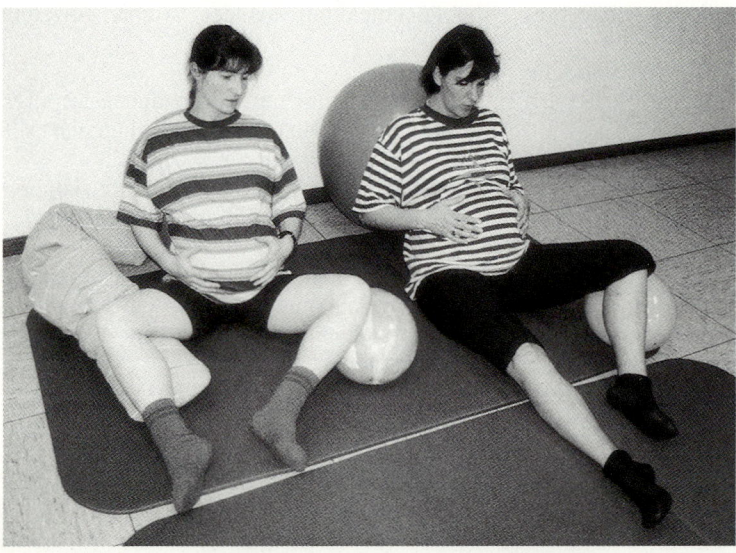

→ **Hinweis:** Bei Sitz mit dem Rücken am Ball verstärkt sich der Effekt so, daß es ein harmonisches Atem- und Körperschwingen wird.

Zur anderen Beinseite wechseln: Dieses Üben bedeutet gleichzeitig ein Dehnen für die Beinadduktoren.

2. **„Schwingen in Seitlage"**
Ausgangsstellung: Seitlage, wobei das Corpomedkissen den Kopf und den Rücken abstützt. Das Bein der abgestützten Körperseite ist aufgestellt. Knie weiter außen als der Fuß (Abb. 4.**17**).
Ausführung:
– Das Schwingen des Zwerchfells (Atem) läßt den ganzen Körper rhythmisch mitschwingen.
– Der aufgestellte Fuß begleitet das Auf- und Abschwingen mit angepaßtem leichten Druckimpuls.
– Das AUS-betonte Schwingen bringt das Becken zur Gebärstellung und der Beckenboden bleibt eutonisch – mit Betonung zum Öffnen.

3. **Das Paar harmonisiert das Schwingen miteinander**
Ausgangsstellung: Das Paar sitzt am Boden. Der Partner lehnt am Ball, die Schwangere sitzt leicht seitbetont in seinem Schoß. Sie hat ein Bein aufgestellt und an das Bein des Partners gelehnt. Einen Arm legt sie um den Nacken des Partners, weil durch die Entla-

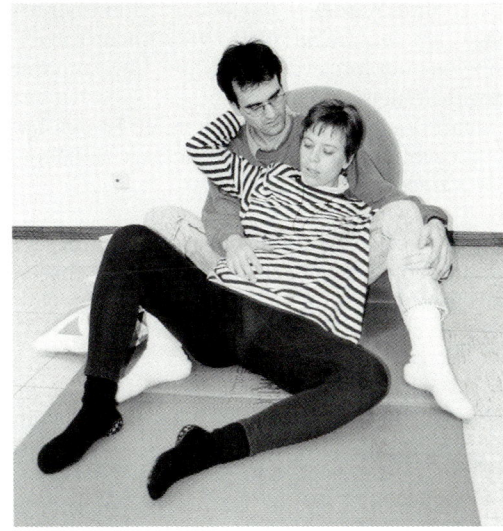

Abb. 4.**18**

stung des Schultergürtelgewichts die Zwerchfell-/Rippenbewegung beim Schwingen leichter geht. Der Partner legt seine Hand zum Kind (Abb. 4.**18**).
Ausführung: Das Paar versucht gemeinsam, das Schwingen zu harmonisieren (s. dazu weiter Kap. 7.1.5 und 7.2).

Trotz der Hilfe, die das Schwingen für viele Gebärende in der Übergangsphase bedeutet, empfindet es jede Gebärende als Erlösung, wenn die Hebamme verkündet: „Jetzt kommt das Kind", d. h. sie darf jetzt schieben, mitarbeiten!

Hippokrates soll dazu gesagt haben: „Indem das Embryo mehr Nahrung sucht, als ihm geboten wird, zerreißt es zappelnd seine Hüllen und, von seiner Bindung gelöst, findet es gleichzeitig den Weg nach außen."

4.5 Schieben und Atem in der Austreibungsphase

Vertikale Gebärstellungen und geburtserleichternde Hilfen (Kap 7.1) können Gebärende *während der Eröffnungsphase* heute – 1997 – fast überall in den Geburtsräumen einnehmen. Die Angebote wie Matte, Ball, Anhängevorrichtungen, Hocker u. v. m. gehören zur Ausstattung und werden von Gebärenden gern und phantasievoll benutzt. Noch heute endet jedoch für viele Gebärende die *letzte Geburtsphase*, das Herausge-

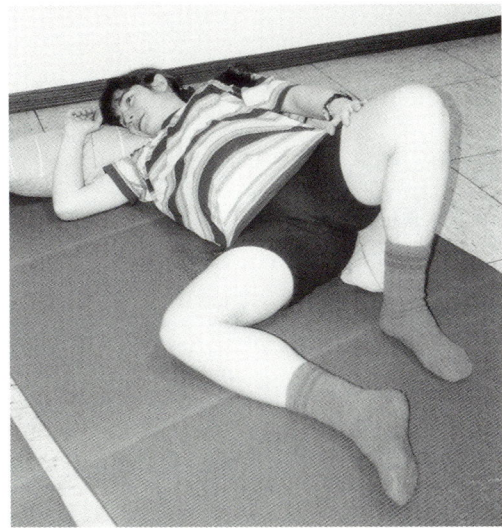

Abb. 4.**17**

bären ihres Kindes in Rückenlage (Steinschnittlage), auf dem Geburtsbett. Willkürliche Anweisungen zum forcierten Einatmen, um dann mit angehaltenem Atem zu pressen, beenden die Geburt. Viele dieser so angeleiteten Frauen haben nachträglich das Gefühl, versagt zu haben. sie *wurden* entbunden.

Diese Geburtsvorbereitungsmethode fördert und vermittelt den Schwangeren das Gebären aus eigener Kraft. Von der Natur sind dazu folgende Voraussetzungen gegeben.

1. Die von innen arbeitenden Geburtskräfte, die Widerstände überwinden müssen, finden in den maschenartig in allen Verlaufsrichtungen ausstrahlenden Muskelfasern des Uterus (Abb. 4.**19 a** u. **b**) für die Austreibungsphase gute Voraussetzungen (vgl. Kap. 1.5.2). So ist die Wehentätigkeit durch Kontrakion und Retraktion der Gebärmutter eine Schubkraft, die dem Kind von innen hilft. Nach Eröffnung des Muttermundes, wenn das Kind aus der Mutter herausgeboren wird, ergänzt mit kraftvollem Anteil die reflektorisch arbeitende Bauchpresse als weitere Schubkraft das Zusammenwirken der inneren Geburtskräfte, wobei die sich nach innen wölbenden Bauchmuskeln wesentlich zu einer Raumverkleinerung beitragen.
2. Der vorangehende kindliche Kopf drückt, wenn er den Beckenboden erreicht, auf Baro- oder Druckrezeptoren, die sich im Beckenboden befinden. Das bewirkt eine Verstärkung

der Oxytocinausschüttung und somit eine Verstärkung des Dranges zum Mitschieben und zum Öffnen am Beckenboden. Dieser Drang ist am Ende der Austreibungsphase sogar dreifach verstärkt: So ist das „Mitschieben-Wollen" als ein „natürliches Phänomen" anzusehen (S. McKay). *Schieben* ist die funktionell und mechanisch adäquate Tätigkeit der Gebärenden, um dem Kind eine schonende streßfreie Geburt zu ermöglichen, aber auch um der Mutter Anstrengung und extremes Erschöpftsein zu ersparen.

3. Eine aufrechte Körperhaltung beim Gebären läßt das Kind nicht nur besser ins mütterliche Becken eintreten, unterstützende Beckenbewegungen der Gebärenden helfen zudem das Kind den Weg durch das Becken hindurch zum Beckenausgang gehen zu lassen. Beides wird wirkungsvoll durch die inneren Schubkräfte, die Wehen, unterstützt.
4. Kann die Gebärende dazu ihre Spontanmotorik zum ökonomisch-funktionellen Gebärverhalten einsetzen, z.B. durch Wählen „ihrer" Gebärposition, über die Entlastung des Brustkorb- und Schultergürtelgewichtes durch Anhängen- oder Abstützenkönnen der Arme, ebenfalls durch das Einsetzen der Füße am Boden, dann kann sie durch ihre dynamische Mitarbeit das Herausschieben ihres Kindes von außen unterstützen. So können innere und äußere „schiebende" Geburtskräfte harmonisch zusammenwirken.

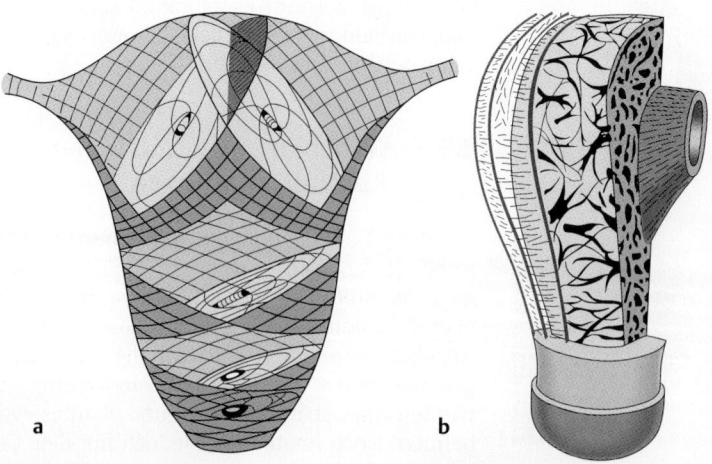

Abb. 4.**19 a** u. **b** Modellvorstellungen des Verlaufs der Muskelfasern in der Uteruswand. **a** nach K. Goerttler, **b** nach Wetzstein u. Mitarb.

a   b

> ⚠ **Merke:** Schieben beeinflußt das positive Gebärerleben der Mutter, nämlich aus eigener Kraft geboren zu haben.

4.5.1 Pressen versus Schieben

Weil es mein Anliegen ist, die Vorteile des Schiebens dem herkömmlichen Pressen gegenüberzustellen, muß auf das Pressen mit den „Hilfsanleitungen", der sog. Preßtechnik, näher eingegangen werden.

Wäre nicht vor mehr als 200 Jahren die bis dahin bevorzugte aufrechte Gebärstellung gegen das Liegen auf dem Bett eingetauscht worden, also ein Hinwenden zu horizontaler Geburtshilfe erfolgt, würde es wohl nicht zum Pressen und dem nachfolgend beschriebenen Valsalva-Preßdruck-Manöver gekommen sein.

Für das Gebären in Rückenlage mußte über viele Generationen hinweg die Austreibungsphase durch „Hilfsanleitungen" der veränderten Gebärsituation angepaßt werden. Man entwickelte im Laufe der Jahre eine Preßtechnik, deren starres Programm die Gebärenden bis heute zwingt, ihr Kind in Rückenlage oder in halbliegender Position zu Welt zu bringen.

Diese „Hilfsanleitungen" sind:

– beide Beine werden in Knie und Hüfte gebeugt, in den Kniekehlen untergefaßt, hochgezogen und abgespreizt,
– der Kopf wird vom Bett weg auf die Brust gehoben,
– die Augen und der Mund werden fest verschlossen.

Dazu erfolgt eine die Glottis verschließende Atem- und Preßanleitung nach kostosternal: „tief Luft holen und (3mal pro Preßwehe) bei angehaltenem Atem mitpressen".

→ **Anmerkung:** Wenn eine Preßwehe etwa 1 Minute andauert, muß die Gebärende bei solcher Anleitung etwa 15 Sekunden die Luft anhalten, um dabei mit unökonomischem Einsatz ihrer Skelettmuskulatur mitzupressen.

Diese Preßtechnik mit der entsprechenden „Hilfsanleitung" für Gebären in Rückenlage wurde über viele Generationen dem jeweiligen Stand der Geburtshilfe angepaßt und in den Lehrbüchern festgeschrieben. Seit über 20 Jahren gibt es nun ein Rückbesinnen auf alte Tradition des Gebärverhaltens in vertikalen, auch halbvertikalen Stellungen, bei denen das Mit-

Abb. 4.**20 a, b, c**

"Pressen" = zusammendrücken; die Druckkräfte sind konzentrisch gerichtet (**a**) oder werden durch gleichgroße Gegenkräfte ergänzt (**b**), um z. B. **Formveränderungen** herbeizuführen

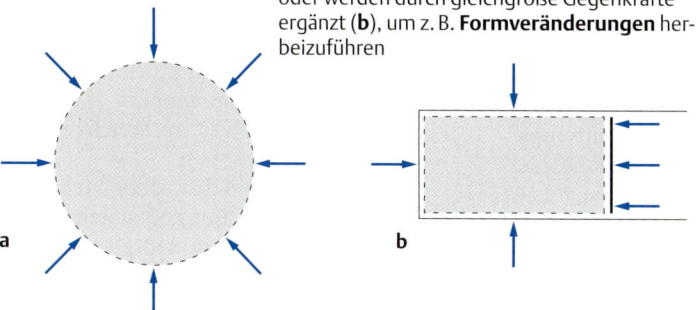

"Schieben" = vorwärts-drücken; ohne die Berührung mit der (Umhüllungs)-Fläche aufzugeben, wirken die Druckkräfte in einer Richtung, um eine **Lageveränderung** oder Ortsveränderung herbeizuführen (**c**)

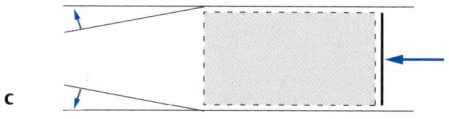

schieben der Gebärenden anstatt des Mitpressens die inneren Geburtskräfte unterstützt.

Das Wort „Schieben" in seiner Bedeutung beim Gebären prägte Ruth Menne vor über 40 Jahren. Das tat sie intuitiv, ohne all die Begründungen, die heute aufgezeigt werden können. Skeptiker und Gegner einer vertikalen Geburt bestimmen aber dennoch die Austreibungsphase mit forcierten Atemanleitungen und somit bis heute das Geschehen in der Geburtshilfe – trotz der vielseitigen und teils sehr kostspieligen Hilfsangebote in den Kreißsälen.

– Beim Anleiten zum Pressen betritt der Geburtshelfer kein Neuland und fühlt sich sicherer, als wenn das sanfter klingende Wort Schieben als Anleitungshilfe gegeben wird.
– Schieben wird meist als weniger intensiv, weniger effektiv und hilfreich eingestuft.
– Für das Gebärenkönnen aus eigener Kraft ist aber das Schieben die adäquate Antwort des mütterlichen Verhaltens auf die in ihr arbeitenden Geburts(schub)kräfte.

Hierzu ein Vergleich der Wortbedeutungen Schieben (Abb. 4.**20a** u. **b**) und Pressen (Abb. 4.**20c**).

4.5.2 Gegenüberstellung der Auswirkung des Pressens und Schiebens

Nachteile der Preßtechnik

Die sensomotorische Wachheit geht in der Rückenlage verloren, die Gebärende fühlt sich dem Geschehen ausgeliefert, manchmal liegen zum Zeitpunkt des Pressendürfens viele anstrengende, kräftezehrende Stunden der Eröffnungsphase hinter ihr. Immer noch meinen viele nicht auf die Geburt vorbereitete Schwangere, das Pressen in der Austreibungsphase habe im Liegen stattzufinden. Auf die Geburt vorbereitete Schwangere haben das „Hergeben aus ihrem Beckenboden" am Beispiel einer Stuhlentleerung verstanden. Niemand wird das aber in Rückenlage tun, ausgenommen unfreiwillig in Notsituationen (Krankheit).

Die intraabdominelle Druckverstärkung durch die Bauchpresse Richtung Beckenboden ist effektiver im Sitzen oder Stehen. Aus der Rückenlage arbeitet die Bauchpresse beim Stuhlganghergeben ebenso uneffektiv wie beim Ge-

bären. Beim Pressen verschließt sich durch die intraabdominelle Druckerhöhung die gesamte Rumpfkapsel einschließlich des Beckenbodens.

Bei falscher Atemanleitung nach kostosternal, die man niemals bei Stuhlentleerung einsetzen würde, verstärkt sich in jeder Position das Verschließen am Beckenboden.

Jedes kraftvolle Pressen bewirkt ein Anspannen der pelvinen Muskulatur, das den geburtsmechanischen Ablauf behindert und somit die Austreibungsphase verlängert. Eine verlängerte Austreibungsphase geht aber zu Lasten des Kindes, verschlechtert also u. U. den *fetal outcome*.

1. **Ausgangsstellung zum Pressen** in horizontaler bzw. halbliegender Rückenlageposition:
   – Es bedeutet enormen Kraftaufwand, wenn die Gebärende mit ihrem beachtlichen Leibumfang gegen die Schwerkraft die Knie beider Beine mit den Händen um- oder unterfassen und diese in die Luft heben muß. Danach muß sie eine maximal mögliche Flexion in den Hüftgelenken halten, unter Einbeziehung einer Abduktion in den Hüftgelenken, welche oft passiv über ihre aktiven Möglichkeiten hinaus verstärkt wird, indem ihre Beine maximal abgespreizt werden. Dabei wird oft eine falsch eingestellte Innenrotation im Hüftgelenk, die diese „Gebärstellung" vervollständigt, nicht beachtet (s. Kap. 3.3). Das ist die erste Situation, die der Gebärenden Kraft und sensomotorische Kontrolle nimmt und zusätzlich den Beckenboden verschließt. In dieser Stellung werden die Organe und die Muskulatur des Beckens nach oben gedrückt, in die Ebene, die das Kind durchqueren muß; somit wird auch das Kind im Bauch- und Beckenraum festgehalten.
   – Der Kopf wird mit der – oder nach der Aufforderung zum „tief Luft holen" – gegen die Schwerkraft vom Bett abgehoben und auf der Brust mit maximaler Flexion der Halswirbelsäule fixiert. Die Brustwirbelsäule flexiert „weiterlaufend" in der Bewegungskette mit und nimmt, wenn jetzt der „Reißverschluß" aufgeht (der Abstand Xyphoid – Nabel sich verkürzt), der wichtigen Geburtskraft Bauchpresse zusätzlich ihre Wirkung.

In dieser Ausgangsstellung weichen viele Gebärende in ein „Hohlkreuz" aus. Aber gerade an der Lendenwirbelsäule ist zur Begradigung des Geburtsweges die Flexion erforderlich (Abb. 4.**21 a – c**).

Die Ausgangsposition zum Pressen ist jetzt eingenommen, es fehlt jedoch das für Geburtsablauf und Geburtsarbeit wichtige Einwirken der Schwerkraft. Auch das Kind unterliegt, wie die Mutter, dem Gesetz der Schwerkraft. Es will und muß sich bei seiner Geburt in die Richtung des geringsten Widerstandes begeben, und das sind alle Weichteil-Öffnungen vom Muttermund zur sich entfaltenden Scheide bis zum Scheidenausgang. Am Scheidentor sind es zwei gegeneinander versetzte Muskelplatten (Diaphragma pelvis und urogenitale), die den Durchtritt des Kindes am Hiatus urogenitalis unter Wirkung der Schwerkraft durch ihren Öffnungstonus geschehen lassen.

2. Atemanleitung und das Valsalva-Preßdruckmanöver.

A. Valsalva (1666 – 1723), Chirurg und Anatom in Bologna, beschrieb erstmals den nach ihm benannten Preßdruckversuch: Durch maximale Einatmung nach kostosternal und damit verbundenem Glottis-Schluß mit nachfolgendem Luftanhalten und Pressen kommt es zum intraabdominalen und intrathorakalen Druckanstieg. Dieser bewirkt, daß der Rückfluß des venösen Blutes aus dem Bereich der unteren und oberen Extremitäten sowie aus dem Hals- und Kopfbereich in den Brust- und Bauchraum behindert wird und zwar solange, wie gepreßt wird! Der entstehende Rückstau des Blutes bewirkt, daß während der Preßdauer aus der oberen und unteren Hohlvene das Blut nicht in den Brustraum

und damit zum rechten Herzen fließen kann. Das vermindert die Herzaktivität (Schlagvolumen). Je stärker und je länger die Gebärende pressen muß, um so mehr fällt der mütterliche Blutdruck ab. Der Abfall des Arterien-

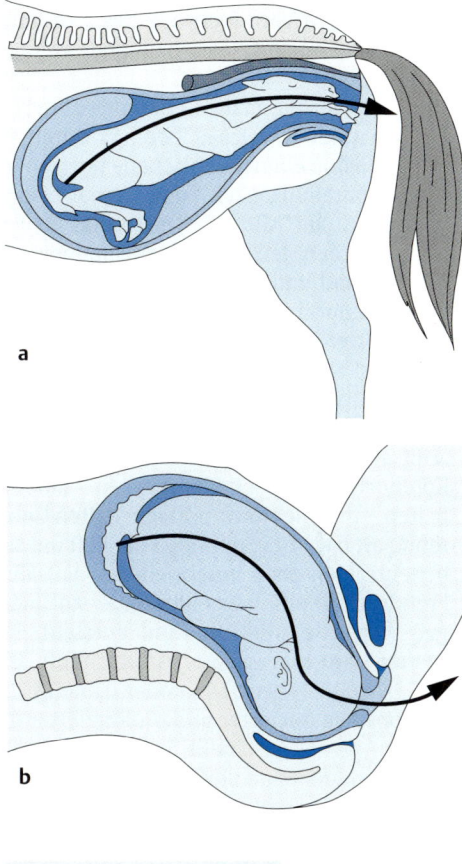

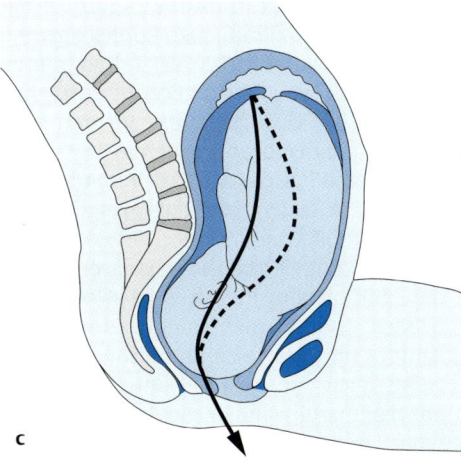

Abb. 4.**21 a** Vierfüßlergeburt (nach Franck-Oppermann). Die gestreckte Wirbelsäule und entsprechend flache Geburtslinie beim Fohlen erleichtert den Geburtsvorgang.

b Bei der Frau gibt das Gebären in Rückenlage mit verstärkter Lendenlordose der Geburtslinie einen ungünstigen Verlauf.

c Die Einstellung des gleichen Bildes in die Verikalachse verdeutlicht, wie wichtig für den Geburtsvorgang, neben der Schwerkraftwirkung, die endgradige Flexion der Lendenwirbelsäule zum kurvenlosen Geburtsweg ist. Die Geburtslinie begradigt sich.

druckes verringert die Blutzufuhr zur Plazenta und die Folge ist eine verminderte Sauerstoffversorgung des ungeborenen Kindes. Jedes Preßmanöver bewirkt einen Abfall der kindlichen Herzfrequenz, deren Erholung von der Länge des Luft-Anhalten-Müssens abhängig ist.

Auch die Baro-Rezeptoren am Beckenboden werden durch Verminderung des arteriellen Druckes gehemmt, das bedeutet weniger Druckgefühl.

Die Aufforderung an die Gebärende zum „tiefen Einatmen", welches bedingt durch Instruktion und oben beschriebene horizontale Ausgangsstellung nach kostosternal erfolgt, verschließt die Glottis. Brust- und Bauchraum werden jetzt durch Anspannen der Thoraxwand und der Bauchmuskulatur verstärkt komprimiert. Der Druck verstärkt sich, je forcierter und prolongierter der Gebärenden das Kommando „Luft anhalten" und „Pressen" gegeben wird. Nach „herkömmlicher" Art der Preßanleitung, d.h. mit den „Hilfsanleitungen" Rückenlage – Beine- und Kopfhochnehmen – tief Luft holen – Luft anhalten – mit aller Kraft pressen, halten Gebärende oft bis zu 15 Sekunden die Luft an. Das bedeutet den oben beschriebenen Valsalva-Preßdruck. Die Gefahr eines Sauerstoffmangels (Hypoxie) für das Kind entsteht. Die Mutter wird kraftlos und ist erschöpft. Das CTG (Kap. 1.7.1) zeigt DIP I oder frühe Dezelerationen. Je forcierter und prolongierter das Pressen weiter geschieht, um so mehr verstärkt sich der Sauerstoffmangel im Blut des Kindes. Bei Verschlechterung des kindlichen Zustandes, der sich in DIP II oder späten Dezelerationen zeigt, muß die Geburt je nach Höhenstand des kindlichen Kopfes entweder operativ (Forceps- oder Vakuumextraktion) oder durch den Kristellergriff, d.h. durch Drücken des Geburtshelfers auf den Bauch der Gebärenden beendet werden.

Die pathologischen CTG-Veränderungen konnten in vielen Studien gezeigt werden. (Dissertation Kreuter, A. M., 1995).

Die Belastung des kardiovaskulären Systems der Mutter beim Preßdruckmanöver ist erheblich: Außer dem o.g. Blutdruckabfall kann es im Gesicht zu Einblutungen im Gewebe, auch zur Zyanose kommen. Ein Hyposphagma, das sind flächenhafte, lackartige, scharf begrenzte subkonjunktivale Blutungen im Auge, kommt bei intensiven Preßdruckmanövern immer wieder vor.

Erfahrungsbericht
Kommentar dieser Wöchnerinnen: „Ich habe alles falsch gemacht", „ich habe falsch gepreßt." Über solche Selbstbezichtigungen muß man nachdenken, denn: In der Tat haben diese Frauen „richtig gepreßt"!

→ **Hinweis:** Da Pressen stets mit einem Rückstau des Venenblutes in der Peripherie einhergeht, sind dilatierte Beinvenen eine Thrombosegefährdung. Deshalb sollten Gebärende mit auffälligen Gefäßzeichnungen an den Beinen mit Kompressionsstrümpfen sub partu, nicht erst post partum versorgt werden. Ein Hinweis dazu muß in der Geburtsvorbereitung erfolgen.

3. Der Beckenboden, im knöchernen Beckenrahmen verankert, erfährt analog zum beschriebenen Pressen und der Preßtechnik eine Spannungserhöhung, die unter Berücksichtigung der endgradig flektierten und vor allem abduzierten Beine im Hüftgelenk die Auslaßpforte für das Kind *maximal verspannt*. Diese Verspannung verstärkt sich noch durch kostosternales Einatmen und Luftanhalten. Die Elastizität und Nachgiebigkeit des Beckenbodens und des Dammes sind aufgehoben, das dehnende Öffnen verhindert, das ist von außen sehr gut zu palpieren. Der Beckenboden ist verletzungsgefährdeter, die Läsionen beim Pressen sind häufiger und stärker ausgeprägt.

4. Die für den Raumbedarf des Kindes notwendigen zusätzlich Raumgewinn schaffenden gelenkigen Verbindungen im Beckenring sind beim Pressen in Rückenlage und bei maximal abgespreizten Hüftgelenken kaum gegeben. Beide Iliosakralgelenke und die Symphysenfuge, die sich durch das Kind bei der Geburt einige Millimeter auseinanderdehnen lassen, vor allem aber die in Kap. 1.2.2 beschriebene Nutationsbewegung des Steißbeinspitzchens nach dorsal ist bei maximal gespanntem Beckenboden nicht möglich (Lig. anococcygeum).

Paciornik schreibt dazu, daß der Vaginalkanal durch Hock- und andere Stellungen, die die Nutation des Steißbeines nach dorsal zulassen, im anterior-posterioren Durchmesser des knöchernen Beckens um ungefähr 20% zunimmt! Diese 20% Raumgewinn fehlen bei Geburten in Rückenlage. Der vorangehende kindliche Teil kann in vertikaler Gebärhaltung darüber hinaus auch Druck auf das Kreuz- und Steißbein ausüben.

4.5.3 ‚Schieben' und Atemverhalten in vertikalen und halbvertikalen Gebärstellungen

Beim Gebären in Rückenlage bei forcierten Atemanleitungen und geschlossener Glottis (Valsalva) ist Schieben durch die Gebärende *nicht* umsetzbar. Beobachtungen bei Gebärenden, die ohne Anweisungen mitschieben konnten, ergaben, daß die Frau nicht länger als 5 – 6 Sekunden schiebt und dann wieder neu beginnt, bis der Spontandrang zum Mitarbeiten vorbei ist.

Für das Mitschieben in allen Ausgangsstellungen, außer in Rückenlage, wären alle für die Preßtechnik in Rückenlage eingesetzten „Hilfsanleitungen" nicht erfolgreich. Das ist für jedermann bei Darmentleerung in gewohnter Sitzposition nachvollziehbar. Das paradoxe kostosternale Einatmen und Luftanhalten verbietet sich dabei von selbst.

In unterschiedlichsten Studien fordern in den letzten 18 Jahren (vor allem R. Caldeiro-Barcia, R. Huch, E. Saling, S. McKay, C. Parnell, J. Roberts, M. M. Barnett, L. Kuntner u. a.) den Frauen das Umsetzen ihres spontanen Schiebe-(Preß-)Dranges *ohne* Atemdiktat zurückzugeben. Vor allem müsse das diktierte Luftanhalten unterbleiben. Die Gebärende soll dem Drang zum Mitarbeiten spontan nachgeben, ihre eigenen Fähigkeiten, Instinkte und Kräfte bei der Geburt einsetzen.

Vorteile beim Schieben und dem angepaßten Atemverhalten in vertikalen und halbvertikalen Gebärpositionen für Mutter und Kind

1. Die Gebärende ist sensomotorisch „wach". Sie behält den Überblick über das Geschehen, dadurch ist sie körperlich und psychisch entspannter.
2. Sie kann ihre Spontanmotorik beim Schieben nach ihrem eigenen Bedürfnis einsetzen, weil die Vertikalität den Muskeltonus positiv beeinflußt.
3. Ihren Körpereinsatz beim Schieben unterstützt sie spontan *selbst* durch funktionsrichtiges aktives Anhängen oder/und Abstützen (vgl. „Sandhäufchen"-Stellung), auch durch bewußten Fußdruck zum Boden (vgl. Kap. 7).

4. Beim Mitschieben verkürzt und begradigt sich für das Kind der Geburtsweg von der Gebärmutter bis zum Scheidenausgang.
5. Die Gebärende arbeitet, wenn sie mitschiebt, effektiv, weil sie unter Ausnutzung der Schwerkraft die ihr Kind nach außen schiebenden inneren Geburtskräfte (Wehen) unterstützt. Auch die Bauchpresse als „austreibende Schubkraft" wird beim Schieben von der Gebärenden effektiv umgesetzt.
6. Die Gebärende setzt *ohne* Atemanleitung ihren Spontanatem richtig ein, der in vertikalen Gebärstellungen *nie* nach kostosternal erfolgt. Beim Mitschieben kann bei kostoabdominaler Einatmung – wir sagen: „zum Kind atmen" – die Glottis geöffnet bleiben. Bei dieser Einatmung ist das Zusammenspiel von Zwerchfell und Beckenboden erhalten. Dadurch behält der Beckenboden beim Ein- und Ausatem seine elastische Kraft zwischen Bereitschafts- und Öffnungstonus (s. Kap. 3.6).
7. Wenn die Nutation des Steißbeinspitzchens nach dorsal durch entsprechende Gebärpositionen und entsprechendes physiologisches Atemverhalten möglich ist, vergrößert sich der Abstand zwischen Symphyse und Steißbein innerhalb der Beckenausgangsebene. Das sichert einerseits dem Beckenboden und Damm größere Elastizität und andererseits dem Kind mehr Platz, wenn es aus der Mutter herausgeboren wird.
– Durch Mitschieben der Gebärenden wird der Beckenboden langsamer und kontinuierlicher gedehnt. Das ist schonender für die Beckenbodenstrukturen, es gibt weniger Dammschnitte und geringere Verletzungen.
– Für den kindlichen Kopf bedeutet das Mitschieben, daß er weniger stark komprimiert wird. Dadurch ist die Sauerstoffversorgung für das Kind besser, es gibt weniger pathologische CTG-Muster.
– Wenn die Gebärende im eigenen Atem- und Wehenrhythmus mitschieben kann, sind Mutter und Kind weniger erschöpft.
– Die Kinder von Gebärenden, die nach eigenem Bedürfnis mit geöffneter Glottis mitschieben, haben bessere Nabelschnur-pH-Werte und einen besseren Apgar-Score.
– Die Gebärenden können den Schmerz besser verarbeiten und benötigen weniger oder gar keine Medikamente.

Schieben wird von den Frauen als *Gebären aus eigener Kraft* empfunden. Das Gesamterleben

„ihrer" Geburtsarbeit beurteilen Frauen, die geschoben haben, sehr positiv gegenüber den Frauen, die – mit allen „Hilfsanleitungen" – pressen mußten und nach der Geburt häufig meinen, versagt zu haben.

4.5.4 Praktische Vermittlung von Schieben und Atemverhalten

Wenn der Gebärdrang zum Mitschieben einsetzt, sollte die Gebärende von ihrer Hebamme ermutigt werden, jetzt in ihrem eigenen Rhythmus mitzuarbeiten.

Unter den Angeboten im Geburtsraum (Kreißsaal) wählt und findet sie eine ihr bequeme vertikale oder halbvertikale Gebärposition, in der sie ihr Kind aus sich herausgebären wird. Ihre Mitarbeit ist jetzt das Schieben.

➜ **Anmerkung:** Das „verschüttete" Wissen um „ihr" Gebärverhalten wiederzufinden, ist *eine* Aufgabe der Geburtsvorbereitung. Im „Kopf" der Schwangeren, vor allem der Erstgebärenden, ist verankert, daß es eine Preßtechnik zu erlernen gibt. Wenn den Schwangeren über Verhaltensmuster ihre körperlichen Voraussetzungen zum Gebärenkönnen erfahrbar gemacht werden, d.h. ihr ursprünglich vorhandener „schlummernder Gebärcode" geweckt und wiedergegeben wird, dann fordern sie keine Preßtechnik, sie wollen ihr Kind aus sich herausschieben.

4.5.5 Praktisches Hinführen zum Schieben

„Was geschieht dem Becken beim Schieben, beim Pressen?"

Ausgangsstellung: Seitlage, Beine gebeugt, Kissen zwischen beide Knie.

➜ **Anmerkung:** Die Seitlage wird anfangs für das Umsetzen der Begriffe „Herausschieben" – „Herauspressen" gewählt, weil in dieser für Extensions- und Flexionsbewegungen der Wirbelsäule leichtesten (hubfreien) Ausgangsstellung der Unterschied Schieben/Pressen am deutlichsten erfahrbar ist. Die Körperabschnitte sind zunächst zum „Türmchen" eingeordnet (s. Kap. 3.2).

Erstes Vorüben des Schiebens in dieser Geburtsvorbereitung erfolgt im Anschluß an das Wahrnehmen der eigenen Körperräume (s. Kap. 5.2 Lösungstherapie – innere Tastarbeit). In entspannter Seitlage werden die eigenen Körperräume zuerst in der Vorstellung „ausgeblickt/entdeckt", dann mit einer Tasthand gedanklich „ausgetastet" und mit einem Fantasie-Licht anschließend „ausgeleuchtet". Besonders lange und intensiv sollte im Beckenraum (Beckenhöhle) als „Ort des Geschehens" verweilt werden.

Sind die Schwangeren mit ihrer Aufmerksamkeit und Wachheit in „ihrem" Beckenraum – wir sagen ‚Korridorraum für das Kind, ehe es geboren wird' – bietet die Kursleiterin den Schwangeren zum Vergleich zwei Denkmuster an:

– *1. Angebot:* „Wenn es soweit ist, schiebe ich mein Kind durch mich hindurch und dann aus mir heraus." Das Umsetzen dieses Denkmusters ist: Die Gebärstellung des Beckens (LWS/Flexion) wird mühelos gefunden. Die Schwangere meldet: Es ist wie eine „Rutsche" für mein Kind, „es öffnet mich" innerlich. Voraussetzung dafür ist eine freibewegliche Wirbelsäule, hierbei besonders die Lendenwirbelsäule (s. Kap. 3.3). Die Glottisöffnung wurde über die „Tastarbeit" und das Entdecken des Mundraumes vorbereitet (s. Kap. 5.2 u. 5.5.3).
Vor dem 2. Angebot wird das Becken (LWS) wieder im Körper-„Türmchen" eingeordnet.
– *2. Angebot:* „Ich soll pressen, „fest mitpressen", oder „ich soll pressen, wie bei Stuhlgang". Beim Umsetzen dieses Denkmusters erfolgt ein Druckanstieg im Hals/Kopf, Brust-/Bauchraum bis zum Beckenboden, der sich verschließt. Die Gesäßmuskeln spannen an, und die Lendenwirbelsäule baut ein Hohlkreuz (Lordose) auf.
„Der Geburtsweg wird länger", „die Bewegung erfolgt aus der Gebärstellung heraus", „da gehe ich zu", „viel anstrengender" sind die Rückmeldungen der Schwangeren.

„Die eigene Erfahrung beim Denkmuster Schieben wird umgesetzt"

Die in Seitlage gespürte Gebärbewegung des Beckens beim Schieben wird nach dieser Wahrnehmungsarbeit mit den Schwangeren, ebenso mit den Paaren, in jeder folgenden Geburtsvorbereitungsstunde in variierenden vertikalen und halbvertikalen Gebärpositionen unter Ausnutzung der in Kap. 7 aufgezeigten vielseitigen Hilfen praktisch vertieft. Die Schwangeren/Paare suchen das, was zu ihnen paßt, probieren aus. Dabei gibt die Kursleiterin notwendige verbale und taktile Hilfestellungen, ermuntert und lobt! Nachfolgende Arbeitsbilder zeigen Vorschläge und sollen das „Ausprobieren" in der Geburtsvorbereitung verdeutlichen (Abb. 4.**22** – 4.**28**).

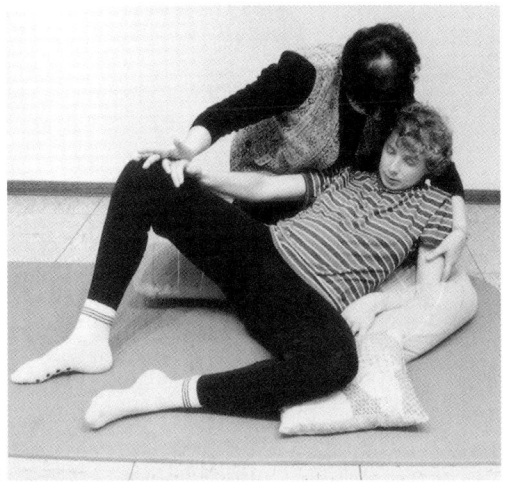

a

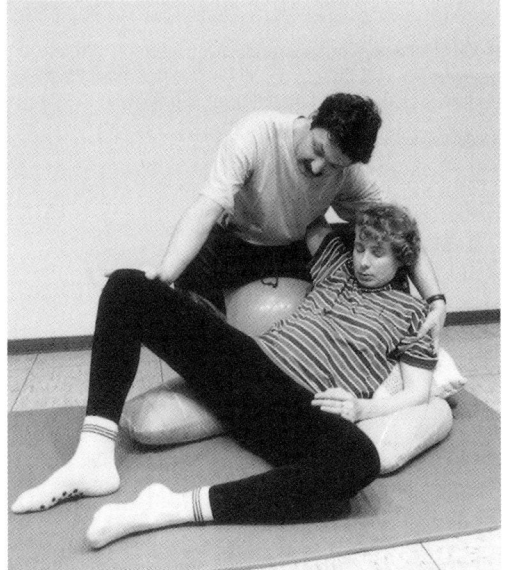

b

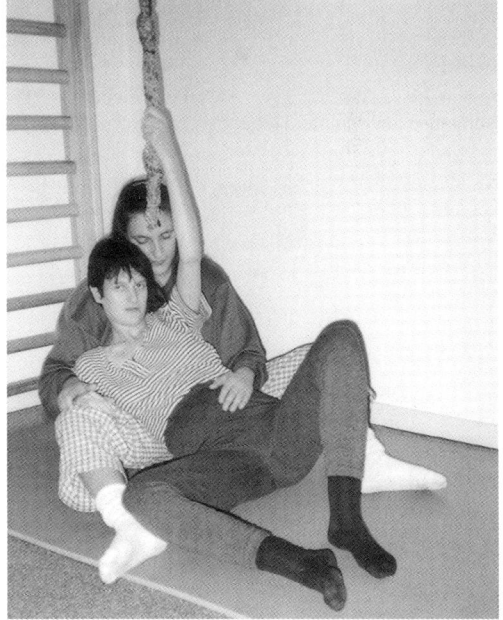

c

Abb. 4.**22** **a** Ausgangsposition beim Schieben: Abgestützter Seitsitz im Arm der Begleitperson, die Nacken und Kopf stützt. Ein Arm und der Rücken sind abgestützt auf Corpomedkissen, der andere Arm stützt auf eigenem Oberschenkel ab. Das liegende Bein kann auf einem Kissen abgelegt werden, das aufgestellte Bein steht im Hüftgelenk in Flexion/Abduktion/Außenrotation, Fußdruckaktivität ist möglich.
b Wie a, jedoch erfolgt das Anhängen am Partner.
c Abgestützter Seitsitz im Schoß der Begleitperson, Anhängen am Knotentuch ist möglich.

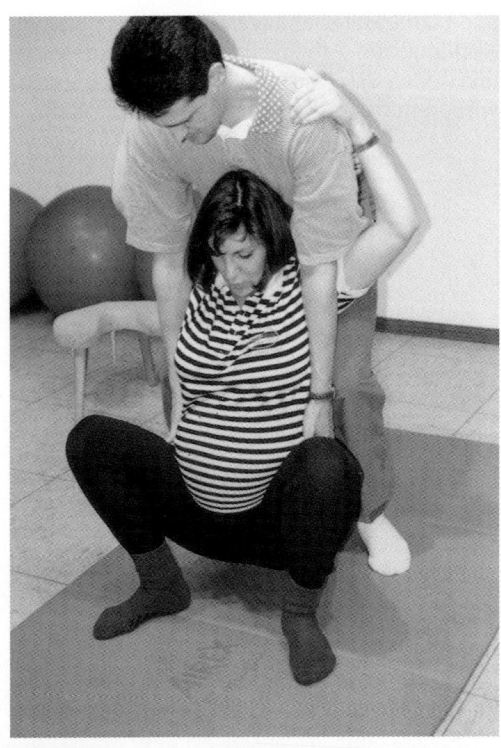

a

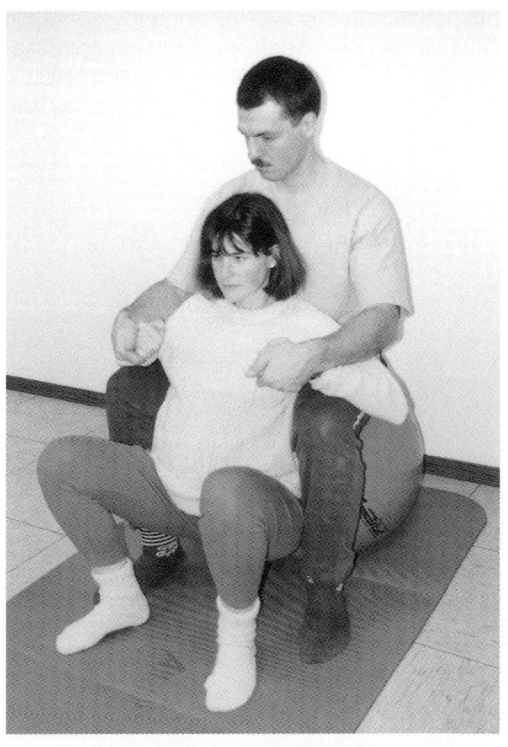

b

Abb. 4.**23** **a** Ausgangsposition beim Schieben: Hocke, Anhängen am dahinter stehenden Partner.

b Gleiche Ausgangsposition wie a, jedoch abgestützt auf den Oberschenkeln des dahinter sitzenden Partners. Beachte: „Sandhäufchenstellung" der Hände.

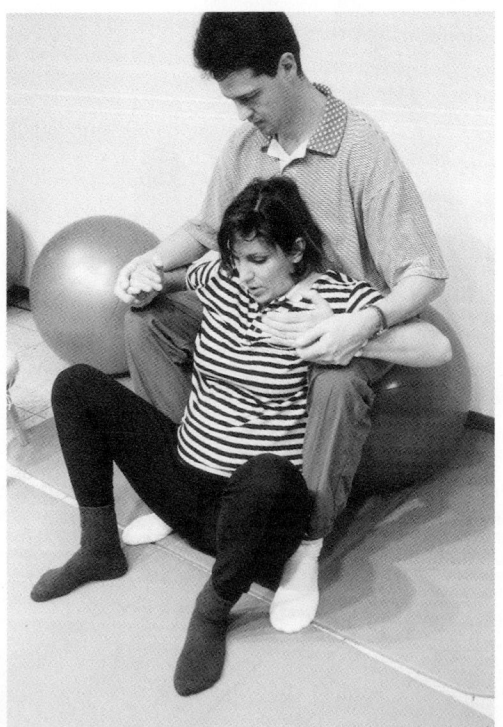

a

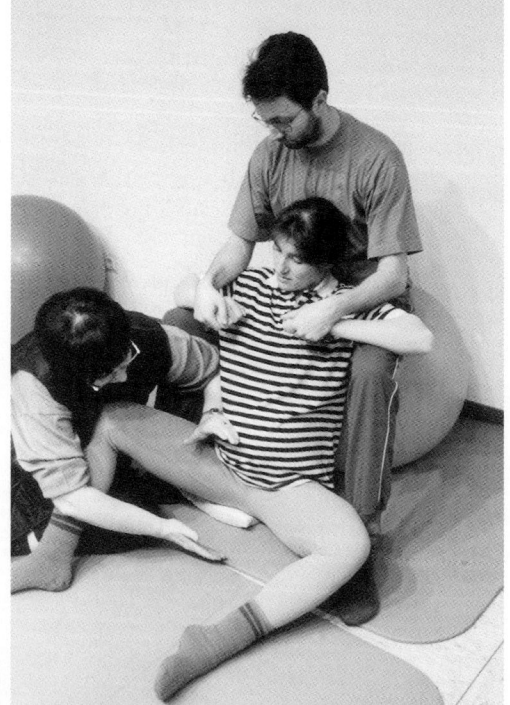

b

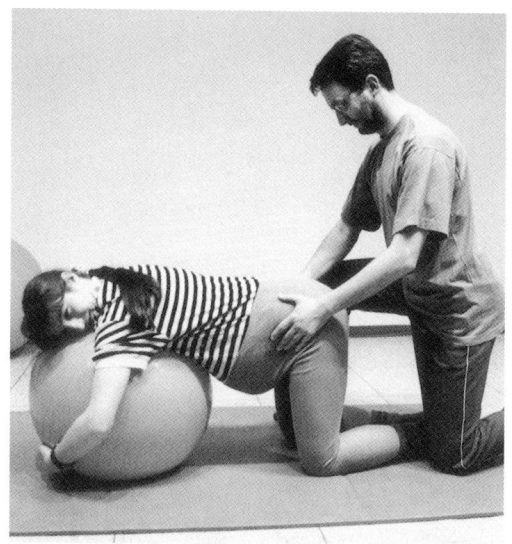

a

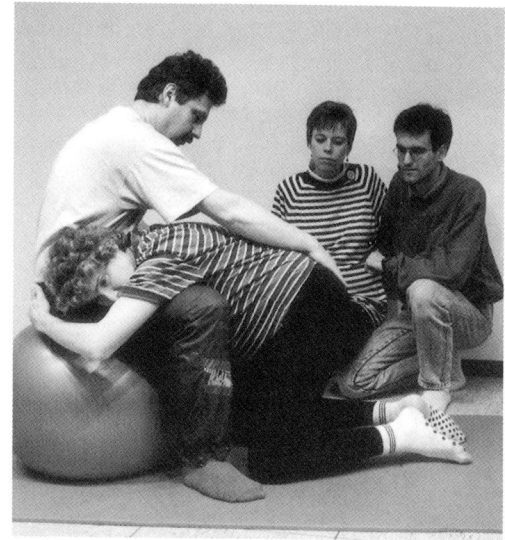

b

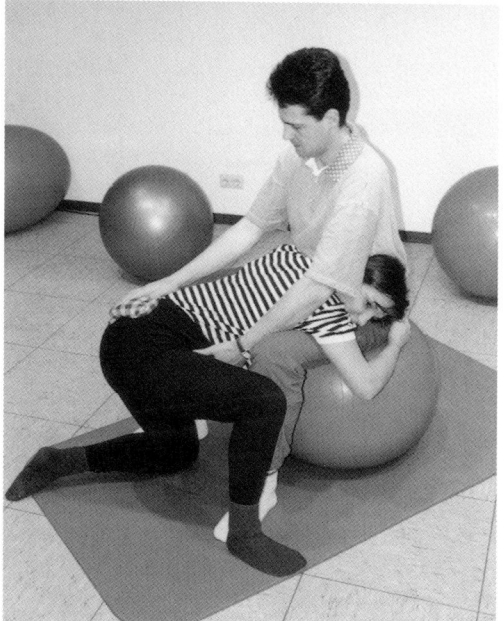

c

Abb. 4.**25 a** Ausgangsposition beim Schieben: Vierfüßler, Schultergürtel und Arme sind auf dem Pezziball abgestützt. Der Partner begleitet mit seinen Händen die leichte Beckenbewegung beim Schieben.

25 b Der Partner sitzt auf dem Pezziball, der Schultergürtel der Schwangeren ist auf seinen Oberschenkeln abgelegt, ihre Hände umfassen sein Becken. Der Partner begleitet das Schieben, indem er mit seiner flachen Hand vom Kreuzbein zum Steißbein streicht.

c Veränderte Ausgangsstellung der Frau: Sie stellt ein im Knie gebeugtes Bein auf zur Flexion/Abduktion/Außenrotation im Hüftgelenk. Fußdruckaktivität möglich. Diese Position bevorzugen langbeinige Frauen. Üben wie unter b.

◄ Abb. 4.**24 a** Ausgangsposition beim Schieben: Sitz am Boden. Auf den Oberschenkeln des dahinter sitzenden Partners werden Schultergürtel und Oberarme abgelegt. Das dosierte „staunende Ausatmen" begleitet das Schieben. Beachte: 1. „Sandhäufchenstellung" der Hände, 2. Fußdruckaktivität möglich.

b Gleiche Ausgangsposition, jedoch ist eine Gesäßhälfte versuchsweise mit Kissen unterlagert, um dadurch bei der Geburt die Nutationsbewegung des Steißbeinspitzchens zulassen zu können.

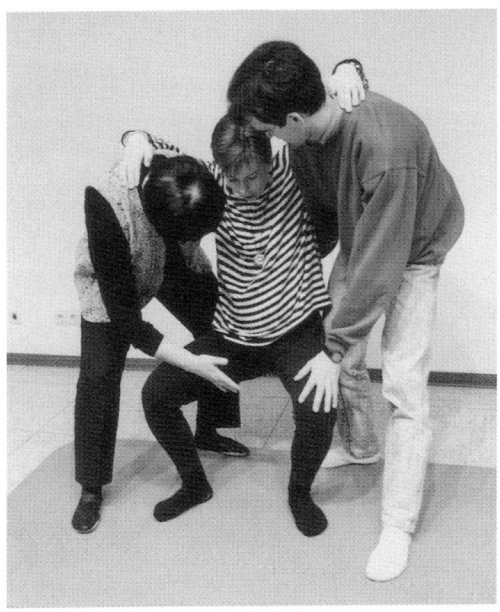

Abb. 4.**26** Ausgangsposition beim Schieben: Stehen mit Hilfestellung durch zwei Begleitpersonen zum aktiven Anhängen.

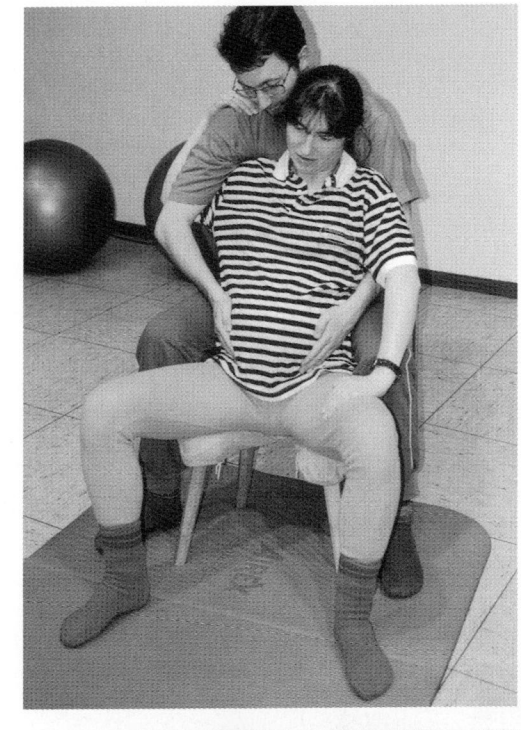

a

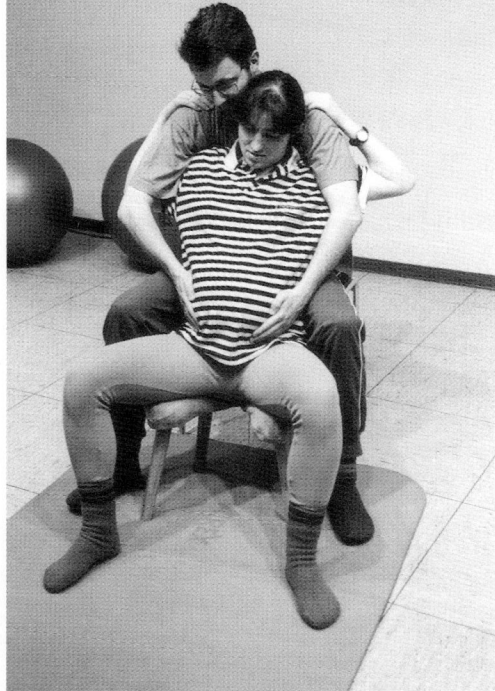

b

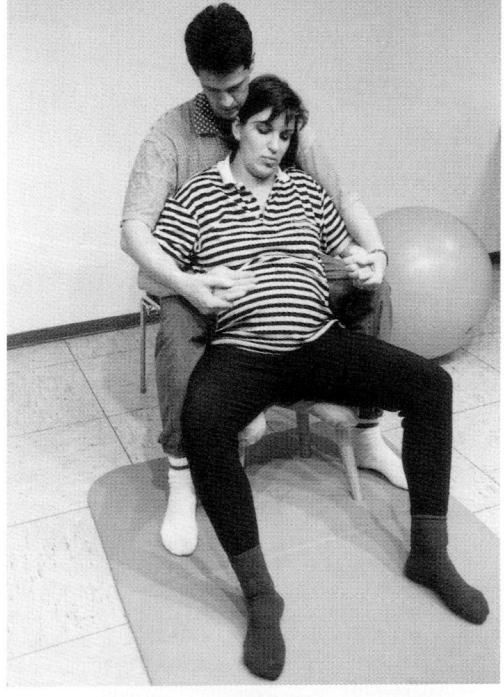

c

Abb. 4.**27** **a** Variationen beim Gebärhocker „ausprobieren": Der Partner sitzt hinter der Frau, mit einem Arm hängt sie sich an der Schulter des Partners an, der andere Arm stützt am eigenen Oberschenkel ab. Die Beinstellung läßt Fußdruckaktivität zu, das Becken kann in Gebärstellung gehen.

b Gleiche Ausgangsposition wie a, jedoch hängen sich beide Arme am Schultergürtel des Partners an.
c (Bild III/11) Gleiche Ausgangsposition wie 4.**27 a** u. **b**, beide Partner halten ihre Hände in „Sandhäufchenstellung".

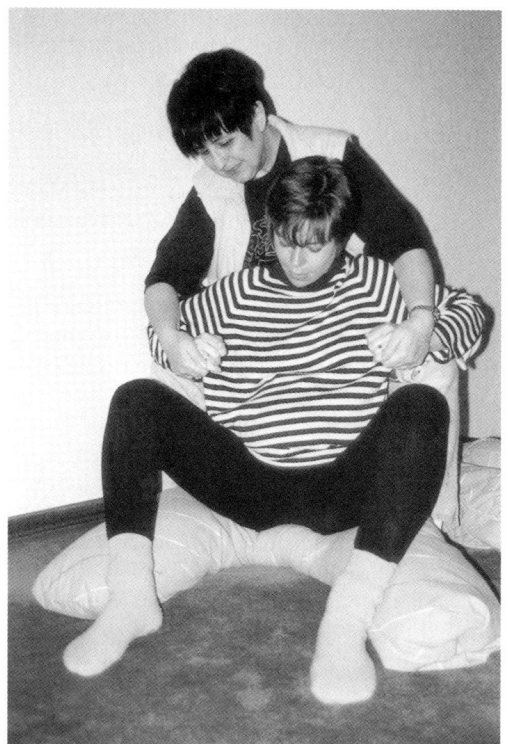

a

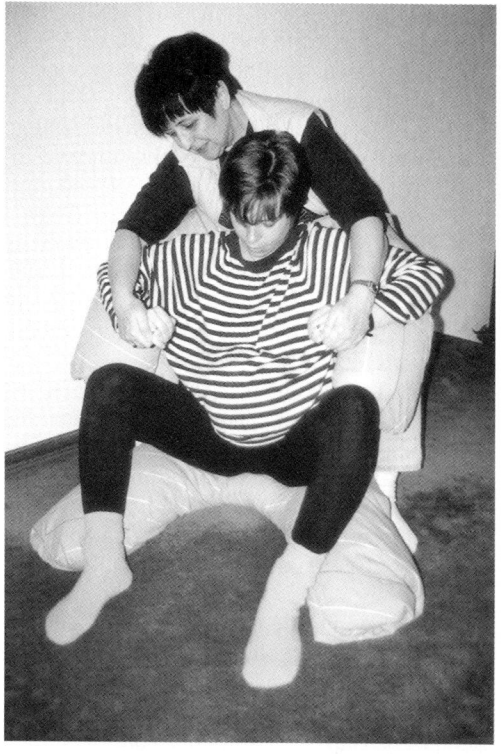

b

Abb. 4.**28 a** Corpomedkissen als „Übungshocker" in der Geburtsvorbereitung.
Das Üben erfolgt wie bei 4.**27 a – c**. Die Partner halten die Hände in „Sandhäufchenstellung". Beim Schieben erfolgt die Ausatmung dosiert „staunend".

b Wie Abb. **a**, jedoch wird ein zweites Corpomedkissen zum besseren Abstützenkönnen zwischen beide Partner gelegt. Je nach Konstitution beider Partner ist diese Maßnahme oft eine hilfreiche Ergänzung.

4.5.6 Schieben und Atemverhalten

In meiner Geburtsvorbereitungs-Methode gibt es für das Zulassen des Spontanatems beim Schieben Hilfestellungen.

Zunächst drei begründende Hinweise:
1. In den meisten Kliniken erfolgen in der Regel beim Gebären Atemanleitungen. Die vorbereitete Gebärende kann dadurch dem „Tief-Luft-Holen", „Tief-Einatmen" etwas entgegensetzen.
2. Die Schwangeren fragen, wenn im Geburtsvorbereitungskurs das Schieben in verschiedenen Ausgangsstellungen probiert wird, nach: „Wie soll ich dabei atmen?" Diese Frage darf nicht unbeantwortet im Raum stehenbleiben, hier genügt *in der Regel nicht* ein Hinweis auf Spontanatem!
3. Eigene Beobachtungen bei Geburtsbegleitungen und Gespräche mit Hebammen bewogen mich, die Vorgehensweise (kein Programm!) mit den Schwangeren und Paaren für das Atemverhalten beim Schieben, bis das Kind aus der Mutter herausgeboren ist, in der Geburtsvorbereitung zu besprechen.

Die so vorbereiteten Gebärenden haben keine Probleme, auch nicht bei unterschiedlichen Auffassungen der Geburtsleitungen, das Schieben mit dem folgenden vorgeschlagenen Atemverhalten umzusetzen. Es sei denn, Rückenlage und alle „Hilfsanleitungen" der Preßtechnik würden eingefordert!

Vorschlag der Vorgehensweise für alle vertikalen und halbvertikalen Gebärpositionen:

– Wenn die Wehe, in der mitgeschoben werden kann, kommt, wird „ein Fingerhütchen voll Luft" zum Kind, also nach kostoabdominal, eingeatmet. Das Fingerhütchen voll Luft soll als Quantitätsmenge dem „Tief-Luft-Holen" nach kostosternal entgegenwirken.

– Der Mund-/Rachenraum hat Gähnbereitschaft. Dieses wird mit einem „inneren Staunen" bei leicht geöffneten Lippen und lockeren Kiefergelenken ausgedrückt.
– Die Gebärende bestimmt nun selbst, indem sie in ihren Körper hört, wie lange und wie intensiv sie, ihrem Spontandrang folgend, mitschiebt.
– Begleitet wird das Schieben mit einem vom Rachenraum kommenden „staunenden ahhh" (= im engl. ‚a' z. B. bei ‚all') bei leicht geöffnetem Mund, aus dem langsam und dosiert das „staunende ahhh" entweicht.
Vorteil: Das „Staunen" hält die Glottis offen, das sich langsam abspannende Zwerchfell stimuliert spontan die nächste Einatmung „zum Kind" nach kostoabdominal. Diese gebremste, dosierte Ausatmung hat den Vorteil einer besseren Lungenbelüftung und bewirkt einen besseren Gasaustausch zum Kind.

➡ **Anmerkung:** Jede und jeder, der in der Geburtshilfe arbeitet, sollte sich ein Staunen bewahren, wenn ein neues Kind auf die Welt kommt. Den Schwangeren sage ich: Staune, wenn Dein Kind aus Dir herausgeboren werden will!

Variante: Wenn der Spontandruck von Wehen und Bauchpresse sehr stark ist, wenn der Kopf des Kindes relativ groß ist, wenn der Widerstand des muskulären Beckenbodens einer Dehnung und Öffnung entgegensteht oder auch aus anderen Gründen, behält die Gebärende von sich aus, also *selbstreguliert*, über einen kurzen Zeitraum (kaum länger als 4 Sekunden), das Ende der Einatemphase bei, schiebt so mit ihrer gesammelten Kraft, um dann spontan, befreiend und „staunend" die Ausatmung herauszulassen. Das Mitschieben wiederholt die Gebärende dann mit „ihrem" selbstregulierten Atem, bis eine Wehe vorbei ist.

Bekannt ist, daß eine Gebärende von sich aus effektvoller atmet als mit Aufforderung, ebenso gibt es Gebärende, die von sich aus etwas länger mitschieben, andere schieben kürzer und dafür öfter mit.

➡ **Anmerkung:** Die Erfahrung zeigt, daß Erstgebärende diesen Moment des Luftbehaltens von sich aus häufiger einsetzen als viele Mehrgebärende, die ihr Kind mit dosiertem Ausatem („Staunen") herausschieben können.

Wenn die Geburtsleitung bei der Geburt des kindlichen Kopfes zum „Hecheln" auffordert, soll die Gebärende das „Schwingen" einsetzen (vgl. Kap. 4.4).

Der Vorteil: Elastizität am Beckenboden und bessere Sauerstoffversorgung des Kindes.

Ist das Kind geboren, soll es sich in Ruhe an das Leben außerhalb des schützenden Mutterleibes anpassen dürfen (vergl. dazu Kap. 7.1.6 Bonding-Phase).

Die Plazentageburt, bei der die Mutter evtl. noch einmal aufgefordert wird mitzuschieben, beendet die Geburtsarbeit.

Schieben und Atemverhalten werden in dieser Geburtsvorbereitung erfahrbar gemacht und in gebärgünstigen Ausgangspositionen ausprobiert. Das soll die Kreativität der Schwangeren und ihrer Partner für die Geburtsarbeit anregen. Sie wissen für sich am Geburtstermin, daß sie ihr Kind herausschieben und ihren Atem dabei selbst regulieren möchten.

Unser gemeinsamer Wunsch ist dann: Eine einfühlsame Begleitung durch die Geburtsleitung, die verbal zum Schieben auffordert, keine falschen Atemanleitungen gibt, dafür aber die Gebärende ermutigt, auf die Signale ihres Körpers zu achten und das zu tun, was für sie gut und richtig ist. Leboyer sagt dazu: „Hör auf die Zeichen deines Körpers".

Das Ziel aller in der Geburtsvorbereitung und Geburtshilfe Tätigen sollte sein, daß eine Frau sagen kann: „Ich habe geboren" und nicht „Ich bin entbunden worden".

5 Körperwahrnehmung zur Spannungsregulierung in Ruhe und Bewegung

5.1 Einführung

In den vergangenen 80 Jahren wurde in unserem Kulturkreis eine Reihe von Lösungs- und Entspannungsverfahren entwickelt, deren Anfänge alle aus der Grundform der Gymnastik (Leibesübungen) hervorgingen und von Gymnastiklehrerinnen wie Hede Kallmeier, Elsa Gindler, Alice Schaarschuch, Gerda Alexander, Marianne Fuchs u. a. m. mit unterschiedlichen methodischen Ansätzen weiterentwickelt wurden. Aus dem Lehr- und Lernangebot der Körperwahrnehmung zur Entspannung und Spannungsregulierung sind diese Methoden in heutiger Zeit auch in der Geburtsvorbereitung nicht wegzudenken.

Die Geburtsvorbereitung Methode Menne-Heller wendet *modifizierte* Inhalte aus folgenden Methoden zur körperlichen Selbsterfahrung an:

- Lösungstherapie nach Schaarschuch/Haase,
- Eutonie nach Gerda Alexander,
- Konzentrative Bewegungstherapie auf der Grundlage von Elsa Gindler,
- Funktionelle Entspannung nach Marianne Fuchs.

Das Einbeziehen dieser ganzkörperbezogenen Wahrnehmung in die Geburtsvorbereitung war das hervorragende Verdienst Ruth Mennes vor fast 40 Jahren.

5.1.1 Zielsetzung

Durch differenzierte Wahrnehmung von Körperempfindungen, Bewegungsabläufen, Körperhaltungen, des Spannungszustandes der Muskulatur und des Atembewegungsvorganges (s. Kap. 4.2) sollen bei der schwangeren Frau Körperbewußtsein und Selbstvertrauen für die bevorstehende Geburtsarbeit verbessert werden.

Der Partner wird als wichtiger Geburtsbegleiter auf Wunsch einbezogen.

Generell ist zu sagen, daß die Fähigkeit des Menschen, sich zu „entspannen", die Möglichkeit gibt, Überspannungen/Verkrampfungen wahrzunehmen und diese zu lösen, aber auch Unterspannungen/Erschlaffungen zu vitalisieren, d. h. den eigenen hyper- oder hypotonen Zustand in eine eutonische Grundbalance zu bringen. Voraussetzung ist, daß eine fachkompetente und behutsam-helfende Anleitung die Schwangere dabei begleitet.

Einige Grundregeln dazu sind:
- Nur wer Fehlhaltungen erkennt, kann sie korrigieren.
- Nur wer Verspannungen erfühlt, kann sie lösen – ebenso Unterspannungen vitalisieren.
- Nur wer Fehlatem als solchen an sich erfährt, kann ihn verändern.

➡ **Anmerkung:** Der Atem ändert sich in der Regel zum physiologischen Atem von selbst, wenn an Fehlhaltung und Fehlspannung gearbeitet wird (Ehrenberg).

5.1.2 Prinzip

Körperwahrnehmung zur Spannungsregulierung in Ruhe und Bewegung ist nicht an eine bestimmte Methode gebunden, sondern an die Einhaltung des folgenden Prinzips:

Merke: Hinlenkung des Bewußtseins durch Konzentration auf den Körper und Körperfunktionen. Menne: „Dasein, wo etwas geschieht!"

Dazu ein Beispiel, wie dieses Prinzip Schwangeren in der Gruppe verdeutlicht werden kann: Die Kursleiterin fordert die Gruppe auf: „Legen Sie die flachen Hände rechts und links an Ihre Schläfen (Abb. 5.1). Nun betrachten Sie 30 Sekunden ‚wie durch ein Fernrohr' konzentriert Ihre Kursleiterin. Anschließend schreiben Sie ausführlich auf (Schreibzeug liegt bereit), welche Eindrücke Sie bei dieser Beobachtung hatten." – Der Hinweis, die Beobachtung schriftlich festzuhalten, hat eine konzentrationsverstärkende Wirkung! Das „Durch-das-Fernrohr-Schauen" wird nach 30 Sekunden beendet. Die Kursleiterin stellt zwei Fragen an die Schwangeren:

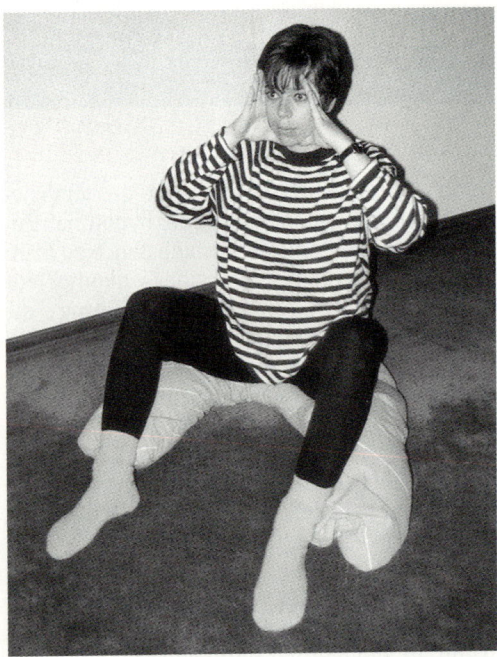

Abb. 5.**1**

1. „War Ihnen wichtig, wo Sie sind?"
2. „War Ihnen wichtig, wer sich neben Ihnen befindet?"

Die Antwort darauf wird jedesmal „Nein" lauten! Auf die anschließende Frage: „Was war Ihnen wichtig?" erfolgt in der Regel die Antwort: „Sie" (die betrachtete Kursleiterin). An diesem Beispiel wird der Gruppe das Prinzip nun gut verständlich, was es heißt, **da zu sein, wo etwas geschieht**. Mit dem abschließenden Hinweis, daß nichts aufzuschreiben sei, wird diese Konzentrationsübung beendet.

Dieses Prinzip bildet die Grundlage für alle nachstehend aufgezeigten Übungs- und Körperwahrnehmungsbeispiele in der Geburtsvorbereitung, ebenso für die Arbeit am Atem (s. Kap. 4).

Durch dieses differenzierte, ganzkörperbezogene Wahrnehmen soll der Zugang zum eigenen Körper geweckt werden! Das Üben hat immer zum Ziel, „äußere" und „innere" körperbezogene Vorgänge zu beobachten, zu fühlen, zu empfinden, zu erkennen.

→ **Anmerkung:** Ist die Gebärende in der Lage, das Prinzip „da sein, wo etwas geschieht" einhalten zu können, gelingt es ihr besser, irritie-

rende Außenreize während der Geburt abzuschirmen (s. Störfaktoren Kap. 1.8).

Die Frauen können dieses „Bei-sich-sein" nach eigenen Rückmeldungen während der Geburt meist gut umsetzen. Vielen Gebärenden gelingt es, ihr Kind bei seiner Geburt gedanklich zu begleiten. „Ich spürte, wie es Zentimeter für Zentimeter durch mich hindurchrutschte."

5.1.3 Erlernen der Körperwahrnehmung

Die Vorgehensweisen zum Erlernen der Körperwahrnehmung können sein:

1. Körperwahrnehmung mit Hilfe von Bewegungen,
2. Körperwahrnehmung in Ruhe, was allein durch Hinwendung auf den nichtbewegten Körper erfolgt. Beispiel: „Fernrohr".

Durch bildhafte Vorstellungen (s. Innere Tastarbeit für Körperräume Kap. 5.2) oder durch Spürhilfen (Kirschkernsäckchen, Luftballon) kann die Konzentration auf den Körper und die Wahrnehmungsfähigkeit verstärkt gefördert werden.

→ **Wichtiger Hinweis:** In dieser Geburtsvorbereitung wird nie versucht, durch suggestive Formeln in der Vorstellung Ergebnisse vorwegzunehmen, die in diesem Moment tatsächlich noch nicht vorhanden sind. Dies wird z. B. beim Autogenen Training angewandt, indem Körperzustände wie Ruhe, Schwere, Wärme verbal suggeriert werden. Dazu der Bericht einer Ärztin, Mutter von zwei Kindern, die einen Unter- und Oberstufenkurs für Autogenes Training absolviert hatte und danach die Körperwahrnehmung dieser GV-Methode kennengelernt hatte:

Erfahrungsbericht

„Dieser Oberkurs für Autogenes Training hat mir ganz deutlich gemacht, in welchem starken Maß mit Suggestion gearbeitet wird – vor allem im Vergleich zu der Entspannungsmethode, die ich bei Ihnen (der Autorin) und Ruth Menne kennengelernt habe. Die Entspannung beim Autogenen Training muß man ganz aus dem Kopf holen, man denkt sich die Schwere, die Wärme, die Ruhe erst einmal und oft hatte ich Kopfschmerzen nach dem Üben. Beim Entspannen befand ich mich **nicht** in meinem Körper, oft hatte ich das Gefühl, ich „sähe von oben" auf meinen Körper! Im Gegensatz dazu habe ich bei meiner jetzigen Entspannung das Gefühl „in mir" zu sein und daheraus sehr viel an Stärke und Energie zu gewinnen. Gerade jetzt, mit meinen kleinen Kindern, stelle ich fest, daß ich mich mal für ein paar Minuten in mich, in meine Körperräume zurückziehen kann – egal wo ich bin – und daraus sehr viel Kraft und Ruhe schöpfen kann, was ich mit dem Autogenen Training nicht konnte."

Aus dem Angebot der verschiedenen Körperwahrnehmungsmethoden soll die Kursleiterin Inhalte auswählen, die sie den Schwangeren überzeugend vermitteln kann und die den momentanen Bedürfnissen der Schwangeren (Paare) am sinnvollsten entsprechen. Um dies zu entscheiden, sind für die Kursleiterin die Rückmeldungen der Schwangeren sehr wichtig, besonders unter Berücksichtigung ihrer Kenntnis von Wirkungen und Reaktionen auf diese Körperwahrnehmungsarbeit.

Solche Reaktionen und Rückmeldungen sind:
1. **Aufmerksame Wachheit** (Vigilanz),
   - die den eigenen Körper und die Umgebung deutlicher wahrnehmen läßt,
   - die bei ihr ein angenehmes Ruheempfinden im Wachzustand auslöst.
2. **Körperschema**
   Empfinden für Körpergrenzen und deren Erweiterung.

> ⚠ **Merke:** Deshalb anfangs erst einseitig üben, damit die Frau im Seitenvergleich das Phänomen der „Erweiterung der eigenen Hülle" an sich selbst wahrnehmen lernt und so in der Lage ist, eine Rückmeldung zu geben.

Diese können sein:
- geänderte Lage von Gliedmaßen bzw. Körperabschnitten, z.B. ein Bein ist länger, fällt mehr nach außen,
- Reliefveränderungen der Muskulatur, z.B. der M. quadriceps ist nach entsprechenden Hüftgelenkbewegungen flächiger,
- manuell tastbare Unterschiede der Muskelspannung, z.B. Beinadduktoren.
3. **Vegetative Funktionen**
   Das autonome Nervensystem kontrolliert und stimuliert Organfunktionen im Wechselspiel zwischen Sympathikus und Parasympathikus. Die *Sympathikus-Wirkung* dominiert

bei physischen und psychischen Streßsituationen, z.B. verstärkte Muskelarbeit, schneller Herzschlag, erhöhte Atemfrequenz. Die *Parasympathikus-Wirkung* dominiert, wenn man ruhig und entspannt ist, z.B. Herzschlag langsamer, verlangsamte Atemfrequenz. Beobachtet werden:
- Verbessertes Wärmeempfinden, weil die Hautdurchblutung gleichmäßiger wird,
- es wird „Pulsieren" gespürt,
- anfängliches „Fröstelin", welches bald verschwindet,
- vermehrter Speichelfluß,
- evtl. mehr Nasensekret,
- die Augen können tränen,
- vermehrte Blasenentleerung (Diurese).

Zu beobachten sind auch **irritierende Reaktionen**, die anfangs auftreten können, wie:

1. Anfängliche Schläfrigkeit, auch nachlassende Konzentration, besonders, wenn die Schwangere abgespannt oder müde ist (Berufstätige!).
   Nach wenigen Stunden der Gewöhnung geben die Schwangeren die Rückmeldung „frischer", „wacher", „leistungsfähiger" und nach der Geburtsvorbereitungsstunde voll Elan zu sein.
2. Anfängliche (initiale) Unruhe oder Unbehagen, häufig bei sehr aktiven Frauen: die Frau ist motorisch unruhig, kann nicht still liegen, die Augen bleiben geöffnet oder gehen immer wieder im Raum umher.

   → **Hinweis für diese Frauen:** Einfach sitzenbleiben und zuhören. Nach wenigen Stunden des Eingewöhnens an das „Bei-sich-sein-Können" verschwindet auch diese Irritation.

3. Bei Überdosierung, z.B. zu langes oder falsches Üben, können auftreten: Übelkeit, Schwindel, Schwarzwerden vor den Augen, auch „Zittern", Herzklopfen, Bewegungsunruhe, erhöhter klopfender Ruhepuls. Gibt die Frau „Einschlafen" der Hände und Taubheitsgefühl an, muß an ein Karpaltunnelsyndrom gedacht werden (Kap. 6.1.8).
   Abhilfe: Dosierung ändern! Ausgangsposition verändern!

> ⚠ **Achtung:** Rückenlage provoziert zu-
> sätzlich das Vena-cava-Kompressions-
> syndrom (Kap. 6.1.7).

Je vertrauter und sicherer die werdende Mutter mit den angebotenen Körperwahrnehmungs-übungen umgeht, um so schneller stellen sich bei ihr die positiven Reaktionen ein. Bedingte Reflexe haben sich gebildet. Es gelingt ihr, einzelne Körperbereiche schneller und deutlicher ins Bewußtsein zu bringen.

Die Schwangere stellt fest:
- Ich kann mich besser/leichter bewegen. Kommentar einer Schwangeren am Termin: „Ich war in meinem ganzen Leben nie so beweglich wie jetzt im 9. Monat."
- Ich fühle mich leistungsfähiger, auch im Alltag.
- Es atmet sich leichter.
- Ich blicke der Geburt des Kindes ruhiger und gelassener entgegen.
- Ich reagiere gelassener auf Reize aus meiner Umgebung.
- Ich profitiere/Wir profitieren für den neuen familienorientierten Lebensabschnitt nach der Geburt des Kindes.

→ **Anmerkung:** Bei Schwangeren mit vorzeitigen Wehen ist die Körperwahrnehmung zur Spannungsregulierung, besonders Maßnahmen aus der Lösungstherapie und Atemarbeit, eine wirkungsvolle therapeutische Hilfe (s. Schwangerschaftsprobleme Kap. 6.2).

Zusammenfassend kann festgestellt werden, daß aufgrund der lösenden und harmonisierenden Wirkung im Zusammenspiel von körperlichen und seelischen Funktionen der Körperwahrnehmung zur Spannungsregulierung und Entspannung in Ruhe und Bewegung für die Geburtsvorbereitung eine entscheidende Bedeutung zukommt. Die klassische Geburtshilfe sagt: „Verkrampfte Frau – verkrampfter Muttermund".

5.1.4 Notwendige Voraussetzungen für die praktische Arbeit

1. Eine angenehme Temperatur und Beleuchtung im Übungsraum.
2. Ruhe im Umfeld.
3. Keine beengende Kleidung.

4. Lagerungshilfen müssen vorhanden sein, wie z.B.
   - in Seitlage 2 Kissen, davon eines unter den Kopf und eines zwischen die Knie;
   - im Sitz 2 Kissen oder Corpomedkissen zum Unterlagern der Oberschenkel.
5. Airexmatte – fuß-/körperwarm und rutschfest.
6. Die Spürhilfen, die für die Übungsstunden vorgesehen sind, müssen griffbereit sein.

→ **Anmerkung:** Da schwangere Frauen und Paare heute „zeitgemäß" auf eine vertikale Geburtsarbeit vorbereitet werden möchten, soll folgerichtig die Körperwahrnehmung *in Ruhe* nicht nur in horizontalen Ausgangsstellungen durchgeführt werden.

Die Rückenlage ist nach der 28. SSW (leztes Trimenon) zu vermeiden.

Vorschläge für Ausgangsstellungen bei der Körperwahrnehmung zum Entspannen mit und ohne Partner (Abb. 5.**2** – 5.**8**)

5.1.5 Didaktischer Hinweis

Körperwahrnehmung in Ruhe (z.B. Körperauflageflächen, Körperhülle, Körperräume) und beim Bewegen wird von der Kursleiterin verbal begleitet. Nach Beendigung des Übens viel Zeit zum „Dehnen", „Gähnen" (keine Hand vor dem Mund!), „Zu-sich-Kommen" und „Nachspüren" lassen. Im Anschluß daran wird über das Wahrgenommene gesprochen, auch über evtl. Irritationen oder Schwierigkeiten beim Üben.

Bedeutung von Dehnen und Gähnen

Alice Schaarschuch: Gähnen ist ein Dehn-Tief-Atem und Entlastungsprozeß, eine kluge und wirksame Selbsthilfe der Natur.

Haase: Dehnen ist ein endloses Dehnen der Glieder, der Wirbelsäule, ein wohliges Längerwerden, zu dem sich, wenn man sich viel Zeit läßt, ein Gähnen einstellt. Jedes Gähnen löst Spannungen im Kieferbereich, im Schlund und schafft ein Gleichgewicht zwischen Kopf und Beckenregion.
   Während Dehnen wohlig erlebt wird, wird das Recken als oberflächlich, mechanisch ausgeführt, abwesend empfunden.
   „Dehnen ist endlos – Recken bleibt im Raum".

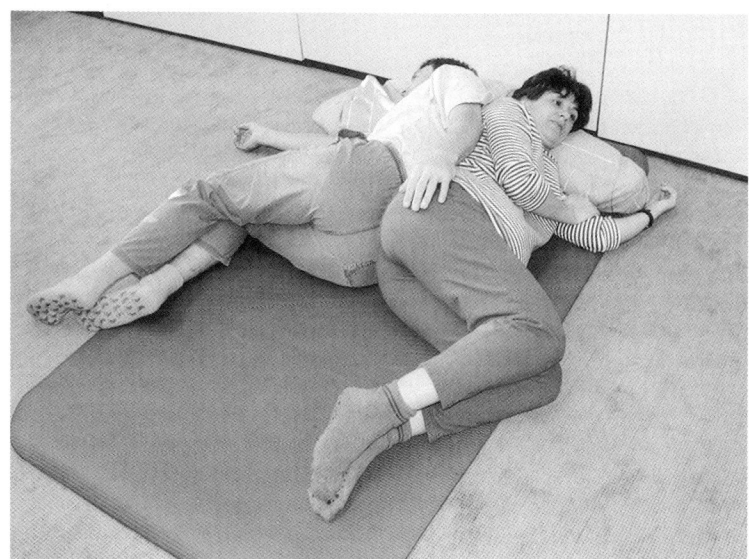

Abb. 5.**2** Das Paar liegt in Seitlage, Rücken an Rücken. Die Beine beider Partner sind angebeugt, der Kopf mit Kissen unterlagert. Die Frau hat evtl. ein Kissen zwischen ihren Knien, der Partner legt seine Hand auf das Becken seiner Partnerin (in Höhe des Trochanters) oder zu seinem Kind, wenn seine Armlänge das zuläßt.

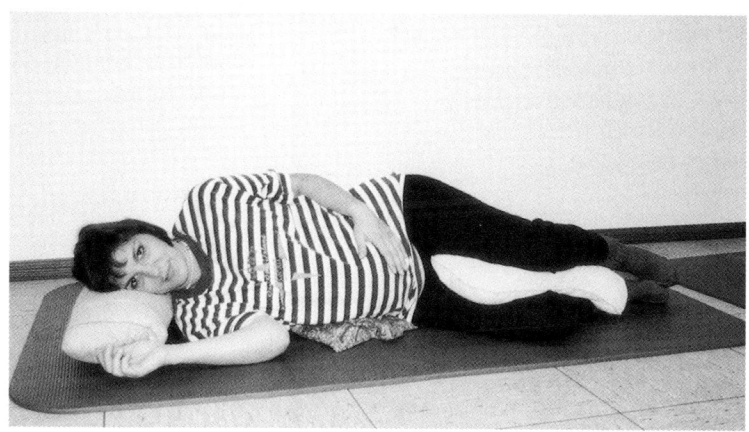

Abb. 5.**3** Die Schwangere liegt in Seitlage, unter dem Kopf und zwischen den Knien ein Kissen. Unter ihrem Bauch liegt ein Kirschkern- oder Reissäckchen, welches den Bauch unterstützt.

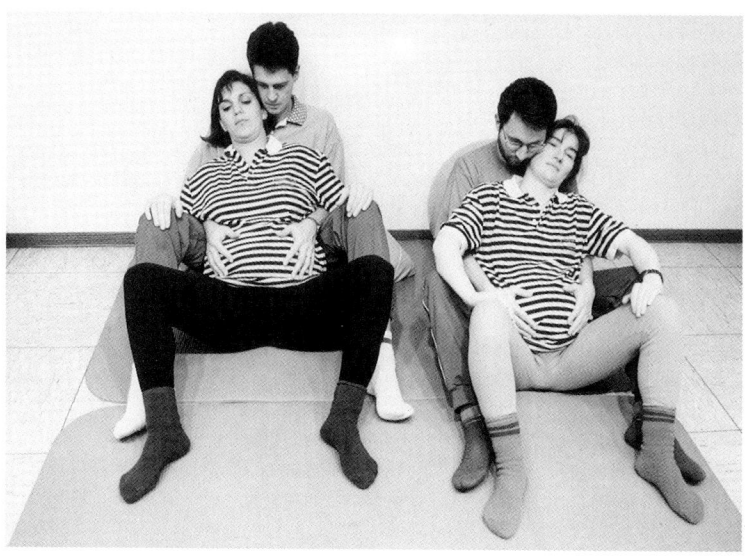

Abb. 5.**4** Das Paar sitzt am Boden, der Partner am Ball an der Wand abgestützt. Die Schwangere lehnt sich bequem am Partner an.

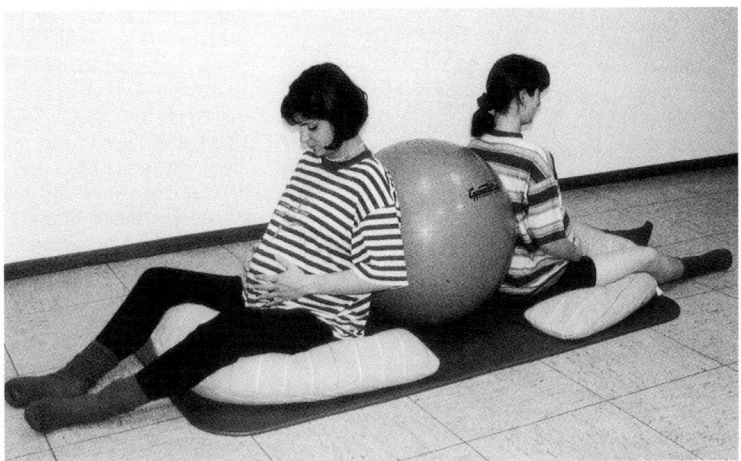

Abb. 5.**5** Das Paar oder zwei Schwangere sitzen am Boden, mit ihren Rücken an einen Ball gelehnt. Die Beine sind mit dem Corpomed- oder anderen Kissen unterlagert.

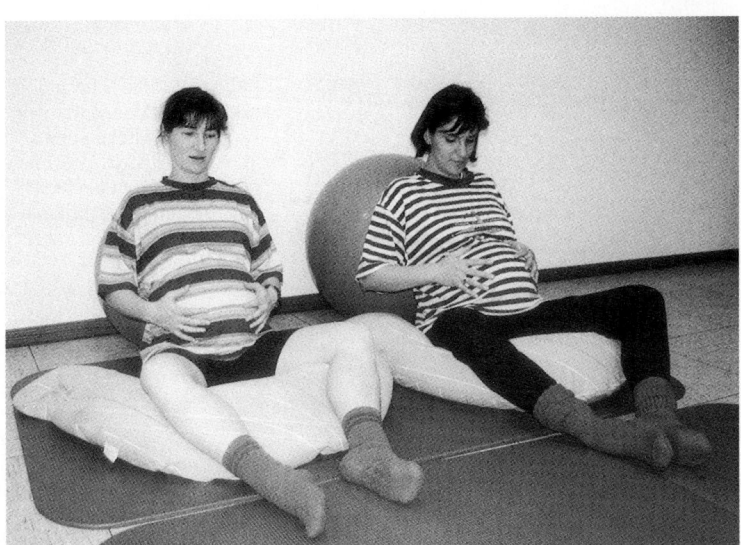

Abb. 5.**6** Die Schwangere sitzt auf dem Boden und lehnt mit dem Rücken am Ball an der Wand, beide Hände liegen beim Kind.

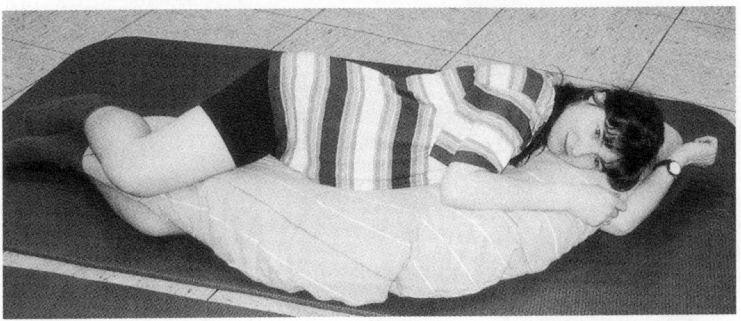

Abb. 5.**7** Die Schwangere liegt auf der Seite, Kopf, Bauch und beide Knie sind mit dem Corpomedkissen unterstützt.

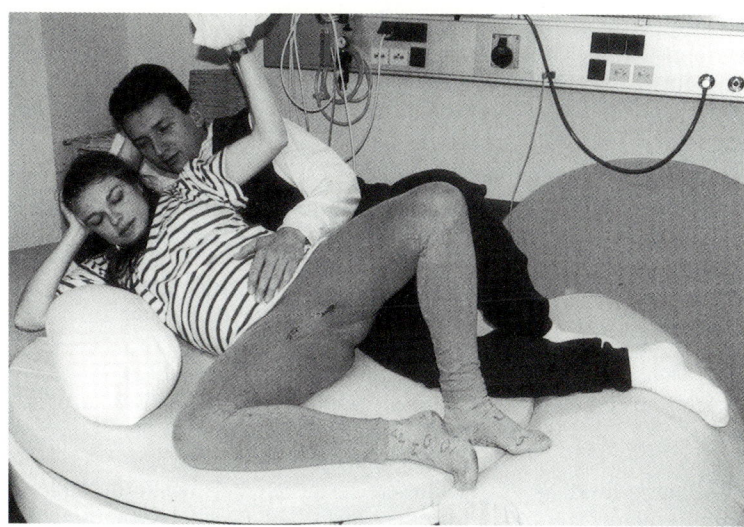

Abb. 5.**8** Das Paar liegt „à la Löffel" in Seitlage hintereinander. Der hintenliegende Partner hat seine Hand beim Kind. Beide Partner haben ein Kissen unter dem Kopf. Diese Abbildung zeigt die „Löffelstellung" auf dem Rundbett im Geburtsraum.

5.1.6 Verbale Kursbegleitung

Hier werden Vorschläge für die verbale Kursbegleitung vorgestellt, die bei der Körperwahrnehmung zur Spannungsregulierung stimmig sind und anstelle von vorgefertigten Texten, die gar noch vom Blatt abgelesen werden (!), bei werdenden Müttern immer ein inneres Echo finden. Die Kursleiterin wähle situationsrichtig, angepaßt, einfühlsam aus dem Angebot aus:

- „Sich abgeben an die Erde",
- „zur eigenen Mitte, zum Kind gehen",
- „zum Kind eine gute Verbindung aufnehmen",
- „in seiner Mitte sein",
- „sich Zeit lassen",
- „sich niederlassen",
- „sich so annehmen, wie man ist",
- „loslassen",
- „hergeben",
- „warten können",
- „bei sich sein",
- „bei sich bleiben",
- „sich überlassen können" (der Erde, der Unterlage, dem Geschehen),
- „bereit sein",
- „offen sein",
- „durchlässig sein",
- „sich anvertrauen können" (einem Menschen, der Unterlage),
- „sich zur Verfügung stellen" (z. B. für das Gebären),

- „da sein, wo etwas geschieht",
- „Halt finden",
- „Fuß fassen",
- „sich im Boden verwurzeln können",
- „weniger ist mehr",
- „zu Ende gehen lassen" (z. B. eine Bewegung).

Ruth Menne: „Für diese Arbeit ist wichtig: Nichts zu wollen, sondern es kommen lassen, wie es kommt, sich nicht bedrängen lassen und sich gegen die Wehen nicht wehren."

5.2 Lösungstherapie nach Schaarschuch/Haase/ Schweizer

Die Lösungs- und Atemtherapie in Ruhe und Bewegung wurde in den zwanziger Jahren von Alice Schaarschuch, die eine Schülerin Elsa Gindlers war, entwickelt und bis zu ihrem Tod 1982 stetig weiterentwickelt und vertieft. Auf dieser Grundlage übernahm Hedi Haase (sie starb 1992), eine enge Mitarbeiterin von Alice Schaarschuch, etwa 1970 diese Arbeit und ergänzte diese durch viele eigene Behandlungstechniken.

> Haase: *„Diese Arbeit ist nicht nur Technik, es ist einfühlsame Arbeit und Zuwendung zum ganzen Menschen."*

1985 erschien ihr Buch „Lösungstherapie in der Krankengymnastik", welches auf der Arbeit von

Alice Schaarschuch basiert und unter Mitarbeit von Hilla Ehrenberg und Marianne Schweizer (beide Krankengymnastinnen) entstand. Hilla Ehrenberg schuf die formulier- und dadurch lehrbare Grundlage für die Atemarbeit, und Marianne Schweizer gibt die Lösungstherapie nach Schaarschuch/Haase heute in Fortbildungsseminaren weiter.

5.2.1   Ziel der Lösungstherapie

Das Ziel der Lösungtherapie ist, Menschen (Patienten) in einen psycho-physisch gelösten, entspannten Zustand zu bringen:

1. durch Spannungsregulierung der Muskulatur, d.h., Körper- und Atemmuskulatur werden in einen normalen Grundtonus (Normotonus) gebracht.
   - Ökonomische, willkürliche Bewegungsabläufe gelingen mit Leichtigkeit.
   - Der autonome Atembewegungsrhythmus wird bewußt wahrgenommen.
2. durch Schulung der Wahrnehmungsfähigkeit werden das Körper- und Bewegungsempfinden verbessert,
3. das Reagieren in physisch belastenden Situationen geschieht „gelassener".

→ **Anmerkung:** Die Lösungstherapie will den sog. *Bereitschaftstonus* mit optimalem Reagieren beim Bewegen. Sie will **kein** völliges Aufheben des Muskeltonus (mit Schwerempfinden als Erschlaffung) und ist daher in der Zielsetzung der Eutonie-Methode ähnlich.

Die Lösungstherapie unterscheidet verschiedene Techniken, die alle nach dem Prinzip der Hinlenkung des Bewußtseins durch Konzentration auf Körper- und Körperfunktion und nicht durch suggerierend vorgegebene Formeln angewendet werden.

5.2.2   Modifizierte Anwendung für die Geburtsvorbereitung Methode Menne – Heller

Die Arbeit wird nun im Rahmen dieser Geburtsvorbereitung mit der folgenden übergeordneten Zielsetzung angewendet: Zur Ruhe, zur Gelassenheit, zum Geschehenlassen kommen.

Folgerichtig wurden daraus die nachstehend beschriebenen Lösungs- und Wahrnehmungsbeispiele für Schwangere und deren Zielsetzungen beim Gebären abgeleitet und modifiziert (nach Heller).

Körperwahrnehmung in Ruhe

Aus den vielseitigen Möglichkeiten der Lösungstherapie kommt der **Körperwahrnehmung in Ruhe** eine herausragende Bedeutung zu.

1. Wahrnehmungsfähigkeit schulen,
   a) für die tragfähige Unterlage des Körpers,
   b) für die Körperzwischenräume.
2. Äußere und die innere Tastarbeit
   a) äußere Tastarbeit, Beispiel Körperhülle,
   b) innere Tastarbeit, Beispiel Körperräume.
   (Unter Tastarbeit wird in der Lösungstherapie die Technik des Wahrnehmens verstanden.)
3. Arbeit am Atem (s. Kap. 4.2).
4. Passive Abhebeproben, Vorschläge dazu s. Kap. 6.2.1.
5. Hilfsgriffe, z.B. Packegriffe, praktische Anwendung s. Kap. 6.1.10.

Übungsbeispiele

Zu 1 a): Wahrnehmung für die tragfähige Unterlage des Körpers:

Ausgangsstellung: Rückenlage (Kopfkissen), nur einmalig bei Kursbeginn, um sich mit rechter und linker Körperseite als Ganzes zu spüren. Danach *nur* noch Seitlage. Hierzu müssen die Fragen und Instruktionen der Kursleiterin entsprechend dieser Ausgangsstellung formuliert werden.

Begonnen wird mit einer „beobachtenden Bestandsaufnahme", die zunächst im Dialog mit den Schwangeren erfolgt:

- „Mit welchen Berührungspunkten hat der Körper Kontakt zur Unterlage?" z.B. Fersen, Waden, Oberschenkel, Gesäßbacken, Rücken, Arme, Hände, Kopf usw.
- „Wo liegt der Körper nicht auf?" z.B. Kniekehlen, „Hohlkreuz", Schultern, Nacken usw.

Die nachfolgenden Fragen erwarten dann keine Antwort. Die Kursleiterin gibt noch einmal alle Berührungspunkte zur Unterlage vor, bei den Fersen beginnend, bei der Auflage Kopf endend. Im Anschluß daran stellt sie die Fragen:

– „Werden Sie von der Unterlage getragen?"
– „Können Sie sich der Unterlage überlassen?"
– „Liegen Sie, besonders mit Ihrem Becken (Kind), in einer Ihren Körperkonturen angepaßten Körperschale?"
– „Können Sie sich in Ihre Körperschale immer noch mehr gemütlich hineinsinken lassen?"

Nach dem Zu-Ende-gehen-Lassen gründlich nachspüren und dem Dehnen, Gähnen und Räkeln viel Zeit geben. Über das Wahrgenommene sprechen.

→ **Anmerkung:** Die Erfahrung mit Schwangeren zeigt, daß das „Sich-Sinken-Lassen zur Unterlage" sowie das erste Spüren der Atembewegungen „zum Kind" (kostoabdominal nach ventral) möglich ist, wenn der Wahrnehmung für das „Sich-der-Unterlage-Anvertrauen" und „den Bewegungen im Bauch- und Beckenraum" nachzuspüren, ausreichend Zeit gelassen wird.

Zu 1 b): Wahrnehmung für die „Zwischenräume" des Körpers:

Ausgangsstellung: Rückenlage (Kopfkissen), nur bis zum letzten Trimenon, dann sitzend an den Pezziball gelehnt (s. Ausgangsstellungen Kap. 5.1).
Begonnen wird wieder mit der „beobachtenden Bestandsaufnahme", „dem Sich-Niederlassen und Ankommen auf der Unterlage".

Die Kursleiterin lenkt die Aufmerksamkeit auf:
– Wahrnehmen des („spüren Sie den…") Zwischenraumes zwischen dem Rumpf und dem rechten, später dem linken Arm, bis in die Achselhöhle.
– Wahrnehmen („spüren Sie…") des Zwischenraumes zwischen beiden Beinen in Höhe der Oberschenkel/Knie/Füße.
– Auch den Zwischenraum zwischen den auf dem Bauch liegenden Händen zum Kind im Bauchraum spüren und so eine gute Verbindung zum Kind herstellen.
– Ebenfalls kann der Raum zwischen der rechts und links befindlichen Nachbarin bewußt gemacht werden. Der Seitenvergleich ist hierbei interessant. Die „bedachte" Körperseite wird wärmer, lebendiger, geöffneter empfunden.

Die Arbeit an den Zwischenräumen gibt der Schwangeren das Gefühl „voluminöser", geöffneter zu sein.

Zu 2.: Äußere und innere Tastarbeit (modifiziert für diese Geburtsvorbereitung)
Das wichtigste Prinzip der Tastarbeit ist ein *Hinlenken der Aufmerksamkeit* oder ein „wahrnehmender Spaziergang" auf dem oder durch den eigenen Körper, denn da, wo das wache Bewußtsein ist, können Veränderungen eintreten.
Behutsame, deutliche, klare Instruktionen der Kursleiterin sind Voraussetzung für das Umsetzenkönnen des Gesagten.

Zu 2 a): Äußere Tastarbeit Beispiel Körperhülle:

Ausgangsstellungen: Rückenlage (nicht im letzten Trimenon), Seitlage und Sitzen (s. Ausgangsstellungen Kap. 5.1).
Die Augen werden geschlossen, können aber auf Wunsch der Schwangeren auch geöffnet bleiben.
Die Haut als „Umhüllung" des ganzen Körpers wird bewußt gemacht, mit dem Ziel, die Erweiterung der eigenen Körperhülle zu spüren. Jedes Gefühl der Weite, des Offenseins ist für Schwangere in Erwartung der Geburtsarbeit hilfreich.

Beispiel „Haut als Körperhülle":
– Hinwendung zum rechten Bein, später zum linken Bein; die Zehen sind, der Fuß, der Unterschenkel, der Oberschenkel ist „umhüllt mit der Haut".
  – Zwischen rechtem und linkem Bein Unterschied nachspüren!
– Der Rumpf vorn, hinten, seitlich ist „umhüllt mit Haut".
– Rechte/linke Schulter, Oberarm, Unterarm, Hand, alle fünf Finger der Hand haben „die Haut als Hülle".
  – Zwischen rechtem und linkem Arm Unterschied nachspüren!
– Der Hals ist „umhüllt mit Haut".
– Der Kopf ist umhüllt von Haut und Haaren.
– Das Gesicht, die Stirn, die Wangen, die Augendeckel, die Nase, die Oberlippe und die Unterlippe „samtweich aufeinanderliegend" sind umhüllt mit Haut. (Angebot: Die Oberlippe ist länger als die Unterlippe – dadurch läßt sich Kiefergelenkspannung lösen!)
– Rechtes/linkes Ohr, Muschel, Ohrläppchen sind umhüllt mit Haut.
  – Danach von Ohrläppchen zu Ohrläppchen die Hülle (Haut) des Unterkiefers wahrnehmen.

Gründlich nachspüren lassen und über evtl. Veränderungen sprechen, aber auch zulassen, wenn zunächst keine Veränderungen wahrgenommen werden. Da helfen Geduld, Warten und die Wiederholung in der nächsten Vorbereitungsstunde.

Vertiefendes Beispiel „Haut als Körperhülle": Ist die Umhüllung „Haut" im Bewußtsein der Schwangeren, kann die Aufmerksamkeit zusätzlich auf alle Poren der Haut (atmende Hautporen) gelenkt werden. Das Öffnen aller Hautporen für das Atmen vertieft die Atembewegungen „zum Kind". Die Haut als Hülle erfährt dadurch ein Geöffnetsein bis in die Hautporen.

Die Arbeit mit und an der Körperhülle gibt der Schwangeren ein Gefühl von „Weite", „Elastizität", „Wärme", „Volumen haben", „Weichheit", „Körper und Atem im Gleichklang", „wach sein".
Das sind Antworten von schwangeren Frauen auf die abschließende Frage: „Wie fühlen Sie sich in Ihrer Haut?"

Zu 2 b): Innere Tastarbeit Beispiel Körperräume:

Ausgangsstellung: Bevorzugt Seitlage, siehe Kap. 5.1.

➜ **Vorschlag:** Die Phantasiereise mit der inneren Tastarbeit sollte die Schwangere während des Geburtsvorbereitungskurses zweimal an sich erspüren dürfen. Zunächst in der 33./ 34. SSW und dann noch einmal kurz vor dem Geburtstermin.

Die innere Tastarbeit meint einen „wahrnehmenden Spaziergang" durch die Körperräume. (Menne: „Räume des Hauses, in dem wir wohnen".)

A) Mit dem *„inneren Auge"* werden alle Körperräume *betrachtet*.
B) In der *Phantasie* werden der Mundraum und der Raum des Geburtsbeckens (Beckenhöhle) *ausgetastet*.
C) Anschließend wird der Beckenraum in der Phantasie *ausgeleuchtet*.

Zu A: Betrachten der Körperräume mit dem „inneren Auge":

– *Mundraum:*
  – rechte/linke Backentasche im Vergleich,
  – der Gaumenraum, vorn harter Gaumen dahinter weicher Gaumen. Menne: So hoch wie eine Domkuppel!,
  – die Unterkieferschale und die im Mundboden (Unterkieferkörbchen) liegende Zunge.
– *Nasenräume* (Nasendüsen): Qualitätsunterschiede:
  – Von außen kommende Kühle (Einatmen),
  – von innen nach außen gehende Wärme (Ausatem).
– *Rachenraum* als Verbindungsraum zwischen Nasenraum und Mundraum.
– *Halsraum*, der haltungsabhängig das freie Schwingen des Kehlkopfes zuläßt (s. Glottis Kap. 1.4.2), „weit" und „geöffnet".
– *Brustraum:*
  – ein großer Körperraum mit den lebenswichtigen Organen Herz und Lungen, geschützt durch den Brustkorb, hinten mit den beweglichen Rippen- und Wirbelgelenken. Weil der Brustkorb nicht starr ist, wird der Brustraum im Wechsel von Ein- und Ausatem als bewegter Raum erfahren.
  – Der „Boden" des Brustraumes ist das Zwerchfell und das ist für den Bauchraum gleichzeitig das „Dach". So ist das Zwerchfell „Mittler" zwischen Bewegungen des Brust- und des Bauchraumes (s. Arbeit am Atem Kap. 4.2).
– *Bauchraum* als „Wohnung des Kindes":
  – ein Raum, der sich mühelos für das Wachsen des Kindes dehnen kann,
  – ein bewegter Raum, in dem das Ein- und das Ausatmen dynamisch als „Kommen und Gehen" – als „Hergeben und Bekommen" erfahrbar wird.
– *Beckenraum* als „Korridorraum" ist er der Durchgangsraum für das Kind bei seiner Geburt.

➜ **Anmerkung:** Dieser Raum ist in der Übergangsphase (s. Kap. 4.4) als Ort des Geschehens bei Wehen mit „Tigerqualität" für das Hindurchgehen und Loslassen des Kindes bedeutungsvoll. Oft entscheidet sich erst im kleinen Becken, ob das Kind spontan zur Welt kommen kann!

– *Scheidenraum*, dessen Plissee-Falten (s. Scheide Kap. 1.3.2) sich bei der Geburt des Kindes voll entfalten und sich so das Scheidentor für das Kind öffnet (in Verbindung mit dem M. levator ani auch als Levator-Tor bezeichnet).

→ **Hinweis:** Das Wissen, daß Mundraum (Kopf) und Beckenraum weit voneinander entfernte Bereiche sind, verliert sich und am Ende des Austastens werden beide Bereiche meist als ein Ganzes empfunden. Mund- und Beckenraum (Beckenboden) werden für das Durchlässigsein „Schlüsselräume" für den Atem und für das Herausschieben des Kindes.

Zu B: Das Austasten des Mund- und Beckenraumes (Vertiefte innere Tastarbeit):

Mundraum: Mit einem gedachten Tastfinger austasten.

Beckenraum: Mit einer modellierenden gedachten Tasthand von innen ausmodellieren.

→ **Hinweis:** Die Schwangere muß keine anatomischen Kenntnisse haben, um dieses spezielle Phantasie-Austasten bei verständlichen Instruktionen durch die Kursleiterin umsetzen zu können. Hat die Schwangere bereits in der ersten Geburtsvorbereitungsstunde selbst ihr knöchernes Becken abgetastet und das „weiche" Modell-Becken mit dem „Korridorraum" vorher gesehen, genügt erfahrungsgemäß zum Ausmodellieren der Beckenhöhle die langsame verbale Begleitung durch die Kursleiterin.

Zunächst: Im Mundraum mit dem gedachten Tastfinger eine Wange von innen „Strich neben Strich" setzend, austasten – Seitenvergleich – andere Wange von innen austasten.

Danach: Im Beckenraum (Beckenhöhle) mit der modellierenden Tasthand am Schambein vorn beginnend über den rechten Schambeinast zum rechten Hüftgelenk – weiter zum Kreuzbein – hier deutlich die „Rutsche" für das Kind (LWS – Kreuzbein – Steißbein) ausmodellieren! – Weiter zum linken Hüftgelenk – über den linken Schambeinast – bis die modellierende Tasthand wieder vorn am Schambein angekommen ist.

Zu C: Das Ausleuchten des Geburtsraumes (Beckenhöhle)
Nachdem die Körperräume mit dem inneren Auge betrachtet, mit dem gedachten Tastfinger/ Tasthand ausmodelliert wurden, kann der Beckenraum in der Phantasie mit einer individuellen Lichtquelle ausgeleuchtet werden.

„*Verbale Kurshilfe: Leuchte für dein Kind den Raum aus, durch den es bei seiner Geburt durch dich hindurchgehen wird.*"

Die Schwangeren geben im Nachgespräch als Lichtquelle „warmes", „rosa", „gedämpftes" Licht, „Kerzenlicht", aber auch „Sonnenstrahlen" an.

Diese innere Tastarbeit (A, B, C) ist eine Körper, Geist und Seele ansprechende Vorarbeit, den Schwangeren in der Vorbereitung das Herausschieben ihres Kindes nahezubringen.

Zum Abschluß dieser Phantasiereise erarbeitet die Kursleiterin mit den Schwangeren das Herausschieben des Kindes. Das ist mühelos nachzuvollziehen, nachdem die Schwangeren mit voller Aufmerksamkeit den „Korridorraum" als Geburtsraum für ihr Kind zuerst ausgeguckt, in der Vorstellung mit der Tasthand ausgetastet und am Schluß noch ausgeleuchtet haben. Sie fühlen sich nach dieser Tastarbeit durchlässig und geöffnet vom Mundraum bis zum Scheidenraum.

„*Verbale Kurshilfe: „Gehen Sie jetzt zu Ihrem Kind und denken: Wenn es soweit ist, daß mein Kind geboren werden will, helfe ich ihm. Ich öffne mich und schiebe es durch mich hindurch und dann aus mir heraus." Auf dieses Gedankenbild reagieren die Schwangeren mit der Gebärstellung des Beckens zum kurvenlosen Geburtsweg (s. Schieben, Kap. 4.5).*"

5.3　Eutonie

Der Begriff „Eutonie" wurde 1957 von Gerda Alexander geprägt. Das griechische „eu" = wohl, recht, harmonisch und „tonus" = Spannung gaben ihrer Methode den Namen. G. Alexander verwendet den Begriff „Spannungsregulierung" statt „Entspannung". Sie unterscheidet zwischen

Eutonie-Pädagogik: Aus dieser Arbeit fließen inhaltliche Ansätze in die Geburtsvorbereitung Methode Menne – Heller ein und

Eutonie-Therapie: Der Übergang vom einen zum anderen ist fließend, es ist eine Arbeit mit Patienten und bleibt ausgebildeten Eutonie-Pädagogen vorbehalten.

5.3.1 Methodischer Ansatz

Durch vertiefte Aufmerksamkeit und bewußte Einwirkung auf den Spannungszustand des gesamten Muskel- und Nervensystems wird körperlich-geistige Realität erlebt, geprüft und der muskuläre und vegetative Tonus kann beeinflußt werden. Unterschieden wird: Die Hinwendung des Bewußtseins auf die Haut, auf die einzelnen Körperabschnitte, auf Knochen und Gelenke, auf Umgebungsreize.

Eutonie will den ganzheitlichen Menschen (Körper-Geist-Seele) erfassen. Tast- und Fühlsinn werden geweckt, wodurch auch die anderen Sinne lebendiger werden.

Die *Tonusregulierung* in der Eutonie ist eine bewußte Steuerung in der Tonuslage von Hyper- oder Hypotonus zum Eutonus. Alexander betont aber die Wichtigkeit der „emotionalen Schwingungsfähigkeit", d.h., ständiger Eutonus ohne Dynamik macht auch krank. „Die Schwingung der menschlichen Gefühlsskala von höchster Ekstase zur völligen Apathie wird über einen flexiblen Tonus möglich, der nach extremen Spannungslagen wieder in die Mittellage zurückschwingt." (Alexander)

Die Unterschiede und Zielsetzungen dieser Methode zur Lösungstherapie nach Schaarschuch-Haase sind, soweit es die Anwendung in der Geburtsvorbereitung betrifft, nicht scharf abgrenzbar.

Diese Geburtsvorbereitung verwendet aus der Eutonie modifizierte Körperwahrnehmung in Ruhe und beim Bewegen, vor allem mit Spürhilfen.

Ziel und Wirkungsweisen für diese Geburtsvorbereitung sind:

1. Die Schwangere erfährt ihren Körper und ihr Körperbild, sie kann dadurch ihre vitalen Kräfte und Möglichkeiten besser für die Geburtsarbeit einsetzen.
2. Die Schwangere/auch das Paar entwickelt eine sensiblere Fühlfähigkeit, weil ihr Tast- und Fühlsinn mit (und ohne) Spürhilfen geweckt/verbessert wird.
3. Der Atem gewinnt seinen ursprünglichen Rhythmus, wobei Spürhilfen rascher und intensiver diesen Spontan-Atem unterstützen.
4. Die Durchblutung des ganzen Körpers wird verbessert, was für Mutter und Kind vorteilhaft ist.
5. Durch das Erkennen und Verändern von Verspannungen und Fehlhaltungen (besonders der Wirbelsäule) werden Bewegungen und das Erleben im Alltag müheloser, als weniger anstrengend erfahren, z.B. erfordern Sitzen, Stehen, Gehen und andere Alltagsbewegungen einen guten eutonischen Kontakt zur Unterlage.
6. Schwangerschaftsbedingte Kreuzschmerzen und andere Beschwerden werden günstig beeinflußt.
7. Die Schwangere erlebt einen „von innen" kommenden Energiezuwachs, fühlt sich wacher, ruhiger und gewinnt Sicherheit.
8. Durch das „Sich-selbst-Beobachten" (innen und außen) wächst eine geistige Beweglichkeit, die ihr hilft und sie ermutigt, ihre Geburtsarbeit ideenreicher, kreativer zu gestalten.

Didaktische Ausführungshinweise

1. Die Ausführung eutonischer Bewegungen geschieht mit Leichtigkeit und ohne Kraftanstrengung. Das erfordert einen einheitlichen Grundtonus im ganzen Körper, an dem gearbeitet wird.
2. Um für Schwangere das Balancieren von hyper- oder hypotonen Fehlspannungen zur Eu-Spannung erfahrbar zu machen, bedarf es einer geschickten Übungsauswahl, einer aufmerksamen Beobachtung und einfühlsamer Instruktionen durch die Kursleiterin.
3. Anstelle der in der Eutonie vorgeschlagenen Spürhilfen wie Tennisball, Kastanien, Bambusstab u.a.m. werden hier als Spürhilfen Kirschkernsäckchen, Reissäckchen, Noppenball (nicht Igelball) und Luftballon verwendet.
   Übungsvorschläge für die Geburtsvorbereitung mit Spürhilfen sind auch in anderen Kapiteln beschrieben.
4. In der Eutonie wird immer mit der rechten Körperseite begonnen, die linke Körperseite folgt übend nach. Zwischen rechts und links Veränderungen nachspüren lassen.

Übungsfolge 1–4 für das „Wie stehe ich?"

Ziel: Die eutonisierende Übertragung von den Füßen über das Stehen im eigenen Schwerpunkt bis zum Finden des natürlichen Atemrhythmus.

Ausgangsstellung: Stand.

Spürhilfe: Kirschkernsäckchen oder Noppenball für Übungsfolge 1–3, 4 ohne Spürhilfe.

1. Übungsfolge „Füße bearbeiten Kirschkerne"

Information: Der rechte Fuß wird auf dem am Boden liegenden Kirschkernsäckchen abgestellt.

Übung:
– Die Fußsohle bearbeitet massierend das Kirschkernsäckchen in der Reihenfolge: ganze Fußsohle – Fußaußenkante – Ferse – Fußinnenkante – alle fünf Zehen – und wieder die ganze Fußsohle.
Nachspüren ohne Spürhilfe: „Welcher Fluß steht besser auf dem Boden?"

➡ **Anmerkung:** Die eutonisierten kurzen Fußmuskeln geben dem behandelten Fuß beim Stehen auf dem Boden Halt: Der noch nicht bearbeitete Fuß vermittelt im Seitenvergleich „unsicheres Stehen".

– Ebenso anschließend mit der linken Fußsohle das Kirschkernsäckchen bearbeiten. Nachspüren, wie beide Füße jetzt auf dem Boden stehen.

Antwort: Sicherer, wärmer, „in der eigenen Spurbreite" (= Hüftgelenksbreite), „die Fußgewölbe haben sich aufgebaut" (= sichtbar, da die inneren Fußknöchel jetzt etwas höher stehen als die äußeren), „die äußeren Fersen tragen mehr Körpergewicht zum Boden als die inneren."

➡ **Anmerkung:** Hier beginnt die Vorarbeit für das Bewußtmachen der außenrotatorischen Stimulation der Füße an den lateralen Fersen zur Fußdruckaktivität beim Herausschieben des Kindes (vgl. Kap. 7.1.2).

2. Übungsfolge: „Standbein – Spielfuß"

Information: Standbein links – Spielfuß rechts, das Kirschkernsäckchen liegt neben dem rechten Spielfuß, der linke Standfuß steht fest auf dem Boden.

Übung: Der Spielfuß schiebt auf dem Boden das Kirschkernsäckchen (oder Noppenball) in einem Kreis um das Standbein herum (Abb. 5.**9a** u. **b**), dabei bewegt sich der Spielfuß von vorn nach hinten und umgekehrt, die Bewegungsrichtung kann gewechselt werden.

Nachspüren: Standsicherheit beider Füße und Körperseiten im Vergleich. Danach Wechsel von Standbein und Spielfuß.

Rückmeldung:
– sicheres Stehen in individueller Spur,
– die Knie sind nicht durchgedrückt (arretiert),
– die Fußgewölbe sind aufgebaut (innerer Fußknöchel höher),
– außerdem: sich durchbluteter fühlen und leichter atmen können.

3. Übungsfolge: „Insel – gehen"

Information: In nicht zu großen Abständen werden viele Kirschkern-, auch Reissäckchen, als „Inseln" in der Raummitte ausgelegt. Es müssen mehr Inseln als Schwangere da sein. Jede Schwangere stellt sich mit beiden Füßen auf eine „Insel".
Spielregel: Niemand darf auf den Boden, ins „Wasser" treten.

Ausführung:
– Die Insel wird mit beiden Füßen erkundet. Füße bearbeiten die Kirschkerne.
– Alle Frauen suchen immer wieder eine neue Insel auf, dabei begegnen sie sich mit ihren Rücken, auch mit ihren Bäuchen (Kindern!).
– Auf der neuen Insel bearbeiten die Fußsohlen wieder das neue Säckchen, ehe die nächste Insel aufgesucht wird. Die Schwangeren müssen sich hierbei untereinander arrangieren und haben von „Insel zu Insel" andere fröhliche Begegnungen.
Nach Beendigung des Insel-Gehens stehen die Füße wieder auf dem Boden und dem „Wie stehe ich jetzt?" und „Wie geht es mir?" wird nachgespürt.

Rückmeldung: Die Schwangeren fühlen sich von Fuß bis Kopf eutonisiert, „bodenständig", „fest auf dem Boden".
Zum Abschluß dieser Übung gehen die Frauen bewußt durch den Raum.

➡ **Hinweis:** Füße abrollen, spurbreites Gehen.

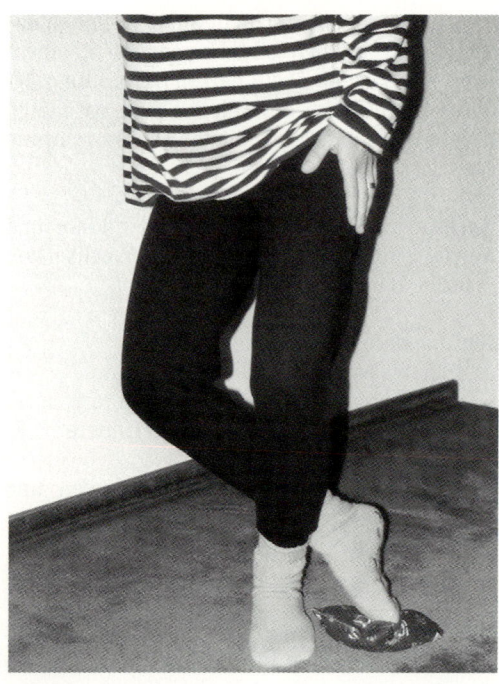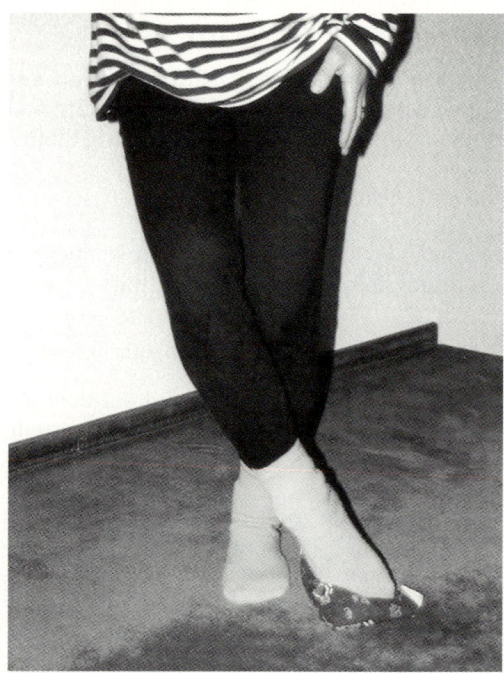

a   b

Abb. 5.**9**

Jede Schwangere beantwortet für sich die Frage:
„Wie gehe ich?"
Tip: Beobachtung des Gangbildes im Alltag, jeder Spiegel, jede Schaufensterscheibe ‚spiegelt'
es zurück.

4. Übungsfolge „Bäumchen im Wind"

Übungsziel:
– Standfestigkeit (Gleichgewicht),
– Erleben des eigenen Atemrhythmus.

Information: Ohne Spürhilfe – mit Phantasie
(bildhafte Vorstellung): Die Augen können geschlossen werden oder geöffnet bleiben. Spurbreites Stehen, die Arme hängen locker neben
dem Rumpf. Sich den Bodenkontakt der Füße
bewußt machen.

1. Übungsteil:
– „Beide Füße verwurzeln sich wie die Wurzeln
eines Bäumchens in der Erde. Immer tiefer
wachsen die Wurzeln der Füße in den Boden".
Vergleich anbieten: Bäume, die tief im Boden
wurzeln, entwurzeln nicht so schnell
(Abb. 5.**10 a**), wenn es stürmt, wie Bäume, deren Wurzeln im Boden keinen Halt haben
(Abb. 5.**10 b**).

– „Wenn die Füße sichere Verwurzelung im Boden gefunden haben, wird das Bäumchen
(der Körper) von einem sanften Wind nach
vorn und hinten gewiegt (bewegt).

„*Verbale Kurshilfe: Die Zunge liegt locker im
Mundboden.*"

→ **Hinweis:** Das gelegentliche Abbeugen des
Rumpfes in den Hüftgelenken, ebenso das Aufgeben des Bodenkontaktes der Zehen oder der
Fersen muß verbal korrigiert werden. (Nie persönlich, immer in die Gruppe hinein!)

2. Übungsteil: Die Kursleiterin fragt, während die
„Bäumchen im Wind" sich sanft vor- und rückwärts wiegen: „Wann möchten Sie bei diesem
Vor- und Rückbewegen ihres „Körperbäumchens" einatmen und wann ausatmen?"
Antwort der meisten Frauen: „Ein – vor und
aus – rück". Die bessere Antwort sollte sein: Einatem mit der Rück-bewegung und Aus-atem mit
der Bewegung nach vorn. Das vermittelt dem
Rücken mehr Sicherheit, betont den Körperschwerpunkt und sichert Standfestigkeit.
Die Kursleiterin schlägt vor, beide Möglichkeiten im Vergleich auszuprobieren. Die Frauen
finden in der Regel bei Wiederholung dieser

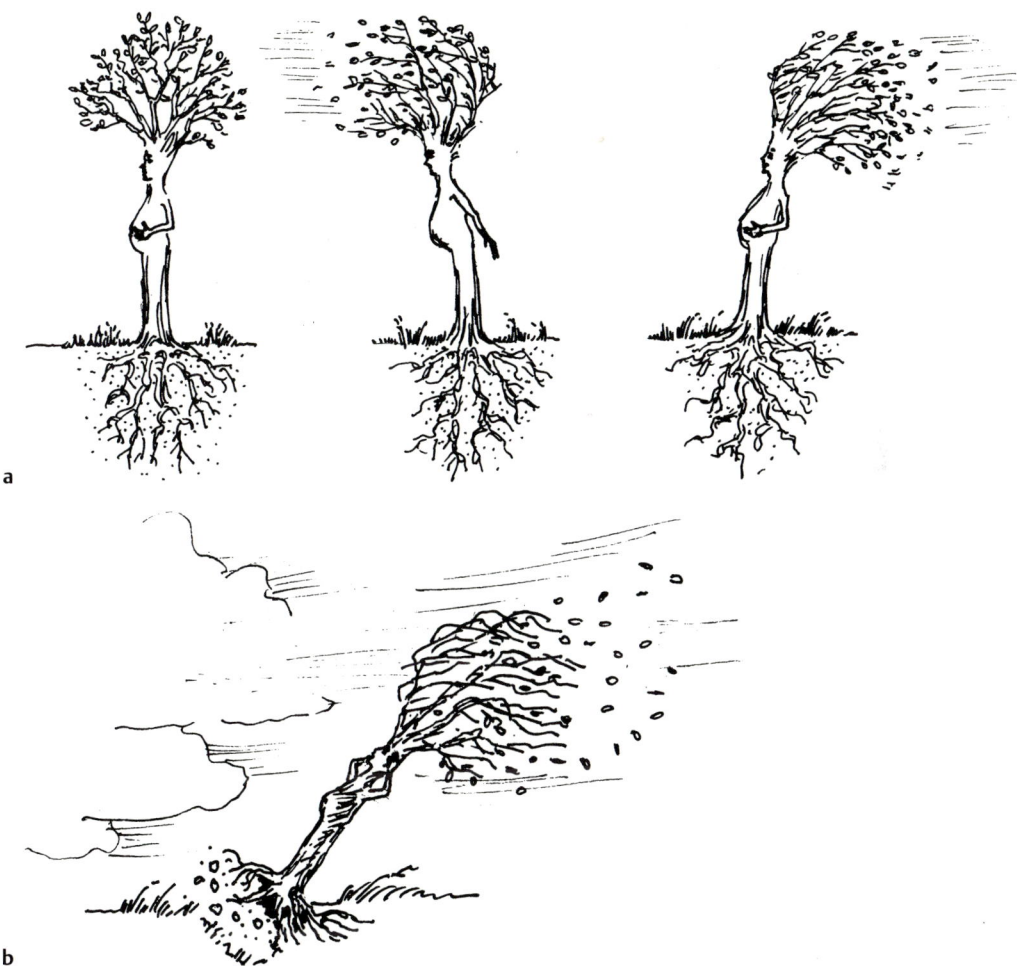

a

b

Abb. 5.**10**

Übungsfolge die stimmige Antwort allein: Einatem bei Rückwärtsbewegung.

→ **Hinweis:** Von der Kursleiterin kann mit etwas Phantasie und entsprechenden Spürhilfen z.B. die Übungsfolge für „Wie sitze ich?" selbst entwickelt werden.
Hilfen für die Vorgehensweise sind in Kap. 3.2 Körperarbeit-Statik aufgezeigt.
Entsprechend der Zielsetzung kann jede Übungsfolge von der Kursleiterin zusammengestellt werden.

⚠ **Merke:** Keine festgelegten Übungsprogramme verwenden, es ist besser, die Übungsfolgen auf die individuellen Bedürfnisse der Schwangeren abzustimmen.

5.4 Konzentrative Bewegungstherapie[*]

Die KBT geht in ihren Ursprüngen auf die Körperarbeit von Elsa Gindler (1885 – 1961) zurück. Diese strebte in den 20er Jahren mit anderen Gleichgesinnten (Loheland, Mensendiek, Kallmeyer, Hollaender, Dalcroce) an, die mechanische Art des Übens in der „Leibesertüchtigung" verändern zu wollen. E. Gindlers Interesse galt dem natürlichen, lustvoll-freien Bewegen, bei dem das *Erfahren, Erspüren* und *Ausprobieren* im

[*] Ich danke Elvira Braun, Krankengymnastin und Therapeutin für Konzentrative Bewegungstherapie, für ihre Bereitschaft, mir ihr Arbeitspapier für die Abfassung dieses Kapitels zur Verfügung zu stellen.

Vordergrund stand. Immer wichtiger wurde ihr der bewegte Mensch als Einheit, als Ganzes.

Die Erklärung ihrer Arbeitsweise war für sie schwierig, sie sagte dazu: „… und so sind wir immer in Verlegenheit, wenn man diese Arbeit als Gymnastik bezeichnet. … die Gymnastik tuts freilich nicht, sondern der Geist, der mit bei der Sache ist." Die Mittel der Gindler-Arbeit sind Atmung, Entspannung und Spannung. Sie vermittelt, daß zur richtigen Entspannungsfähigkeit auch die Spannungsfähigkeit gehört. Das Grundprinzip der Gindler-Arbeit ist ihre Aufforderung: „Die Energie sollte auf die Geduld des Wartenkönnens, auf das erfahrbereit sein, verwendet werden." (Sich „antennig" verhalten, formulierte H. Jakobi, dem E. Gindler 1924 begegnete.)

E. Gindler und einige ihrer Schülerinnen bekamen Kontakt zu Psychotherapeuten, weil diese eine Verbindung von ihrer Arbeit zur wahrnehmenden, erspürenden Körperarbeit erkannten. Es wurde deutlich, wie unbewußte seelische Prozesse ihren körperlichen Ausdruck suchen und finden.

In den 50er Jahren lernte der Psychoanalytiker H. Stolze die bewegungstherapeutische Arbeit der Gindler-Schülerin Gertrud Heller kennen. Nach einer Erprobungsphase gab H. Stolze dieser Arbeit den Namen *Konzentrative Bewegungstherapie* und arbeitete weiter an der theoretischen Fundierung dieser Methode. Die Konzentrative Bewegungstherapie gehört heute zum festen psychosomatischen Therapieangebot.

➡ **Anmerkung:** Ruth Menne war im Kreis der frühen KBT-Therapeutinnen dabei. Als es 1975 zur Vereinsgründung kam, distanzierte sie sich. Sie lehnte die Einengung, Reglementierung und Strukturierung der von ihr vertretenen Gindler-Arbeit durch einen Verein ab. Darin sah sie einen Widerspruch zu der Arbeit, mit der sie unter anderem „ihre" Schwangeren zu Selbstfindung und Eigenverantwortlichkeit führen wollte.

Aus der Konzentrativen Bewegungstherapie verwendet die Geburtsvorbereitung Methode Menne-Heller vor allem einige wichtige Elemente für die Arbeit mit Paaren. Das Ziel ist, zwischen beiden Partnern ein möglichst harmonisches, unverstörtes *Miteinander* für die bevorstehende gemeinsame Aufgabe der Geburtsarbeit zu erreichen.

Über Selbsterfahrungsangebote kann das Paar für sein Umgehen miteinander zu harmonisierenden Erkenntnissen kommen und dabei neue Erfahrungen machen, die sich positiv auf ihre Interaktion auswirken. Für das gemeinsame Tun gibt es Spielregeln:

- miteinander üben, ohne Übungen zu machen,
- Bewertungen untereinander, wie „richtig" oder „falsch", werden vermieden.

Die Idee, einen Bewegungsablauf oder eine Bewegungsaufgabe „immer noch anders auszuprobieren" (z.B. beim Suchen anderer Gebärpositionen, die für beide nicht belastend sind) und das Paar gemeinsam Lösungen finden zu lassen, läßt bei beiden Partnern das Zutrauen in ihre eigenen Fähigkeiten, aber auch in die des Partners wachsen.

Die Kursleiterin sollte wachsam die Interaktion zwischen einem Paar beobachten, weil sie kritische Situationen erkennen muß, um evtl. aufkeimende Konflikte zwischen dem Paar aufzufangen. Es ist sicher nicht ihre Aufgabe, konfliktaufdeckend zu arbeiten. Weil aber dieses gemeinsame Üben des Paares auf der Ebene der Selbsterfahrung geschieht, kann das immer wieder zu Unstimmigkeiten führen. Während der Geburt kommen immer wieder kritische Situationen zwischen dem Paar vor, deshalb sollte es Aufgabe der Geburtsvorbereitung sein, im Vorfeld durch Erfahrungsangebote, die das harmonische Miteinander betonen, das antennige Verhalten zueinander aufzuarbeiten. Treten dabei Unstimmigkeiten zwischen den Partnern auf, sollte die Kursleiterin sanft korrigierend eingreifen, Hinweise zu kleinen Veränderungen geben. Sie achtet darauf, daß die Atmosphäre beim gemeinsamen Tun für jedes Paar ihrer Gruppe heiter und gelöst, auch humorvoll bleibt.

Erfahrungsangebote

Erfahrungsangebote aus der Konzentrativen Bewegungstherapie zum Thema Schwangerschaft und Geburt des Kindes, die dem werdenden Elternpaar helfen können, sich auf die bevorstehenden Aufgaben einzustimmen:

- Der Part der Schwangeren ist: sie muß gebären.
- Der Part des Mannes ist: er gibt Beistand.

→ **Hinweis:** Für alle folgenden Angebote gilt: Aus dem gemeinsamen Üben keine Übung machen.

1. Erfahrungsangebot für das Paar

„Sich überlassen, anlehnen können" – „Halt und Sicherheit geben"

Ausgangsstellung:

– ♀ Stehen (Abb. 5.**11**), später andere Ausgangsstellungen zum Wehenverarbeiten unter diesem Gesichtspunkt ausprobieren.
– Der Partner steht zuverlässig und sicher, ohne die ♀ besitzergreifend einzuzwengen.
– Die Gebärende kann sich anlehnen und geborgen fühlen, ohne mit ihrem Körpergewicht ihren Partner zu „behängen".

> **⚠ Wichtig:** Beide Partner stehen ohne Kraftaufwand auf den eigenen Füßen und finden ihren eigenen Körperschwerpunkt.

Ausführung: Sich mit- und aneinander ausprobieren, bis das Stehen für beide harmonisch und mühelos ist.

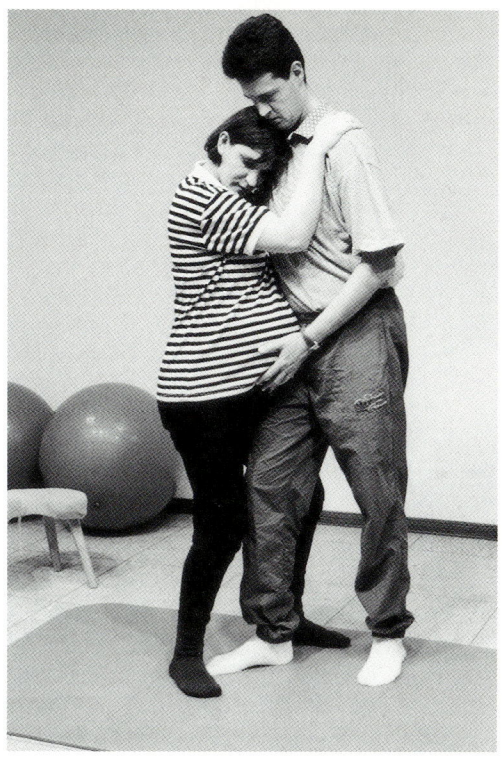

Abb. 5.**11**

2. Erfahrungsangebot für das Paar

„Sich anvertrauen, sich etwas zutrauen" – „Vertrauen geben, dem anderen etwas zutrauen"

Ausgangsstellung:

– ♀ Stehen – Hocke – Stehen (Abb. 5.**12**), vom Stehen zur Hocke zurück zum Stehen.

Abb. 5.**12**

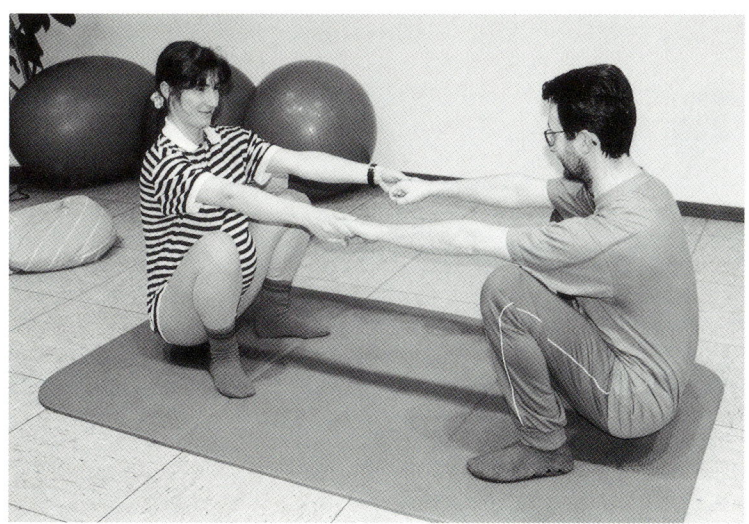

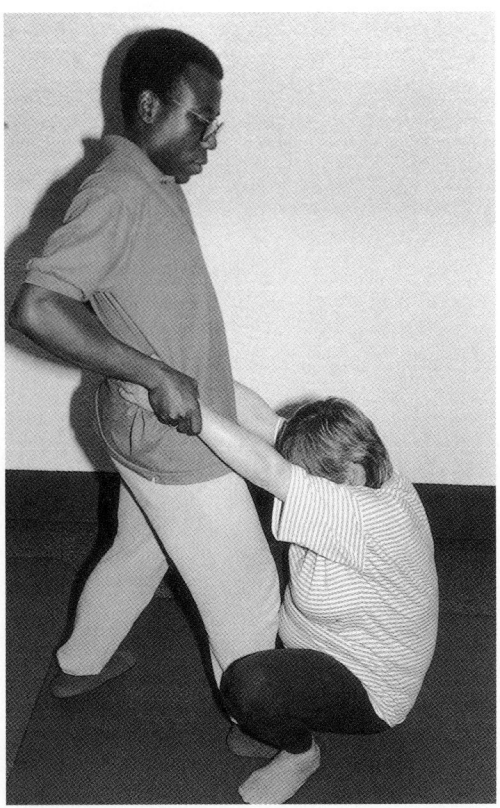

Abb. 5.**13**

– Abwandlung: ⚥ Stehen, ♀ geht allein in die Hocke (Abb. 5.**13**).
– Das Paar hält sich an den Händen.

Ausführung: Gemeinsam geht das Paar mühelos und leicht in die Hocke, die Füße halten Bodenkontakt. Das gemeinsame Zurückkommen zum Stand erfolgt nach dem gleichen Prinzip: „Ich helfe dir und du hilfst mir."

Eine Veränderung für das Sich-gegenseitig-Anvertrauen-Können: Mit geschlossenen Augen gemeinsam in die Hocke und wieder zurück in den Stand „finden".

Dadurch werden Hemmungen und Ängstlichkeiten, die natürliche Abläufe oft stören, abgebaut, z.B. die Frauen, auch die Partner sagen: Ich traue mich nicht, ich konnte noch nie in der Hocke die Fersen auf den Boden stellen. Sie sind dann überrascht, daß es bei diesem Üben (sogar leicht!) geht.

3. Erfahrungsangebot für das Paar

„Nehmen" – im Gleichgewicht – „Geben"
„Annehmen" – im Gleichgewicht – „Abgeben"
„Etwas fordern" – „Etwas geben"

Ausgangsstellung:
– Das Paar sitzt Rücken an Rücken am Boden (Abb. 5.**14**) oder auf einem Ball, wenn das am Boden zu beschwerlich wird.
– Beide sitzen auf ihrer „architektonischen Basis", den Sitzbeinen (s. Kap. 3.2).
– Die Beinstellung beider Partner ist beim Sitzen auf dem Boden gleich, z.B. gebeugte oder gestreckte Knie.

Abb. 5.**14**

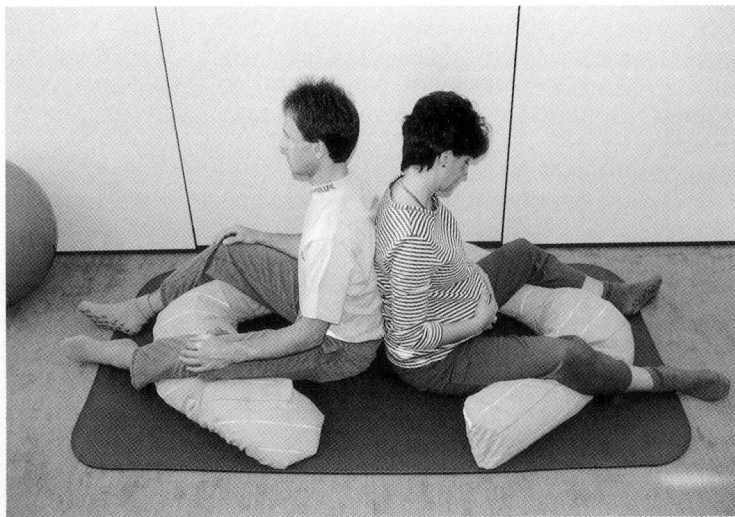

➡ **Hinweis:** Bereits für diese Ausgangsstellung bedarf es für beide Partner der Hilfen durch die Kursleiterin.

Ausführung:
- Beide Rücken spüren sich „erfahrungsbereit" aufeinander ein.
- Beide Rücken bewegen sich „schlängelnd" aneinander im gleichen Rhythmus, im „Nehmen und Geben", welches nur möglich ist, wenn die Partner füreinander „antennig" sind.
- *Das Bewegen der Rücken aneinander kann mit Streck-/Beuge- und Seitbewegungen der Wirbelsäule erfolgen,*
- *das gemeinsame Beenden des „Schlängelns" – wenn beide es mögen,*
- *das gemeinsame Bedürfnis, die Rücken voneinander zu lösen,*
- *dem Nachempfinden und Sprechen über das gemeinsam erlebte Bewegen viel Zeit lassen.*

Die Rückmeldung eines Partners in diese nachspürende Stille: „Wir sind füreinander bestimmt!" Diese vier Worte spiegeln wider, weshalb die GV Menne-Heller für das Erkennen von Gemeinsamkeiten unter den Partnern einige übende Elemente aus der Konzentrativen Bewegungstherapie verwendet.

➡ **Anmerkung:** Die Beziehung zum eigenen Körper versuchen wir für die Schwangeren über alle in dieser GV aufgezeigten Körperwahrnehmungsmethoden aufzubauen. Auch das Beziehungsgeschehen zu anderen Schwangeren (Interaktion und Kommunikation) sowie zu Hilfsmitteln und Spürhilfen für die Geburtsarbeit werden einbezogen.
Das Besondere an den KBT-orientierten, hier aufgezeigten Erfahrungsangeboten ist das Hervorheben von Gemeinsamkeiten der beiden Menschen, die sich auf ihr Elternsein vorbereiten.

5.5 Funktionelle Entspannung nach Marianne Fuchs

Die Funktionelle Entspannung wurde von Marianne Fuchs (geb. 1908), die ihre Basis in der Gymnastikausbildung hat, zwischen 1946 und 1956 entwickelt. (Bereits an dieser Stelle muß auf das Buch von Marianne Fuchs verwiesen werden, in dem sie ihre subtile, vielseitige Arbeit beschreibt.).

5.5.1 Methodischer Ansatz der Funktionellen Entspannung

Es handelt sich dabei um eine tiefenpsychologisch fundierte, ganzkörperbezogene Therapie zur Behandlung von psychosomatisch gestörten Menschen mit Leidensdruck (Fuchs), also Menschen mit somatischen, aber auch psychischen Beschwerden.

Die Vorgehensweise in der Funktionellen Entspannung (FE) ist mehr verbal als nonverbal.

„Entspannen" bedeutet in der FE etwas Dynamisches, mit den Kriterien des „Sich-Gehen-Lassens", des „Sich-Rühren-Dürfens", des „Ankommens". Weitere Spielregeln sind das „Nicht-Wollen", das „Nicht-Tun", sondern das „Kommen-Lassen", das „Sich-Überlassen".

In der FE werden der ganze Körper und seine Funktionen als Einheit angesprochen und damit das Vertiefen des Körperempfindens ermöglicht. Fuchs schreibt: „Innere Undurchlässigkeit ist in der Funktionellen Entspannung das Ausbleiben von Gelassenheit und trifft das Zentrum des Menschen: das Zwerchfell. Es wird verkrampft und starr."

Das Lernen, sich feinen, inwendigen Veränderungen zu überlassen, Geduld mit sich selbst zu haben und eine tiefere Selbstwahrnehmung zu entwickeln, sich besser kennenzulernen, bedeutet ein besseres Mit-sich-selbst-umgehen-Können. Alles Empfinden, Entspannen oder Bewegen geschieht im Ausatem, weil sich im Ausatem der autonome Atemrhythmus vertieft. So wird z. B. das Entspannen zeitlich begrenzt, weil es an die Ausatmung gebunden ist. Kleine, einige Male wiederholte Bewegungsreize verstärken das Spüren und wirken anregend auf den Atemrhythmus („Es atmet mich").

Weil das Entdecken des eigenen Körpers, das Erspüren des eigenen Untergrundes und der Kontakt zur Umgebung, wie auch alles Tun im Ausatem in der Geburtsarbeit von großer Bedeutung sind, werden in der Geburtsvorbereitung Methode Menne-Heller einige Inhalte aus der Funktionellen Entspannung, die in Gruppenarbeit vermittelbar sind, abgewandelt verwendet.

5.5.2 Modifizierte Inhalte der Funktionellen Entspannung in dieser Geburtsvorbereitung

– Über das Erspüren der Gelenke und des Knochengerüstes erfährt die Schwangere ihre elastische Beweglichkeit und ihre *Durchlässigkeit*.
– Das Verhältnis des „Knochengerüstes" zu den Körperinnenräumen wie z. B. Mundraum, Rachenraum (harter und weicher Gaumen), Brustraum, Bauchraum (in dem das Kind wächst) und Beckenraum (durch den das Kind bei seiner Geburt hindurchgehen muß) zu erspüren, heißt, Begrenzungen und deren Erweiterung auch durch den eigenen Atemrhythmus zu erfahren.
– Die Haut (Körperhülle) als Kontaktorgan nach außen, wird für alle Berührungen gespürt und sensibilisiert (s. Kap. 1.8).
– Die Stimme wird eingesetzt, weil sie hilft, über das *Ausatmende Tönen* von Vokalen und/oder Konsonanten Körperinnenräume mit dem Atemrhythmus, aber auch dem individuellen Grundrhythmus, den jeder Mensch hat, zu harmonisieren. Die Stimme „sagt" viel über Emotionen, Spannungen, Ängste eines Menschen aus.

Das **Ziel** der modifizierten Inhalte der Funktionellen Entspannung in dieser Geburtsvorbereitung ist das Verfeinern und Vertiefen der Selbstwahrnehmung für

– das „Sich-Lösen" (Knochen/Gelenke),
– das „Sich-Öffnen" (Körperräume),
– das „Nachgeben" (der körperumhüllenden Haut),
– das elastische innere „Bewegt-Werden" (durch den Atem „zum Kind"),
– das im Ausatem „tun" (sich öffnen, das Kind im Ausatem hergeben können),
– das im Ausatem „tönen" (Ausatem verlängern, Schmerz verarbeiten),
– das Empfinden des Eigenrhythmus während des Gebärens,

– das Sich-nach-dem-Üben-„ganzheitlich"-Fühlen und diese selbstgewonnene Erfahrung beim Gebären einbringen können.

Die Sprache der Funktionellen Entspannung ist einfühlsam und feinsinnig. Die folgenden Formulierungen (Fuchs, Menne, Heller) sind erprobte verbale Hilfen in dieser Geburtsvorbereitung.
 Empfindungsqualitäten: „weit sein", „offen sein", innen sein", „fließend".
 Spontaneität wird ausgelöst durch: „du darfst", „du kannst", „sich öffnen können", sich (auch das Kind) loslassen können".
 Selbsterfahrungshilfen, die „am eigenen Leib" ausprobiert werden:

– Sage oder denke: Angst – es macht eng! (lat. angina = Enge)
 „Ich bin zu eng gebaut" – es macht eng! (Enge macht Angst)

→ **Anmerkung:** Eine angstauslösende Feststellung, die vermieden werden sollte!

– Sage oder denke: „weit" – „offen", „ich habe genügend Raum in mir für die Geburt meines Kindes", „ich bin weit", „in mir ist ausreichend Platz".

→ **Anmerkung:** Der Geburtsweg durch das kleine Becken als „Geburtskorridor" und die Scheide als das „Tor" für das Kind, wenn es zur Welt kommt, werden „geräumig" und „weit" gespürt.

Vergleich, was ein *ja* oder ein *nein* im Körper bewirkt:

– Sage mit betontem Ausatem, der am Beckenboden ankommt „Jaaah" – Scheide und Beckenboden werden sich öffnen.
– Sage langgezogen „neiin", „neiin" – Scheide und Beckenboden gehen „zu", der Atem stockt.

> ❗ **Wichtig zu wissen:** Jede Information wird gedanklich verarbeitet. Deshalb ist es für alle, die mit Schwangeren oder Gebärenden Umgang haben, so wichtig, *wie* und *was* sie formulieren!

5.5.3 Praktische, modifizierte Übungsvorschläge aus der Funktionellen Entspannung

Alle Übungsvorschläge sollten jedoch, bevor sie Schwangeren vermittelt werden, „am eigenen Leib" erfahren werden.

Erspüren der eigenen Unterlage (Funktionelle Entspannung: des Untergrundes) und Abgeben des Körpergewichtes an die Unterlage

Wahrgenommen werden in bequemer Ausgangsposition:

- Aufliegende Körperteile und Auflageflächen des Körpers
  Beschreibung: vgl. Lösungstherapie Kap. 5.2,
- das differenzierende „Wie fühle ich mich?", wenn das Abgeben des Körpers zum Untergrund im Einatem, im Luftanhalten, im Ausatem wahrgenommen wird.

→ **Anmerkung:** Den Unterschied zur Lösungstherapie und Eutonie bei diesem Erspüren der eigenen Unterlage formuliert M. Fuchs: „Nicht ein feststellendes Beobachten ist gemeint, sondern ein wahrnehmendes Spüren."

„Das Spiel an den Gelenken durch feine, entspannende Gelenkkreize"

Die *Ausgangsposition* soll bequem sein, Rückenlage nur bis zum letzten Trimenon, dann bequemes Sitzen am Ball (s. Ausgangsstellungen Kap. 5.1).
  Vorinformation: Jedes Körpergelenk ist vergleichbar einem „Ventil". Wo werden bei diesem „Gelenkspiel" „verstopfte Ventile" (Gelenke), wo „durchlässige Ventile" (Gelenke) vorgefunden?
  Ein aufmerksames, mehrmaliges „Begrüßen" (Bewegen) aller Körpergelenke nacheinander ermöglicht die eigene Beweglichkeit, das eigene „Gelenkigsein" zu erfahren.
  Die *Ausführung* soll kein achsengerechtes Bewegen, sondern das Freispielen des jeweiligen Gelenkes sein.
  Das „Begrüßen" der Gelenke wird von der Kursleiterin verbal begleitet.
  Das angesprochene Gelenk wird mehrmals spielerisch bewegt:

- „Guten Tag", ihr Zehengelenke des rechten Fußes!"
  Danach: Aufmerksames Nachspüren: Was hat sich verändert?
- Das gleiche Begrüßen für das rechte Fußgelenk/Kniegelenk/Hüftgelenk:
  Im Seitenvergleich nachspüren.
- Begrüßen der linken Zehengelenke/linkes Fußgelenk/Kniegelenk/Hüftgelenk
  Nachspüren beider Beine.
- Begrüßen der Lendenwirbelsäule, der Brustwirbelsäule, des rechten Schultergelenkes, rechten Ellenbogengelenkes, rechten Handgelenkes und aller Fingergelenke der rechten Hand.
  Seitenvergleich und dann die Gelenke von Schulter bis Finger der linken Seite begrüßen.
- Danach wird die Halswirbelsäule „spielerisch" begrüßt mit einem „Hans-guck-in-die-Luft" (leichte Extension der HWS) und einem „Schwanenhals" (leichte Flexion der HWS) evtl. auch mit einem spielerischen Hin-und-Herwiegen des Kopfes.
- Zuletzt werden beide Kiefergelenke ausatmend mit allen möglichen Kau- und Schmatzbewegungen „begrüßt" (Gähnreiz und Gähnen zulassen!).

Gründliches Nachspüren und anschließend mit den Schwangeren über mögliche Veränderungen, die durch das „begrüßende" Gelenkspiel wahrgenommen werden, sprechen.

> ⚠ **Merke:** Kleine Bewegungsreize im Ausatem können an den Gelenken, selbst an peripheren Gelenken Atembewegungen auslösen und den Spürsinn für Vorhandenes und für dessen Veränderungen locken und verstärken.

Entdeckung des Mundraumes

Dieser Entdeckung geht immer das Hinlenken der Aufmerksamkeit auf die Kiefergelenke und das Lösen von Kiefergelenksverspannungen voraus.
  Für die Schwangere und Gebärende ist diese Mundraum-/Kiefergelenksarbeit ein „Schlüssel zum Atem" (s. Kap. 4.2).
  Um das Gelenkspiel der beiden Kiefergelenke erfahren und verbessern zu können, werden diese zunächst mit den eigenen Fingern von außen ertastet und massiert. Durch weiche Bewe-

gungen des Unterkiefers gegen den Oberkiefer (auf – zu, seitlich rechts –links) wird die Beweglichkeit spielerisch verbessert. Kaubewegungen in allen Richtungen bringen im Mundraum die Zunge mit „ins Spiel". Die Zunge tastet z. B. mit ihrer Spitze nacheinander beide Backentaschen von innen aus, ebenso den harten Gaumen vorn-oben und den weichen Gaumen dahinter. Ebenso kann die Zunge die obere und untere Zahnreihe von vorn und von hinten mit Zungenbewegungen ergründen, sie kann sich quer und längs ein- und ausrollen. Ausatmende Töne, wie „wh-wh-wh" oder „wa-wa-wa" in alle Richtungen des Mundraumes geschickt, sowie Kau- und Schmatzbewegungen helfen, Kiefergelenksspannungen zu lösen.

Der Mundraum kann über Kiefergelenkspiel und Zungenspiel, aber auch über innere Tastarbeit (s. Lösungstherapie) entdeckt werden und wird „immer weiter", „offener", „höhliger" gespürt. Ganz „von selbst" wird nach dieser Mundraumarbeit die Zunge locker im Mundboden (Unterkieferschale/Unterkieferkörbchen) liegen (vgl. Glottis Kap. 1.4).

Das hat Auswirkung auf das autonome Atemgeschehen und das Lösen von Verspannungen im gangen Körper bis hin zum Beckenboden.

Im Ausatem mit Vokalen und Konsonanten spielen (vgl. Phonationsatem Kap. 4.2)

Dem geht das Einspüren in einen Körperraum (kann in der Vorstellung erfolgen oder durch kleine Bewegungsreize), z. B. Mundraum, Gaumen/Rachenraum, Brustraum, Bauchraum (Kind), Beckenraum, oder das Einspüren in ein Körpergelenk, z. B. Kiefer-, Schulter-, Hüftgelenk, oder das Einspüren in eine „verspannte" Körperregion, z. B. Schultergürtel, Nacken und Kreuz, voraus.

Die Vokale sollen „öffnen" und „lösen". Das erreicht man auch durch das Verbinden mit Konsonanten. Das Verlängern des „Hergebens" (des Ausatmens) wird so mühelos, spielerisch erreicht.

Vorschlag: In einen Körperraum oder in ein Körpergelenk der Wahl (s. o.) wird im Ausatem einige Male ein tönendes „wa-wa-wa", „ba-ba-ba", „bla-bla-bla" oder „P-fff, P-fff, P-fff" geschickt, wobei der mit Aufmerksamkeit bedachte Körperraum oder das Gelenk auf das Tönen weich und nachgiebig reagiert.

Im Seitenvergleich den Veränderungen in den Gelenken oder in den Körperräumen nachspüren. Danach über das Wahrgenommene, aber auch über die „wirkungsvollste" Vokal-/Konsonantenbildung sprechen.

Zusätzlich werden alle weichen Töne („blah", „wah", „bah") mit langsamem Ausatem „zum Kind in den Bauchraum" und „unter das Kind in den Becken- und Scheidenraum" getönt. Durch das tönende Ausatmen werden viele für diese Geburtsvorbereitung aufgezeigten Ziele erfahrbar und spürbar gemacht. Wichtige Impulse dazu kommen aus der Funktionellen Entspannung nach Marianne Fuchs.

5.6 Begleitende Methoden zur Körperwahrnehmung

5.6.1 Feldenkrais-Methode

„Was mich interessiert, sind nicht bewegliche Körper, sondern bewegliche Gehirne." (Feldenkrais)

Moshe Feldenkrais (1904 – 1984) wurde in Rußland geboren und war zunächst Naturwissenschaftler (Physiker). Als engagierter Sportler und Judomeister entwickelte er ein überdurchschnittliches Interesse für effiziente Bewegung. Motiviert durch eine Knieverletzung begann er zu experimentieren, wie man Menschen zeigen könnte, einen besseren Gebrauch ihrer angeborenen Fähigkeiten zu erlernen. Dies führte ihn zu bedeutungsvollen Entdeckungen über die Zusammenhänge zwischen unseren körperlichen Bewegungen und der Art, wie wir denken und fühlen. Moshe Feldenkrais geht davon aus, daß der Mensch durch ein Bewußtwerden seiner Bewegungen die Qualität seines Lebens verändern kann.

Seine Lernmethode entstand u. a. durch das Beobachten von Kindern in ihrem Lern- und Spielverhalten, z. B. die Entwicklungsschritte des Säuglings von der Rückenlage über Seitlage – Bauchlage – Krabbeln zum Laufen. Diese Art, wie ein Kind alles selbstverständlich, leicht und ohne Anstrengung tut, kann von jedem Erwachsenen (der diese Art, mit sich umzugehen, verloren hat) wiederentdeckt, wiedergelernt werden. Die daraus resultierende Bewußtheit wirkt ganzheitlich auf Empfinden, Denken und Handeln.

Feldenkrais entwickelte zwei methodische Ansätze:

1. **Bewußtheit durch Bewegung**: Es ist eine in der Gruppe vermittelte, vom Kursleiter verbal begleitete Körperarbeit.
   - Jeder lernt für sich und an sich selbst, was seinem eigenen Körper möglich und für diesen richtig ist. Die Fähigkeit der Selbstwahrnehmung trainiert Konzentration und Denkvermögen.
   - Jeder lernt, funktionsgerecht mit sich umzugehen, oft geht das weit über das hinaus, was der Übende für möglich gehalten hat. Die geistige Beweglichkeit und Vorstellungskraft wird geschult und damit die Fähigkeit, Strategien zur Lösung von Problemen zu entwickeln.
   - Das Üben geschieht ohne Wettbewerb, Vorbild, Nachahmung und ohne Anstrengung, so, wie es dem Körper angenehm ist und keine Schmerzen hervorruft. (Uta Klawitter: „Die Weisheit des Körpers befragen.")
2. **Funktionale Integration**: Es ist eine nonverbale Arbeit, wörtlich eine *Be-hand-lung* am einzelnen.

Die Methode Feldenkrais wurde eine Grundlage der Bewegungstherapie. Therapeuten aller Richtungen bedienen sich ihrer Arbeitsweise. Die Methode will Menschen helfen, sich selbst zu helfen, indem sie erfahren, daß Gesundheit und Wohlbefinden in gewisser Weise erlernbar sind.

Die Geburtsvorbereitungsmethode Menne-Heller verwendet als einen wichtigen Bestandteil der Körperarbeit aus der Feldenkrais-Methode den Ansatz **Bewußtheit durch Bewegung**. Die von der Kursleiterin vermittelten Übungen werden von den Übenden mit ihrer eigenen Form versehen und von ihnen im eigenen Sinne verfeinert.

Modifiziert für die Arbeit mit Schwangeren wurden „Uhr", „Schlange" und „Dreieck". Ausgangsstellungen wurden für Schwangere verändert, weil Rückenlage im letzten Trimenon durch das Problem der Vena-cava-Kompression nicht eingenommen werden soll.

Mit diesen Körperbewegungen können auch funktionelle Bewegungsabläufe für vertikale Gebärpositionen erarbeitet werden, z.B. die Beweglichkeit von Wirbelsäule und Hüftgelenken (s. Kap. 3.3).

Uhr[*]

Ziele:
1. Das Gelenkspiel für LWS und Hüftgelenke vergrößern, dadurch die Durchblutung im Beckenraum verbessern.
2. Bisher unbemerkte Fehlspannungen der Bauchmuskeln und der das Becken bewegenden Muskulatur erkennen und durch oft geringfügige Veränderungen den Bewegungen Leichtigkeit geben.

   → **Anmerkung:** Das kann eine Hilfe bei vorzeitigen Wehen sein (s. Kap. 6.2).

3. Die Bedeutung des Fuß-Boden-Kontaktes für Beckenbewegungen in allen Geburtsphasen erkennen und umsetzen können.
4. Kreuzschmerzprophylaxe s. Kap. 6.1.1.

Ausgangsstellungen
1. Bei Beginn der Geburtsvorbereitung bis zum letzten Trimenon kann die „Uhr" in Rückenlage geübt werden, weil die Schwangere die Uhrzeiten 3 – 6 – 9 – 12 in dieser Ausgangsstellung gut umsetzen kann.
2. Im letzten Trimenon sind empfehlenswerte Ausgangsstellungen für die „Uhr"-zeiten 3 – 6 – 9 – 12 Schneidersitz, Sitz auf dem Ball und hängend über dem Ball (s. Körperarbeit Kap. 3.3).
3. Ergänzende Ausgangsstellungen zum Üben von Bewegungen 3 – 6 – 9 – 12 im Stand sind
   - Hüftgelenkbreites Stehen mit dem Ball im „Kreuz" an eine Wand gelehnt (Abb. 5.**15**). Hände sind auf den Oberschenkeln abgestützt.
   - Freies Stehen und weiche Beckenkreisbewegungen der „Uhr"-zeit 3 – 6 – 9 – 12 evtl. mit passender Musik. (Behutsame Bauchtanzbewegungen, die nicht vorzeitige Uteruskontraktionen auslösen dürfen!)

„Uhr" auf dem Rücken (Abb. 5.**16**)

Ausgangsstellung: Rückenlage mit hüftgelenksbreit aufgestellten Beinen und Fuß-Boden-Kontakt. Beide Hände liegen beim Kind oder neben dem Körper.

---

[*] in Anlehnung an die Feldenkrais-Methode, modifiziert für die Arbeit mit Schwangeren.

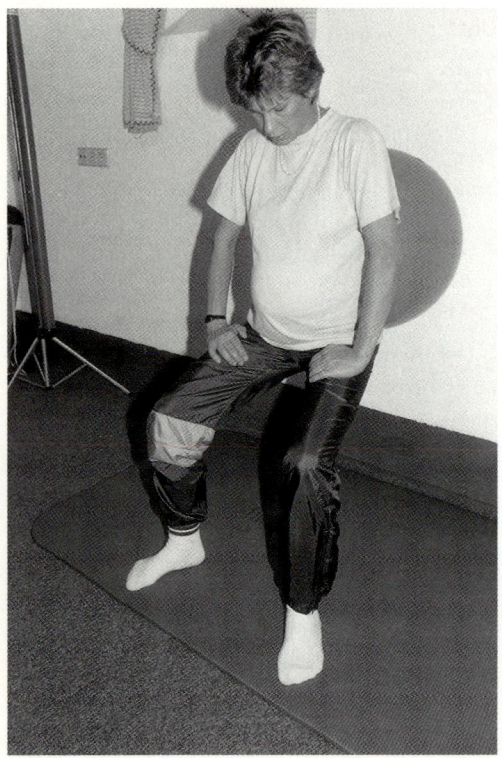

Abb. 5.**15**

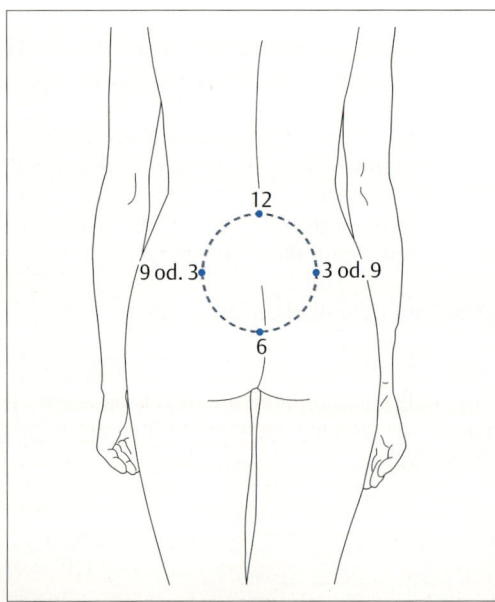

Abb. 5.**16**

Vorinformation zur „Uhr": In der Fantasie ist auf der Rückseite des Beckens im Kreuzbeinbereich das Zifferblatt einer Uhr. Am oberen Kreuzbeinrand befindet sich die „12", am unteren Kreuzbeinrand, dem Übergang zum Steißbein, ist die „6". Das Zifferblatt wird ergänzt durch „3" und „9", die sich in Höhe des rechten und linken Hüftgelenkes (oder Rautengrübchens) befinden.

Ausführung: Zunächst wird der Weg des Beckens zwischen „12" und „6" erforscht und einige Zeit dieser Weg gegangen. Anschließend wird langsam der Weg zwischen „3" und „9", vom rechten zum linken Rautengrübchen und zurück erforscht. Dabei wird deutlich, wie die „bodenständigen" Füße der Bewegung des Beckens zur „3" und zur „9" wechselweise durch jeweilige Druckverstärkung zum Boden helfen. Jetzt erst werden die Stundenzahlen zwischen 3 – 6 – 9 – 12 in der sich zum kompletten Zifferblatt rundenden Bewegung des Beckens dazugenommen (später auch im Gegenuhrzeigersinn bewegen). Der wechselweise Fußabdruck hilft dem Becken, den Uhrzeiger auf dem Zifferblatt zu bewegen.

„*Verbale Kurshilfe: „Langsam, keine Minute überspringen, auch Sekunden zählen" (Heller) oder „Da sein, wo etwas geschieht" (Menne) oder „Langsam, langsam, keine Zwischenstufen überspringen, wenn Du erfassen willst, was Zeit ist, mußt Du den Weg in jeder Phase bewußt gehen" (Leboyer). Dem Nachspüren und Gespräch darüber viel Zeit geben!*"

➡ **Anmerkung:** Je müheloser und leichtgängiger die Bewegung der „Uhr" wird, um so mehr erfährt die Schwangere „aus sich heraus", daß und „wie" diese initiale Beckenkreisbewegung weiterlaufen kann und nach geduldigem konzentriertem Übungsspiel irgendwann (eines Tages) der ganze Körper in diesen Bewegungsfluß einbezogen ist. (Über Muskelketten „durchlässig" sein.)
Die Schwangere erlebt, wie die Beckenbewegung in andere Wirbelsäulenabschnitte weiterläuft, über den Schultergürtel zu den Armen. Auch der Kopf beginnt sich über die Halswirbelsäule in diesen Bewegungsfluß zu integrieren. Sie „erfährt", daß ein großer Teil dieser durchlässigen Bewegung durch die initiale Kraft der Füße am Boden das Becken, den Rumpf, den Schultergürtel, den Kopf und die Arme in diese Bewegung einbezieht. Dadurch

wird der Schwangeren mehr und mehr die Bedeutung des Bodenkontaktes ihrer Füße beim Gebären bewußt. Je leichtgängiger sie sich bewegen kann, um so mehr Sicherheit und Selbstvertrauen bekommt sie für ihre eigenen Möglichkeiten.

➡ **Hinweis:** Dem Nachspüren mit ausgestreckten Beinen genügend Zeit lassen.

Am Ende der Ausführung „Uhr" ein Moshe-Feldenkrais-Zitat: „Für den Menschen ist Bewegung viel früher und leichter zu erreichen als Unbeweglichkeit." (aus: „Der aufrechte Gang")

Schlange*

Mit Hilfe des „Schlängelns der ganzen Wirbelsäule" werden alle Wirbelgelenke, die durch die dazwischenliegenden Knorpel-Polster der Bandscheiben abgefedert sind, durch die großen, aber auch kleinen (autochthonen) Rückenmuskeln miteinander bewegt.

Ziele:
1. Steifigkeit einzelner Wirbelsäulenabschnitte erkennen können.
2. Tonusregulierung im Bereich aller Rückenmuskeln zur besseren Beweglichkeit der ganzen Wirbelsäule.
3. Verbessern der eigenen Körperwahrnehmung, besonders für die Beckenbewegung durch die LWS zur Gebärstellung.
4. Verbessern der Feinbewegungen der WS durch Aktivierung der autochthonen Rückenmuskulatur.
5. Verbessern der Beweglichkeit der Wirbel-Rippengelenke und der Brustkorbbeweglichkeit, um die Sauerstoffaufnahme (Atmung) zu verbessern.
6. Kreuz- und Rückenschmerzprophylaxe.

Vorschlag für eine **Vorarbeit** als Partnerarbeit zur „Schlange", um sich ein Bild von der Länge und Form der gesamten Wirbelsäule zu machen:

Die Partner (♀♂ oder ♀♀) sitzen am Boden hintereinander. Der hintensitzende Partner tastet mit den Fingern jeden Dornfortsatz umrundend, von Hals bis Steißbeinspitze die Wirbel-

säule der Vornsitzenden ab. Anschließend wird der Übergang von LWS über Kreuzbein bis Steißende mehrmals modellierend abgetastet. In der ♀♀-Stunde wird umgewechselt. (Für das Paar kann dies eine Hausaufgabe werden).

Dieses gegenseitige äußere Abtasten und Modellieren der „Kreuz-Steißbein-Rutsche" für das Kind bei seiner Geburt, hilft jeder Schwangeren für sich zu „begreifen", welchen Weg das Kind durch ihr Becken gehen muß.

Vor dem Umwechseln erfolgt ein kurzes Nachspüren in Rückenlage, ob die WS nach dem Abgetastetwerden lebendiger empfunden wird. Ein Gespräch darüber beendet diese *Vorarbeit* zur „Schlange".

Ausgangsstellungen:
Bis zum Geburtstermin kann in Seitlage geübt werden, als wichtige Hausaufgabe täglich, auch im Bett durchführbar, die Seite abwechseln rechts und links.

➡ **Hinweis:** In der Seitlage sind es Extensions-/Flexions-Bewegungen der WS.

Veränderte Ausgangsstellung: Am Boden oder auf dem Ball Rücken an Rücken mit dem Partner (oder mit einer zweiten Schwangeren) sitzen.

➡ **Hinweis:** In vertikaler Ausgangsstellung sind Extension/Flexion, aber ebenso Lateralflexion und Rotation in der WS „schlängelnde" Bewegungen.

1. Die „horizontale Schlange"
Ausgangsstellung: Seitlage, Beine angebeugt, Kissen zwischen Knie und unter den Kopf.
Ausführung: Die Wirbelsäule „schlängelt" sich in allen Abschnitten extensorisch-flexorisch.

„*Verbale Kurshilfe: „Bewege die Wirbelsäule beugend und streckend wie eine Schlange die sich schlängelt, versuche keine Zwischenstufen, keine Gelenke zu überspringen. „Schlängle" langsam, die Zunge liegt locker im Mundboden, der Atem fließt weiter. Die Beine und die Schultern bleiben ruhig, nur die Wirbelsäule schlängelt (bewegt). Möchte sich der Kopf mitbewegen?*"

Variante: Mit dem Partner, Rücken an Rücken auf der Seite liegend (s. Kap. 5.1) ebenfalls die Wirbelsäule mit- und aneinander „schlängeln".

---

* in Anlehnung an die Feldenkrais-Methode modifiziert für die Arbeit mit Schwangeren

2. Die „vertikale Schlange" als Partnerarbeit ohne und mit Spürhilfe.

Ausgangsstellung: Sitz auf dem Boden oder, wenn es beschwerlich wird, auf dem Ball (dann ohne Spürhilfe). Die Rücken beider Partner sind dicht aneinander.

Ausführung a) Beide Partner „schlängeln" ihre Wirbelsäulen (Rücken) an- und miteinander (Abb. 5.**17**). Zunächst nur extensorisch/flexorisch, dann auch lateralflexorisch und rotatorisch.

„Verbale Kurshilfe: s. o. und zusätzlich: So schlängeln wie es gut und leicht geht und ein harmonisches Miteinander ist."

Ausführung b) Bequem Rücken an Rücken auf dem Boden sitzen.

Mit Spürhilfe Kirschkernsäckchen (Noppenball/Luftballon).
- Die Spürhilfe liegt zuerst in Höhe beider Kreuzbeine und beide Partner „schlängeln" aneinander. Ohne Spürhilfe nachspüren.
- Der Partner legt die Spürhilfe zwischen beider „Hohlkreuz" (LWS) und wieder „schlängeln" beide miteinander (Abb. 5.**18**). Ohne Spürhilfe nachspüren.
- Zuletzt liegt die Spürhilfe zwischen den Schulterblättern beider Partner (bei Größenunterschied ist der Rücken der ♀ maßgebend) und nochmals „schlängeln" beide ihre Rücken aneinander. Ohne Spürhilfe viel Zeit zum Nachspüren geben, da-

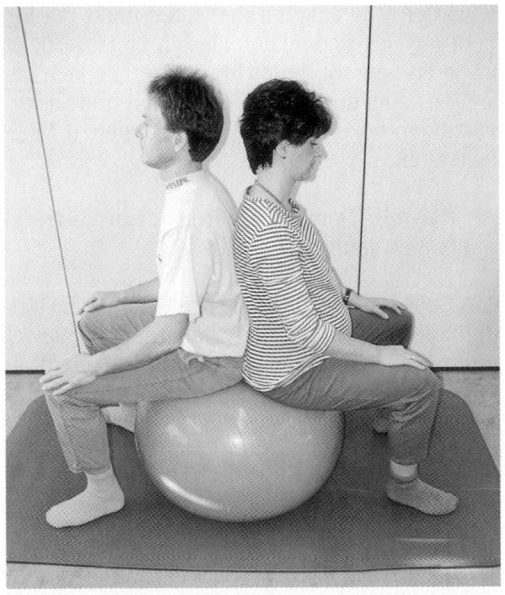

Abb. 5.**17**

nach „schlängeln" beide die Rücken ohne Spürhilfe aneinander.

Am Ende der Ausführung zur „Schlange" ein Moshe Feldenkrais-Zitat:

„Viele wissen, was sie nicht wollen, einige, was sie möchten, die wenigsten, wie das zu erreichen wäre. Gewahr- und Inne-sein kann die Verwirrung lösen". (aus: Der aufrechte Gang)

Abb. 5.**18**

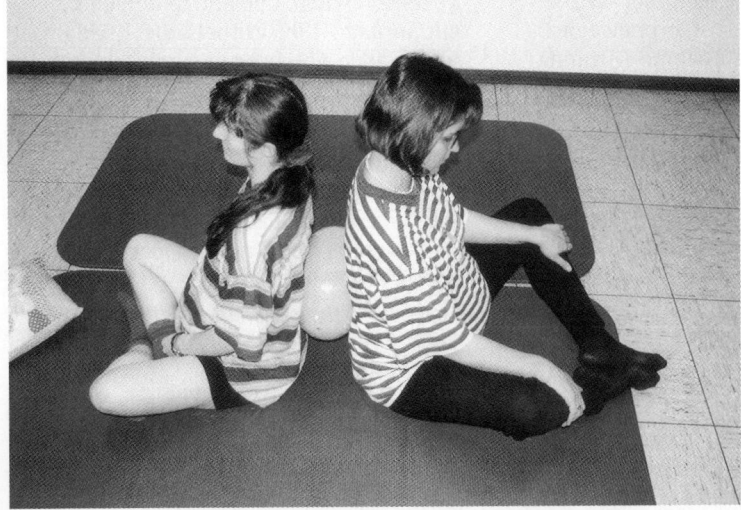

Dreieck*

Ziele:
1. Rotatorische Feinbewegungen der Wirbelsäule durch Aktivierung der autochthonen Rückenmuskulatur verbessern. Dies gilt auch für die extensorische/flexorische Beweglichkeit der WS.
2. Die Kraft des Fuß-Boden-Drucks für die weiterlaufende Bewegungskette erkennen und die Verschiebung des Körperschwerpunktes zu einer Körperseite zulassen.
3. Abduktion und Außenrotation der Beine in den Hüftgelenken, vor allem für die letzte Geburtsphase vergrößern.
4. Verbessern der Atemsituation zur Atemzugvolumenvergrößerung. Über die eigene Körperwahrnehmung erkennen, daß die Armbewegung des Dreiecks leichter geht, wenn das Ausatemverhalten der entsprechenden Zwerchfellbewegung (kranial/kaudal) angepaßt ist (s. Kap. 4.2).
5. Durchblutungsförderung, dadurch Kreuz-/ Rückenschmerzprophylaxe.
6. Durch sanfte Dehnung der Beinabduktoren einer Symphysenproblematik vorbeugen.

Ausgangsstellungen, die für den Bewegungsablauf „Dreieck" günstig sind.

1. Rückenlage – ein Bein oder beide Beine aufgestellt.
2. Sitz – auf Pezziball, Hocker oder Boden.

„Dreieck" in Rückenlage

Vorinformation: Die Finger beider Hände werden ineinander gefaltet, die Handballen haben Kontakt. Die Arme sind in Brusthöhe gestreckt, d. h. bei horizontaler Ausgangsstellung (Rückenlage) vertikal Richtung Decke, bei vertikaler Ausgangsstellung horizontal nach vorn. So entsteht zwischen beiden Armen und der Brust ein Dreieck, welches der Bewegung den Namen gab (Abb. 5.**19**). Dieses Dreieck bleibt – während der Bewegung – ständig in seiner Form unverändert erhalten.

Ausführung: Ein Bein ist aufgestellt (Fuß-Boden-Kontakt), die gefalteten Hände werden decken-

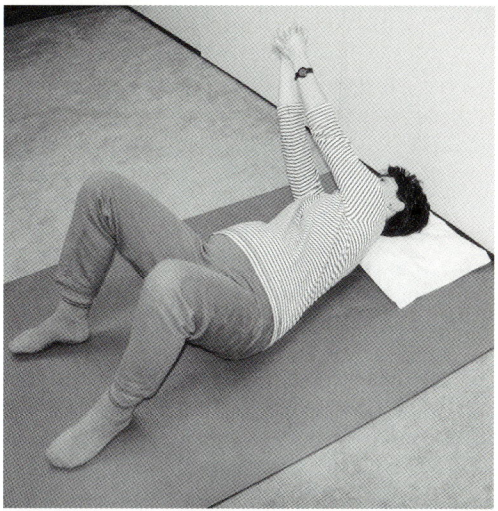

Abb. 5.**19**

wärts gestreckt, das Dreieck entsteht (Abb. 5.**20a**). Dieses Dreieck wird langsam in Schulterhöhe auf der körperoffeneren Seite (das ist die Seite, auf der das Bein lang ausgestreckt liegt) abgesenkt (Abb. 5.**20b**), bis es den Boden erreicht (Abb. 5.**20c**). Das Knie des aufgestellten Beines auf der Gegenseite bleibt deckenwärts aufgerichtet stehen. Langsam wird das Dreieck wieder in die Anfangsstellung zurückgeführt. Die Wiederholung der fließenden Bewegung des Absinkens und das Wiederhochtragen des Dreiecks sollte mehrmals geschehen. Das Ausprobieren, zu welcher Bewegung die Aus- und Einatmung „besser geht" und so die Bewegung erleichtert, erfordert konzentrierte Aufmerksamkeit. Das Absenken des Dreiecks wird von der Ausatmung und das Hochtragen des Dreiecks von der Einatmung begleitet, das entspricht der autonomen Zwerchfellbewegung. Ein Seitenvergleich zum Nachspüren in Rückenlage mit ausgestreckten Beinen sollte dem Beinwechsel und Verändern der Bewegungsrichtung vorangehen.

Am Ende dieser Bewegung wird von der Schwangeren oft erst erstaunt, später beglückt die Antwort des Körpers auf diese Bewegungsherausforderung registriert, z.B. sich „leichter und lockerer fühlen", „es atmet leichter".

➡ **Hinweis:** Die Bewegung des Dreiecks kann ebenfalls mit hüftgelenksbreit aufgestellten Beinen erfahren werden. Für schwangere Frauen ist dies oft angenehmer.

---

* in Anlehnung an die Feldenkrais-Methode modifiziert für die Arbeit mit Schwangeren

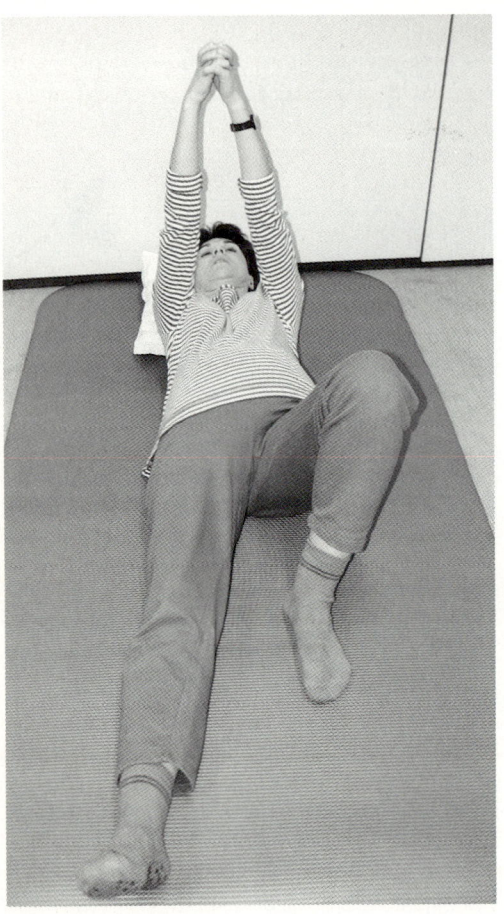

Abb. 5.**20 a**

„Dreieck" im Sitzen

Ausgangsstellung: Sitz auf Hocker oder Pezziball. Beide Füße haben sicheren Bodenkontakt, die Füße stehen hüftgelenksbreit, die Klötzchen sind zum „Türmchen" eingeordnet (s. Kap. 3.3).

Ausführung: Dem Dreieck der Arme, welches in Schulterhöhe auf horizontaler Ebene mehrmals nach rechts/hinten und wieder vorn/Mitte geführt wird, folgen die Augen und begleiten die Bewegung des Dreiecks. Nachspüren und anschließend das Dreieck nach links/hinten bewegen.
 Die Aufmerksamkeit für das bewegte Dreieck läßt die Schwangere erfahren, daß die Beckenbewegung, die Fuß-Druck-Hilfe, das Drehen der Wirbelsäule und das Atmen immer weniger angestrengt, immer selbstverständlicher mit einbezogen wird und das Dreieck immer mehr rechts und links nach hinten bewegt werden kann. *Beide Ausgangsstellungen* sind für Schwangere problemlos, um mit dem Dreieck neues „Körperwissen zu erforschen".
 Am Ende der Ausführung zum Dreieck ein Moshe-Feldenkrais-Zitat:
„Wer keine Wahl hat, dem wird Anstrengung zur Gewohnheit". (aus: Der aufrechte Gang)

→ **Anmerkung:** Viele Impulse erfuhr meine Arbeit mit Schwangeren durch Uta Klawitter, eine ehemalige Mitarbeiterin von Moshe Feldenkrais (heute: Klawitter-Kreis).

Abb. 5.**20 b**

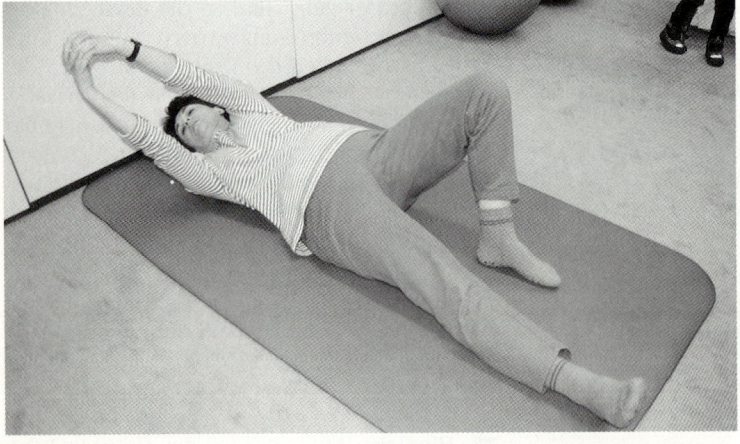

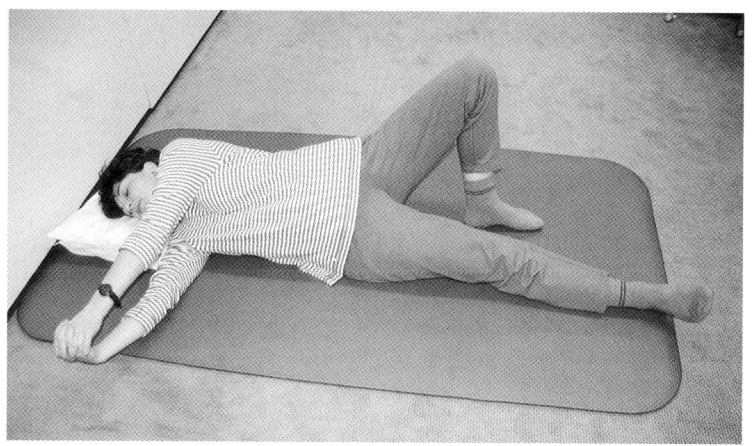

Abb. 5.**20 c**

5.6.2 Haptonomie (Frans Veldmann)

Haptonomie ist die Wissenschaft vom Urphänomen Kontakt. Die Methode wurde maßgebend vor etwa 45 Jahren von dem holländischen Therapeuten Frans R. Veldmann entwickelt. Die Wortbildung leitet sich aus dem Griechischen ab und bedeutet: *hapsis* = fühlen, *hapto* = berühren, helfen, Kontakt aufnehmen durch Hände (taktil) und *nomo* = Regel (auch Weltgesetz).

Um Haptonomie anwenden zu können, bedarf es sensibler manueller Fähigkeiten. Die haptonomische Annäherungsweise kann in jede therapeutische Arbeit integriert werden, es ist eine taktile, nonverbale Kontaktaufnahme und Behandlungsmethode.

– Haptonomie vermittelt affektiven, zwischenmenschlichen Kontakt und nimmt Einfluß auf das Entfalten des menschlichen Gefühlslebens.
– Haptonomie grenzt nicht ab, es hilft beim „Sich-Öffnen".
– Haptonomie vermittelt Kontakt und Kommunikation zum Ungeborenen.

Dieser letzte Punkt „Kontakt und Kommunikation zum Ungeborenen" ist eine große inhaltliche Bereicherung in der Geburtsvorbereitung.

Beispiele:
– Die werdende Mutter berührt sanft ihren Bauch mit ihren flächigen Händen und geht mit vollem Bewußtsein in gedanklichen Kontakten bis zur Zwiesprache zu ihrem Kind in den Bauchraum.

– Diese haptische konzentrierte Berührung von der Bauchdecke über die muskelstarke Gebärmutter mit dem Fruchtwasser bis hin zum Kind im Bauch der Mutter kann auch der Vater, ein Geschwisterkind oder die werdenden Eltern gemeinsam tun (Abb. 5.**21**).

Die Bewegungsantwort des Ungeborenen als Reaktion auf den haptischen Kontakt ist für alle Beteiligten ein beglückendes Erlebnis. Das Kind „geht in die Hände". In der pränatalen Begleitung der Schwangeren, speziell bei vorzeitigen Wehen, beim Hartwerden des Bauches und daraus resultierenden Ängstlichkeiten für vorzeiti-

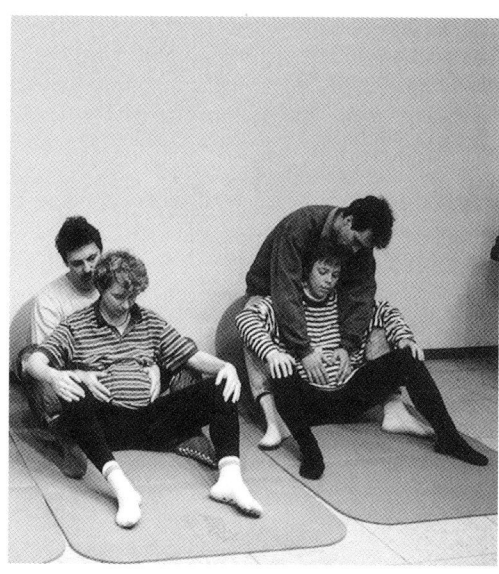

Abb. 5.**21**

gen Geburtsbeginn (s. Kap. 6.2.1) sind haptische Berührungskontakte empfehlenswerte, erprobte Hilfen.

„Durch Haptonomie wird das Kind während der Geburt begleitet und geführt. So erfährt es eine dauerhafte Bestätigung durch seine Mutter und ist auf seinem Weg durch den „Geburtskanal" nicht allein gelassen. Diese elterliche Begleitung sollte das Kind ein Leben lang durch seine Eltern erfahren dürfen!" (G. Eldering)

6   Schwangerschaftsbeschwerden und -probleme

Einführung

Die psycho-physische Balance einer Schwangeren hat Auswirkungen auf den Verlauf ihrer Schwangerschaft. In der Geburtsvorbereitung Methode Menne-Heller werden Schwangerschaftsbeschwerden ebenso wie in der zweiten Schwangerschaftshälfte auftretende Probleme und Besonderheiten aufmerksam beachtet, beratend begleitet und, soweit im Kompetenzbereich liegend, auch in Absprache mit der/dem betreuenden Frauenärztin/-arzt behandelt. Wenn Auffälligkeiten festgestellt werden, wird die Schwangere umgehend an ihre Ärztin/Arzt verwiesen.

Durch physiotherapeutische und andere Maßnahmen wird versucht, Schwangerschaftsbeschwerden zu lindern oder gar zu beheben, Probleme, wie z. B. Beckenendlage, günstig zu beeinflussen, das Wohlbefinden während der Schwangerschaft zu verbessern und damit gute Voraussetzungen für die körperlichen Anforderungen beim Gebären zu schaffen. Aus langjähriger Erfahrung weiß ich, daß ein ungünstiger und beschwerlicher Schwangerschaftsverlauf zu einem Motivationsverlust für die Geburtsarbeit führt.

Die Schwerpunkte für nachfolgend dargestellte Schwangerschaftsbeschwerden und -probleme sind aus der Sicht meiner langjährigen Arbeit aufgezeigt.

6.1   Schwangerschaftsbeschwerden

6.1.1   Kreuzschmerz, Ischias-, Steiß- und Symphysenbeschwerden

Als einer der ersten beobachtete Hippokrates (460–370 v. Chr.) bei schwangeren Frauen Schmerzen in der Beckenregion. Bis heute beschäftigt dieser Schmerz mit seinen Begleitsymptomen peripartal vor allem Mediziner, Manualtherapeuten sowie Physiotherapeuten. Für dieses Schmerzgeschehen am knöchernen Beckenring rund um die Geburt ist m. E. die international gültige Bezeichnung zutreffend: Peri partum pelvic pain (pppp). Die Schwangeren, auch post partum die Wöchnerinnen, lokalisieren „ihre Kreuzschmerzen"

- im Lumbosakralbereich,
- ein- oder beidseitig in der Region der Iliosakralgelenke,
- an der Symphysis pubica (Schambeinfuge).

Die Beschwerden und Schmerzen treten also im Bereich der unteren Wirbelsäule und im Beckenring auf. Für die Stabilität des Beckenringes ist neben der knöchernen Unversehrtheit ein intakter Halt durch die dorsalen und ventralen Zuggurtungen der Ligamenta sowie der kaudale Halt durch den Beckenboden von entscheidender Bedeutung.

Ein wesentliches Merkmal für einen instabilen Beckenring ist, daß der Kraftfluß von der Lendenwirbelsäule auf die Hüftgelenke unterbrochen ist. Ursache dafür sind Veränderungen an den Gelenken des Beckenringes:

- an einem oder beiden Iliosakralgelenken,
- an der Symphysenfuge,
- an den unteren Lendenwirbeln und am Kreuz- und Steißbein.

Die Bewegungen in den Iliosakralgelenken, d. h. zwischen Kreuzbein und Darmbein, sind in der Regel von sehr geringem Ausmaß und variieren von Mensch zu Mensch. Für die Statik des Rumpfes und für die Beweglichkeit der unteren Extremitäten spielen die Iliosakralgelenke eine wichtige Rolle, was jeder nachempfinden kann, dem es schon einmal „ins Kreuz gefahren" ist.

Während der Schwangerschaft wird die Beweglichkeit in den Iliosakralgelenken größer, wofür hormonelle Faktoren verantwortlich zu sein scheinen. Mit dieser Vergrößerung der Beweglichkeit der Iliosakralgelenke wird aber auch ihre Störanfälligkeit verstärkt, was zur Fehlfunktion bis hin zum Blockieren eines Iliosakralgelenks führen kann.

Die meisten Schwangeren haben im letzten Trimenon, bedingt durch das zunehmende ventrale Gewicht, Beschwerden bis hin zu Schmerzen im Kreuz oder am Ischias, hervorgerufen durch Veränderungen der Statik an Becken und

Wirbelsäule. Diese Beschwerden können ein- oder beidseitig auftreten und in die Leisten, in eine oder beide Gesäßhälften, in den dorsolateralen Oberschenkel, auch bis in das proximale tibio-fibulare Gelenk (unter dem Knie) ausstrahlen. Die Beinadduktoren der jeweils betroffenen Seite sind hyperton (palpierbar).

Kreuzschmerzen

Kreuzschmerzen, deren Ursache o. g. statische Veränderungen sind, können in der Geburtsvorbereitung meist erfolgreich therapiert werden, vorausgesetzt, das Iliosakralgelenk ist *nicht* blockiert.

Maßnahmen dazu sind:
– die „Uhr" und alle in Kap. 5.6.1 beschriebenen Bewegungsangebote,
– alle zum Mobilisieren in Kap. 3.3 aufgezeigten Übungsangebote in verschiedenen Ausgangsstellungen,
– Beckenbewegungen auf dem Pezziball,
– als passive Maßnahme für daheim wird eine **Stufenlagerung** (Abb. 6.1) empfohlen: Dazu werden aus Rückenlage beide Beine auf dem Ball, einem Hocker oder einem Sessel abgelegt. Das Becken wird durch einen Keil erhöht, die Breitseite des Keils schließt auf Höhe der Gesäßfalten ab. Während der Stufenlagerung kann der Partner jeweils eine Seite der Beinadduktoren am inneren Oberschenkel von proximal nach distal (Richtung Knie) ausstreichen (s. Kap. 3.3).

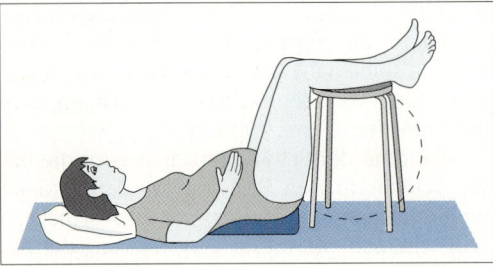

Abb. 6.1   Stufenlagerung auf Hocker oder Ball; Becken durch Keil erhöht.

Blockierung eines Iliosakralgelenkes

Die Blockierung der Beweglichkeit zwischen Kreuz- und Darmbein während der Schwangerschaft ist für die Betroffene sehr schmerzhaft.

Die Blockierungen können sich unterschiedlich darstellen:

– als *Upslip,* wenn sich das Ileum nach kranial gegen das Sakrum verschiebt,
– als *Downslip,* wenn sich das Ileum nach kaudal gegen das Sakrum verschiebt,
– als weitere Fehlstellungen, wie *Inflare-* bzw. *Outflare-*Bewegungen, das sind Nutationen des Sakrums nach innen bzw. nach außen.

Diese unterschiedlichen Fehlstellungs-Blockierungen entstehen meist erst in der zweiten Schwangerschaftshälfte. Ausgelöst werden sie durch ruckhafte, unkontrollierte Bewegungen der Schwangeren, z. B. beim Ausrutschen oder bei einem Sturz. Auch beim geraden Hochkommen aus der Rückenlage ohne Unterstützung kann ein Iliosakralgelenk blockieren. Das passiert z. B. auf dem gynäkologischen Stuhl, weil hier beim Hochkommen keine Möglichkeit zum Abstützen durch die Arme bzw. für ein seitliches Abrollen besteht.

In der Geburtsvorbereitung sprechen die betroffenen Schwangeren solche Kreuzbeschwerden an und erhoffen sich dringend Hilfe durch entsprechende Übungen.

Ein *Vorlauftest* beider Iliosakralgelenke (beschrieben im nachfolgenden Fallbeispiel) sollte zunächst abklären, ob ein Iliosakralgelenk blockiert. In diesem Fall muß physiotherapeutische Behandlung (manuelle Therapie) empfohlen werden, weil die Schwangere diesen Blockierungsschmerz allein mit Übungen nicht in den Griff bekommt.

Fallbeispiel:
Eine Erstgebärende, 34. SSW, kommt in die Geburtsvorbereitungsstunde mit dem Arztbefund „Mein Kind liegt falsch herum, Sie sollen mir etwas zeigen, damit es sich dreht." Meine „Tönnchenstellung als Wendungsversuch" (s. Kap. 6.2.5) wurde mit ihr besprochen, die Kniepolsterhöhe ausprobiert und die Stellung als Hausaufgabe angeraten. In der darauffolgenden Woche klagte die Frau über unerträgliche Kreuz- und Ischiasschmerzen bei dieser „Tönnchenstellung". Das war eine neue Erfahrung! Der Vorlauftest (Abb. 6.**2a** u. **b**) zur ISG-Prüfung im Stand (Sitz bei einer Schwangeren in der 35. SSW ungeeignet!), bei dem meine beiden Daumen an den kaudalen Iliosakralgelenken der Schwangeren liegen, ergab beim langsamen Vorbeugen des Oberkörpers eine Seitendifferenz zwischen beiden Rautengrübchen von etwa 10 cm. In

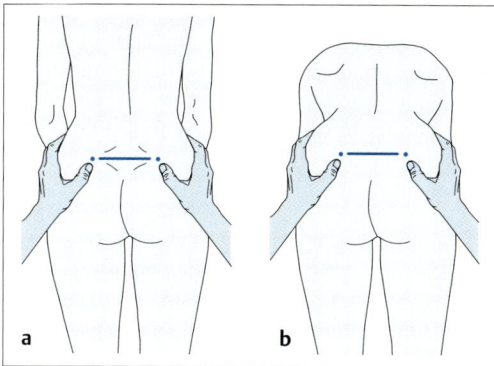

Abb. 6.2**a** u. **b** **a** Parallelstehende ISG-Rautengrübchen, **b** auch im Vorlauftest.

Seitlage palpierte ich den M. piriformis auf Schmerzhaftigkeit und Strukturveränderung und versuchte am Fascienpunkt physiotherapeutisch zu lösen. Die Frau hatte dadurch etwas Erleichterung, die „Tönnchenstellung" war aber nicht über längere Zeit durchführbar. Eine Physiotherapie-Kollegin, die die Schwangere auf Verordnung des von mir informierten Arztes mit Kraniosakral-Technik (manuelle Therapie) regelmäßig bis in die 39. SSW behandelte, konnte fast parallelstehende Iliosakralgelenk-Rautengrübchen (über den Spinae iliacae posteriores superiores = SIPS) erreichen. Die Schmerzen waren danach geringer, die „Tönnchenstellung" konnte problemlos eingenommen werden. Aber das Kind hatte inzwischen ein Gewicht von knapp 4000 g und blieb in Beckenendlage. Die Frau brachte ihr Kind per Kaiserschnitt zur Welt, den sie jetzt aber besser akzeptieren konnte, weil ihr durch die Erfahrungen über ihren starken Ischias-/Kreuzschmerz bewußt geworden war, daß ihr Kind sich bei diesem zunächst „schiefstehenden" Becken und gegen Ende der Schwangerschaft durch das Gewicht nicht mehr drehen konnte.

Die Konsequenz sollte für alle Geburtsvorbereiterinnen und Ärzte in der Praxis sein: Bei Schmerzangabe in Kreuz-/Ischias-Bereich (Iliosakralgelenke) im letzten Trimenon die Iliosakralgelenk-Rautengrübchen im Seitenvergleich palpieren, Vorlauftest durchführen und bei positivem Befund die Physiotherapie einschalten.

Ischias-Beschwerden und Kreuzschmerzen

Ein iliosakraler Bewegungsverlust (z.B. Blockierung) führt über die Ligg. iliolumbalia zu einer Dysfunktion im Bereich L4 – L5 – S1 der Wirbelsäule, welche die Schwangere als Ischiasbeschwerden spürt.

Der M. piriformis (vgl. Kap. 1.3.1) steht zum unteren Anteil des Kreuzbeines durch seinen Ursprung in enger Beziehung. Eine mangelnde Elastizität des M. piriformis (in seiner Extensionskomponente) bewirkt über den Trochanter (seinen Ansatz) und das Hüftgelenk ebenfalls Beschwerden im Iliosakralgelenk. Deshalb findet man häufig bei Schwangeren, die unter Ischias- oder Kreuzbeschwerden leiden, beim Palpieren einen verspannten M. piriformis. Das Dehnen dieses verspannten Muskels bringt meist Erleichterung.

Behandlungsvorschläge:
- Eine Übung zur Piriformisdehnung ist in Kap. 3.3 beschrieben.
- Physiotherapeuten können, während die Schwangere in Seitlage liegt, den M. piriformis quer zum Faserverlauf auf Schmerzhaftigkeit und Strukturveränderungen palpieren. Anschließend soll mit der Mittelphalanx der gebeugten Finger (nicht Faust benutzen!) der Fascienpunkt mit leichtem Druck eine kurze Zeitspanne gehalten werden. Bereits nach der ersten Behandlung verspürt die Schwangere Erleichterung.
- „Ischiasübung" (für die Geburtsvorbereitung und das Üben daheim):
  Ausgangsstellung: Seitlage, zwischen beiden gebeugten Beinen liegt ein Luftballon, der die Bewegung erleichtert. Alternativ kann auch ein Kissen verwendet werden. Die obere Hand der Schwangeren liegt flächig auf ihrem Kreuzbein in Höhe der Iliosakralgelenke.
  Ausführung (Abb. 6.3):
  - Der obere Oberschenkel bewegt sich parallel zum unteren Oberschenkel sehr langsam aus der Hüfte heraus. Dabei soll das obere Knie das untere Knie überholen, bis es sich ein Stück vor dem untenliegenden Oberschenkel befindet.
  - Die Hand am Kreuz spürt die Dehnung für das Iliosakralgelenk.
  - Der obere Oberschenkel bewegt sich in gleicher Weise wieder zurück, bis beide Oberschenkel wieder übereinander liegen. Einige Male wiederholen, dann Seitenwechsel.

Beispiel: Bei schmerzhaft blockiertem rechtem Iliosakralgelenk zunächst linke Seitlage

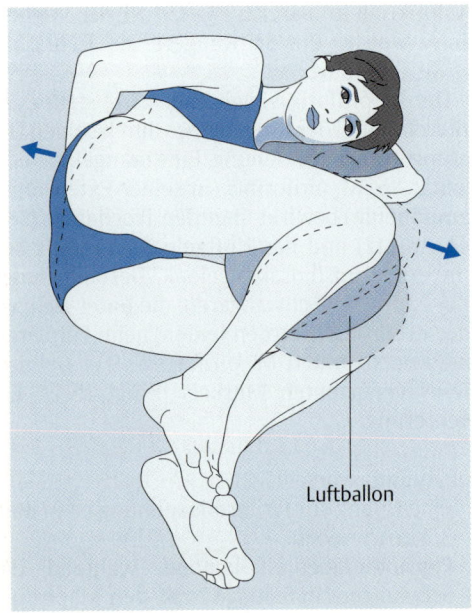

Abb. 6.**3**   Ischias-Übung mit Luftballon.

einnehmen, um mit leichterem Bewegen für die betroffene Seite zu beginnen, da bei der Bewegung das untere Iliosakralgelenk arbeitet und das obere mitgenommen wird. Danach Wechsel in die rechte Seitlage, um das betroffene Iliosakralgelenk zu therapieren.
Die Schwangere kann diese „Ischiasübung" daheim bedarfsweise wiederholen.

Steißbeinbeschwerden

Kreuz- und Steißbein sind mit einer Knorpelfuge (Bandscheibe) verbunden und werden durch Ligamenta vorn, hinten und seitlich verfestigt.

Zwischen Kreuz- und Steißbein können kleine Extensions- und Flexionsbewegungen stattfinden. Die Steißbeinbewegung nach dorsal bedeutet Raumgewinn im Beckenausgang bei der Geburt (vgl. Kap. 1.2.2 Nutationsbewegung des Steißbeins).

Ursachen, wie
– ein Sturz auf das Steißbein, der weit zurückliegen kann, aber eine Steißbeinläsion bewirkte,
– eine Vorschädigung des Steißbeines bei einer vorangegangenen schweren Geburt

verursachen in der Schwangerschaft Sitzbeschwerden und Schmerzen am Steißbein. Die häufigste Schädigung erfolgt durch eine Verlagerung des Steißbeins nach vorn. Das Steißbein kann bereits in dieser Stellung fixiert sein und verkleinert dadurch in der sagittalen Ebene den Beckenausgang.

Osteopathen weisen darauf hin, daß bei einer Schädigung des Steißbeins die urogenitalen Funktionen gestört werden, also Steißbeinläsionen über die Geburt hinaus Probleme darstellen.

Bei Steißbeinbeschwerden in der Schwangerschaft wird den Frauen empfohlen, mit Kraniosakral-Technik (Osteopathie) zusätzlich zur Geburtsvorbereitung das Steißbein behandeln zu lassen. Sitzbeschwerden müssen über Sitzhilfen (Ball, Kissen) gelöst werden. Post partum sollte dieses Problem einer Steißbeinläsion/-verlagerung grundsätzlich behandelt werden.

Symphysenschmerz

Beide Schambeine sind auf der Vorderseite des knöchernen Beckens über die Schambeinfuge (Symphysis pubica) verbunden. Diese Knorpelfuge (Synchondrose) erlaubt nur wenig Beweglichkeit. Die mechanische Belastung der Symphyse läßt Zug beim Stehen, Druck im Liegen und beim Gehen gewisse Abscherbewegungen zu.

Unter Östrogeneinfluß, also hormonell bedingt, lockert sich die Schambeinfuge in der Schwangerschaft auf, verbreitert sich minimal und wird beweglicher. Wird bei einer Geburt in Rückenlage eine maximale Abduktion der Beine im Hüftgelenk erzwungen, kann das eine Symphysendiastase (Auseinanderweichen der beiden Schambeine) provozieren. In seltenen Fällen kommt es zur Symphysenruptur. Jede derartige Symphysenfugenüberdehnung bedeutet, daß gleichzeitig der Flächenkontakt der Iliosakralgelenke verändert oder aufgehoben wird. Als Folgeerscheinung haben post partum diese Frauen nicht nur Symphysenschmerz, sondern auch starken Kreuzschmerz, der bis in die Oberschenkel ausstrahlt. Diese Schmerzen verändern das Gangbild (Watschelgang) bis zur Gehunfähigkeit. Eine Symphysenschädigung während der Geburt stellt ein ernstes Problem im Wochenbett dar und muß mit Physiotherapie/Manueller Therapie behandelt werden.

Schwangere, besonders Mehrgebärende, bringen oft eine Vorschädigung der Symphyse von vorangegangenen Geburten mit, die dann im letzten Trimenon Beschwerden oder Schmerzen beim Gehen, beim Treppensteigen, in Ausgangsstellungen mit Abduktion im Hüftgelenk z.B. Schneidersitz, sowie bei gewissen Alltagsverrichtungen bereiten. Die Symphyse ist druckempfindlich, auch hier ist das Gangbild „watschelnd", mit jedem Schritt knickt das Bein aus der Hüfte nach außen weg, ein Hinweis auf eine Schwäche der Hüftabduktoren.

Bei Beschwerden oder Schmerz an der Symphyse werden in der Geburtsvorbereitung folgende therapeutische Maßnahmen angeboten: Zuerst wird im Stehen über den rechten/linken *Einbeinstand,* der eine Abscherbewegung der Schambeine provoziert, geprüft, ob der angegebene Schmerz von der Symphyse kommt. Zur Sicherheit werden der Schwangeren die Hände zum Halten gereicht. Kann der Einbeinstand nicht gehalten werden, ist die Symphyse das schmerzauslösende Problem. Therapeutische Hilfe erfolgt durch isometrisches Anspannen (als statische Muskelarbeit) der Hüftabduktoren gegen Widerstand in Abduktion im Hüftgelenk.

Bei Symphysenbeschwerden in der Schwangerschaft ist die folgende Übung in der Regel ausreichend:

Ausgangsstellung der Schwangeren: Hüftgelenkbreites Stehen, Knie in 0-Stellung (keine Überstreckung, keine Beugung im Knie). Kniescheiben zeigen nach vorn. Die Arme können in Tischhöhe abgestützt werden.

➡ **Hinweis:** Am lateralen/distalen Oberschenkel, oberhalb des äußeren Knies, liegt die flache Hand der Kursleiterin oder des Partners und gibt den Widerstand.

Ausführung: Gegen leichten bis mittelstarken Widerstand der Hand drückt die Schwangere den Oberschenkel nach außen, es soll keine Bewegung zugelassen werden. 2–3mal üben, dann auf der Gegenseite die Vorgehensweise wiederholen.

Die Schwangere hat sofort spürbare Erleichterung, oft sind die Beschwerden sogar behoben. Unter Mithilfe des Partners kann sie sich von jetzt an bedarfsweise selbst helfen.

Bei massiven Gehbeschwerden und Schmerzen im Beckenring, die mit der o.g. Übung nicht zu beheben sind, wird den betroffenen Schwangeren ein Beckengürtel verordnet, den die meisten dann gar nicht oder widerwillig anlegen, weil er drückt. Auch ein Tape-(Klebe-)Verband

wird von den Schwangeren abgelehnt. Dieses Problem löse ich seit Jahren anders: Eine feste Baumwollwindel oder ein großes festes Tuch (z.B. Tragetuch, Schultertuch) wird mehr als handbreit zusammengefaltet. Von der Symphysenmitte wird das Tuch über beide Trochanterpunkte, die mit Druckpelotten (es genügt je eine zusammengefaltete Wollsocke) verstärkt werden, nach dorsal über beide Iliosakralgelenke geführt und am Rücken in Taillenhöhe möglichst straff verknotet (Abb. 6.**4**). Der Bauch bleibt frei. Der Partner wird anfangs von mir eingewiesen und legt seiner Partnerin dann täglich das komprimierende Tuch neu an. Eine weite Bluse verbirgt die Knotung und die „ausladenden" Trochanterpunkte. Zusätzlich werden die Abduktoren gekräftigt, wie oben beschrieben. Dieser haltgebende Tuch-Verband wird von den betroffenen Schwangeren klaglos akzeptiert, können sie doch fast ohne Beschwerden stehen und gehen.

➡ **Hinweis:** Für die bevorstehende Geburt muß eine Schwangere mit massiven Symphysenschmerzen schon vor der Geburt mit der Geburtsleitung absprechen, daß sie keinesfalls in der klassischen Preßstellung entbunden werden will. Diese Frauen sollten auf dem Gebärhocker oder im Knie-Ellenbogen-Vierfüßler gebären können.

In den letzten Wochen vor dem Termin kann sich das Kind mit seinem Kopf asymmetrisch auf

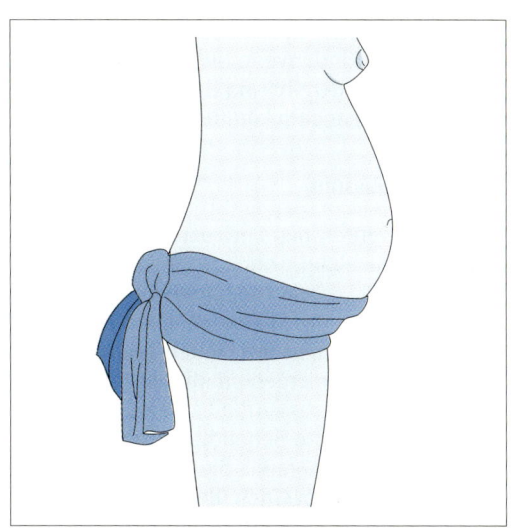

Abb. 6.**4** Kompression mit Tuch.

einen Schambeinast plazieren. Auch das löst Symphysenschmerzen durch eine mechanische Abscherbewegung aus. Eine einfache Abhilfe: Die Schwangere nimmt die „Tönnchenstellung" ein, die Kursleiterin (Partner) begleitet haptisch (s. Kap. 5.6.2) mit den Händen das Kind vom einseitig belasteten Schambeinast weg, die Schwangere atmet dabei „rumdum zum Kind".

Während der Geburt

Besonders für den Geburtsvorgang haben die kleinen Beweglichkeiten innerhalb des Beckenringes als Raumgewinn beim Durchtritt des kindlichen Kopfes durch das Becken große Bedeutung. Dabei handelt es sich um:

– die Nutation des Steißbeines nach dorsal (s. Kap. 1.2.2),
– die kleine Beweglichkeit der Schambeinfuge (Symphysis pubica),
– die vergrößerte Beweglichkeit zwischen Kreuz und Darmbeinen (Iliosakralgelenke).

Manualtherapeuten führen gewisse protrahierte Geburtsverläufe, insbesondere, wenn der Muttermund sich eröffnet, aber der kindliche Kopf nicht tiefer nach unten rutscht, auf Störungen der Beweglichkeit in den Iliosakralgelenken zurück (vgl. Blockierung der Iliosakralgelenke). In der geburtshilflichen Praxis wurden diese Blockierungen in Zusammenarbeit mit Hebammen erfolgreich mit entsprechender manueller Behandlungstechnik gelöst und der Geburtsablauf positiv beeinflußt.
    Es wäre sicher zum Nutzen und Wohl von Mutter und Kind, wenn jede Geburtsleitung Blockierungen der Iliosakralgelenke diagnostizieren und behandeln könnte.

Zusammenfassung

Die Beschwerden des Peri partum pelvic pain (pppp) können häufig noch als postpartale Schädigungen des knöchernen/gelenkigen Beckenringes weit über das Spätwochenbett hinaus insistieren. Sie nehmen den Frauen, bedingt durch permanente Schmerzen in dieser Region, Lebensqualität.
    Eine qualifizierte Behandlung durch Physiotherapie/Manualtherapie, die die komplexe Abhängigkeit der einzelnen Beckenringelemente zueinander berücksichtigt und entsprechend therapiert, ist Prävention für spätere Lebensabschnitte.

Bekommt der Beckenring seine mechanische Festigkeit nicht zurück, wirkt sich das auf die Statik der Frau aus. So erklären sich die permanenten suspekten „Kreuzschmerzen" vieler Frauen, die sich erinnern, diese seit der Geburt der Kinder zu haben.

6.1.2   Varizen

Primäre Varizen – Varikosis – oberflächliche Thrombophlebitis

Primäre Varizen sind örtliche Venenerweiterungen der oberflächlichen Beinvenen. Nicht jede sichtbare Vene ist eine Varize und nicht jede Varize ist behandlungsbedürftig (H. Ehrenberg). Bevorzugt lokalisieren sich Varizen im Gebiet der Vena saphena magna am Ober- und Unterschenkel (Abb. 6.**5a** u. **b**).
    Varikosis ist eine ausgedehnte Krampfaderbildung und die häufigste Venenveränderung in der Schwangerschaft: 30 % der Erstgebärenden und 60 % der Mehrgebärenden haben im Verlauf

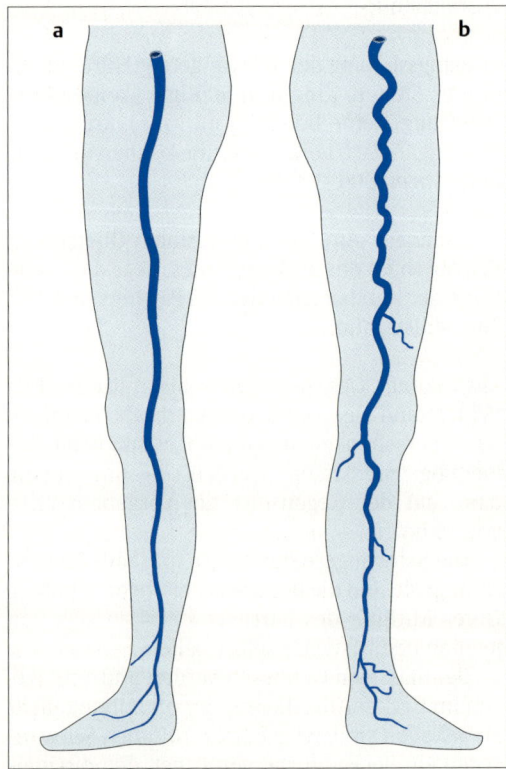

Abb. 6.**5a** u. **b**   Vena cava magna **a** Vene normal, **b** mit starker Varikosis.

der Schwangerschaft variköse Veränderungen, 70 % bereits im ersten Trimenon.

Varizen und Varikosis haben bei Schwangeren zunächst nur kosmetische Bedeutung. Die **Ursachen** für das Auftreten neuer oder das Verschlimmern bereits vorhandener Varizen während der Schwangerschaft sind:

- hormonell ausgelöste Strukturveränderungen der Venenwände,
- Tonusverlust der Venenwände,
- konstitutionelle Bindegewebsschwäche, die die Schwäche der Venenwände und Venenklappen in der Schwangerschaft verstärkt,
- Adipositas, Ernährungsfehler, Rauchen,
- langes Stehen,
- die zusätzliche Kompression der Bein- und Beckenvenen durch das wachsende, schwere Gewicht von Kind und Gebärmutter behindert den Rückfluß und verstärkt so die Ödemneigung (s. Ödeme),
- bei zunehmender Venenklappeninsuffizienz, z. B. durch fehlende Wadenpumpe, verstärkt sich der Blutstau in den Beinen.

Beschwerden: Die Schwangeren klagen über „schwere Beine", Spannungsgefühl in den Beinen, welches sich bei langem Stehen und Sitzen sowie in der warmen Jahreszeit und bei Witterungswechsel verstärkt.

Aus Varizen bzw. einer Varikosis kann sich aber z. B. unter Einwirkung lokaler Traumen oder Infektion eine *oberflächliche Thrombophlebitis* entwickeln (s. Thrombosedruckpunkte, Kap. 3.5).

Die **Symptome** dafür sind:
- Rötung,
- örtliche Wärme und Schmerzen sowie
- Druckschmerz.

Die **Therapie** bei Varizen, Varikosis, Ödemneigung und bei der oberflächlichen Thrombophlebitis ist die Thrombose- und Embolieprophylaxe, die als Entstauungstherapie in Kap. 4.5 mit ihren aktiven und passiven Maßnahmen aufgezeigt ist.

Verhaltenshinweise für Schwangere werden an dieser Stelle nochmals aufgezeigt, weil auf die präventive Bedeutung zum Vermeiden einer Thrombose/Embolie, die für Schwangere und Wöchnerinnen ein massives Problem darstellen, immer wieder hingewiesen werden muß! So sollten Schwangere, besonders diejenigen mit

vorgeschädigten Venen, langes Stehen vermeiden, unbedingt eine Stützstrumpfhose (Stützstrümpfe) tragen, die Beine oft hochlegen, die Wadenpumpe aktivieren, z. B. viel Gehen und eine gute Abrollphase beachten, sowie ihre Ernährung und Lebensweise (Rauchen!) überprüfen und ggf. verändern. Zur lokalen Behandlung einer Venenentzündung empfehle ich den betroffenen Schwangeren kühlende Quarkumschläge und das Auflegen eines eisgekühlten Kirschkernsäckchens.

Ein Problem sind die tiefen Bein- und Beckenvenenthrombosen. Das Risiko dazu ist bei Schwangeren und Wöchnerinnen gegenüber Nichtschwangeren um das 5–6fache höher. Es verstärkt sich noch bei älteren Schwangeren und bei Mehrgebärenden, weil diese häufiger eine Varikosis haben als junge Frauen und Erstgebärende. Die Thrombose- und Embolierate prä- und postpartal liegt heute bei 0,1 %, der mütterliche Tod durch Embolie steht als Todesursache an erster Stelle (Hillemanns u. Prömpler 1995). Risikofaktoren sind:

- hohe Kaiserschnittrate,
- ernährungsbedingtes Übergewicht,
- hohes Gebäralter berufstätiger Frauen und auch
- die Ruhigstellung der Risikoschwangeren, z. B. bei Frühgeburtsbestrebungen.

Bei der Entstehung einer Thrombose (tiefe Beinvenenthrombose) sind ursächlich drei Faktoren der sog. *Virchow-Trias* zu nennen:

1. Gefäßwandschädigung,
2. Verlangsamung der Strömungsgeschwindigkeit des Blutes,
3. erhöhte Gerinnungsneigung des Blutes.

Ich rate dringend, daß Schwangere mit einer beginnenden oder gar bestehenden Thrombophlebitis (Venenentzündung) ärztlichen Rat einholen. Es kann sich immer eine tiefe Bein- oder/ und Beckenvenenthrombose entwickeln, d.h. ein Thrombus an einer entzündeten Gefäßwand entstehen. In jedem Fall ist eine ärztliche/medikamentöse Betreuung nötig, um die Entstehung einer Embolie zu verhindern, bei der sich der Thrombus aus den Venen löst und über das rechte Herz in die Lungen gelangen kann.

Eine sinnvolle Prophylaxe zur Verhinderung einer Becken-/Beinvenenthrombose sind Thema der Geburtsvorbereitung. Physiotherapie bei stationärem Aufenthalt einer Schwangeren mit Thrombose muß mit der/dem behandelnden Ärztin/Arzt abgestimmt sein.

Varizen im Vulvabereich

Während der Schwangerschaft wird neben Beckenboden und Damm auch die Vulva im Gewebe aufgelockert. Das geht mit vermehrter Beckendurchblutung und Ödemneigung einher. In der Scheide, an den großen Labien und am Introitus vaginae können sich aus weitgestellten und gestauten Venen Varizen entwickeln, die sich vor allem bei Mehrgebärenden bis bleistiftdick hervorwölben können.

Symptome sind Stau- und Schweregefühl am Beckenboden, Wärme, auch leichte Schmerzen. Angst und Unbehagen der Frau begleiten diese Symptome.

Ratschläge in der Geburtsvorbereitung, um diese Beschwerden zu lindern:

1. Das Becken mit einem Kissen oder Keil unterlagern und die Beine auf einen Ball oder Sessel hochlagern (s. Abb. 6.**1**), um das Staugefühl im unteren Becken und Vulvabereich zu mindern.
2. Bei dieser mehrmals täglich eingenommenen entstauenden Umlagerung zusätzlich ein vorbereitetes eisgekühltes Kirschkernsäckchen auf den Vulvabereich legen.
3. Duschen anstatt Baden
4. Ein Tip für Schwangere, die tagsüber viel stehen müssen, der sich bei Varizen in der Scheide bewährt hat: Damit eine Kompression des Vulvabereiches erreicht wird, kann sich die Schwangere mit etwas Geschicklichkeit helfen, wie in Abb. 6.**6** erläutert ist. Diese Kompression im Vulvabereich ist effektiver als eine Kompressionsstrumpfhose, die im Schritt keinen Gegenhalt gibt. Eine in den Slip eingelegte Vorlage gibt ebenfalls nicht den erforderlichen Halt.

Rückmeldungen der Schwangeren: Diese Kompression der Varizen im Vulvabereich bringt große Erleichterung und ist leicht anzufertigen.

Vorsicht: Keine Damm-Massage, keine Sitzbäder bei Scheidenvarizen.

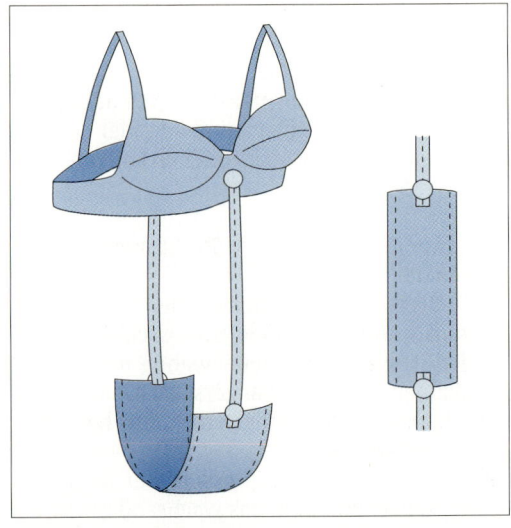

Abb. 6.**6**
1. Ein Leinentuch, z. B. Geschirrtuch, wird zur Größe einer Vorlage zusammengefaltet und anschließend an den vier Seiten vernäht.
2. An der so gewonnenen rechteckigen festen Vorlage wird an den Schmalseiten jeweils ein Wäscheknopf angenäht.
3. Ebenfalls werden am BH mittig vorn und hinten ein Knopf angenäht.
4 Nun werden zwei Lochgummibänder so zurechtgeschnitten, daß diese jeweils über Bauch und Rücken zwischen der Vorlage und dem BH eingeknüpft werden können. Vorn kann das Lochgummiband entsprechend dem Wachstum des Leibes angepaßt werden.
Die Vorlage kann bei Bedürfnis abgeknöpft und sollte über den Slip getragen werden.

6.1.3 Übelkeit und Schwangerschaftserbrechen

Eine mit Schwangerschaftsbeginn häufig auftretende morgendliche Übelkeit mit Erbrechen (Emesis), auch eine Geruchsempfindlichkeit und Abneigung gegen bestimmte Speisen und Düfte, verschwinden in der Regel zwischen der 12.–16. Schwangerschaftswoche. Sie stellt zum Zeitpunkt des Geburtsvorbereitungsbeginnes zwischen der 25./28. Schwangerschaftswoche keine Probleme mehr dar.

Selten jedoch besteht im letzten Trimenon noch morgendliche Übelkeit und eine starke Emesis. Diese, Hyperemesis gravidarum genannt, wird als psychosomatische Störung eingestuft und als ein Hinweis auf eine Konfliktsituation der Schwangeren gesehen, was einer psychosomatisch orientierten ärztlichen Betreuung bedarf.

6.1.4 Sodbrennen

Sehr viele Schwangere klagen über Sodbrennen, welches sich in der zweiten Schwangerschaftshälfte verstärkt. Die **Ursachen** für das Brennen in Speiseröhre und Magen sind:

– zuviel Magensäure,
– durch den steigenden mechanischen Druck des Fundus uteri auf den Magen und durch die hormonabhängige Weiterstellung von Magen und Speiseröhre kommt es besonders beim Liegen zu einem Rückfluß (Reflux) der Magensäure in die Speiseröhre,
– nervöse Anspannung und Ernährungsfehler verstärken das Sodbrennen.

Zunächst muß die Schwangere feststellen
– wann Sodbrennen auftritt, z. B. nach dem Essen.
  Tip: Nur kleine Mahlzeiten, dafür häufiger essen, nach dem Essen nicht flach hinlegen.
– nach welchen Speisen tritt Sodbrennen auf: Bekannt ist, daß Kaffee, Tee, weißer Zucker, Kuchen, Süßspeisen und Zigaretten Sodbrennen auslösen oder verstärken.
  Tip: Diese Speisen und Genußmittel während der Schwangerschaft einfach meiden.

Eine **Soforthilfe** gegen Sodbrennen, vor allem, wenn es während der Geburtsvorbereitung auftritt: Haselnüsse oder Mandeln langsam zerkauen. 1 Eßlöffel trockene Getreideflocken hilft ebenfalls.

6.1.5 Obstipation/Darmträgheit

Ursachen für diese häufig auftretenden Begleiterscheinungen während der Schwangerschaft sind:

– Da unter Einfluß von Progesteron auf die glatte Muskulatur der Tonus an den Wänden von Hohlorganen herabgesetzt wird, verlangsamt sich die Peristaltik, besonders die des Dickdarmes.
– Eine vermehrte Wasserresorption im Darm bewirkt festeren Stuhl, der bei seltener Entleerung Unterleibsbeschwerden hervorruft. Bei der Entleerung des Darmes entstehen durch starkes Mitpressen am Darmausgang Hämorrhoiden, die sich bei der Geburt dann meist noch verstärken.

– Eine einseitige, schlacken- und flüssigkeitsarme Ernährung, auch Bewegungsmangel, z. B. bei sitzender beruflicher Tätigkeit, oder eine hektische, streßreiche Lebensweise, in der nicht einmal eine ruhige Toilettenpause eingeplant ist, ebenso das Einnehmen von Eisenpräparaten begünstigen eine Obstipation.

Aufgabe der Kursleiterin in der Geburtsvorbereitung ist, Tips und Hinweise zu geben, die bei Obstipation und den damit verbundenen Beschwerden helfen, weil medikamentöse Abführmittel nicht zu empfehlen sind:

– ausreichend trinken, z. B. Mineralwasser, ungesüßten Tee,
– ausreichende Bewegung, z. B. allabendlicher, ausgiebiger Spaziergang,
– auf eine möglichst regelmäßige Darmentleerung achten, sich Zeit dazu nehmen,
– versuchen, eine hektische Lebensweise zu verändern,
– auf eine schlackenreiche Ernährung achten, z. B. Vollkornprodukte, Gemüse, Früchte und Beerenobst, auch Trockenpflaumen. Gründlich durchkauen!
– Sind o. g. Tips nicht ausreichend, dann helfen als Quellmittel Weizenkleie oder geschroteter Leinsamen; diese mit viel Flüssigkeit einnehmen, um die Darmperistaltik anzuregen.

6.1.6 Hämorrhoiden

Hämorrhoiden sind perineale Hämatome, die aus Venen unter der Haut stammen und sich zu unterschiedlich großen Knoten erweitern. Man unterscheidet innere und äußere Hämorrhoiden, die sich bei Obstipation und unter der Geburt verstärken können.
  Ursache für deren Entstehen ist eine vermehrte Blutfülle im kleinen Becken und eine venöse Abflußbehinderung, z. B. bei sitzender Tätigkeit.

Beschwerden sind:
– Juckreiz,
– Brennen am Anus, auch
– dumpfer Druck und Schmerz am Enddarm.

Ratschläge in der Geburtsvorbereitung:
– auf weichen Stuhl achten, Pressen vermeiden,
– kühle Sitzbäder mit Eichenrinde (Tannolact),

– unterstützende Entstauungstherapie für Bekken und Beine (s. Kap. 3.5),
– unterstützende reaktivierende und vom Steißbein aktivierende Beckenbodenübungen (s. Kap. 3.6),
– ein altes Hausmittel: Bienenhonig auf eine kleine Mullkompresse auftragen und auf die Hämorrhoide auflegen. Darüber ein extrakleines eisgekühltes Kirschkernsäckchen (anstelle Eiswürfel) in die Analfalte legen. Diese Behandlung mehrmals wiederholen.

6.1.7 Vena-cava-Kompressionssyndrom

In der zweiten Schwangerschaftshälfte kann es durch den Druck des wachsenden Gewichtes von Gebärmutter, Kind, Fruchtwasser, Plazenta und Nabelschnur auf die Beckenvenen und die große Hohlvene (Vena cava inferior) zu einem Schock- oder Vena-cava-Kompressionssyndrom kommen.

Bereits nach kurzzeitiger *Rückenlage* (3–5 Minuten) wird durch den Gewichtsdruck die Vena cava inferior komprimiert und der venöse Rückfluß aus den unteren Extremitäten zum Herzen gestaut. Die Hebamme Th. Schlund formuliert das sehr einleuchtend: „Kein Mensch, der einen Garten sprengen will, legt dabei einen Stein auf den Gartenschlauch. Das ist aber die Situation im letzten Schwangerschaftsdrittel, wenn eine Schwangere auf dem Rücken liegt. Die Sauerstoffversorgung des Kindes steht auf Sparflamme."

Für eine Schwangere kann das beschriebene Geschehen zum Kreislaufkollaps führen, weil das Herzminutenvolumen abfällt. Wird nicht schnelle Abhilfe geschaffen, sind die arterielle Durchblutung und die Sauerstoffversorgung nicht nur für die Mutter, sondern auch für das Kind akut gefährdet.

Abhilfe: Keine Rückenlage im letzten Trimenon in der Geburtsvorbereitung! Den Schwangeren und ihren Partnern dies am Beispiel „Gartenschlauch und Stein" verdeutlichen. Auch sonst im Alltagsverhalten und beim Schlafen die Rükkenlage meiden.

An einem weiteren Beispiel (ebenfalls von Th. Schlund) kann das enorme Gewicht, welches in den letzten Schwangerschaftswochen in Rükkenlage auf die Vena cava inferior, aber auch auf die Bauchaorta drückt, verdeutlicht werden:

Fülle Sandsäcke, dem Gewicht einer schwangeren Gebärmutter entsprechend, d. h. 3000 g für das Kind, 500 g für die Plazenta, 1000 g für Fruchtwasser und Nabelschnur und 1000 g für die Gebärmutter. Diese etwa 5000 g lege in einen Korb und jeder darf in der Geburtsvorbereitung diesen Korb einmal kurz anheben. Das Beispiel beeindruckt: Die Rückenlage wird bei meinen Kursteilnehmerinnen danach gemieden. Auch eine CTG-Ableitung wünschen die Frauen danach nicht mehr in Rückenlage und das bringen sie ggf. auch zum Ausdruck.

→ **Hinweis:** Wenn Schwangere in der Kursstunde berichten, daß es ihnen daheim in Rükkenlage schlecht geht, kalter Schweiß ausbricht, sie unruhig werden, es ihnen übel wird, dann muß ihnen ein Hinweis gegeben werden, als Soforthilfe bei diesen Symptomen die *linke* Seitlage einzunehmen.

Dazu möchte ich aus dem Hebammenlehrbuch zitieren: „Die Einfachheit der Therapie steht in eindrucksvollem Gegensatz zur Schwere des Krankheitsbildes. In Seitlage erholen sich Mutter und Kind sofort."

Auch im *Stehen* kann es zur Kompression der pelvinen Venen und einer damit einhergehenden Tachykardie kommen: Durch den Stau des Blutes in den Beinen ist der Rückfluß zum Herzen gedrosselt, kompensatorisch steigert sich die Herzfrequenz, uterine Kontraktionen (Wehen) können ausgelöst werden.

Abhilfe: Schwangere sollten im letzten Trimenon nicht über längere Zeit „auf dem Fleck" stehen, z. B. bei ausgedehnten Kreißsaalführungen, wo viele Menschen gedrängt bei verbrauchter Luft stehen müssen. In dieser Situation kann beoachtet werden, wie manche Schwangere, wenn kein Stuhl zum Sitzen, keine Wand zum Anlehnen frei ist, mit einer Hand ihren Beckenkamm von dorsal fassen und dann ihr Becken nach ventral schieben. Die so provozierte starke Lendenwirbelsäulen-Extension soll das ganze Schwangeren-Gewicht entlastend für die Bekkenvenen nach vorn verlagern. Das geschieht intuitiv als folgerichtige Selbsthilfe!

Auch im *Schneidersitz* kann es in den letzten Wochen der Schwangerschaft zum venösen Rückstau in den Beinen kommen.

Abhilfe: In der Geburtsvorbereitung wird der Schneidersitz in den letzten Wochen vor der Geburt gegen den seitlich abgestützten Z-Sitz (s. Kap. 3.3) eingetauscht oder Sitzen auf dem Pezziball angeboten.

→ **Allgemeiner Hinweis:** In jedem neubeginnenden Geburtsvorbereitungskurs soll die Kursleiterin nachdrücklich auf das Problem eines Vena-cava-Syndroms hinweisen und Hilfen, die es vermeiden können, anbieten.

6.1.8 Ödeme

Ödeme sind die sichtbaren und tastbaren Schwellungen an Körperteilen, deren Ursache die Ansammlung von Flüssigkeit im Interstitium (Zwischenzellraum) ist. In den letzten Wochen vor dem Termin hat die Mehrzahl der Schwangeren diese interstitiellen Wassereinlagerungen, weil der mechanische Druck des schwangeren Uterus auf die Beckenvenen und die Vena cava inferior zunimmt und damit eine Abflußstörung bewirkt.

Ödeme treten besonders deutlich an den Füßen und Beinen, an den Händen und Fingern und im Gesicht auf. Die Schwangeren klagen über „schwere" Beine, dicke Füße, geschwollene Beine und Hände. Diese Wasserretentionen im Körper der Schwangeren machen etwa die Hälfte der Gewichtszunahme in der Schwangerschaft aus. Bei Fingerdruck in ödematöses Gewebe bleibt auf den Schwellungen eine tast- und sichtbare Eindellung zurück, die sich nur langsam wieder auflöst.

Hilfreiche **Tips** bei Ödemen:
- Entstauungstherapie durch Hochlagern der Beine in Verbindung mit kräftigen Fußtretbewegungen (s. Kap. 3.5), mehrmals täglich üben.
- Streß vermindern, Ruhepausen einlegen.
- Einengende Kleidung vermeiden, z.B. Gummiränder von Slips und an Strümpfen; bequeme Schuhe tragen.
- Jede Schwangere sollte im letzten Trimenon einen leichten Stützstrumpf oder eine -hose tragen.
- Zum unterstützenden Entwässern empfehle ich tägl. 1–2 Tassen Brennessel- oder Zinnkrauttee; getrocknete Aprikosen, Spargel, auch grüne Gurken wirken entwässernd.

→ **Anmerkung:**
- Die gern angeordneten Reistage sind nicht zu empfehlen (Kaliumverlust, siehe Kap. 1.10)
- Salzfreie und salzreduzierte Ernährung ist umstritten (vgl. Info-Broschüre der Arbeitsgemeinschaft Gestose-Frauen e. V., S. Kuse).

Vulvaödem

Ein Vulvaödem entsteht durch Druck des schweren Uterus auf die Beckenvenen. Diese Abflußstörungen im Vulvabereich treten häufiger bei Mehrgebärenden, adipösen Schwangeren, bei Neigung zu Obstipation und zu Hämorrhoiden auf. Symptome sind ein Druck- und Staugefühl im Vulvabereich.

Diesen Schwangeren wird empfohlen, häufig tagsüber die „Tönnchenstellung" (Knie-Ellenbogen-Stellung) einzunehmen und „rundum" zum Kind zu atmen. Das Auflegen eines eisgekühlten Kirschkernsäckchens schafft ebenfalls Erleichterung. Stützstrümpfe oder -strumpfhose sollten getragen werden.

Karpaltunnelsyndrom in der Schwangerschaft

Auslöser dieser schmerzhaften Erscheinung die mit „Pelzigwerden" der Hände (Parästhesie) und Finger einhergeht, ein- und beidseitig auftreten kann, sind Ödeme in der Hand. Die Wassereinlagerungen lösen eine mechanische Kompression des N. medianus im Karpaltunnel aus. Der Schmerz kann von der Hohlhand, den Handwurzeln bis in die Arme ausstrahlen.

Als Behandlung empfehle ich eine „Pumpübung" mit Händen und Armen, bei der zur beugenden und streckenden Pumpbewegung jeweils laut „eins-zwei-drei-vier" gezählt wird, damit der Atem nicht angehalten wird. Ausgangsstellung kann Sitzen oder Stehen sein. Es wird einseitig geübt: Der Arm, die Hand und die Finger werden deckenwärts gestreckt. In der Reihenfolge Faustschluß – Handgelenksbeugung – Ellenbogengelenksbeugung wird die Faust zur Schulter bewegt, in umgekehrter Reihenfolge werden der Arm und die Hand wieder zur Decke gestreckt (Armpattern). Diese Pumpbewegungen sind für jeden Arm mindestens 10–15mal zu wiederholen. Die Schmerzen in den Händen lassen nach, verschwinden nach der Geburt von selbst wieder. (Häufig wird die Kompression der Halswirbelsäule in der Schwangerschaft für diese Schmerzen und Mißempfindungen in den Händen als Ursache genannt, meiner

Erfahrung nach ist die Ursache das Karpaltun-nelsyndrom.)

6.1.9   Lacome-Syndrom

Zahlreiche Schwangere klagen in der Schwan-gerschaft über Schmerzen unklarer Genese im Bauch- und Beckenbereich. Nach Ausschluß von Schwangerschaftspathologie, z.B. vorzeitige Wehentätigkeit, drohende Zervixinsuffizienz, Harnwegsinfekt oder Nierenerkrankung, kann dieses als Lacome-Syndrom bezeichnete Be-schwerdebild mit Akupunktur behandelt wer-den (vgl. Kap. 1.12).

6.1.10   Schmerzhafte Dehnspannung am Brustkorbrand mit Beschwerden beim Durchatmen in der Spätschwangerschaft

Das Wachsen des Kindes und das damit verbun-dene Höhertreten des Fundus uteri bis zu den Rippenbögen in der 36. SSW, ebenso das Absen-ken des Uterus nach ventral kann, bedingt durch den Gewebswiderstand von Haut und Bindege-webe, zu brennenden Schmerzen entlang des Rippenrandes führen. Erstgebärende klagen häufig über dieses Symptom, welches von ei-nem „Nicht-Durchatmen-Können" begleitet ist.

Um diesen durch Dehnung entstandenen Ge-webswiderstand über den Ansätzen des Pars sternalis und Pars lateralis des Diaphragma pul-monale abzubauen, behandle ich zur „örtlichen Wirkung" mit einem Hilfsgriff, dem *Packegriff* aus der Lösungstherapie (nach Schaarschuch-Haase). Packegriffe beinhalten das Greifen und Ziehen einer Hautfalte (nicht kneifen!) ohne Ausnutzung eines Schwerkrafteffektes. Gegrif-fen wird die Haut, auch das Unterhautfettgewe-be (Abb. 6.7), soweit es das Gewebe und die Schmerzempfindlichkeit der Schwangeren zu-lassen. Die Behandlung beginnt am lateralen Brustkorbrand. Behandelt wird auf nackter Haut, der Griff „schleicht sich" ins Gewebe ein, wird zwischen 10–20 Sekunden über einige Atemphasen der Schwangeren hinweg gehalten (nicht Luft anhalten!), danach wird der Packe-griff sehr langsam wieder gelockert und schließ-lich losgelassen, die behandelte Stelle mit der flachen Hand nachgestrichen. Danach wird der Packegriff auf der gleichen Seite des Brustkorb-

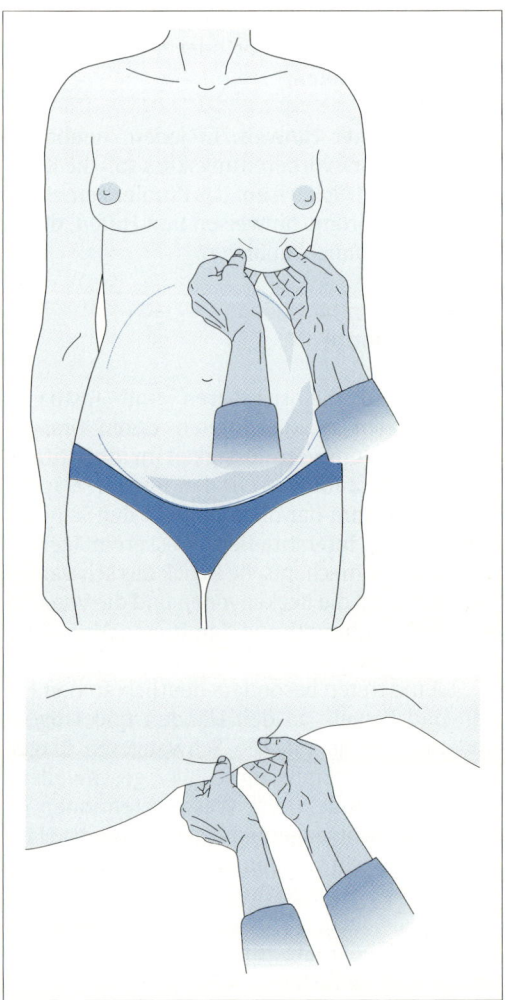

Abb. 6.**7**   Packegriff-Technik:
Weich und flächig zufassen, mit Daumen und Daumen-ballen auf der einen Seite, mit flächig greifenden 4 Fin-gern der anderen Handseite den Packegriff ansetzen.

randes wiederholt, jedoch etwas nach medial/ventral versetzt. Die Schwangere soll im Seiten-vergleich nachspüren, bevor der andere Brust-korbrand ebenso mit zwei Packegriffen behan-delt wird.

Vor Behandlungsbeginn muß die Schwange-re informiert werden, daß Packegriffe momen-tan schmerzhaft sind, dieser Schmerz aber schnell nachläßt. Während der Packegriffe soll die Schwangere zu ihrem Kind atmen.

Bereits während der Griffe spürt sie Erleich-terung und kann nach Beenden der Behandlung wieder gut durchatmen, der brennende örtliche

Schmerz ist meist nicht mehr vorhanden. Da es sich nur um 4 Packegriffe handelt, kann die Schwangere dabei stehen. Auch in Seitlage wäre diese Behandlung möglich, wobei dann zunächst der obenliegende Brustkorbrand behandelt wird.

Als Hausaufgabe wird dann, falls noch oder wieder erforderlich, eine Selbstbehandlung empfohlen, auch da genügen je zwei Packegriffe am rechten und linken Brustkorbrand. Die Schwangere ist durch die Behandlung motiviert, sich selbst zu helfen.

→ **Hinweis:** Der Zeitaufwand für diese Einzelbehandlung ist gering, die wohltuende Wirkung für die Schwangere rechtfertigt diese Maßnahme.

6.2 Schwangerschaftsprobleme

6.2.1 Vorzeitige Wehen: Hartwerden des Bauches und Frühgeburtsbestrebungen

Hartwerden des Bauches

Aktivitäten des Uterus machen sich bereits ab den ersten Schwangerschaftwochen (SSW) bemerkbar, man spricht von einer *Arbeitshypertrophie der Gebärmutter*. Im weiteren Schwangerschaftsverlauf treten kleine, unregelmäßige Wehen oft in kurzen oder längeren Abständen auf, sie werden *Alvarez-Wellen* genannt. Ab der 2. Schwangerschaftshälfte, besonders nach der 30./32. SSW spürt die Schwangere sog. *Vor-* oder *Senkwehen* in unterschiedlichem Abstand, ihr Bauch wird hart. Es ist die *Geburtsvorbereitung der Gebärmutter:* Sie übt. Hinzu kommen physiologische wehenähnliche Dehnungsschmerzen, hervorgerufen durch das Wachsen der Schwangerschaft. Merkmal: Der Muttermund bleibt geschlossen. Diese Schwangerschaftswehen gehen am Geburtstermin in Eröffnungswe-

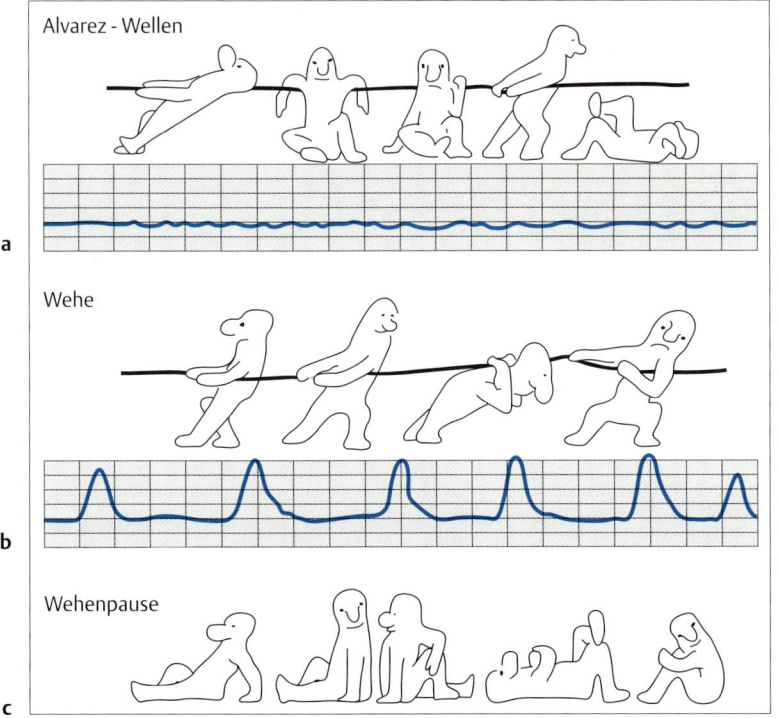

Abb. 6.**8 a – c**
a Ungeordnete Kontraktionen am Beispiel Alvarez-Wellen.
b u. **c** Die geordneten Phasen von Wehe (**b**) und Wehenpause (**c**).
„Alle Männchen ziehen an einem Strick oder alle ruhen sich aus."
nach B. Warkentin, 1980, aus: DHZ, 35. Jhrg., Heft 9

hen über, die geordnete Kontraktionsphasen und Ruhepausen haben (s. Abb. 6.**8 a – c**).

> ◪ **Merke:** Für einen ungestörten Schwangerschaftsverlauf ist eine möglichst gesicherte innere und äußere Geborgenheit eine wichtige Voraussetzung.

Vorzeitig wehenauslösende Situationen durch körperliche und seelische Belastungen der Schwangeren sind bekannt, sie häufen sich in den letzten Jahren. Im Geburtsvorbereitungskurs berichten immer mehr Schwangere vom „Hartwerden ihres Bauches". Nach ärztlicher Untersuchung wird diesen Schwangeren meist Magnesium (o. ä.) verordnet, um vorzeitige Uteruskontraktionen zu hemmen. Forscht die Kursleiterin nach den Ursachen für das Auftreten dieser Wehentätigkeit, dann berichten die betroffenen Schwangeren meist von Streß, Hektik auch Ärger im privaten und/oder beruflichen Umfeld oder von Doppelbelastung durch Beruf und Haushalt, auch vom „harten Bauch" beim Tragen ihres Kleinkindes und bei anderen Alltagsverrichtungen, bei denen sie sich unökonomisch verhalten. Schwangere, die Zwillinge erwarten, neigen ebenfalls zu vorzeitiger Wehentätigkeit.

Bei diesem „Hartwerden des Bauches" kann die Geburtsvorbereitung durch Angebote zum Verändern von Alltagssituationen, die diese Wehen auslösen, hilfreich mitwirken, z. B.

- bei allen belastenden Situationen, wie Bükken, Heben, Tragen, Aufstehen, entlastendes Verhalten anbieten (s. Kap. 3.2),
- körperwahrnehmendes Üben mit dem Ziel, sich lösen und entspannen zu können, um gelassener und ruhiger auf Streß und Ärger zu reagieren (s. Kap. 5),
- das eigene Atemverhalten beobachten (Zunge im Mundboden!), durch Atem zum Kind (s. Kap. 4.2) und durch haptisches Begleiten des Kindes (s. Kap. 5.6.2) Ruhe und Gelassenheit erfahren, sich mehr Zeit für sich selbst zu nehmen,
- dem Kind jetzt bereits im Bewußtsein den Raum geben, den es nach seiner Geburt einnehmen wird. Gerade diese Schwangeren mit „hartwerdendem Bauch" betonen, daß sie noch gar keine Zeit hatten, sich jetzt schon auf das Kind einzustellen.

Die bis hierher beschriebenen Vor- und Senkwehen und Dehnungsschmerzen kann man als Schwangerschaftsbeschwerden ansehen. Anders verhält es sich bei den unphysiologischen zervixwirksamen Frühgeburtswehen. Hier liegt ein Schwangerschaftsproblem vor. Diese Wehen werden von den Frauen schmerzhaft gespürt und bedürfen unbedingt ärztlicher, oft auch stationärer Betreuung.

Frühgeburtsbestrebungen

Auslöser für eine drohende Frühgeburt (das ist bis zum Ende der 37. SSW), sind einmal zervixwirksame Wehen, aber auch andere Probleme, wie Blutungen, vorzeitiger Blasensprung sowie Infektionen, vor allem der Harnwege. Diese Schwangeren werden bei stationärem Klinikaufenthalt durch strenge Bettruhe und mit Wehenhemmern (Tokolyse) medikamentös behandelt.

Bei diesen stationär aufgenommenen Schwangeren mit Frühgeburtswehen kann unter Beachtung strenger Bettruhe in Absprache mit der/dem behandelnden Ärztin/Arzt durch eine begleitende physiotherapeutische Behandlung eine lösende, entspannende und beruhigende psychosomatische Wirkung erzielt werden. So sind folgend aufgezeigte physiotherapeutische Maßnahmen eine sinnvolle Ergänzung zur wehenhemmenden medikamentösen Behandlung.

Vorschlag für eine Entspannungs- und Lösungstherapie bei stationären Langzeitpatientinnen mit Frühgeburtsbestrebungen

1. Aus der Arbeit am Atem: alle kostoabdominalen Atembewegungsrichtungen als „Atem zum Kind" bewußt machen und vergrößern (s. Kap. 4.2).
2. aus der Körperwahrnehmung zur Spannungsregulierung:
   - innere und äußere Tastarbeit (s. Kap. 5.2),
   - funktionelle Entspannung (s. Kap. 5.5),
   - haptische Begleitung des Kindes (s. Kap. 5.6.2).
3. Aus der Lösungstherapie (Kap. 5.2) wird bei Frühgeburtsbestrebungen/vorzeitigen Wehen eine passive Maßnahme (*die Abhebeproben* nach H. Haase) empfohlen, die vom „Behandler" (Physiotherapeutin oder Hebamme) oder auch vom Partner durchgeführt werden kann. Die Ausgangsstellung der Schwangeren ist Rückenlage im Bett, wobei die rechte Bek-

kenseite mit einem Kissen etwas erhöht, der Kopf mit Kissen unterstützt wird. Während der Behandlung hat die Schwangere ihre Augen geschlossen. Ruhe im Umfeld ist wichtig. Bei den *Abhebeproben*, bei denen die Schwangere passiv bleibt, handelt es sich um ein langsames Heben, langsames Bewegen und langsames Ablegen erst des einen, dann des anderen Armes, ebenso des einen, dann des anderen Beines. Die Schwangere gibt dabei ihre vom Behandler getragene Extremität mit deren ganzen Eigengewicht auf den Arm oder die Hände des Behandlers.

So lernt die Schwangere, je öfter sie mit Abhebeproben behandelt wird, mehr und mehr die Eigenschwere einer Extremität abzugeben ohne mitzuhelfen oder dagegenzuspannen. Verspannungen in der Muskulatur werden so aufgegeben, Ruhe und Gelöstheit stellen sich ein, was sich günstig auf die Kontraktionsbereitschaft der Gebärmutter auswirkt.

Begonnen werden die Abhebeproben mit der Extremität, von der die Schwangere glaubt, sie am besten an den Behandler abgeben zu können. Nacheinander werden die Arme/Beine über kleine Bewegungsschritte in Abduktion und Adduktion für Schultergelenk/Hüftgelenk gehoben, zwischen jedem kleinen Schritt wird kurz abgelegt (Abb. 6.**9** u. 6.**10**). Abschließend wird mit der Schwangeren über das Wahrgenommene und über mögliche Veränderungen gesprochen.

4. Thromboseprophylaxe und passive Entstauungstherapie im Bett (s. Kap. 3.5).
Durch eine gemeinsame interdisziplinäre Betreuung der Schwangeren durch Ärztin/Hebamme/Physiotherapeutin kann eine „längere medikamentöse tokolytische Behandlung auf ein überraschend niedriges notwendiges Mindestmaß begrenzt werden". (L. Quaas)

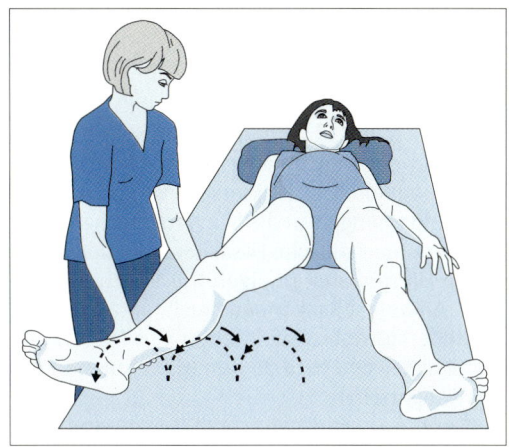

Abb. 6.**10** Abhebeproben: Abduktion/Adduktion des Beines im Hüftgelenk in kleinen Schritten.

6.2.2 Blutungen in der Schwangerschaft

Im Zusammenhang mit der Geburtsvorbereitung werden hier nur Blutungen in der 2. Schwangerschaftshälfte angesprochen.

Häufig fragen Schwangere bei leichten Blutungen, auch bei Kontaktblutungen (beim Verkehr mit dem Partner), zunächst ihre Kursleiterin um Rat.

Auslöser der Blutungen können sein:
– Blutung am Rand der Plazenta,
– vorzeitiges Lösen der Plazenta,
– eine Plazenta praevia (vorgelagert),
– Abreißen kindlicher vorliegender Blutgefäße,
– Blutung an der Zervix uteri („Zeichnen" bei Geburtsbeginn, s. Kap. 1.5.6).

➜ **Hinweis für Kursleiterin:** Jede Blutung aus der Scheide (aus der Gebärmutter) muß auf jeden Fall ärztlich abgeklärt werden, weil Mutter und Kind akut gefährdet sein können.

6.2.3 Harndrang – Harnstau

Harndrang ist eine Besonderheit in der Schwangerschaft: Das Füllvermögen der Harnblase wird mit fortschreitender Schwangerschaft mechanisch durch das Gewicht des Kindes und der Gebärmutter eingeschränkt. Deshalb haben die Schwangeren in den letzten Wochen vor dem Termin sehr viel öfter den Drang, die Harnblase

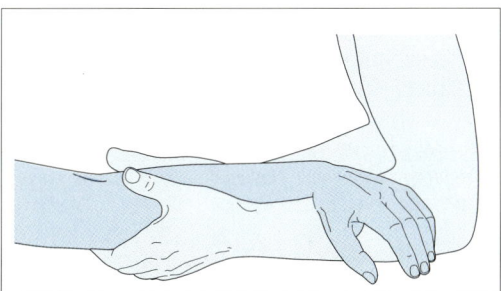

Abb. 6.**9** Abhebeproben: Abduktion/Adduktion des Armes in kleinen Schritten.

zu entleeren. Diesem Drang sollte die Schwangere nachgeben, um keine Restharnbildung oder Blasenentzündung zu provozieren.

Harnstau ist ein Schwangerschaftsproblem: Die Nieren und ableitenden Harnwege werden während der Schwangerschaft stark verändert. Dabei handelt es sich einerseits um physiologische Anpassungen an die Schwangerschaft, aber auch um mechanische Ursachen, z. B. der wachsende Uterus/Kind, prallgefüllte Venen im Becken. Andererseits können auch pathologische Befunde auftreten. Infektionen von Nieren und Harnwegen sind häufige Komplikationen in der Schwangerschaft.

Nephro-urologische Erkrankungen sind nicht Thema dieses Buches. Da aber von den Nieren ausgehende pathologische Veränderungen für Mutter und Kind gefährdend bis lebensbedrohlich sein können, muß die Kursleiterin einer Geburtsvorbereitungsgruppe ein Auge auf die Schwangere mit Auffälligkeiten, z. B. starke Wassereinlagerungen, haben und umgehend zur ärztlichen Kontrolle schicken. Denn es gibt heute noch Schwangere, die die vorgesehenen Vorsorgeuntersuchungen (s. Kap. 1.7 – Mutterpaß) nicht oder nur unregelmäßig nutzen.

6.2.4 Hypertonie in der Schwangerschaft

Hypertonie in der Schwangerschaft stellt ein hohes Risiko für Mutter und Kind dar. Da Früherkennung und Behandlung ein Gebot sind, ist jede Kursleiterin aufgefordert, hier präventiv mitzuwirken. Das kann sie, weil sie allwöchentlich „ihre" Schwangeren sieht und so Veränderungen feststellt, die sich innerhalb von acht Tagen ergeben können. Es werden bei Schwangeren drei Formen von Bluthochdruck unterschieden (nach H. J. Kramer):

1. der meist bei jüngeren Erstgebärenden durch die Schwangerschaft ausgelöste Bluthochdruck, der sich nach der 22. – 24. SSW manifestiert,
2. der chronische Bluthochdruck, meist bei älteren Erstgebärenden oder Mehrgebärenden, der häufig schon vor der Schwangerschaft bestand,
3. bei etwa 30% der Schwangeren mit chronischem Bluthochdruck verstärkt sich dieser nochmals schwangerschaftsbedingt.

Daraus kann sich eine EPH-Gestose entwickeln (Gestose = gestörte Schwangerschaft):

E = Edema oder Ödeme als Wassereinlagerung im Gewebe
P = Proteinurie: Eiweißausscheidung im Urin
H = Hypertonie: Bluthochdruck

Die EPH-Gestose ist eine ernste Stoffwechselerkrankung, bei der Nieren und Leber gestört sind. Das primäre Geschehen dabei ist meist der Bluthochdruck. Kommt eine Proteinurie hinzu, folgt das Stadium der Präeklampsie (Spätgestose). Eine schwere Erkrankung, die unbehandelt bleibt, kann unvorhersehbar in eine Eklampsie mit generalisierten Krampfanfällen übergehen. Das bedeutet eine lebensbedrohliche Komplikation für Mutter und Kind. Früherkennung durch regelmäßige Schwangerenvorsorge (Blutdruck/Urin/Gewicht/starke Wassereinlagerungen) und bedarfsweise eine konsequente stationäre Behandlung sind daher unerläßlich.

Eine andere schwere Komplikation der Präeklampsie ist das HELLP-Syndrom (H = Hämolyse, EL = erhöhte Leberenzymwerte, LP = niedrige Thrombozytenzahlen). Dieses Syndrom hat einen unkalkulierbaren Krankheitsverlauf und hohes mütterliches und fetales Risiko. Schwangere, die Schmerzen im Oberbauch angeben, sollten daher sofort ihre Frauenärztin/-arzt aufsuchen.

6.2.5 Beckenendlage

Bei der Beckenendlage unter der Geburt geht anstelle des kindlichen Kopfes das Beckenende des Kindes voran. Die damit verbundene Geburtsproblematik begründet das Bemühen, eine Beckenendlage vor Geburtsbeginn zu korrigieren.

Bei der Beckenendlage werden unterschieden (Abb. 6.**11 a – e**):

a. Die einfache oder reine Steißlage (60% der Beckenendlagen): Beide Beine sind an der Bauchseite des Kindes hochgeschlagen.

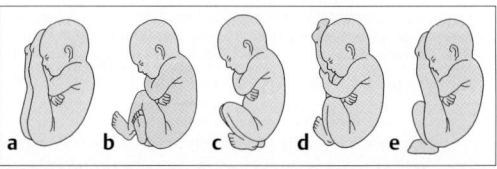

Abb. 6.**11 a – e**   Verschiedene Formen der Beckenendlage.

b. Die vollkommene Steiß-Fuß-Lage: Die Knie sind gebeugt, neben dem Steiß sind auf gleicher Höhe die zwei Füße zu tasten.
c. Die vollkommene Fußlage: Zuerst werden zwei Füße getastet, der Steiß liegt höher.
d. Unvollkommene Steiß-Fuß-Lage: Ein Fuß liegt auf gleicher Höhe neben dem Steiß.
e. Unvollkommene Fußlage: Der vorangehende Teil ist ein Fuß.

Mit einer Häufigkeit von etwa 5 % stellt die Beckenendlage die häufigste Regelabweichung dar und ist somit auch in den Geburtsvorbereitungskursen eine immerwiederkehrende Problemstellung im letzten Trimenon der Schwangerschaft.

Ursachen für eine ab der 32. – 34. SSW durch vaginale Untersuchung, durch Ultraschall oder durch die Leopold-Handgriffe 1 u. 3 (s. Kap. 1.2) festgestellte Beckenendlage können sein:

– Das Kind hat zuviel oder zu wenig Bewegungsmöglichkeit,
– zuviel oder zu wenig Fruchtwasser,
– eine zu straffe Uteruswand der Mutter (Erstgebärende),
– eine schlaffe Uteruswand (Mehrgebärende),
– Myome am Uterus,
– Uterusmißbildung
– ein zu straffes unteres Uterinsegment, welches den Beckeneingang mechanisch verengt,
– ein zu enges knöchernes Becken oder
– eine abnorme Kopfform des Kindes.

Aus kindlicher Indikation, deren Risiken bei vaginaler Entbindung erhöhte perinatale Mortalität, Neugeborenenmorbidität und die Zahl der neurologischen Spätschäden (Kubli 1975) sein können, wird bei Beckenendlage, besonders bei Erstgebärenden, meist der Kaiserschnittentbindung der Vorzug gegeben. Dagegen ist mütterlicherseits das Kaiserschnittrisiko im Vergleich zur vaginalen Entbindung erhöht.

Vorschläge für Wendungsversuche

Eine zu frühzeitige Feststellung einer Beckenendlage verunsichert nur die Schwangere; selbst nach der 37. SSW drehen sich Kinder noch spontan in Schädellage.
Für Schwangere, bei denen ab etwa 34. SSW eine Beckenendlage festgestellt wird, gibt es einige Vorschläge für Wendungsversuche. Falls

diese keine Drehung des Kindes bewirken, hat das immer seinen Grund – siehe Ursachen! Es ist dabei für die Schwangere bedeutsam, alle möglichen Hilfen ausgeschöpft zu haben, um ihrem Kind eine Wendung zur Schädellage zu ermöglichen. Die Frau kann dann auch eine Kaiserschnittentbindung besser akzeptieren. Erfreulich ist, daß die in den letzten sechs Wochen vor dem Entbindungstermin angebotenen Wendungsversuche häufig Erfolg haben. Dem Gegenargument, vielleicht hätte das Kind sich auch ohne die Versuche in Schädellage begeben, muß entgegengehalten werden, daß die psychologische Wirkung für die Schwangere, nicht untätig die Zeit verstreichen zu lassen, bedeutungsvoll ist.

Äußere Wendung

Von Ärzten der Geburtshilfe wird eine in der Klinik durchgeführte *äußere Wendung* angeboten. Eine aktuelle Studie über mehrjährige positive Erfahrungen mit der äußeren Wendung des Feten als ambulanter Eingriff nach der 36. SSW führte in der Städtischen Frauenklinik Stuttgart-Berg der langjährige 1. Oberarzt, G. Nohe, durch, die 1996 in „Geburtshilfe und Frauenheilkunde" veröffentlicht wurde.

Wendeversuch mit Akupunktur

Den Wendeversuch mit Hilfe eines Wärmereizes am Akupunkturpunkt: Blase 67 (Blasenmeridian) veröffentlichte Dr. K.-H. Junghanns unter dem Thema: „Akupunktur in der Geburtshilfe – eine vielseitige Alternative" (extracta gynaecologica Jg. 16/12). Vgl. hierzu auch die Ausführungen zur Akupunktur in Kap. 1.12 von Dr. A. Römer.

Wendung durch Moxa

Die Wendung einer Beckenendlage durch Moxa wurde in der DHZ 8/88 von der Hebamme A. Gehrke vorgestellt, die von der praktischen Anwendung in Brasilien berichtet. *Moxabution* ist ein uraltes asiatisches Heilverfahren, älter als die bekannte Akupunktur. Die Zusammensetzung des Namens ist gebildet aus mogu-sa, lat. „moxa", der jap. Heilpflanze „echter Beifuß" und dem lat. Verb „comburere" (= verbrennen), und es bedeutet „Erwärmen bestimmter Reizpunkte mit glimmendem Beifuß". Die Handhabung ist folgende (Abb. 6.**12 a** u. **b**): Am letzten Punkt des

Blasenmeridians (der für Gebärmutter und Wendeverfahren zuständige Akupunkturpunkt befindet sich auf dem kleinen Zeh 3 mm oberhalb der äußeren Ecke des Zehennagels) wird mit dem Heilkraut Beifuß, als Moxibutions-Zigarette (Abb. 6.**13**) erhältlich, ein Hitzereiz ausgelöst. A. Gehrke schreibt: „Täglich 10 Minuten an jedem Fußzeh genügen, damit sich das Kind dreht, welches sich durch die Relaxierung des Uterus mehr bewegt. Meist dreht es sich zwischen dem 1. und 4. Behandlungstag, eine Dauer von mehr als 10 Tagen ist noch nicht vorgekommen." Hebammen, Heilpraktiker, auch einige Ärzte der Geburtshilfe, wenden bei Beckenendlage das Moxen recht erfolgreich an.

Lagerungshilfen bei Beckenendlage

Lagerungshilfen, die bei Beckenendlage nach wie vor in der Geburtsvorbereitung empfohlen und von mir kritisch beurteilt werden, sind:

– Die sog. *passive* oder *indische Brücke* (Abb. 6.**14**), die in absoluter Rückenlage durchgeführt wird und

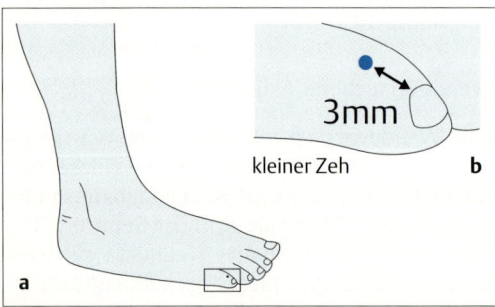

Abb. 6.**12 a** u. **b**   Wendeverfahren bei Beckenendlage durch Akupunktur am kleinen Zeh.

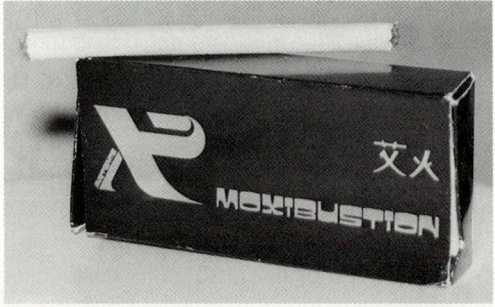

Abb. 6.**13**

– die in den vergangenen Jahren Abwandlungen über ein schräggestelltes Brett oder Partnerhilfe erfuhr und
– die *indische Lagerungsübung* (Abb. 6.**15**) mit Beckenhochlagerung aus Rückenlage mittels eines Formbeckenkeils zur Lordoseverstärkung der LWS.

Meine **Kritikpunkte** dazu sind: Bei den als ‚Lagerungshilfen' vorgenannten Wendungsversuchen stellt sich die Problematik der Rückenlage

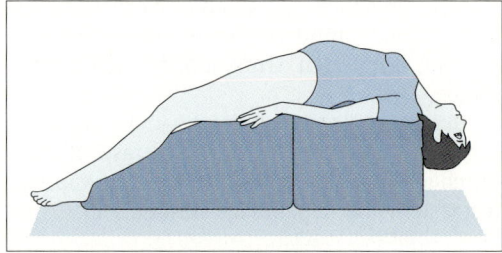

Abb. 6.**14**   Passive indische Brücke.

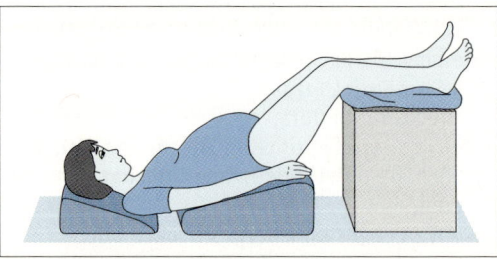

Abb. 6.**15**   Modifizierte „Indische Lagerungsübung" mit Formbeckenkeil.

in der Spätschwangerschaft, denn alle Lagerungshilfen beginnen nach der 32. SSW. Rückenlage impliziert bei allen Schwangeren im letzten Trimenon die akute Gefahr des Vena-cava-Kompressionssyndroms (s. Kap. 6.1.7). Viele Frauen geben aus diesem Grund vorzeitig die Lagerung auf, weil sie sich dabei „elend fühlen", oder sie „erdulden" dieses Unwohlsein, weil ihr Kind sich unbedingt wenden soll.

Modifizierter Wendungsversuch nach Heller

Seit einigen Jahren praktiziere ich eine nach meiner Auffassung sinnvollere Wendungslagerung und nenne diese „Tönnchenstellung" (vgl. Kap. 3.5). Auch hier ist die Idee, den kindlichen Steiß aus dem mütterlichen Becken bzw. vom

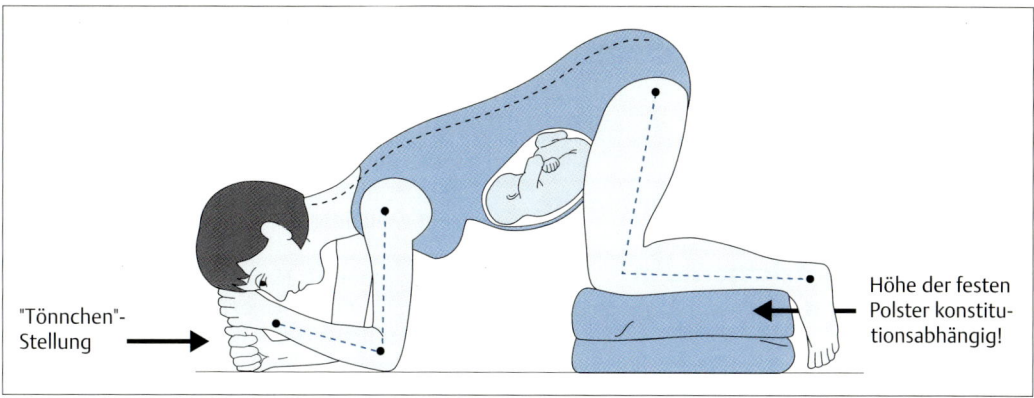

"Tönnchen"-Stellung

Höhe der festen Polster konstitutionsabhängig!

Abb. 6.**16**   „Tönnchenstellung" nach A. Heller zur evtl. Drehung des Kindes bei Beckenendlage. Beginn ca. 34. SSW, mehrmals täglich ca. 10 Minuten.

Beckeneingang wegzuhalten. Ab etwa der 34. SSW probieren wir mit einem knieunterlagernden, festen Polster (Decke, keine weichen Kissen) die konstitutionsabhängige Lagerungshöhe (kurze/lange Oberschenkel, dicke/schlanke Oberschenkel, langer/kurzer Rücken) aus (Abb. 6.**16**).

Da der Kopf (HWS) in der Körperlängsachse eingeordnet bleiben muß, geben die zwei Fäuste („Tönnchen") übereinandergestellt, evtl. noch ein kleines Kissen zwischen Boden und unteres „Tönnchen" gelegt, dem Kopf und Nacken eine gute Stütze. Die Stirn liegt auf dem oberen „Tönnchen", die Ellenbogen sind weit nach außen, die Knie hüftbreit auseinandergestellt. Das sichert eine größere, stabilere Unterstützungsfläche! So kann die Frau mehrmals täglich in lokkerer Kleidung, möglichst in Begleitung des Partners (bei für sie angenehmer leiser Musik) diese „Tönnchenstellung" einnehmen und dabei „rundum zum Kind atmen" (s. Kap. 4.2). Das problematische Begleitsyndrom der Vena-cava-Kompression kann sie so vermeiden. Die Rückmeldungen zu meinem Vorschlag, der heute bereits vielerorts angewendet wird, sind ermutigend, die Schwangere ist bei der Ausführung motiviert!

Erfahrungsberichte
Eine positive Rückmeldung bekam ich aus Pakistan von einer Hebamme, die in einem deutschen medizinischen Projekt in einem ganz unterentwickelten Berggebiet mitarbeitete. „Wie erstaunt war ich", schrieb sie mir 1995, „als ich in der Schwangerenvorsorge Ihre Übung entdeckte, die allen Frauen mit Beckenendlage ab der 32. SSW verordnet wird. Hier arbeitet man schon seit Jahren damit, wohl mit gutem Erfolg. Den pakistanischen Frauen ist diese Position nicht fremd, es ist (ähnlich einer …, d. Verf.) eine Gebetsposition im Islam. So ist es einfach, ihnen diese Übung zu erklären."
Eine andere Rückmeldung, die meinen Wendungsversuch bestätigt, kam aus Südamerika. Im Juli '86 veröffentlichte Sr. Mary P. Kielty (Private Outpatient Clinic Coripata La Paz/Bolivien) im „Tropical Doctor" die von ihr erfolgreich praktizierte „Knee-chest exercise for spontanous fetal version". Eine weitere positive Rückmeldung erhielt ich von einem Chefarzt einer Frauenklinik, der mir 1996 schrieb: „Ich bin ein großer Anhänger Ihrer Lagerungshilfe bei Bekkenendlage geworden. Ich habe erst kürzlich bei einer Erstgebärenden, die vorher mit der indischen Brücke keinen Erfolg hatte, eine Drehung des Kindes durch Ihren Vorschlag erlebt."

7 Geburtserleichterndes Verhalten

7.1 Angewendetes Zusammenwirken der Inhalte von Kapitel 1–6 zum geburtserleichternden Verhalten

7.1.1 Vorteile vertikaler und halbvertikaler Gebärpositionen, Beispiele zur Auswahl

Auf der Konferenz der Weltgesundheitsorganisation (WHO) in Fortaleza wurde bereits im April 1985 eine Empfehlung abgegeben, aus der ich Punkt 17 zitieren möchte:
„Die Gebärenden sollten während der Wehen und der Entbindung nicht in eine Lithotomieposition gebracht werden. Vielmehr sollten sie ermutigt werden, während der Wehen umherzugehen, und jede Frau muß frei entscheiden können, welche Stellung sie während der Entbindung einnehmen will."

Die Geburt in Rückenlage ist eine „Errungenschaft" jüngerer Zeit (s. Kap. 1.1.2). Das zu diesem Zweck entwickelte Geburtsbett nannte man „Elendsbett" (lit de misère). Diese Bezeichnung ist treffend, denn beim Gebären in Rückenlage überwiegen die Nachteile, die die Physiologie und Psychologie beim Gebären verstören.

Rückenlage gibt der Frau ein Gefühl des Ausgeliefertseins, sie ist zur Passivität verurteilt. Für jede Gebärende ist es wesentlich mühsamer, aus Rückenlage in eine vertikale Position zu kommen als umgekehrt. Ein Grund dafür, weshalb Frauen, die frühzeitig beim Gebären liegen, gar nicht gern wieder aufstehen möchten.

In den letzten 15 Jahren ist die Rückenlage beim Gebären mit Recht zunehmend kritisiert worden (vgl. Kap. 1.7, 3.6, 4.4 u. 4.5). Zusammengefaßt sind die aufgezeigten Nachteile:

– Die Vena cava inferior sowie die Aorta werden komprimiert (vgl. Kap. 6.1.7).
– Eine mütterliche Hypertonie, verminderte Uterusdurchblutung (uterovaskuläres Syndrom), eine erhöhte Blutungsgefahr während und nach der Geburt, die Verschlechterung der Atmung der Mutter, die das Kind nicht mehr gut mit Sauerstoff versorgt, gipfeln in dem Fetal distress (vgl. Kap. 1.7) – dem Kind geht es nicht gut.

Hinzu kommen als Nachteile bei Rückenlage:
– Ein vermehrtes Unbehagen und Schmerzempfindlichkeit der Mutter. Aus ihrer Passivität heraus verliert sie schneller ihre Kontrolle und gerät „außer sich". Der muskuläre Abwehrreflex setzt ein.
– In Rückenlage wird (beschrieben durch mehrere Autoren) der Geburtskanal enger, die Beweglichkeit des Beckens (über LWS/Hüftgelenke, vgl. Kap. 3.3) ist fast aufgehoben, ebenso ist die sensomotorische Wachheit verloren. Der Einsatz der Skelettmuskulatur kann bei Geburtsarbeit in Rückenlage nur unökonomisch erfolgen.

Der Geburtsablauf wird verzögert, denn auch die Wirkung der Schwerkraft entfällt, die Wirkung der Bauchpresse ist uneffizient. Der Beckenboden erfährt in Rückenlage eine neuromuskuläre Dysfunktion (vgl. Kap. 1.4.5, 3.6 und 4.5).

Schon wenige dieser vielen Nachteile der Rückenlage beim Gebären würden rechtfertigen, daß diese Position nur noch bei akuten geburtshilflichen Notsituationen eingenommen wird. *Vertikale* Gebärpositionen tragen in allen Geburtsphasen zu einem besseren Geburtsverlauf und zu einem positiven Geburtserleben bei.

Ihre Eindrücke dazu soll hier die Mutter von zwei Kindern wiedergeben, die bei ihrem ersten Kind, einer Spontangeburt, in „Preßhaltung" auf dem Rücken entbunden wurde und darüber nachhaltig enttäuscht war. Ihr zweites Kind hat sie auf dem Maia-Hocker geboren. Auf diese Geburt hatte sie sich sehr sorgfältig vorbereitet.

Zitat

„Drei Dinge braucht die Frau, nein 4, um ein glückliches Geburtserlebnis zu haben:

– Eine gute Geburtsvorbereitung, deren Sätze sich einem ins Hirn eingravieren, so daß die Frau sie wirklich parat hat,
– eine liebevolle Hebamme, die bereit ist, das Kind auf Knien in Empfang zu nehmen,

– einen Partner (Partnerin), der/die weiß, worauf zu achten ist und der/die verstanden hat, daß jetzt nur die Bedürfnisse der Gebärenden zählen,
– das Selbstvertrauen der Frau in sich selbst, daß sie intuitiv erfassen kann, was im Moment für sie das Beste ist und daß sie in der Lage ist, ihr Kind zu gebären. Daß sie die Aktive ist und nicht die Patientin, die entbunden wird, passiv und ausgeliefert.

Schade, daß nicht alle Frauen mit dem Bewußtsein gebären können, welches mir so gut vermittelt wurde."

Vertikale Positionen bei der Geburtsarbeit sind:
– Stehen,
– Sitzen,
– Knien,
– Hocken.

Halbvertikale Positionen sind:
– Seitsitz (abgestützt),
– Vierfüßler,
– Tönnchenstellung bzw. Knie-Unterarmstütz
– sowie am Partner/Bett angelehntes Sitzen.

Bedeutende Vorteile rechtfertigen die aufrechte Körperhaltung beim Gebären: Die Gebärende kann sich aktiv beteiligen, sie kann ihre Aufmerksamkeit (sensomotorische Wachheit) auf sich selbst und auf den Geburtsablauf richten. Jeder Positionswechsel ist ohne großen Kraftaufwand möglich. Deshalb sucht die Frau immer wieder nach wirkungsvollen, schmerzerträglicheren Positionen und spürt, daß der Schmerz über ihre Haltungsveränderungen beeinflußbar ist. Sie kann den Wehenschmerz so besser verarbeiten.

Andererseits sind die Wehen in vertikalen Positionen effektiver (Uterusaktivität), der Muttermund eröffnet sich in kürzerer Zeit. Die gesamte Geburtsdauer verkürzt sich. Durch die Positionswechsel und unter Einwirken der Schwerkraft findet der kindliche Kopf eine bessere Anpassung zum mütterlichen Becken. Die Nutation des Steißbeins nach dorsal ist möglich, das schafft am Beckenausgang Raumgewinn bei der Geburt des Kindes.

Das gefürchtete Vena-cava-Syndrom entfällt, weil Vena cava und Aorta nicht abflußbehindert sind. Die Atemkapazität der Gebärenden ist ver-

bessert, was eine bessere Sauerstoffversorgung für Gebärmutter, Plazenta und damit für das Kind zur Folge hat. Beim Herausschieben kann sich in vertikalen Positionen das Becken Richtung Brustkorb frei bewegen, was den Geburtsweg verkürzt. Die Bauchmuskulatur arbeitet effektiv, wodurch die Bauchpresse als Geburtskraft wirkungsvoll eingesetzt werden kann.

Für den Beckenboden (Öffnungstonus s. Kap. 3.6 u. 4.5) sind bei vertikalen Gebärpositionen Sphinkter-Verletzungen weniger häufig. Die Vorteile für den Beckenboden überwiegen, die Muskulatur wird langsamer gedehnt und kann besser öffnen.

Für die Eröffnungsphase werden heute vertikale und halbvertikale Geburtsarbeit der Frau/ des Paares akzeptiert. Die Schwangeren fordern es, die entsprechenden Hilfsangebote sind in den meisten Geburtsräumen vorhanden (vgl. Kap. 2.2).

Aufgabe der Geburtsvorbereitung soll nun sein, daß von den Schwangeren ihre Eigenaktivitäten erkannt und wirkungsvoll eingesetzt werden. Eine rechtzeitige Kontaktaufnahme der Schwangeren/Paare zu der Entbindungsklinik, dem Geburtshaus, der Hebamme helfen abklären, daß sie auch die zweite Geburtsphase, das Herausschieben ihres Kindes in einer vertikalen/halbvertikalen Position erleben kann, um aktiv aus eigener Kraft zu gebären.

Für Beispiele zur Wehenverarbeitung und beim Schieben in vertikalen und halbvertikalen Positionen möchte ich Bilder „sprechen lassen" (Abb. 7.**1** – 7.**10**).

7.1.2 Welche ihrer Körperaktivitäten kann die Gebärende einsetzen?
(Kap. 1.4.4, 3.2, 4)

Wenn die Frau aktiv gebären will, wird sie sich bei allen vertikalen und halbvertikalen Gebärpositionen durch Einsatz aller möglichen Eigenaktivitäten ihres Körpers Unterstützung holen. Diese Aktivitäten sind ursprüngliche, natürliche Verhaltensweisen unter der Geburt, die die Eigendynamik des Gebärens fördern. Nach dem Prinzip: „Soviel wie nötig" wird sie diese Eigenhilfen selbst steuern, vorausgesetzt, sie kann und darf ihren eigenen Impulsen folgen und das Anhängen und Abstützen ihrer Arme sowie als Gegenpol dazu den Bodenkontakt ihrer Füße, einsetzen.

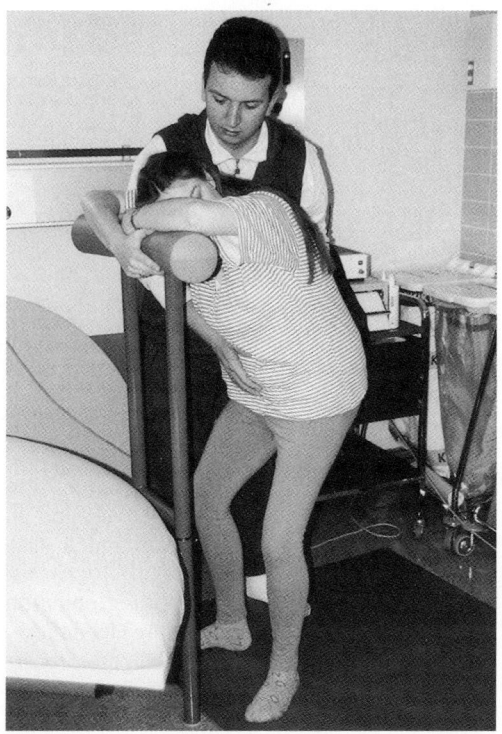

Abb. 7.**1**   Wehenverarbeiten im Stehen in „Arbeitsposition", Unterarme abgestützt. Partnerhilfe: Atembegleitung zum Kind.

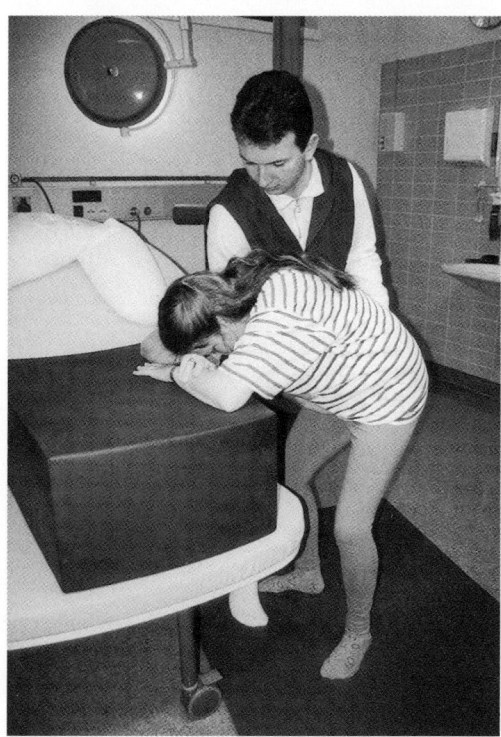

Abb. 7.**2**   Wehenverarbeitung im abgestützten Stehen in „Arbeitsposition" mit Parnterbegleitung.

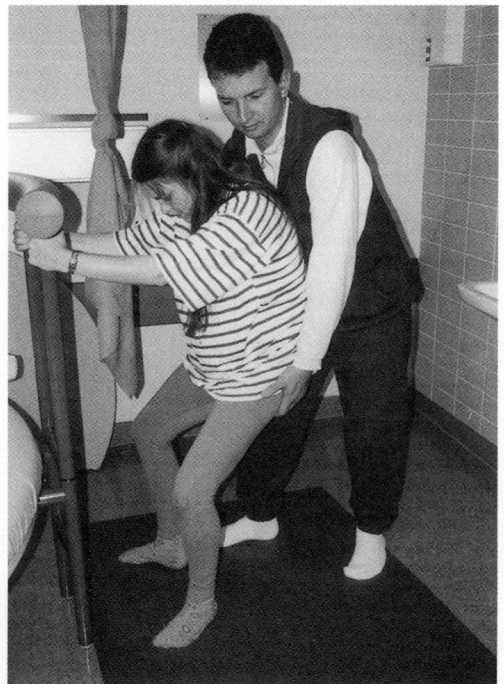

Abb. 7.**3**   Wehenverarbeiten mit Anhängeaktivität. Bodenkontakt der Füße ist verstärkt. Partnerbegleitung: Seine Hände stimulieren kaudale Atembewegungsrichtung.

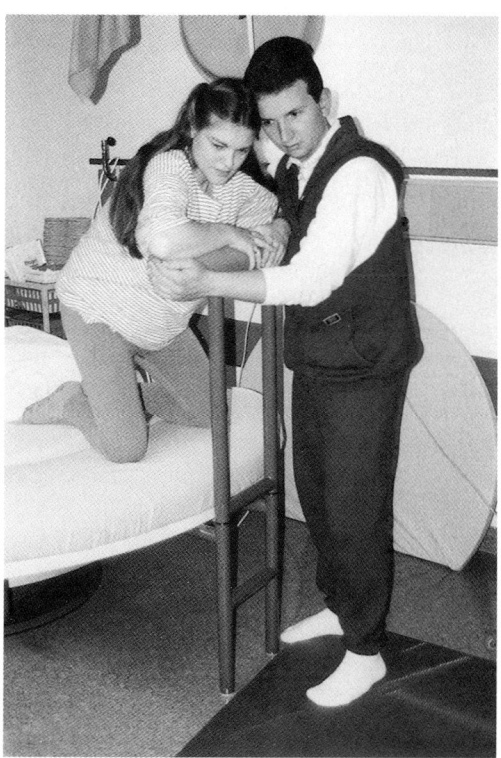

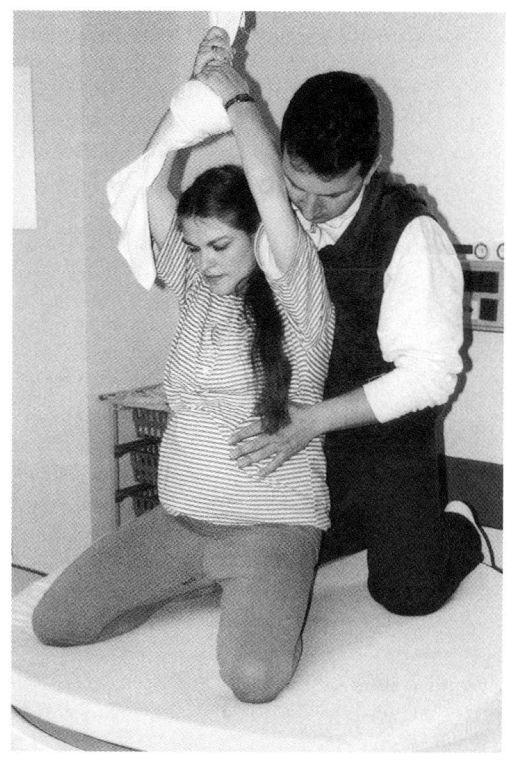

Abb. 7.**4** Wehenverarbeiten kniend auf dem Bett. Abstützen der Unterarme auf einer Unterlage. Der Kopf ist am Partner angelehnt. Partnerhilfe: Mit seinem Kopf hilft er das Kopfgewicht der Partnerin abzunehmen.

Abb. 7.**5** Wehenverarbeiten im Wechsel zwischen Kniestand und Fersensitz. Die Knie stehen mehr als hüftbreit auf der Unterlage. Mit beiden Armen aktiv am Knotentuch anhängen. Partnerbegleitung: Atmen – Beckenbewegungen.

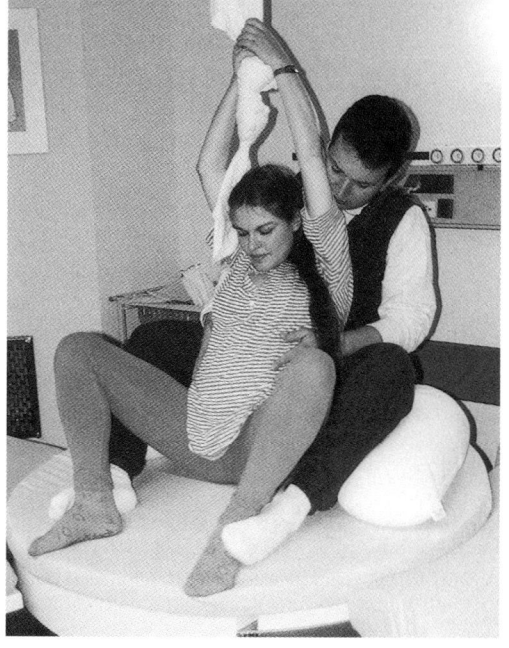

Abb. 7.**6** Wehenverarbeiten, auch Herausschieben des Kindes. Der Partner sitzt erhöht auf einem Corpomedkissen, die Partnerin in seinem Schoß. Aktives Anhängen am Knotentuch, Füße in festem Bodenkontakt, beim Schieben Fußdruckaktivität. Partnerhilfe: Atembegleitung oder beim Schieben die Gebärstellung des Beckens begleiten.

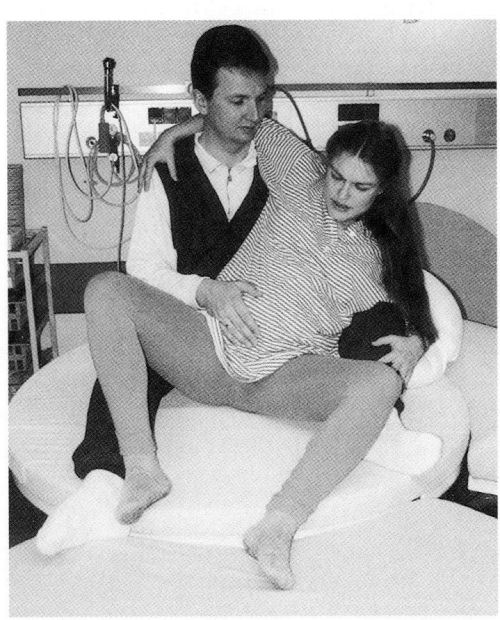

Abb. 7.**7** Wehenverarbeiten in der Übergangsphase. Eigenaktivitäten: Anhängen am Partner, Abstützen eines Unterarmes im Bett. Partnerhilfe: Er stützt den Nacken.

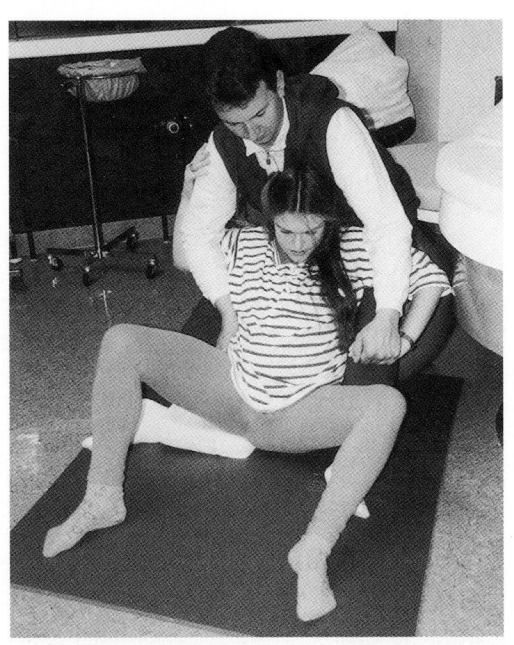

Abb. 7.**8** Alle Eigenaktivitäten beim Schieben. Anhängen, Abstützen, Handdruckaktivität am Partner, Fußdruckaktivität in die Unterlage. Die erhöhte Beckenseite soll Nutation des Steißbeins ermöglichen.

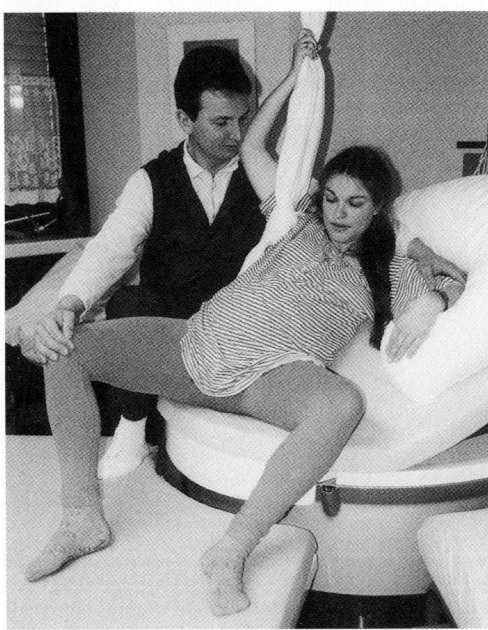

Abb. 7.**9** Eigenaktivitäten beim Schieben. Anhängen, Abstützen, Fußdruckaktivität. Partnerhilfe: Er hält die Gebärende im Arm und stützt ihren Nacken.

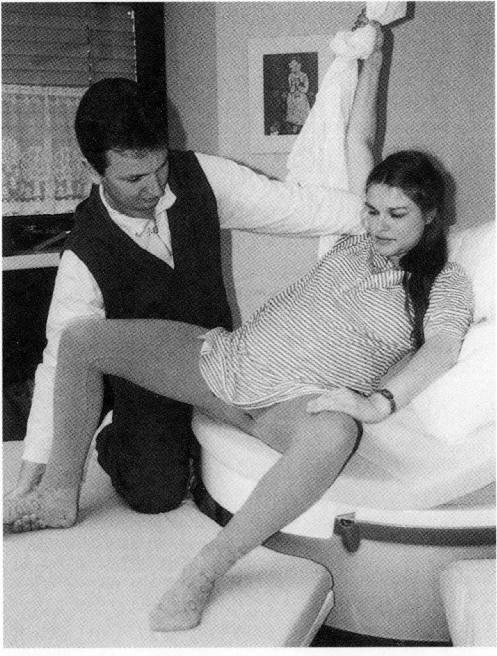

Abb. 7.**10** Eigenaktivität beim Schieben. Anhängen, Abstützen mit Sandhäufchen zur Handdruckaktivität. Partnerhilfe: Er stützt den Nacken und unterstützt am Fuß.

Entlasten des Beckens vom Schultergürtelgewicht

Hängeaktivität

Wirkungsweise: Durch *aktives* Anhängen wird das Gewicht von Kopf/Schultergürtel und oberem Brustkorb *nach oben* angehängt. Entlastet von diesen Gewichten (vgl. Klötzchenspiel zum Türmchen, Kap. 3.2) kann sich das Becken leichter in der LWS und den Hüftgelenken bewegen. Das kommt dem Bewegungsdrang der Gebärenden für Beckenkreis- und Schaukelbewegungen während der Eröffnungs- und manchmal noch in der Übergangsphase sehr entgegen.

Die Muskelaktivität ihrer Arme beim Anhängen bewirkt weiterlaufend auf die Bauchmuskeln einen Longitudinalzug, der eine Längseinstellung der Gebärmutter zum Geburtsbecken bewirkt. Ohne Anhängeaktivität ist durch Dehnung der gesamten Bauchwandmuskulatur die schwere Gebärmutter nach ventral verlagert. Mit der Anhängeaktivität wird sie von der aktivierten Bauchmuskulatur nach dorsal und so in Bezug zum Geburtsbecken gebracht.

Gleichzeitig bewegt sich das Becken über die Flexion der LWS in die *Gebärstellung des Beckens* (s. dort). Für das Kind bedeutet das einen fast „kurvenlosen" Geburtsweg. Der vorangehende kindliche Kopf (oder Steiß) findet über das aktive Anhängen der Mutter den Bezug zum querovalen Beckeneingang und dann den Weg durch die Beckenhöhle hindurch zum Beckenausgang. Beim Herausschieben kann die Kraft der Bauchpresse ökonomisch eingesetzt werden. (Der „Reißverschluß" am Oberbauch muß und kann geschlossen bleiben. Vgl. Kap. 3.2.)

Die zusätzliche Arbeit der auxiliaren Atemmuskulatur (Atemhilfsmuskulatur) beim Fixieren des Schultergürtels erleichtert Atembewegungen zum Vorteil der günstigen Sauerstoffversorgung von Mutter und Kind.

In der Geburtsvorbereitung erfahren die Schwangere und ihr Partner den für Geburtsarbeit wichtigen Unterschied zwischen *aktivem Anhängen* und passivem „Sich festhalten und hängenlassen". Auch darf der Partner die Gebärende nicht unter den Armen fassen und den Schultergürtel passiv hochziehen.

Praktisches Beispiel für aktives Anhängen:

Ausgangsstellung: Beckenbreites Stehen, Kniegelenke nicht arretiert, Füße haben Bodenkontakt (= „Arbeitsposition").

Fantasiehilfe (falls im Geburtsvorbereitungsraum keine Anhängevorrichtung vorhanden ist): Eine knappe Armlänge über dem Kopf befindet sich eine „Reckstange" oder ein „Haltegriff" wie im Bus oder in der Straßenbahn.

Ausführung:
- Mit beiden Händen an der Fantasie-„Reckstange" bzw. an dem Fantasie-„Haltegriff" mit leicht gebeugten Ellenbogen festhalten.
- Das Gewicht von Rumpf und Schultergürtel wird über die Arme nach oben angehängt.
- Aufforderung zu Hula-Hula-Beckenkreisbewegungen (s. Kap. 3.3).

Das Bewegen wird beim aktiven Anhängen leicht empfunden, weil das Becken vom Schultergürtelgewicht entlastet ist. Wenn die Arme wieder nach unten genommen werden, wird festgestellt, daß Hula-Hula-Beckenkreisen jetzt schwieriger ist.

In der Paarvorbereitung wird das aktive Anhängen am Partner geübt.

→ **Hinweis:** Das passive Sich-an-der-Hängevorrichtung-oder-am-Partner-„Hängen lassen" bewirkt, ebenso wie das o. a. Vom-Partner-hochgezogen-Werden, daß die Frau in ihrem passiven Halteapparat/Bändern hängt, nicht mehr über ihren Füßen steht, die Ellenbogen überstreckt werden und die Gebärstellung des Beckens aufgehoben ist (LWS-Extension). Dieses Hängen oder Hochgezogen-Werden wird als anstrengend und nicht hilfreich empfunden, der Partner fühlt sich überlastet.

Die Hängevorrichtung zum Anhängen kann die Gebärende ihrem Bedürfnis und ihrer Konstitution entsprechend auswählen.

Am Partner kann sie sich anhängen: stehend, auf dem Ball oder Boden sitzend, kniend, hockend, im Seitsitz auf dem Boden oder im Bett, ebenso an einem Knotentuch, einer Reckstange, einem Handlauf, einer Sprossenwand (vgl. Kap. 2.2.2).

Gegenpol für die Hängeaktivität ist die Fußdruckaktivität auf der Unterlage (Boden, Bett).

Stützaktivitäten (vgl. Kap. 1.4.4 und 3.2)

Stützaktivitäten arbeiten über die laterale Rumpfwandmuskulatur; Abstützaktivitäten setzen eine gute muskuläre Stützfunktion voraus.

Wirkungsweise: Durch das Abstützen werden Teilgewichte (Kopf, Schultergürtel, oberer Brustkorb) über Druck auf die Arme und von diesen auf die Unterlage abgegeben. Dabei muß die Muskulatur der stützenden Extremität (z. B. Hände, Arme) die zwischengeschalteten Gelenke (z. B. Ellenbogen, Handgelenk) stabilisieren. Weil das anstrengend ist, stützen Gebärende im Vierfüßler lieber die Unterarme auf oder nehmen die Tönnchenstellung ein, um ihre Gelenke beim Stützen zu entlasten.

Das Abstützen bewirkt Entlastung für das Becken und den Bauch und erleichtert das Bewegen des Beckens in der Eröffnungs- und Übergangsphase.

Die Muskelaktivität der Arme beim Abstützen bewirkt weiterlaufend ebenso wie beim Anhängen den longitudinalen Zug der Bauchmuskulatur und die angestrebte Gebärstellung des Beckens. Das hat positive Auswirkung auf das Herausschieben des Kindes (Entlastungshaltung).

Die zusätzliche Arbeit der auxiliaren Atemmuskulatur beim Fixieren des Schultergürtels erleichtert auch hier Atembewegungen.

Abstützaktivitäten setzen Kontakt mit einer stabilen Abstützvorrichtung voraus. Das kann während der Geburt sein: z. B. der Partner sitzt auf dem Ball oder Stuhl, die Partnerin kniet vor ihm und stützt sich in seinem Schoß ab (Abb. 7.**11**) oder der Boden, das Bett, die Wand, ein Sessel, der Gebärhocker (Abb. 7.**12**) werden zum Abstützen benutzt.

Auch beim Abstützen am eigenen Körper, z. B. bei nach vorn geneigtem Oberkörper im Stehen oder beim Sitzen auf dem Ball, stützen die Hände auf den Oberschenkeln ab.

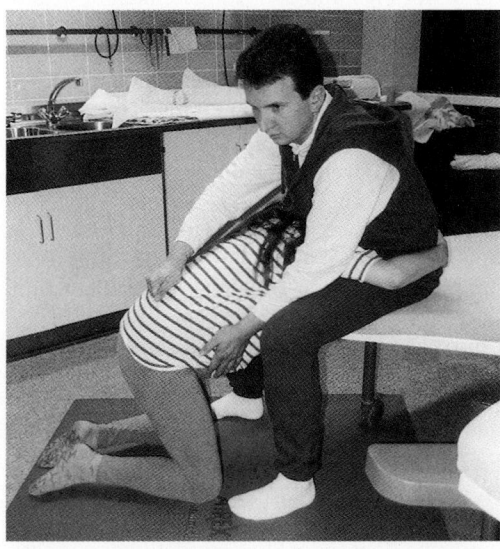

Abb. 7.**11** Wehenverarbeiten mit Abstützaktivität im Schoß des Partners. Beim Schieben wird die Handdruckaktivität von den ulnaren Handballen auf die Unterarme verlängert. Feste Beziehung der Knie zur Unterlage. Partnerbegleitung: Kreuzbein mit Faust kreisend massieren.

Abb. 7.**12** Wehenverarbeiten auf dem Gebärhocker abgestützt. Die Knie stehen hüftbreit und haben festen Bezug zur Unterlage.

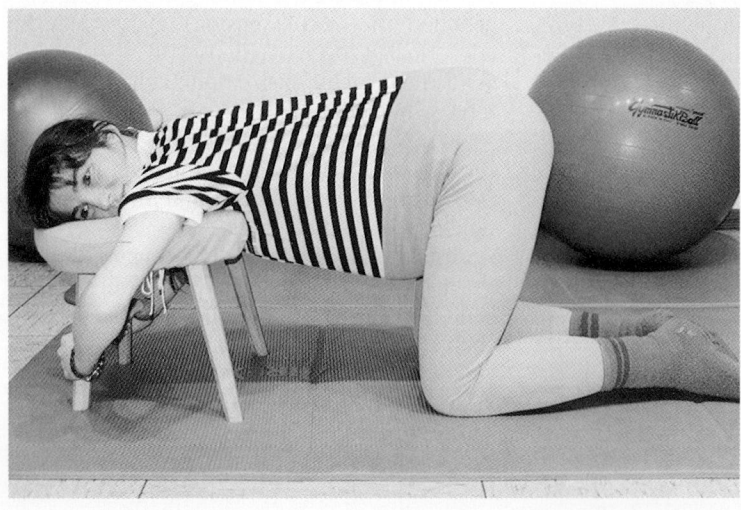

→ **Hinweis:** Zur Sicherheit der Gebärenden muß jede Tendenz zum Rutschen vermieden werden. (Rutschfeste Unterlage und rutschfeste Abstützangebote)

Gegenpol für die Stützaktivität ist die feste Beziehung der Füße oder Knie zur Unterlage (Boden, Bett). Beim Herausschieben des Kindes ist es die Fußdruckaktivität.

Bodenkontakt der Füße und Fußdruckaktivität beim Gebären als Gegenpol

Voraussetzungen (aus Kap. 3.2 und 4.5) sind:
1. Bein- und Fußachsen beachten
2. Belastungsdruck der Füße zum Boden beachten
3. Hüftbreites Aufstellen der Füße auf rutschfester Unterlage = „Arbeitsposition".

In allen vertikalen und halbvertikalen Gebärpositionen mit beid- oder einseitigem Kontakt der Füße zum Boden, wird über den Einsatz von Fußdruckaktivität der lateralen Ferse(n) in der Muskelkette zur Bauchmuskulatur die Gebärstellung des Beckens während des Herausschiebens des Kindes ermöglicht.

Die Muskelaktivität der Füße wird der Gebärsituation angepaßt eingesetzt und entsprechend dem benötigten Krafteinsatz beim Schieben verstärkt.

Zitat

Das beschreibt eine Mutter so:
„In der Austreibungsphase war mir eine große Hilfe, daß die Hebamme mich während des Schiebens auf den Außendruck der Fersen aufmerksam machte. Das befolgte ich so kräftig, daß ich am nächsten Tag sogar etwas Muskelkater hatte, der mich an die vorausgegangene Geburtsarbeit erinnerte."

Ergänzende Eigenaktivität: Die von oben kommende Handdruckaktivität, sog. Sandhäufchenstellung
(vgl. Kap. 3.3 und 4.5)

Die ulnaren Handballen werden in Supination bei Abduktion der Arme im Schultergelenk (ca. 30 – 40°) und bei Flexion der Ellenbogengelenke (ca. 60 – 90°) auf einer Unterlage abgelegt. Unterlage kann sein: Partnerhände, Bett, eigene Oberschenkel, das entsprechende Anfassen des

Knotentuches. Beide Handballen der Kleinfingerseiten ziehen gleichzeitig Richtung Körper (Sandhäufchen, Abb. 7.**13**). Diese Supinationsaktivität der Hände ermöglicht in der Muskelkette über die Bauchmuskulatur ebenfalls die Gebärstellung des Beckens beim Herausschieben des Kindes.

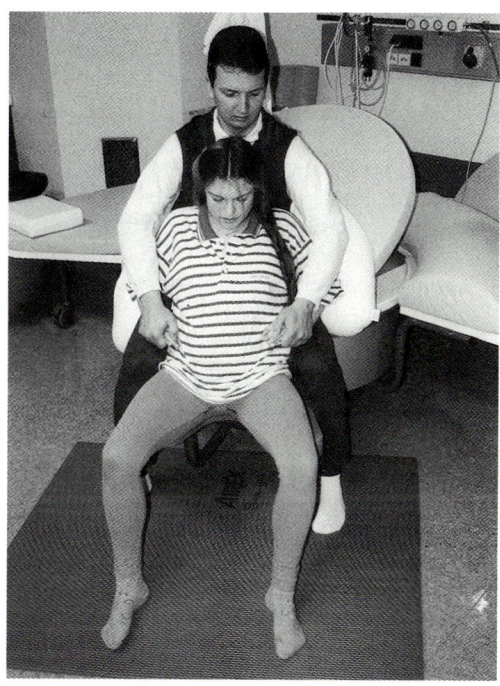

Abb. 7.**13**   Sitz auf dem Gebärhocker am Partner angelehnt. Sandhäufchenstellung als Handdruckaktivität. Gegenpol: Fußdruckaktivität.

7.1.3 Gebärstellung des Beckens
(vgl. Kap. 1.2.1, 3.3 und 4.5)

Bei allen vertikalen und halbvertikalen Gebärpositionen kommt der Haltung des knöchernen Beckens innerhalb der Körperlängsachse große Bedeutung zu. Das mütterliche Becken und die Lendenwirbelsäule sollen einen „gestreckten, fast kurvenlosen Geburtskanal bilden" (H. Kirchhoff). Das bedeutet: „Die Flexion der Lendenwirbelsäule (wir sagen: „rundes Kreuz", „in die 12 gehen", welches einem „Becken aufrichten" entspricht) hilft dem Kind, sich in seiner Längsachse mit seinem vorangehenden Kopf (oder Steiß) in das kleine Becken hinein und durch das Geburtsbecken hindurch anpassen zu können. In der Gebärstellung des Beckens kann der Kopf auch während der Wehenpause an dem bereits erreichten Platz innerhalb der Beckenhöhle bleiben (rutscht nicht zurück).

Raumgewinn sichern im Beckenring kleine Bewegungen in den Iliosakralgelenken und an der Symphysis pubica sowie während des Herausschiebens die Nutationsbewegung des Steißbeines nach dorsal.

Die Gebärstellung des Beckens ist, ebenso wie die Bauchpresse, beim Herausschieben des Kindes in allen vertikalen und halbvertikalen Gebärpositionen auf die Hilfe der Bauchmuskulatur angewiesen:

- auf das Halten der Oberbauchdistanz: Brustbeinspitze – Bauchnabel bei dynamisch stabilisierter Wirbelsäule (vgl. „Reißverschluß zu", Kap. 3.2),
- auf das Verändern der Unterbauchdistanz Symphyse – Nabel, welche die Beckenbewegung (LWS – Hüftgelenke) zur Gebärstellung des Beckens zuläßt.

→ **Hinweis:** Wird die Gebärende aufgefordert, „einen Buckel zu machen", und leitet die Bewegung von der Brustwirbelsäule ein („Reißverschluß geht auf"), wird das Kind im Becken festgehalten!

⚠ Merke: Die Gebärstellung des Beckens wird durch die Flexion der Lendenwirbelsäule und das Verändern der Unterbauchdistanz erreicht. Alle zusätzlich eingesetzten Körperaktivitäten, wie Anhängen, Abstützen, helfen die Gebärstellung des Beckens während der Wehenverarbeitung einzunehmen. Beim Herausschieben kann dann durch zusätzlichen Einsatz der Fuß- und Handdruckaktivität von „unten" und „oben" in der Muskelkette (zur Bauchmuskulatur) die Gebärstellung des Beckens gefördert werden.

Praktisches Üben, um die Gebärstellung des Beckens zu erfahren und einsetzen zu können:

Vorschlag: Diesen Inhalt in der ersten Geburtsvorbereitungs-Stunde erarbeiten.

Ausgangsstellung: Hüftbreites Stehen, Knie leicht gebeugt, Fuß- und Beinachsen beachten (s. Kap. 3.2).

1. Das eigene Becken abtasten, um dreidimensional eine „räumliche" Vorstellung vom „knöchernen Geburtsweg" zu bekommen. Palpierpunkte dazu:
   - das große Becken, welches das wachsende Kind in der Gebärmutter trägt:
     - beide Beckenschaufeln,
     - beide Beckenkämme nacheinander abtasten,
   - das kleine Becken, die „Beckenhöhle", durch die das Kind bei seiner Geburt hindurchgehen muß (wie durch einen „Korridorraum"):
     - vorn: Schambein und Schambeinäste nach rechts und links abtasten,
     - hinten: das Kreuzbein über das Steißbein bis zum Steißbeinspitzchen abtasten (wie eine „Rutsche" für das Kind nach außen),
     - rechts und links am Kreuzbein die Rautengrübchen abtasten,
     - unten: rechten und linken Sitzbeinhökker (Tuber ischiadicum) abtasten.
2. Das Becken bewegen, um die Gebärstellung zu finden (vgl. Kap. 1.2, Tab. 1.**1**, S. 15).
   Die Kursleiterin bietet verbal zwei Vergleiche für das Bewegen des Beckens über das Benennen von Distanzpunkten an:
   - Steißbein „geht" Richtung Schambein – das ist die Gebärstellung des Beckens,
   - Schambein „geht" Richtung Steißbein – das ist „aus der Gebärstellung heraus".

Im Abschlußgespräch wissen die Schwangeren, welche von beiden Bewegungen die Gebärstellung ihres Beckens ist. In allen weiteren Geburtsvorbereitungsstunden wird der Begriff Gebärstellung des Beckens vertieft und ist am Geburtstermin für die Frauen/Paare selbstverständlich mit der LWS-Flexion verbunden.

Zitat

Wie sehr dieser Begriff verinnerlicht wird, zeigt nachfolgender Bericht:
„Ich stand vornübergebeugt in Gebärstellung meines Beckens am Treppengeländer, und rechtzeitig zu jeder Wehe war mein Mann wieder da – Kreuzbeinmassage im Uhrzeigersinn. Diese vornübergebeugte Haltung (und damit richtige Beckenstellung), sei es im Stehen, im Vierfüßlerstand, in der Tönnchenstellung oder am Pezziball kombiniert mit Beckenbewegung und Kreuzbeinmassage (und natürliche Ausat-

mung!) brachten mit solche Erleichterung, daß ich richtig zuversichtlich wurde."

7.1.4 Ermutigung zur Mobilität
(vgl. Kap. 1, 2.2.1, 3.3)

Mobilität meint immer jegliche Bewegungsfreiheit der Gebärenden, d.h. ihr Positionswechsel von vertikal bis horizontal und ihre geburtsadäquaten Beckenbewegungen (ohne und mit Hilfe des Pezziballes).

Zitat ▬▬▬▬▬▬▬▬

„Die Wehen konnte ich gut mit meinem Mann veratmen, meistens im Stehen. Zwischendurch wärmte uns die Hebamme ein Kirschkernsäckchen an, ich warf mich im Vierfüßlerstand auf den Pezziball, kreise mit dem Becken und schnurrte wie eine Katze, während mein Mann das Kreuz massierte. Ich benutzte das Kreißbett als Matte, wechselte meine Positionen: Vierfüßler, Seitlage, Hocke, ich probierte alles aus. Das Fantastische war, alles was ich bei Ihnen gelernt hatte, war im richtigen Moment präsent. Das Schwingen, das Schieben, die Atmung."

> ▮ **Merke:** Bei allen Balancebewegungen des Beckens in den Hüftgelenken hat die Bauchmuskulatur einen bedeutenden Anteil, wenn die Wirbelsäule (untere BWS – LWS) extensorische, flexorische, lateralflexorische Bewegungen ausführt. Das sind die Beckenkreis- und -schaukelbewegungen.
> Vor allem, wenn Halt und Gegenhalt durch Anhänge-/Abstütz- und Fußdruckaktivitäten eingesetzt werden (s. dort), bewegt das Becken sich leichter, weil die Körperachse in Spielfunktion kommt.

Bei der Geburtsarbeit wird von der Gebärenden das Mobilisieren ihres Beckens in allen funktionell möglichen Richtungen und in allen vertikalen (Stand, Sitz, Knien, Hocken) und halbvertikalen Positionen (Seitsitz, Vierfüßlerstand, Tönnchenstellung) sehr gern eingesetzt und als schmerzerleichternd empfunden. In Rückenlage sind Beckenbewegungen kaum möglich.

Zitat ▬▬▬▬▬▬▬▬

„Im Liegen sind Wehen wirklich schlecht zu verarbeiten. So hatte ich dann nur noch den Wunsch aufzustehen und mich zu bewegen. Als ich dann aufstehen durfte, war ich überglücklich: Es ging voran! Zwar wurde es jetzt erst richtig anstrengend, aber ich freute mich fast über jeden Schmerz! Im Stehen, Gehen und auf der Toilette konnte ich mit den stärkeren Wehen viel besser umgehen als im Bett. Das Bad allerdings machte mich furchtbar müde, und ich brauchte eine Weile, bis ich wieder zu Kräften kam. Dabei half mir der Pezziball, nie hätte ich gedacht, daß ich ihn benutzen würde. Er war mir in der Geburtsvorbereitung einfach nicht sympathisch."

Beim Mobilisieren des Beckens werden die Wehen effektiver, weil über die Bauchwandmuskulatur der Uterus kontraktionsverstärkende Stimulation bekommt. Zum Vergleich: Die Geburtsleitung versucht beim sog. „Anreiben" über taktile Stimulation am Oberbauch die Gebärmutter zur nächsten Kontraktion anzuregen (s. Kap. 4.5). Über Beckenbewegungen der Mutter kann sich das Kind bei seinem Weg durch die Beckenhöhle hindurch („Korridorraum") besser den anatomischen Formen anpassen. Die Ermutigung „sich zu bewegen, wie sie mag" setzen die meisten Gebärenden mit den zum Geburtsablauf konformen Beckenkreis- oder Schaukelbewegungen um. Beim Hinausschieben des Kindes hört das oben beschriebene Beckenbewegen von alleine auf. Durch die Bauchpresse und den Drang zum Herausschieben konzentriert sich die Gebärende nur noch auf die Gebärstellung des Beckens, damit ihr Kind „geraden Weges" aus ihr herausgeboren werden kann. Sie setzt dazu alle ihr möglichen Eigenaktivitäten ein.

7.1.5 Atemhilfen und Wehenintensität
(vgl. Kap. 1, 4.2 – 4.5 und 5.2 u. 5.5)

Mit Geburtsbeginn verändert jede Gebärende „ihren" autonomen Ruheatem: *Einatmen – Ausatmen – Pause*. Die physiologische Atempause wird verringert bis aufgehoben zugunsten einer hörbaren, langsamen Ausatmung durch den Mund. Die Lautstärke beim Ausatmen als Reaktion auf Schmerzen wird individuell verschieden sein. Gebärende, die in der Geburtsvorbereitung „ihren" Atem erfahren haben, finden den richtigen Ton und die richtige Lautstärke („die Urform der Äußerung", M. Fuchs) ohne Hilfe von außen. Dieses „Herauslassen" kann seufzend, stöhnend, tönend sein, auch Schreien hilft mancher Gebärenden, ihr Kind loszulassen, sich zu öffnen und es herauszugebären. Für jede ist es „ihre" eigene Ausdrucksmöglichkeit, auf den Wehenschmerz zu reagieren.

Das Atmen der Gebärenden muß in Verbindung mit ihrer Wahl der für sie angenehmeren Gebärposition gesehen werden, weil der Mensch bestrebt ist, eine erhöhte Atemarbeit, wie sie beim Gebären zu leisten ist, durch die Wahl einer günstigen Körperhaltung zu vermindern. Läßt man die Gebärende ihre Körperstellung selbst auswählen, wird sie alles tun, damit sie gut atmen kann, denn die Belüftung und Durchblutung der Lungen ist abhängig von den Körperstellungen. So ist die Rückenlage auch bezüglich der Lungenreserven die schlechteste Körperstellung. Schon beim Sitzen und Stehen verbessert sich das Lungenvolumen um 10% (Kirchhoff). Kann nun die Gebärende zu ihrer vertikalen oder halbvertikalen Körperstellung ihre Entlastungshaltung über Anhängen oder Abstützen (vgl. dort) einsetzen, fällt ihr das Atmen nochmal leichter.

Der Vorteil des langsamen Tönens beim Ausatmen ist, daß die Gebärende automatisch mit „ihrem" langsamen Einatem, der „riechend zum Kind" geht (wird nachfolgend erklärt), das Atemzugvolumen erhöht und die Sauerstoffversorgung ihres Kindes damit günstig beeinflußt. Nach ihrem eigenen Urteil sind für sie die Wehen dadurch erträglicher. Die Folge ist, daß sie weniger oder gar keine Medikamente benötigt.

Zitat

„Wie wichtig das Entspanntbleiben während einer Wehe ist, hatte ich theoretisch gelernt, nun spüre ich es und Dank einer guten Vorbereitung ist mir auch das Wie ganz vertraut: Ist meine Konzentration bei der möglichst langen Ausatmung, so ist die „Spitze der Wehe" gut zu überwinden."

Die Gebärende wählt für den Einatem eine kostoabdominale Atembewegungsrichtung nach ventral, lateral, lumbodorsal, kaudal, wie sie diese Atemrichtungen in der Geburtsvorbereitung erfahren hat und findet während der Wehen immer wieder die für sie momentan hilfreichste Atembewegungsrichtung. Konzentriert sich die Gebärende auf sich selbst, gibt ihr das inneren

Halt, die eigene Gestaltung ihres Atemrhythmus unterstützt ihre seelische Gelassenheit.

In jeder Wehenpause wird sie ihren Ruheatem wiederfinden. Das Loslassen des Kindes, das Öffnen am Beckenboden ist mit dem Ausatem auf Vokal-/Konsonantenverbindungen „ahh" oder „haaaa" spürbar leichter und, wie folgender Bericht zeigt, hilfreich.

Zitat

„Vorher waren die Schmerzen spitz und hell, aber dann dunkel und stumpf, irgendwie weiter weg. Und ich konnte mich auf einmal auch in den Wehen gut entspannen, richtig öffnen, ich habe gespürt, wie der Muttermund vor dem Druck des Kopfes aufgeht! Auf einmal hat auch die Atmung gut gepaßt, zuerst noch normale Atmung auf „haa", später dann das Schwingen."

Eine andere Mutter meldet zurück:

Zitat

„Meine Ausatmung auf „haa" war durch lautes Stöhnen begleitet – es half einfach so viel! Ich möchte mich bedanken für einen einzigen Satz von Ihnen, der mich durch die ziemlich brutalen „Tigerwehen" begleitet hat: Rieche in dich hinein!"

Was heißt: „Rieche in dich hinein?"

Um hörbares Einziehen des Atems mit verengten Nasendüsen zu vermeiden, bekommen die Frauen eine Einatemhilfe: „Rieche den Einatem bis zu deinem Kind, Mund und Rachenraum sind in Gähnbereitschaft."

Beim „Riechen zum Kind" werden die Nasenöffnungen sanft gebläht, der hintere Nasenraum auf Sog eingestellt. Reflektorisch spannt das Zwerchfell an (es senkt sich nach kaudal ab), der untere Thorax wird weitgestellt.

Was heißt „Tigerwehen"?

In Kapitel 1.9 schreibe ich: In meiner Geburtsvorbereitung wird für die Dimension der sich steigernden Wehen- und Schmerzintensität der Vergleich mit einem wachsenden Tiger, vom Tigerbaby über den Tigerteeny zum ausgewachsenen Tiger angeboten. Diesen Vergleich verinnerlichen die Frauen sehr, wie viele Rückmeldungen zeigen:

Zitat

„Die Hebamme machte zuerst mal ein weiteres CTG und dabei sprang mir die Blase. Darauf wurden die Wehen auch heftiger. Aus den Tigerbabies und Tigerteenies wurden erwachsene Tiger. In der Badewanne konnte ich die Schmerzen eine Zeit lang gut verarbeiten. Später saß ich dann im Kreißsaal im Bett, zwischendurch auch auf dem Pezziball, während mein Mann mich stützte und die Hebamme meinen Rücken massierte oder mit mir atmete."

Den Schwangeren erkläre ich: Anfängliche Wehen bei Geburtsbeginn bezeichnen wir als „Tigerbabies". Begegnen wir einem Tigerbaby, wird unser Ausatem die Dimension eines staunenden/entzückten „oh", „ah" oder „ahh" nicht überschreiten. Verstärkt sich die Wehenintensität, bekommen sie die Dimension eines „Tigerteenies". Jetzt wäre ein entzücktes, staunendes „oh" oder „ahh" nicht mehr angebracht, jetzt wird der Ausatem hörbar zu einem langen „ohh" oder „haaa". Die Tigerteenies sind als Wehen zeitlich der längste Begleiter der Gebärenden. Die Wehendimension nimmt gegen Ende der Eröffnungsphase, ehe die Frau ihr Kind aus sich herausschieben darf, die Dimension eines ausgewachsenen Tigers an. Hier wird nun die Frau ermutigt, falls bei ihr die dafür vorgeschlagene Ausatemhilfe „Schwingen" nicht ausreichend hilft (vgl. Kap. 4.4), ihren Ausatem herauszuschreien.

Zitat

Dazu ein Bericht:

„Ab 23.30 wurde nicht mehr nachgespritzt, und die Tiger kamen mit all ihrer Heftigkeit und Intensität. Aber ich hatte mich soweit wieder gesammelt und hatte alle „Kleider" parat. Nur die „ahs", „ohs", „ohms" usw. waren um einiges lauter als mittwochs bei Ihnen. Aber in dieser so heißen Sommernacht, wo alle Fenster offenstanden, wurde kein einziges unter meinem lauten Schreien geschlossen. Man akzeptierte mich, und das machte mich sicher".

➜ **Hinweis:** Vielen Frauen genügt es zu wissen, daß Schreien bei Tigerwehen eine erlaubte Hilfe ist. Wichtig ist diesen Frauen: Sie können – aber sie müssen nicht schreien!

Was bedeuten die „Kleider"?

Es sind sog. „Atemkleider". Ein „Atemkleid" steht für eine Atemrichtung zum Kind, also die Einatembewegung nach vorn (ventral), nach lateral, nach lumbodorsal, nach kaudal. Vergleich: So, wie jede Frau aus ihrem Kleiderschrank nach Lust und Laune ein Kleid auswählt, welches sie tragen möchte, so wählt die Gebärende „ihre" Atemrichtung (ihre „Atemkleider") dem Bedürfnis der Wehensituation angepaßt, aus.

Zusammenfassend sind die einzigen Hilfen, die Schwangere für ihre Geburtsarbeit als Atemhilfen in meiner Geburtsvorbereitung erfahren:

– „Atme aus": hörbar, entsprechend der Dimension der Wehe: Tigerbaby, Tigerteeny oder Tiger.
– „Atme (rieche) ein zu deinem Kind": „Wähle zwischen deinen vier „Atemkleidern" (den vier Atembewegungsrichtungen rundum zum Kind)."

Übergangsphase

Für Wehen mit Tigerdimension wird das Zwerchfellschwingen geübt und in der Paarstunde mit dem Partner harmonisiert (Abb. 7.**14**), damit er sie über die schwierig empfundenen Wehen begleiten kann (vgl. Kap. 4.4 und 7.2). Viele Gebärende schaffen mit dem Schwingen den Übergang zum Schieben.

Zitat

„Bis die Blase auf dem Kreißbett geöffnet wurde, fiel mir das *Schwingen* so leicht, wie bei allen Übungen zuvor nicht und war mir eine echte Hilfe, daß ich fast ins Jubeln kam."

Wie wichtig verbale Atemunterstützung durch den Partner oder die Hebamme ist, zeigt folgender Bericht:

Zitat

„Das Erstaunliche ist, man wendet viel aus ihrer Geburtsvorbereitung an, aber alles mit individueller Komponente versehen, je nach Situation und Schmerzempfinden. Auf langsames, ruhiges Atmen mußte ich immer wieder hingewiesen werden. Durch Schwingen habe ich mein Kind in Richtung Scheidenausgang gebracht. Ich sollte zwei bis drei Wehen noch in Seitlage veratmen, bevor ich dann mitschieben durfte. Das gelang

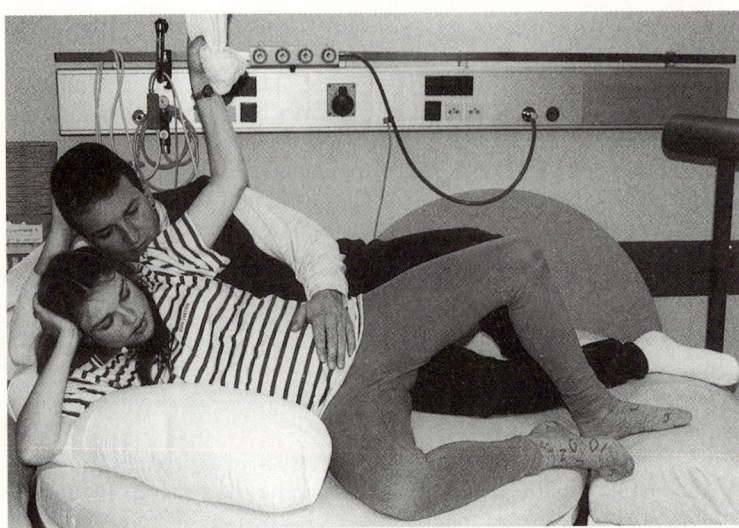

Abb. 7.**14**   Atemhilfe
Schwingen gemeinsam mit
dem Partner in der Über-
gangsphase.

mit Hilfe des Schwingens gut, dann war das Köpfchen richtig eingestellt."

→ **Hinweis:** *Schlüssel*wörter, um das „Atemhaus" beim Gebären aufzuschließen.
– von oben: Mundraum höhlig, Kiefergelenke locker, Gähnbereitschaft,
– von unten: Beckenbodentor öffnen, an Loslassen und Hergeben des Kindes denken (Öffnungstonus des Beckenbodens vgl. Kap. 3.6).

Jede der von mir vorbereiteten Frauen findet ihren *Schlüssel* und verwendet das, was ihr hilft.

Zitat
„Die Wehen wurden dann kräftiger und spazierengehend und an meinen Mann angehängt (nicht gehängt!) konnte ich gut mit Atmung und Bewegungen des Beckens zurechtkommen. Erst als der Muttermund ganz geöffnet war, stieg ich auf die Liege, mein Mann war hinter mir, erinnerte mich an die tiefe Atmung zu unserem Kind und einen entspannten Mundraum."

Das Bewußtsein der Gebärenden, durch das Atmen, wie sie es im Geburtsvorbereitungskurs erfahren und ausprobiert hat, ihrem Kind eine gute Starthilfe zu geben, weckt und vertieft bei ihr das Gefühl der Verantwortung für ihr Kind.

Vom *ich* zum *wir* kommen, ist eine wichtige Erkenntnis für die Stunden der Geburtsarbeit und für die spätere Mutter-Kind-Beziehung.

7.1.6   Herausschieben des Kindes – Bondingphase

(vgl. Kap. 1, 4.5 u. 5.6.2)

Ausführlich wurde das Schieben als Gebären aus eigener Kraft in Kap. 4.5 beschrieben und sollte diesen Ausführungen vorangestellt werden.

Ich fasse zusammen: Es wird während der Geburtsvorbereitung versucht, bei schwangeren Frauen all ihre natürlichen (funktionell begründbaren) Voraussetzungen zum aktiven Gebärverhalten, die zunächst nicht mehr vorhanden bzw. abrufbar sind, wiederzuwecken.

In dieser Geburtsvorbereitungsmethode werden die Schwangeren für das Herausgebären ihres Kindes auf vertikale Gebärpositionen: das sind Sitz (Abb. 7.**15** u. 7.**16**), Hocke, Stand, und auf halbvertikale Gebärpositionen: das sind Seitsitz und Vierfüßlerstand (Abb. 7.**17**), unter Einbeziehen aller vorher aufgezeigten und praktisch erprobten Eigenaktivitäten und der in Kap. 7.2 aufgezeigten Partnerunterstützung vorbereitet.

Selbstverständlich wird die Rückenlage (Steinschnittlage) als Notfall-Hilfe, wenn das Gebären aus eigener Kraft nicht möglich ist, angesprochen. Darauf muß eine Schwangere jedoch nicht vorbereitet werden, weil sie dann passiv entbunden wird.

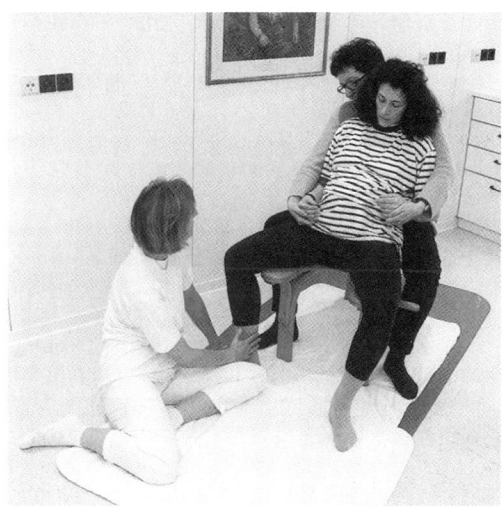

Abb. 7.**15** Schieben auf dem Gebärhocker. Der Partner sitzt hinter der Gebärenden und legt seine Hände von oben außen um ihre Hände. Sandhäufchen als Handdruckaktivitäten ergänzen die Abstütz- und Fußdruckaktivitäten.

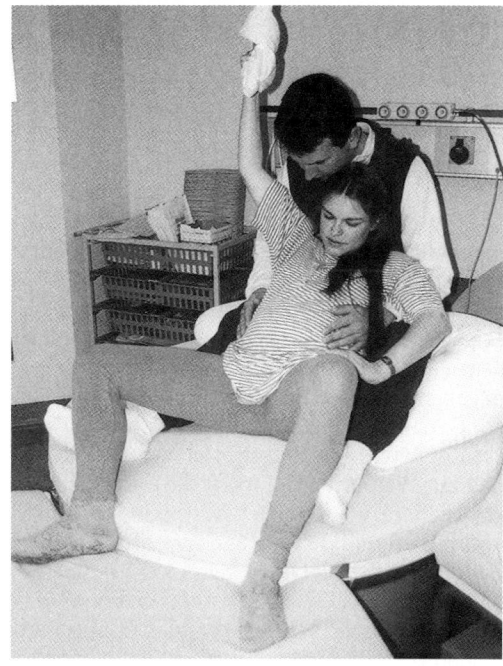

Abb. 7.**16** Schieben im Schoß des Partners. Aktives Anhängen am Knotentuch und Abstützen am eigenen Oberschenkel (Sandhäufchenstellung der Hand). Fußdruckaktivität ermöglicht die Gebärstellung des Beckens.

In die Vorbereitung werden einbezogen:
1. Günstige Stellungen der Gebärenden, die beim Sitzen die Nutation des Steißbeins nach dorsal zulassen,
2. wie ein Vulvaödem vermieden wird, welches durch Druck im Vulvabereich bei zu langem Sitzen auf einem Gebärhocker oder einem ähnlichen Sitzmöbel (ich denke an das Roma-Rad!) entsteht.

Ein Venen- und Lymphstau behindert den Weg, den das Kind als Raum durch die Mutter hindurch benötigt.

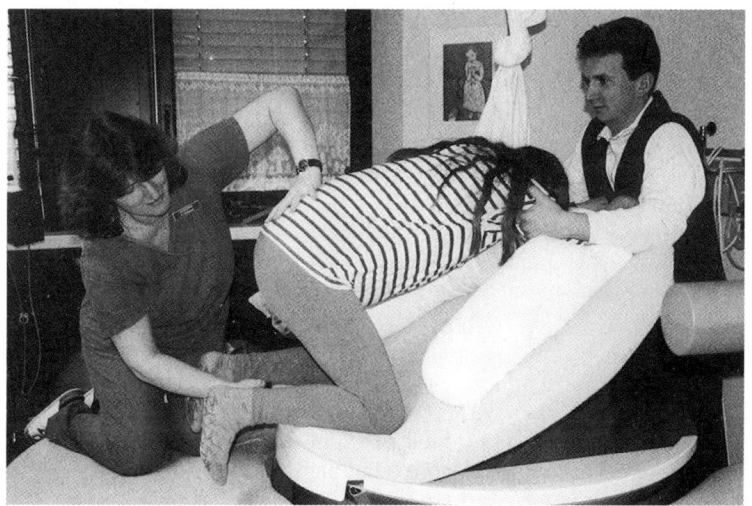

Abb. 7.**17** Schieben im abgestützten Vierfüßler. Abstützaktivität der Unterarme, wobei die ulnare Handballenaktivität in die Unterarme verlängert wird. Partnerhilfe: am Schultergürtel.

Herausschieben des Kindes

„Augen sind Fenster der Seele." Immer, wenn ich eine Frau bei der Geburt begleite, fallen mir diese Worte ein. Die meisten Gebärenden suchen, wenn sie ihr Kind herausschieben, den Augenkontakt zu „ihrer" Hebamme, die vor ihnen steht oder auch sitzt. Findet sie den Blickkontakt, dann hilft ihr die Hebamme durch ein Begleiten mit ihren Augen, welche ermutigen, bestätigen oder einfach ihre aufmerksame Zuwendung anzeigen. Wenn der Hebamme oder vielleicht auch dem Partner verbale Hilfen nötig scheinen, erfolgen sie *leise*, freundlich-ermutigend. So kann die Gebärende, der Hilfe durch Hebamme und Partner gewiß, ihr Kind aus sich herausschieben und zur Welt bringen. Das ist die Geburtsraumatmosphäre, wie sie sich heute viele Schwangere erhoffen und derentwegen sie oftmals einer Hausgeburt den Vorzug geben.

Wie Frauen, die von mir auf „Schieben" vorbereitet wurden, ihre Geburt in den Geburtsräumen und Entbindungskliniken erlebten, möchte ich in einigen Berichten wiedergeben: Lob und Ermutigung:

Zitat
„Beim Schieben atmete ich jedes Mal ein und laut „aah" schreiend wieder aus. Die Hebamme meinte, ich mache das ganz prima und machte mir Mut, so weiterzumachen, der Kopf käme bestimmt bald durch."

Rückenstärkung in der Geburtsvorbereitung für das „Schieben" und dazu Unterstützung durch die Hebamme:

Zitat
„Es kamen keine Preßwehen. Ich merkte zwar, daß das Kind nach unten drückte, das war aber auch alles. Die Hebamme meinte nun, ich sollte immer dann, wenn ich meinte, es käme eine Wehe, Luft holen und schieben–schieben–schieben. Die mittlerweile hinzugekommene Ärztin drückte dann auf meinem Bauch mit. Irgendwann meinte ich, so ginge es nicht und fragte die Hebamme, wie weit es denn schon wäre. Sie sagte, das Köpfchen sei doch da. Und tatsächlich, so hatte ich alleine durch die Atmung und das richtige Schieben in der Geburtsstellung das Köpfchen herausgeschoben, ohne Unterstützung von Preßwehen. Wir machten eine kurze Pause, wir wurden ja von keiner Wehe gedrängt

und schoben dann gemeinsam weiter. So wurde unser Sohn M. geboren."

Die vorbereitete Gebärende weiß vom Unterschied zwischen Pressen und Schieben:

Zitat
„Pressen sie wie bei Stuhlgang! Was ich nicht tat. Ich schob, so fest ich konnte und atmete sehr laut aus. Nach der 2. Preßwehe war der Kopf schon zu sehen, mit der 3. machten sie einen Schnitt, und ich dachte: Jetzt muß es klappen, und nahm alle Kraft noch einmal zusammen."

… und weil sie spürt, sie kann das Herausschieben umsetzen, traut sie sich, das einzufordern …!

Zitat
„Es hieß, der Muttermund sei jetzt 7 cm geöffnet, und man könne nun versuchen, zu pressen. So hieß es laut Arzt. Doch ich versicherte ihm, ich wolle schieben, dabei ausatmen und nicht die Luft anhalten. Zweifelnd kam die Frage, von wem ich das denn wohl habe. Nachdem er aber sah, wie gut das geht, schaute er nur gelassen zu. Die Austreibungsphase ging auch ganz ruhig vonstatten. Und ein Wechsel zwischen Seitlage und angelehntem schrägen Sitz. Zwischendurch immer mal wieder Verschnaufpausen, da die Herztöne der Kleinen auch ganz regelmäßig waren, war keine Eile geboten. Und immer wenn ich spürte, daß der Bauch hart wurde, schob ich ordentlich."

Auch das lernen die Frauen in der Geburtsvorbereitung: Auf die Zeichen ihres Körpers hören!

Zitat
„Am wichtigsten für mich, Körper und Seele in einen Einklang zu bringen „nach innen" zu lauschen!"

Geborgenheit durch Beistand:

Zitat
„Also ab 6.15 durfte ich endlich helfen zu schieben. Meine Freundin hielt mir einen Spiegel, damit ich die Endphase beobachten konnte, mein Partner unterstützte mich in der Atmung. Die

Hebamme stand daneben und beobachtete. Es fiel nicht einmal das Wort „Pressen" – Toll. Nachdem gegen 6.45 die ersten Haare zu sehen waren, schob ein Energieschwung das Kind weiter, obwohl die Wehe schon vorbei war."

Die Arbeit der Bauchmuskulatur ist in vertikaler Gebärstellung effizienter, hier muß nicht gegen die Schwerkraft gearbeitet werden. So kann das Kind im nachstehenden Fall mit der Schwerkraft herausgeschoben werden.

Zitat
„Auf dem Gebärhocker sitzend, den Rücken an meinen Mann gelehnt, der hinter mir saß, spürte ich den unheimlichen Drang, mein Kind herauszuschieben. Ich atmete ein wenig ein, konzentrierte mich ganz auf mein Kind, das ich doch nun endlich sehen mochte, und schob und nochmals und nochmals. Und dann spürte ich, jetzt kommt mein Kind aus mir heraus; ich mußte schreien, öffnete meine Augen und sah, wie mein Kind in die Hände der Hebamme glitt: Ich war überglücklich!"

Im nächsten Fall berichtet eine Frau, die ich dreimal auf die Geburt vorbereitete. Sie hat drei große, schwere Kinder aus eigener Kraft geboren:

Zitat
„Den dritten Kurs habe ich am meisten genossen: Er war für mich der Freiraum geworden neben dem Alltag, wo ich mich ganz auf mich, auf das Baby und die bevorstehende Geburt einlassen und einstimmen konnte. Scheinbar Vergessenes war sofort wieder präsent und oft lächelte ich in mich hinein, wenn ich anhand ihrer Übungen merkte, wie gut mein Körperempfinden ist. Eigentlich ist dieses Körperbewußtsein auch ein Teil des ganzheitlichen Selbstbewußtseins."

Bericht einer anderen Mehrgebärenden:

Zitat
„Das Schieben war für mich noch nie besonders schmerzhaft oder anstrengend. Ich denke immer, ich bin eine Tube und es kommt mir oft vor, als könnte ich ohne Wehe schieben."

Gebären im Vierfüßlerstand:

Zitat
„Insgesamt ging es in der letzten Phase nicht mehr so richtig voran. Die Hebamme war dabeigeblieben, weil sie dachte, daß das Kind gleich käme und schlug mir nach 45 Minuten vor, daß ich doch mal den Vierfüßlerstand einnehmen sollte. Das wollte ich erst nicht, weil ich schon immer eine Abneigung gegen diese Haltung hatte, aber letztendlich machte ich es dann doch und nach nochmals 4 – 5 Wehen kam dann meine kleine Tochter zur Welt."

Schieben und Gebären im Stehen:

Zitat
„Die Geburt fand im Stehen statt, indem ich mich links und rechts an meinem Partner bzw. einer Hebamme festhielt und bei jeder Wehe etwas in die Knie und somit in die Gebärstellung ging und dabei optimal mitschieben konnte."

Schieben und Gebären im aufrechten Sitz:

Zitat
„Die Austreibungsphase war 2 Wehen, wo ich – ich weiß nicht mehr genau – geschoben und gedrückt habe und schon glitt unser kleiner Wicht ohne Dammschnitt auf die Welt. Hierbei saß ich fast aufrecht, die Rückenlage wäre mir hier sehr unangenehm gewesen."

Schieben und Gebären im schrägen Sitz im Bett mit Hängeaktivität:

Zitat
„Mein Mann saß hinter mir, und ich konnte mit aufgestellten Beinen an ihm lehnen. Über dem Bett war ein Seil angebracht, an dem ich mich festhalten konnte. Als die ersten Preßwehen kamen, konnte ich so wunderbar dem Kind helfen, sich langsam durch den Geburtskanal nach draußen zu schieben. Nach etwa 5 – 6 Preßwehen, bei denen ich ausatmend mitschob, wurde unser Sohn geboren."

Gebären und Herausschieben muß nicht leise sein:

Zitat ▬▬▬▬▬▬▬

„In einer Preßwehe, die allerdings 2 – 3 Minuten dauerte, kam unser Töchterchen zur Welt. Diese relativ kurze Zeit war allerdings sehr schmerzhaft. Gut war, daß ich den Mund offen hatte und nicht verkrampft war und das Kind wirklich herausschieben konnte. Ich war allerdings auch sehr laut."

Eine Mutter faßt zusammen:

Zitat ▬▬▬▬▬▬▬

„Ihr Bemühen, eine positive Einstellung zu diesen natürlichen Vorgängen weiterzugeben, damit man diese überwältigenden Schmerzen annehmen kann …"

Das Kind ist geboren!

Zitat ▬▬▬▬▬▬▬

„Das war dann wirklich einer meiner glücklichsten Momente in meinem Leben, dieses nasse, warme Bündel auf meinem Bauch … wirklich die Entschädigung für all die anstrengenden Stunden zuvor! Ich war unheimlich stolz und glücklich, daß ich, mit Hilfe meines Mannes und der Hebamme unser Kind geboren hatte!"

Bondingphase (bond = engl. „Bindung")

Die erste Verbundenheitsphase zwischen Mutter und Kind wird *Bondingphase* genannt. Nach der Geburt gibt es eine Zeitspanne von wenigen Stunden, in der sich dieses Bonding besonders entwickeln kann. Wenn Mutter und Kind wohlauf sind, soll diese sensible Phase der Kontaktaufnahme zwischen Mutter und Kind nach der Geburt unverstört sein. Beobachtet werden kann, daß das Neugeborene so etwas wie „ein Gespräch mit seiner Mutter führt", wenn diese mit ihm spricht. Eine Wechselbeziehung zwischen beiden baut sich auf, denn auch die Mutter fühlt sich von ihrem Kind angesprochen. „Es scheint, als ob das Kind auf diese Weise die Gefühle der anderen Person erfaßt und mit deutlichen eigenen Gefühlen antwortet" (M. Krüll). Mit dieser ersten Bondingphase wird eine gute Stillbeziehung zwischen Mutter und Kind

aufgebaut, die kindliche Entwicklung in den ersten Monaten günstig beeinflußt, wenn diese Bindungsphase harmonisch verläuft.

Den Schwangeren und Paaren empfehle ich, ihr Kind mit Freude, Zuwendung und Liebe nach der Geburt zu begrüßen und das Neugeborene wenigstens eine Stunde ganz nah bei sich zu haben, am besten mit Körperkontakt auf nackter Haut. Denn Bonding kann, wenn das Kind nach der Geburt eine abweisende, ungeduldige Behandlung erfährt, auch dieses Verhalten spiegeln. Das Kind reagiert dann mit verzweifeltem Schreien. Eine „Protest- und Kampfbeziehung" zwischen der Mutter und ihrem Kind wird auf das Begrüßen des Neugeborenen nach seiner Geburt, auf die Bondingphase zwischen Mutter (Bezugsperson) und Kind zurückgeführt.

Bei Kaiserschnittentbindung sollte der Vater die erste Bondingphase zu seinem Kind übernehmen.

Stillen und Rooming-in sind im beginnenden Wochenbett die nächsten wichtigen Schritte, die die Bindung zwischen Mutter und Kind vertiefen (vgl. Kap. 1.11). Auch das muß in der Geburtsvorbereitung angesprochen werden.

7.2 Wie kann der Partner für seine Aufgaben bei der Geburtsbegleitung vorbereitet werden?

7.2.1 Warum Partnerbegleitung/ Partnerunterstützung?

„Guten Morgen Herr Baron, das Bad ist fertig, und der Storch ist da!" So die Unterschrift zu einer Karrikatur aus dem „Simplicissimus" des Jahres 1913! Bis vor etwa 20 Jahren waren wir von der Beschreibung der Rolle des „Erzeugers" bei der Geburt gar nicht so weit entfernt. Für die Partner war bis dahin der Geburtsraum im allgemeinen verschlossen!

Heute begleitet in der Regel der Partner (auch vertraute weibliche Begleitpersonen sind hier als Partner angesprochen) seine Partnerin zur Geburt und läßt sich dabei mit ihr gemeinsam auf die ihm zukommende Rolle der „miterlebten" Geburt vorbereiten. Eine Partnerbegleitung darf und sollte jedoch keine Pflichtübung sein. Immer wieder kommen Partner, meist sind es „Erstväter" mit dieser Einstellung in den Paarkurs. Sie fühlen sich unsicher und überfordert, weil sie nicht einschätzen können, was auf sie zukommt. Die in vielen Kliniken auch für Väter angebotenen Informationsabende, die mit einer Kreißsaalbesichtigung und einem Filmvortrag enden, reichen jedoch nicht aus, daß werdende Väter eine aktive Begleitung bei der Geburt ihres Kindes übernehmen können. Im Geburtsvorbereitungskurs wächst ihr Interesse dann zunehmend, wenn die Kursleiterin sie auf ihren Part vorbereitet, der nicht nur passives Dabeisein ist, sondern ein sehr hilfreicher Beistand für die Partnerin sein kann. Sie begreifen rasch die Wichtigkeit ihrer Geburtsbegleitung.

Auf der einen Seite ist der Partner für die Gebärende *die* Beziehungsperson, der Vertraute, der ihr für ihre Geburtsarbeit Sicherheit und das so wichtige Gefühl der Geborgenheit gibt. Außerdem ist der Partner für viele Gebärende ein wichtiger Gegenpol, wenn es in der fremden Umgebung, dem Kreißsaal, zu gewissen „atmosphärischen Störungen" kommt, die er für seine Partnerin abschirmen hilft.

Andererseits sind im Geburtsvorbereitungskurs sachliche Informationen und Erklärungen zu erfahren, z.B. über den Geburtsablauf, vor allem aber über mögliche Hilfestellungen, mit denen er seiner Partnerin während der einzelnen Geburtsphasen Erleichterung verschaffen kann. Das sind dann für viele Väter wichtige Entscheidungshilfen, die Geburt nicht nur pflichtschuldig zu begleiten. Durch die Geburtsvorbereitung ändert sich das Rollenverständnis des Partners.

7.2.2 Was sollte der Partner über die Geburtsbegleitung wissen? – Was sind seine Aufgaben bei der Geburt? – Was und wie kann er praktisch helfen?

Zitat

„Ich bin mit einer wahnsinnigen Angst in Ihren Kurs gekommen (wie Sie ja selbst bemerkt haben) und habe ihn mit einer körperlichen und seelischen Ausgeglichenheit wieder verlassen. Der Tag der Geburt konnte kommen, ich war gerüstet und mein Mann auch."

Der Partner wußte, wie er unterstützen und helfen konnte, wie er seine Partnerin halten, stützen und massieren konnte. Er wußte aber auch, daß er bedarfsweise anleiten, ermutigen, bestätigen, loben, auch beruhigen und Zuspruch geben sollte.

Durch die Vorbereitung weiß der Partner, daß die Frau während der Geburt „ihren" Freiraum haben sollte, um alles ausprobieren zu können oder bei dem zu bleiben, was ihr momentan gut tut. Dabei unterstützt er sie, macht Vorschläge, z.B. für Positionswechsel. Jedoch liegt die Entscheidung zur Veränderung bei der Frau, sie kann ihre Möglichkeiten am besten abschätzen.

Zitat

… mein Mann schlug vor, daß ich meine Position ändere, und die Hebamme schlug eine Stellung über dem Pezziball vor. Ich lehnte ab und mein Mann meinte: „Frau Heller sagt, daß man etwas anderes ausprobieren soll", und ich antwortete: „Frau Heller sagte auch, daß man nichts machen muß, was man nicht will."

Das Paar erfährt in der Geburtsvorbereitung, daß Geburtsschmerz von verschiedenen Faktoren (vgl. Kap. 1.9) abhängig und deshalb oft kaum beeinflußbar ist. So kann in der Übergangsphase (s. Kap. 4.4) für manche Gebärende der Schmerz nur durch ein lautes Herausschreien erträglich werden.

Zitat

Eine Mutter berichtet das so: „Ich konnte den Schmerz nur noch herausschreien. Ich habe bis dahin gar nicht gewußt, daß ich so laut schreien kann und war so froh, daß Sie uns von den „Tigerwehen" erzählt hatten. Ich hab's einfach rausgelassen."

Weil nicht nur eine Gebärende, sondern auch ihr Partner von derart starken Wehen mit einer Tiger-Dimension überwältigt werden kann, **muß** darüber in der Paarvorbereitung gesprochen werden, denn Schreien ist eine Möglichkeit der Geburtsschmerzverarbeitung. Ohne ein Gespräch darüber hätten beide Partner möglicherweise nach der Geburt das Gefühl, versagt zu haben: *Sie* beim Gebären, *er* beim Begleiten. Wird diese schwierige Geburtsphase aber durch seine einfühlsame Zuwendung und sein Motivieren begleitet, gehört in der Erinnerung des Paares dieses Herausschreien einfach zur Geburt ihres Kindes dazu.

Eine Partnervorbereitung, die zwischen Gespräch und Üben hin- und herpendeln sollte, und eines aus dem andern entwickelt, kann gewisse Verhaltensweisen des Partners im Vorfeld klären. So werden von seiten dieser Partner während der Geburt alle autoritären Ermahnungen und Bevormundungen, „es so zu machen, wie sie es gelernt hat", unausgesprochen bleiben. Ein vorbereiteter Partner wird von den Hebammen bei der Geburt oft als Hilfe für die Gebärende, auch als Entlastung für sie selbst empfunden.

Die Gebärende möchte weder ihren Partner noch die Hebamme missen. Für sie ist und bleibt die Hebamme auch bei Partnerbegleitung die fachkompetente Bezugsperson. Dieses Thema der emotionalen Bezugsperson (Partner) und der fachkompetenten Bezugsperson (Hebamme) muß in der Paarvorbereitung angesprochen werden, weil Partner begreifen sollen, daß bei fortschreitender Geburt die Hebamme für die Gebärende an Wichtigkeit gewinnt. Partner kommen sich dann nicht als „überflüssig" vor und sind nicht enttäuscht, wenn die Partnerin seine Hilfen einmal nicht annehmen will. Ein Gespräch des Paares untereinander nach der Geburt ihres Kindes kann dem Partner sein Gleichgewicht zurückgeben, wie nachfolgender Bericht zeigt:

Zitat

„Vielen Dank auch von meinem Mann. Er hat die Geburt etwas zwiespältig erlebt, hatte das Gefühl, so viel an den Paarabenden mitbekommen zu haben und gut vorbereitet zu sein und fühlte sich dann sehr hilflos, als ich weder massiert werden wollte noch mich in den verschiedenen Positionen, die er mir angeboten hatte, wohlgefühlt hatte. Er hatte das Gefühl, nicht viel für mich tun zu können. Ich habe das ganz anders empfunden, es war für mich sehr wichtig, ihn in meiner Nähe zu wissen, das hat mir Sicherheit gegeben, auch wenn ich so sehr nach innen konzentriert war, daß ich ihm das nicht zeigen konnte. Aber nachher habe ich es ihm dann gesagt, es war für ihn wichtig, daß Sie die Möglichkeit, daß die Frau nicht angefaßt werden will oder auch mal ruppig werden kann, auch angesprochen hatten. Mit etwas Abstand hat er das dann auch verstanden und nicht mehr als eigenes Versagen interpretiert."

Wie wird der Partner für sein Aufgabe sensibilisiert?

Weil Partnerhilfe immer mit Berührungs- und Körperkontakt verbunden ist, muß dieses in der Geburtsvorbereitung angesprochen und geübt werden. Die körperliche Nähe des Partners, das Berührtwerden durch seine Hände bedeutet für die meisten Frauen, besonders aber während der Geburt, sehr viel. Die Schwangeren und Gebärenden wünschen sich den Körper- und Handkontakt des Partners einfühlsam, sensibel, haptisch (s. Kap. 1.8.1). Durch die Nähe zwischen dem Paar werden Endorphine freigesetzt, die bei der Gebärenden entspannend wirken (vgl. Kap. 1.9). Oft bedarf jedoch Körper- und Handkontakt in der Paarvorbereitung der Harmonisierung. Wird von der Kursleiterin darauf nicht eingegangen, kann es in der Geburtsvorbereitung und gar nicht so selten während der Geburt zu Interaktionsschwierigkeiten zwischen dem Paar kommen. Deshalb ist mir in der Geburtsvorbereitung eine Interaktionsvertiefung zwischen dem Paar, welches gemeinsam Geburtsarbeit vor sich hat, sehr wichtig. Das Ziel dieses Übens ist dabei

– antennig sein *füreinander*,
– spürendes Hören *aufeinander*.

Zwischen dem Paar kann dadurch etwas geschehen, was für beide Partner ein bleibender Gewinn über die Geburt des Kindes hinaus sein kann.

Bei den folgenden Vorschlägen erfahren die Partner durch ihr Miteinander-etwas-Tun, wie sie sich ohne Worte aufeinander einstellen können. Das ist für die Hilfen des Partners während der Geburt wichtig, weil sein Verhalten verbal und nonverbal auf Zuwendung, aber auch auf Zurückhaltung beruhen sollte.

Zitat

„Die Partnerabende waren so hilfreich, daß mein Mann ohne ein Wort der Verständigung überall parat war. Seine Hände waren an Fersen, die Halt suchten, massierten, wo ich Entspannung brauchte, und er lobte mich und sprach mir immer wieder Mut zu. Wir waren auch ohne Absprache bestens aufeinander abgestimmt."

Beispiele aus der Konzentrativen Bewegungstherapie zum Sensibilisieren füreinander
(s. Kap. 5.4)

1. Das Paar bewegt gemeinsam harmonisch die Rücken aneinander (Abb. 7.**18**).
2. Das Paar geht gemeinsam in die Hocke, dabei kann sich jeder dem anderen überlassen (Abb. 7.**19**).

Hände „sprechen lassen" als haptische Hilfe

Ziel: Gemeinsames Berühren und Spielen mit den Händen soll füreinander sensibilisieren und das gemeinsame Tun harmonisieren.
　　Spürhilfe beim Üben ist ein Luftballon für jedes Paar.

Ausgangsstellung: Das Paar (oder zwei Schwangere in Stunden ohne Partner) sitzt sich gegenüber und hält gemeinsam den Luftballon in

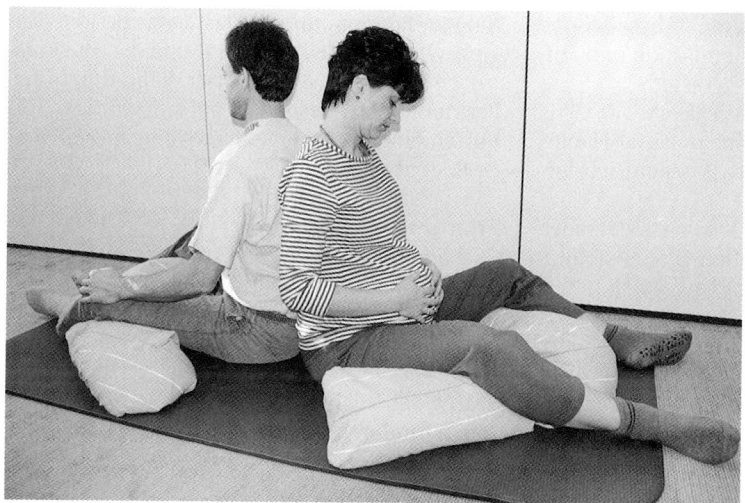

Abb. 7.**18**

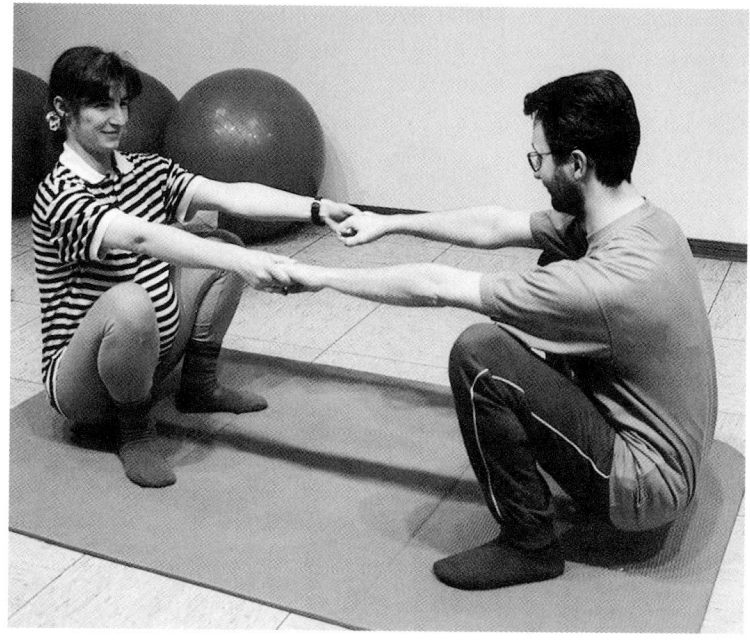

Abb. 7.**19**

Brusthöhe vor sich. Die Hände umfassen flächig die Luftballonhaut, die Augen sind geschlossen (Abb. 7.**20**).

Die Kursleiterin begleitet das Üben verbal.

Ausführung: Gemeinsam berühren, ertasten, bewegen und spielen die vier Hände mit dem Luftballon. Das gemeinsame Tun kann auch über Druck und Gegendruck einer oder beider Hände erfolgen. Nach geraumer Zeit legt das Paar den Luftballon zwischen sich ab, und die Partner legen ihre Hände flächig aneinander, um spürend und vergleichend die Finger und Hände ihres Partners/Partnerin abzutasten. Abschließend werden die vertrauten eigenen Hände und Finger aneinandergelegt und abgetastet.

Die Kursleiterin bietet Vergleiche an: z.B. große – kleine Hände, warme – kühle Hande, weiche – feste Hände, sanfte – energisch-fordernde Hände.

Am Ende sprechen die Partner miteinander, wie sie die Hände gespürt haben. Die Sensibilität für das Anfassen/Berühren ist geweckt.

➡ **Hinweis für die Kursleiterin:** Es ist zu empfehlen, dieses Üben zum Sensibilisieren der Hände anzubieten, bevor nachfolgende Partnerhilfen erarbeitet werden:
1. Das Bewußtmachen aller kosoabdominalen Atembewegungsrichtungen (vgl. Kap. 4.2).
2. Das Zeigen und Üben der Massagegriffe.
3. Das taktile Begleiten des Atems für die Geburtsarbeit.

7.2.3 Welche praktischen Hilfen werden während der Geburt vom Partner angewendet?

Unterstützung durch Massagegriffe

Die Massagen durch den Partner (auch durch die Hebamme) bringen den Gebärenden in somatischer und psychischer Hinsicht Erleichterung, steigern das Wohlbefinden, lösen Muskelverspannungen und können Einfluß auf den Wehenschmerz nehmen. Besonders bei Kreuzwehen, Kreuzschmerz und lumbalen Verkrampfungen können durch Massagegriffe die Gewebswiderstände in der Haut und der Muskulatur herabgesetzt werden. Der Nähe durch den Partner kommt besonders bei langwierigen Geburten eine psychologisch wichtige, beruhigende Bedeutung zu.

Zitat
„Nachdem nun die Wehen kräftiger wurden und ich auch ausruhen wollte, legte ich mich in Seitlage ins Bett und mein Mann hinter mich. Alle 10 Minuten ca. bin ich zur Wehe aufgewacht, habe mein Becken bewegt und mein Mann hat mir kräftig den Rücken massiert. Das tat er die ganze Nacht hindurch und ich bekomme Tränen in die Augen, wenn ich daran zurückdenke, mit welch einer Hingabe er mir so half."

Immer wieder kommt es vor, daß Gebärende während einer Wehe nicht berührt, nicht mas-

Abb. 7.**20**

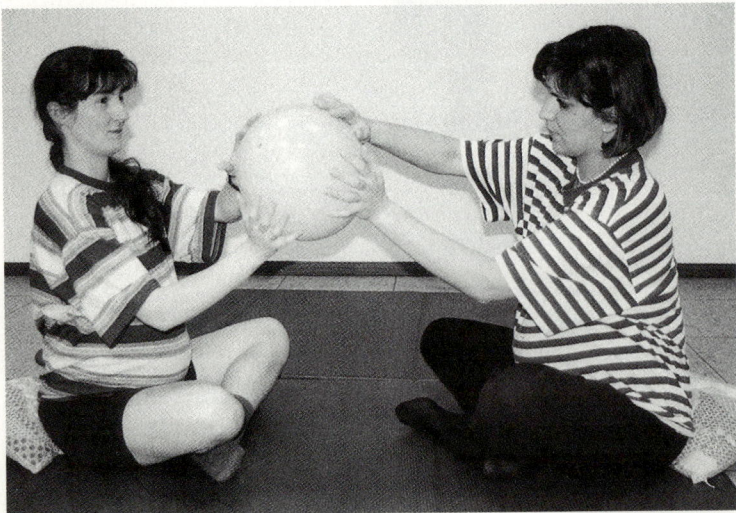

siert werden wollen. Dann kann der Partner anbieten, in der Wehenpause zu massieren, das wird ebenfalls als hilfreich empfunden.

Zitat

„Mein Mann kümmerte sich insbesondere in den Wehenpausen um mich und massierte mein Kreuzbein. Einige Partnerübungen haben wir probiert, aber ich fühlte mich während der Wehen wohler, wenn ich alleine (mein Becken) kreisen und atmen konnte."

Angenehm empfinden die Gebärenden während der Massage

- wenn die Hände des Partners (der Hebamme) warm sind
- wenn ein erwärmtes Kirschkernsäckchen auf Kreuz oder Füße (besonders bei kalten Füßen) aufgelegt wird oder damit massiert wird.

Folgende Partnermassagen werden in der Geburtsvorbereitung gezeigt, ausprobiert und wahlweise unter der Geburt vom Partner angewendet.

1. *Ausstreichen der Stirn*:
   Mit vier Fingern jeder Hand streicht der hinter seiner Partnerin auf dem Ball sitzende Partner von Stirnmitte in Richtung Schläfen (Abb. 7.**21**). Die Frau lehnt entspannt am Ball, ihre geöffneten Beine sind entspannt an den gestreckten Beinen des Partners angelehnt und fallen während der Stirnmassage gelöst nach außen. Der Kopf kann mit einem Kissen im Nacken gestützt werden, falls er in der Halswirbelsäule überstreckt abgelegt wird.
2. *Beinadduktoren ausstreichen*:
   Der Partner sitzt auf dem Ball, die Partnerin sitzt davor und stützt sich mit ihren Armen bequem auf dem Partner ab. Der Partner streicht von proximal nach distal mehrmals die Innenseite des Oberschenkels aus (Abb. 7.**22**), dann Seitenwechsel.
3. *Im Uhrzeigersinn Kreuzbein massieren*:
   Der Partner sitzt auf dem Ball, die Partnerin kniet vor ihm und stützt ihre Arme und den Schultergürtel bequem auf dem Partner ab. Die Hand des Partners ist zur Faust geschlossen. Er massiert mit kreisenden Bewegungen und kontinuierlichem Druck der Partnerin das Kreuz (Abb. 7.**23**). (Vorsicht: In der Geburtsvorbereitung zeigen bzw. kurz ausprobieren, nicht zu lange üben: Kann vorzeitig Wehen auslösen.)

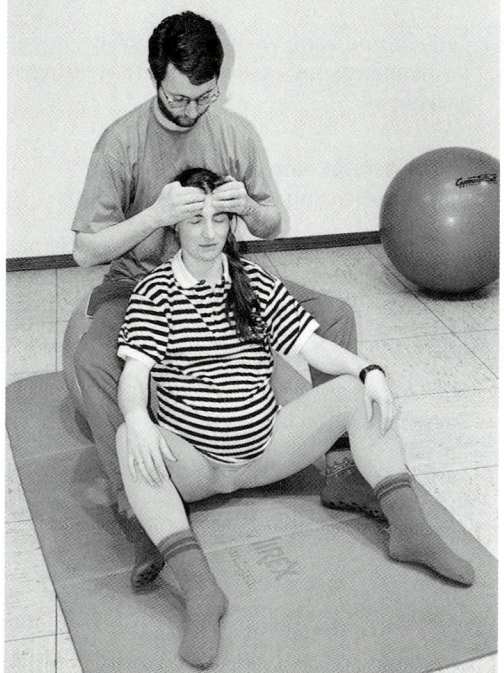

Abb. 7.**21**

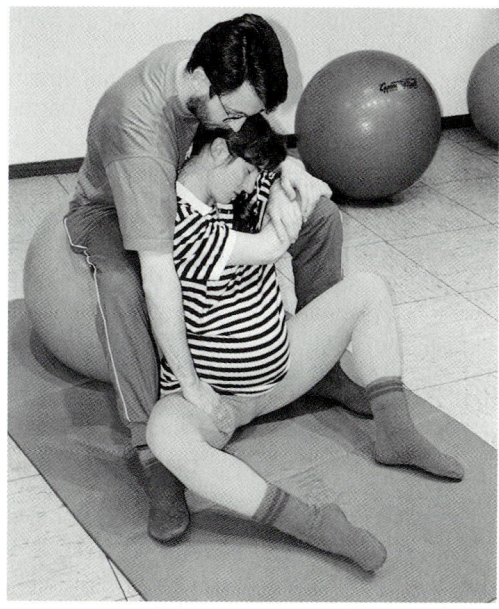

Abb. 7.**22**

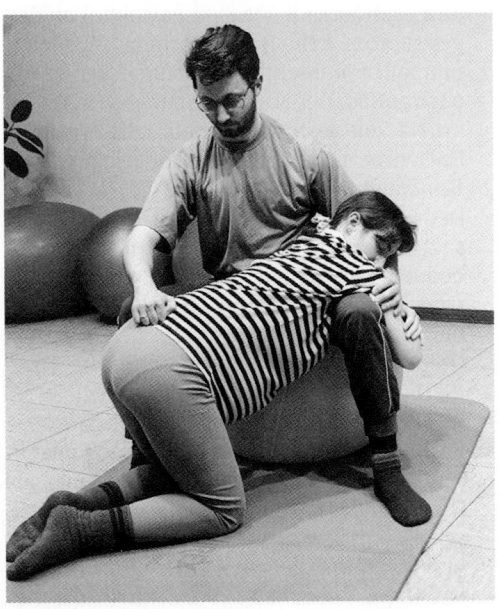

Abb. 7.**23**

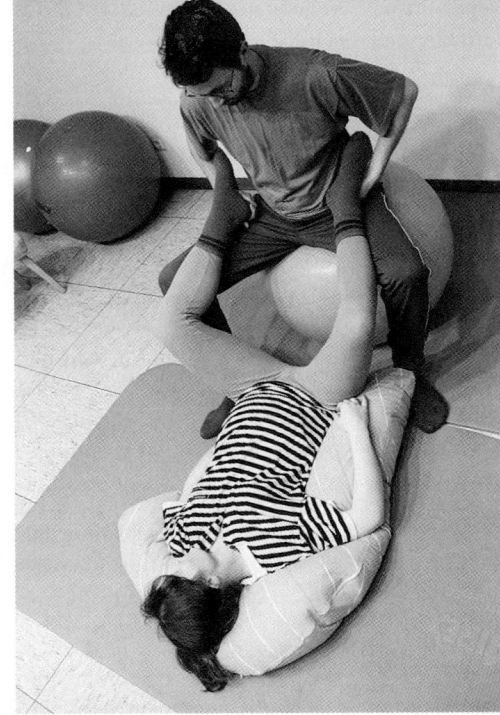

Abb. 7.**24**

4. Wie unter 3. beschrieben, der Partner massiert jetzt mit seiner flächigen Hand oder mit einem Kirschkernsäckchen das Kreuz, auch die Hüften der Partnerin.
5. Punktuelles kreisendes Massieren mit einem Finger: z. B. auf dem Kreuzbein, am Darmbeinkamm.
   Sehr angenehm und lösend wird das punktuelle Massieren im Gesicht über den Augenbrauen und vor dem Tragus (vor dem Ohrknorpel) empfungen.
6. Die Hand des Partners liegt am Hinterkopf der Partnerin und streicht langsam und sanft vom Hinterkopf zum Nacken. Am Nacken bleibt die Hand flächig und wärmend liegen. Diesen Handkontakt empfinden Gebärende bei intensiven Wehen und auch in der nachfolgenden Wehenpause als sehr beruhigend/beschützend.
7. Umschließt der Partner beide Fersen der Partnerin mit seinen Händen (Abb. 7.**24**), dann nimmt er „das Becken der Frau in seine Hände" (vgl. Reflexzonen am Fuß, Kap. 1.12). Das gibt der Gebärenden Ruhe und Gebor-

genheit und kann während der Wehe, in der Wehenpause und in allen Geburtsstellungen geschehen.

Partnerunterstützung beim Atmen zur Wehenverarbeitung während der Geburt

In der Paarvorbereitung erfährt der Partner durch Handkontakt wie in Kap. 4.2 beschrieben alle kostoabdominalen Atembewegungen als vier mögliche Atemrichtungen zum Kind:

– nach vorn zum Kind (nach ventral),
– zu beiden Seiten taillenwärts zum Kind (nach lateral),
– nach hinten kreuzwärts zum Kind (nach lumbodorsal),
– nach unten beckenbodenwärts (nach kaudal).

Er weiß durch die Geburtsvorbereitung von der Wichtigkeit der hörbaren Ausatembetonung, der langsamen Atemfrequenz und dem vergrößerten Atemzugvolumen.

Unterstützung in der Eröffnungsphase:

1. Durch *taktile Hilfen*, um auf mechanisch-re-flektorischem Wege die Vergrößerung des Atemzugvolumens zu beeinflussen, was für ihn an den be-*hand*-elten Stellen durch ver-größerte Atembewegungen sichtbar wird, z. B.
   - er massiert mit seinen Händen die latera-len Atemwände,
   - er massiert oder reibt an den dorsalen Rip-penbögen zum Kreuz die lumbodorsalen Atemwände,
   - er legt seine flächigen Hände vorn zum Kind und im Rücken auf das Kreuz der Partnerin.

Zitat
„Ich habe fast alle Wehen im Stehen gegen Trep-pengeländer bzw. Wand gelehnt, verarbeitet. Mein Mann hat mir dabei mit Auflegen der Hän-de auf Bauch und Kreuzbein sehr geholfen. Auch die Atmung in den Bauch wurde dabei sehr er-leichtert."

2. Die *verbale Atembegleitung* des Partners kann seine taktilen Hilfen unterstützen oder steht als Hilfe für sich. Der Partner atmet mit der Frau gemeinsam aus, ihr fällt es bei starken Wehen dadurch leichter, ihr individuelles Gleichmaß für ihren Atemrhythmus zu be-halten.

Zitat
„Am hilfreichsten war der lange Atem und davon hatten wir doppelt soviel, denn mein Mann hat die ganze Geburt über mit mir geatmet, bzw. mich wieder in den Rhythmus gebracht, wenn ich rausgekommen war und mich wieder neu angespornt, als ich nah am Aufgeben war."

Verliert die Gebärende bei starken Wehen („Tiger"-Dimension) „ihren" Rhythmus, ist der vorbereitete Partner in der Lage, sofort durch Handkontakt oder das Begleiten der Ausatmung sie wieder in „ihren" Rhythmus zu bringen.
Wird die Einatmung hörbar ziehend (verengte Nasendüsen), erinnert der Partner „Rieche zum Kind ein" (Zunge ist im Mundboden), die Ausatmung „Seufze, stöhne oder töne, so laut du es brauchst", heraus (vgl. Kap. 4.2.4 und .5).

Zitat
„Trotz kräftiger Wehen war es nie ein Problem, den Atem zum Kind zu lenken. Allerdings war dafür große Konzentration notwendig. Mein Mann unterstützte mich, indem er mich immer wieder aufforderte, leise (riechend) einzuat-men. Ich denke, die größte Hilfe war für mich, daß ich während der Geburtsvorbereitung mich innerlich auf die Geburt eingestellt hatte. Da das bewußte Atmen so gut gelang, ging es meinem Kind während der gesamten Geburtszeit sehr gut."

Hilfreich ist für die Gebärende, wenn der Partner an das Loslassen des Kindes erinnert.

Zitat
„Die weiteren Wehen veratme ich mit Halt an meinem Mann, abwechselnd im Stehen und in Seitlage. Ganz wichtig sind die Worte: „Versuche loszulassen!" von ihm. Von da an verspanne ich mich nicht mehr so unter dem Schmerz."

Unterstützung während der Übergangsphase

Das *Schwingen* wurde in Kap. 4.4 ausführlich be-schrieben. Wichtig ist, daß das Paar es gemein-sam in der Geburtsvorbereitung lernt und har-monisiert. Eine günstige Ausgangsstellung, in der das Schwingen in der Vorbereitung von ei-nem Paar geübt werden kann, zeigt Abb. 7.**25**.

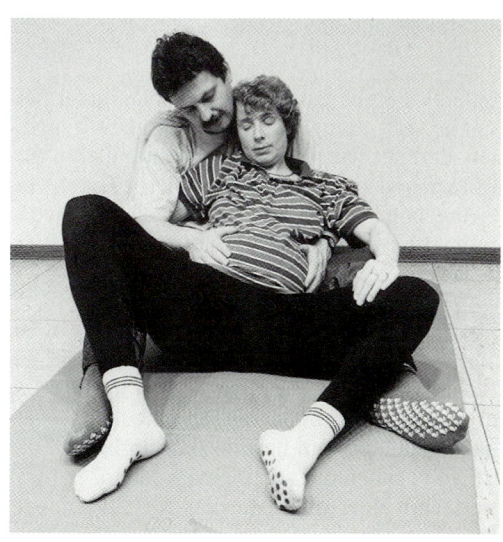

Abb. 7.**25**

Das Zwerchfellschwingen als Atemhilfe kann während der Übergangswehen ergänzt werden durch aktives Körperbewegen (Körperschwingen). Das ist in allen für die Gebärende angenehmen Stellungen möglich.

Den Rhythmus der Gebärenden beim Schwingen begleitet der Partner, indem er mitschwingt. Das läßt die Gebärende bei diesen Wehen mit „Tiger"-Dimension ihren Rhythmus wiederfinden, wenn sie ihn verloren hat.

Zitat

„Auf dem Klo sitzend und an K. hängend, probierte ich das Schwingen, was ganz gut klappte. Ich lief etwas herum, landete aber bald wieder an K. hängend im Bad. Hier im Sitzen und schwingend gings mir am besten."

→ **Hinweis:** Die Partnerunterstützung beim Atmen zur Wehenverarbeitung muß im Zusammenhang gesehen werden mit allen in Kap. 7.1 aufgezeigten Inhalten zum geburtserleichternden Verhalten, wie z.B. unterschiedliche Gebärpositionen, Entlasten vom Schultergürtelgewicht, Gebärstellung des Beckens und der Beckenbewegungen.

Partnerhilfe durch Halten und Stützen der Partnerin bei der Geburt (s. Kap. 7.1)

⚠ **Merke:** Nur *aktives* Anhängen bzw. Abstützen der Gebärenden entlastet ihr Becken vom Schultergürtelgewicht.

An dieser Stelle möchte ich anhand einiger Beispiele noch einmal auf die Wichtigkeit hinweisen, daß der Partner sich zum Halten, zum Abstützen und zum Anhängen anbietet. Durch viele Angebote der Kursleiterin wird die Kreativität zum Anbieten und Ausprobieren bei den Partnern gefördert.

Zitat

„Mein Mann und ich konzentrierten uns auf die Wehenarbeit. Der Pezziball war an diesem Tag mein größter Verbündeter. Ich schaukelte, kreiste, wippte auf ihm herum. Dazwischen lehnte ich an Wänden oder an meinem Mann. Er massierte mit oder ohne warmes Kirschkernsäckchen."

Eröffnungsphase: Viele Abbildungen in Kap. 7.1 zeigen die Hilfen des Partners beim Halten und Stützen während der Geburt sowie Hilfsangebote, wie z.B. Knotentuch. In meiner Geburtsvorbereitung wird das Anhängen an den Partner ausprobiert, wie folgende Abbildungen zeigen, und kann dann während der Geburt entsprechend abgewandelt werden.

Die Schwangere sitzt auf dem Ball, der Partner steht seitlich neben oder vor ihr, sie hängt sich im „Türmchen" (Körperabschnitte eingeordnet, vgl. Kap. 3.2) nach vorn an ihren Partner an. Er kann ihr Kreuz massieren (Abb. 7.**26**).

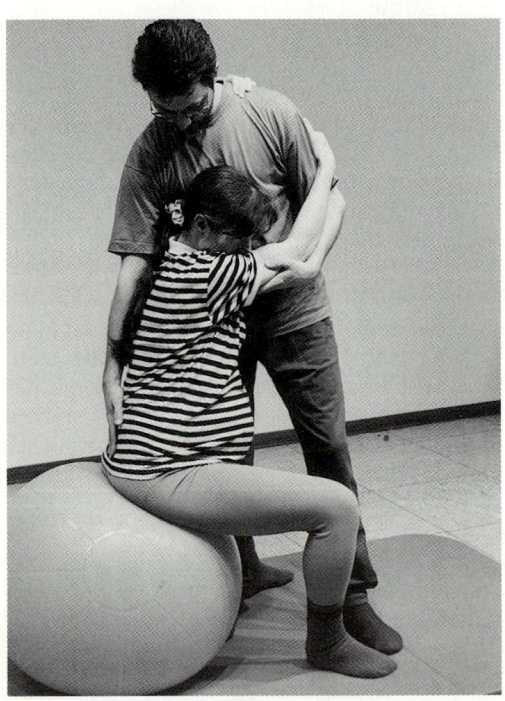

Abb. 7.**26**

Die Frau sitzt auf dem Ball, der Partner steht hinter dem Ball. Sie hängt sich mit ihren Armen nach oben an den Schultern oder Armen des Partners an. Das „Türmchen" steht senkrecht („Reißverschluß" zu). Der Partner kann die Beckenbewegungen der Partnerin mit seinen seitlich liegenden Händen begleiten (Abb. 7.**28**).

Wichtig: Die Frau hängt sich *aktiv* an, sie wird vom Partner *nicht passiv* hochgezogen und läßt sich auch nicht hängen.

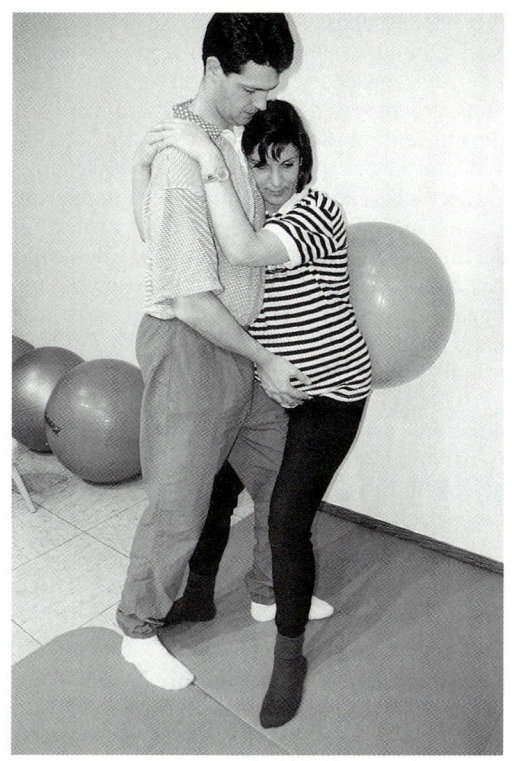

Abb. 7.**27**

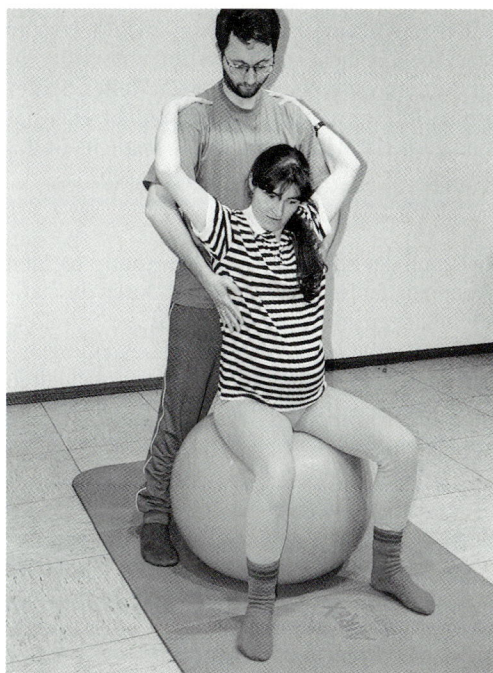

Abb. 7.**28**

Das Paar steht, die Partnerin hat zwischen Rücken und Wand einen Ball, der zum Bewegen des Beckens einlädt. Durch Anhängen an ihren Partner wird die Bewegung leichtgängiger. Der Partner stützt mit einem Oberschenkel den Bauch, seine Hand am Unterbauch der Partnerin stimuliert Atembewegungen „nach unten zum Kind" (Abb. 7.**27**).

Zitat
„Oh, Frau Heller, Sie wären stolz gewesen, wie ich an meinem Mann hing, mit dem Becken kreiste, im Stehen, im Vierfüßlerstand und verschiedenen Seitenlagen über die Wehen wegschaukelte."

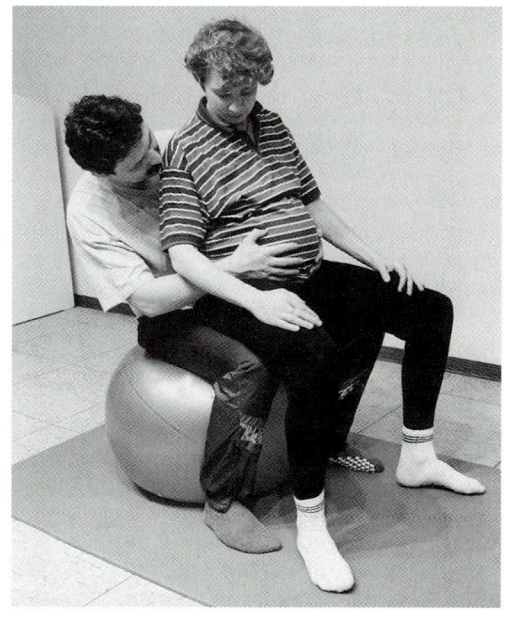

Der Partner sitzt auf dem Ball, die Partnerin auf seinem Schoß. Sie kann die Hände auf ihren eigenen Oberschenkeln in der Wehenpause ablegen, während der Wehe abstützen. Er hat beide Hände beim Kind (Abb. 7.**29**). Atmen – Bewegen des Beckens in der Wehe – Ausruhen in der Wehenpause – Zwiesprache mit dem Kind.

Abb. 7.**29**

„Während der Eröffnungsphase probierten wir einfach alles mal aus. Die ersten Stunden verbrachten wir, weil es Nacht war, im Bett. Leichte Massagen, Streicheleinheiten und unterstützende Atmung waren hier die besten Helfer. Später probierten wir alles auf dem Pezziball. Hier hat man gemerkt, wir wichtig die Beweglichkeit des Beckens ist, dann das hilft wirklich sehr."

Im Schoß der hintensitzenden Partnerin werden Wehen in der Hocke verarbeitet. Durch das aktive Anhängen an ein Knotenseil ist das Schultergürtelgewicht oben, die Beckenbewegung erleichtert. Die Hände der Partnerin begleiten Atem und Bewegung (Abb. 7.**30**).

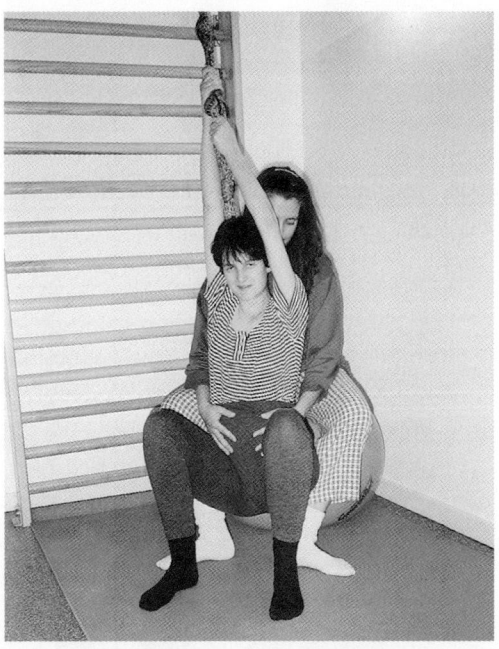

Abb. 7.**30**

„Die Wehen wurden immer kräftiger und kamen alle drei Minuten, aber zu diesem Zeitpunkt konnte ich die Wehen noch recht gut verarbeiten: Mal auf dem Pezziball kreisend (z.B. auch während eines CTG) oder an meinem Mann angehängt, was ich am häufigsten praktizierte, da mein Bedürfnis zu hängen, sehr groß war."

Austreibungsphase – Schieben: Schieben ist in Kap. 4.5 und 7.1 beschrieben und in verschiedenen Ausgangspositionen aufgezeigt. An dieser Stelle möchte ich das Schieben im Arm des Partners in Seitlage (Seitsitz), wie es in der Geburtsvorbereitung ausprobiert wird, verdeutlichen.

Die Gebärende kann sich mit einem Arm am Partner aktiv anhängen, den anderen Arm stützt sie im Corpomedkissen ab (Abb. 7.**31**). Beide Aktivitäten der Frau entlasten des Geburtsbecken vom Schultergürtelgewicht. Die Bauchpresse kann ökonomisch eingesetzt werden („Reißverschluß" am Oberbauch ist geschlossen). Der aufgestellte Fuß gibt über die Druckaktivität an der äußeren Ferse weiterlaufend dem Becken die Gebärstellung in Lendenwirbelsäule und Hüftgelenken. Eine Nutationsbewegung des Steißbeins nach dorsal ist in diesem Seitsitz möglich.

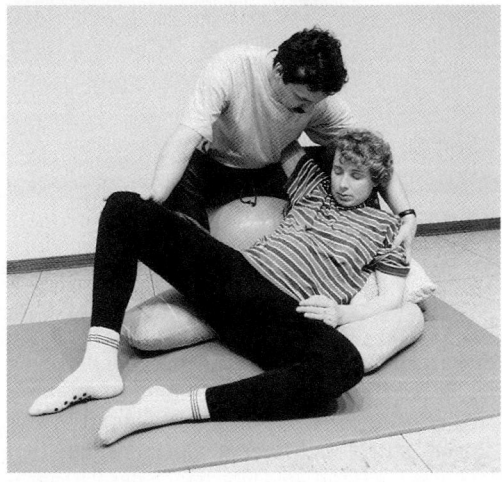

Abb. 7.**31**

„Auf der Seite liegend mit hochgestelltem Kopfteil zählten jetzt nur noch richtiges Atmen, Schwingen und Schieben. Die Hebamme hat herrlich beruhigend gewirkt und mein Mann atmete die ganze Zeit mit, unterstützte mich damit optimal. Ich höre noch jetzt sein: „Schieb es raus. Du hast es gleich geschafft!" In der sitzenden Seitlage hielt ich mich mit der rechten Hand an meinem Mann fest und schob, was das Zeug hielt!"

Abb. 7.**32** soll an alle Hilfen durch den Partner beim Schieben erinnern, die dazu beitragen, daß die Frau aus eigener Kraft gebären kann:

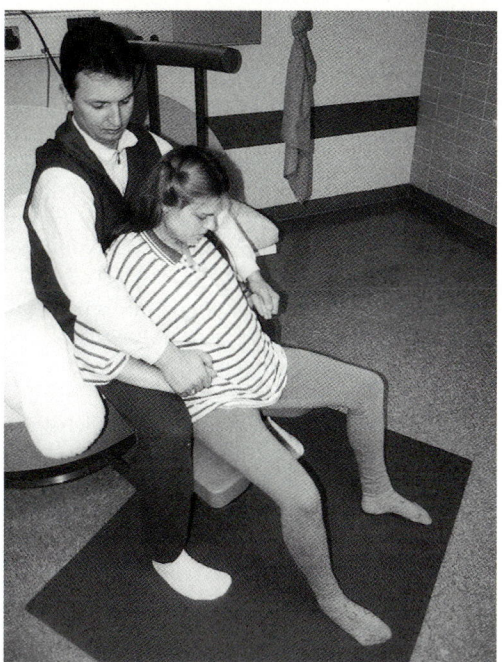

Abb. 7.**32**

– der Partner und die Gebärende fassen ihre Hände in „Sandhäufchenstellung",
– die Arme der Partnerin stützen auf den Oberschenkeln des Partners ab,
– die Gebärende stützt den Rücken am Partner ab,
– die Füße der Gebärenden ermöglichen Druckaktivität an den äußeren Fersen.

Zitat

Eine Mutter faßte das in folgende Worte: „Ich brachte die nächsten zwei Stunden auf dem Boden auf einer Matte zu, auf den Knien und umarmte den Pezziball bei den Wehen, die inzwischen kaum noch Pausen hatten. Es gelang mir diesmal besser, mir bewußt zu machen, daß diese Schmerzen mein Kind waren, dessen kleiner Kopf diesen ungeheuren Druck aushalten mußte, um sich seinen Weg durch meinen Körper zu bahnen. Ich machte mich weit und weit, atmete zum Kind und auf langezogene Aaaah's aus. Alles fiel mir ein. Die niedrige Atemfrequenz, die für das Baby besser ist; die Fersen hatten festen Bezug zur Erde, als ich endlich auf dem Gebärhocker saß. Mein Mann auf einem Stuhl hinter mir sitzend, war wie ein Baum. Ich stützte mich aktiv von seinem Körper ab, setzte die Kraft meiner Arme ein, um meinen Schultergürtel anzuheben."

Zitat

Zum Abschluß möchte ich ein Elternpaar zu Wort kommen lassen: „Das Gefühl zu haben, es kann überhaupt nichts passieren, gestärkt mit Mut und dem Wissen über alle Einzelheiten während, vor und nach der Geburt und mit einem innigen Gefühl uns und dem Ungeborenen gegenüber, das hatten wir auch dieses Mal, bei unserem zweiten Kind hauptsächlich Ihnen zu verdanken. Unser ganzes Leben lang werden sie uns mit drei Dingen begleiten, die wir nie vergessen werden; der „Bauchatmung", der „Uhr" und den Beckenbodenübungen.
Wir wünschen Ihnen, daß Sie mit Ihrer einfühlsamen und vor allem wieder der Natur zugewandten Vorbereitung auf das bis an die absoluten Grenzen gehende Erlebnis Geburt noch vielen Eltern helfen können." (Juni 1993)

7.3 Vorschlag für die Gestaltung der ersten vier Stunden eines Geburtsvorbereitungskurses*

7.3.1 Vorschläge für die 1. Vorbereitungsstunde

Demonstrationsmittel: Modellbecken
Vorstellungsrunde im Kreis sitzend (siehe Kap. 2.1.2), z.B. was erwartet die Schwangere von dieser Geburtsvorbereitung?
Überleiten zur praktischen Geburtsvorbereitungsarbeit.

➜ **Hinweis:** Alle Maßnahmen werden mit einfachen, gut verständlichen Worten erklärt und begründet.

1. Vorschlag:

Geburtsöffnung des kleinen Beckens als „Korridorraum" (oder: Vorraum oder Durchgangsraum) erkennen und selbst abtasten.

➜ **Hinweis:** Eigenpalpieren des knöchernen Beckenrahmens hilft einer dreidimensionalen räumlichen Vorstellung mehr als das Betrachten von Abbildungen.

---

* In meiner Einleitung zu diesem Buch und der nachfolgenden Schlußbetrachtung wird begründet, weshalb ein Gestaltungsvorschlag nur für die ersten vier Geburtsvorbereitungsstunden erfolgt. (Siehe auch Kursorganisation Kapitel 2.1.3)

Eine „Schlüsselfrage" der Kursleiterin für die praktische Vorgehensweise ist die Aufforderung an alle Frauen, mit ihren Händen zu zeigen, wie sie sich die Größe des Raumes, der Öffnung, die *ihr* Kind bei *seiner* Geburt zur Verfügung hat, vorstellen. Dadurch wird bereits in der ersten Stunde hinlenkendes Interesse für das körpereigene Geschehen beim Gebären geweckt.

Die von den Schwangeren auf diese Frage mit den Händen (Fingern) gezeigten Öffnungen und auf Nachfrage von ihnen verbalisierten Vorstellungen von „ihrer" Geburtsöffnung reichen von „sehr klein" und „eng" (sie meinen damit: Scheidenöffnung, geschlossener Muttermund) bis zu einem von beiden Daumen und Mittelfingern zusammengeführten „Rund", welches entweder den geöffneten Muttermund (die Belesenen sagen 10 cm!) oder den geöffneten Scheidenausgang („wenn es rauskommt") oder den kindlichen Kopfumfang meint.

Das knöcherne Geburtsbecken als feste Bezugsgröße des Geburtsraumes zu sehen, wird von den Schwangeren *selten richtig* beantwortet. Das aufzuklären, ist der erste Schritt zur praktischen Arbeit in dieser Geburtsvorbereitung.

Im Stand wird der knöcherne Beckenrahmen abgetastet, um in sagittaler und frontaler Ebene die Geburtsöffnung am eigenen Körper zu „begreifen". Die plisseegefaltete Scheide, die Raum in allen drei Ebenen gibt, wird erklärt. Mit der „begriffenen" dreidimensionalen Vorstellung für die Geburtsöffnung erfolgt der erste Angstabbau für ängstliche Äußerungen wie z.B. „Ich bin zu eng gebaut" (vgl. Kap. 1.2, 1.3, 1.9.1, 5.5, 7.1.3).

Durch das Auflegen der Hände auf den Bauch (zum Kind) wird der Unterschied zwischen dem Bauchraum, der „Wohnung" des Kindes in dem es wächst, und der knöchernen Beckenhöhle, dem „Korridorraum", durch den das Kind bei seiner Geburt hindurchgehen muß, herausgearbeitet. Damit ist das Kind in die Geburtsvorbereitung einbezogen.

2. Vorschlag:

Gebärstellung des Beckens suchen.
Das geschieht im Stand über Beckenbewegungen der Lendenwirbelsäule und Hüftgelenke.

Varianten:
a) Die Schwangere faßt ihre beiden Beckenkämme mit den Handballen, ihre Fingerspitzen zeigen jeweils zum Trochanterpunkt. Beim Bewegen des Beckens in sagittaler Ebene zeigen die Fingerspitzen in den Endstellungen einmal nach vorn, das ist die Gebärstellung des Beckens, dann nach hinten, das ist die Stellung des Beckens aus der Gebärstellung heraus.
Die Kursleiterin begleitet das Üben verbal, ohne die „richtige" Antwort vorzusagen.
b) Zwei Schwangere üben zusammen und suchen nacheinander bei der Partnerin die Gebärstellung des Beckens, indem zunächst die eine Schwangere eine ihrer Hände am Übergang Kreuzbein/Lendenwirbelsäule, die andere Hand am Unterbauch, „beim Kind" der anderen Frau auflegt. Über beide oben beschriebenen endgradigen Beckenbewegungen (Knie nicht arretiert), wird der kürzere bzw. der verlängerte Geburtsweg für das Kind durch Abtasten der begradigten Lendenwirbelsäule herausgefunden.

Die hier vorgeschlagenen Erfahrungsschritte 1. und 2. werden abschließend am Modellbecken verdeutlicht, die Gebärstellung des Beckens ist „begriffen".

3. Vorschlag:

„Wie stehe ich?" (vgl. Kap. 3.2)
Hüftgelenkbreites Stehen, zum Spur-Finden „trippeln", Kniegelenke nicht arretiert, Fuß/Beinachsen beachten.
Die Vorschläge 2. und 3. werden in Verbindung gebracht.

4. Vorschlag:

„Wie sitze ich?" (vgl. Kap. 3.2)

Ausgangsstellung: Sitz am Boden
Zunächst Hand als Spürhilfe unter Sitzbeine, wie in Kap. 3.2 beschrieben.
Eine Alltagshilfe beim Sitzen (bei sitzender beruflicher Tätigkeit) anbieten, z.B. die Steiß-Sitzhilfe, wie in Kap. 3.2 beschrieben.

5. Vorschlag:

Ausgangsstellung: Rückenlage (wird im letzten Trimenon nicht mehr eingenommen), vgl. veränderte Ausgangsstellung (s. Kap. 5.1)

Übungsfolge:
a) „Wie liege ich?" Mit verbaler Begleitung werden die Auflageflächen zur Unterlage gespürt
(vgl. Kap. 5.2 und 5.5).
b) Vermitteln der Feldenkrais-„Uhr", s. Kap.
5.6.1
c) Rückenlage: „Wie liege ich jetzt?" – Hat sich
die Auflage des Körpers zum Boden verändert?

Von a) bis c) jeweils viel Zeit zum Spüren geben.

6. Vorschlag:

Abschlußgespräch zur 1. Geburtsvorbereitungsstunde; was war den Schwangeren wichtig?

7. Vorschlag:

Hausaufgaben:
a) Täglich die „Uhr" auf fester Unterlage und bei
ruhigem Umfeld üben.
b) Das eigene Stehen beobachten (Kniegelenke/
Fußabstand).
c) Eigenes Abtasten des Beckenrahmens als Geburtsöffnung: Schambein – Kreuz-/Steiß-
bein, zwischen beiden Sitzbeinen.
d) Gebärstellung des Beckens in vertikalen Ausgangsstellungen, Hilfe: „12 Uhr" ist Gebärstellung.

7.3.2 Vorschläge für die 2. Vorbereitungsstunde

Demonstrationsmittel: Modellbecken mit Bek-
kenboden
Demonstrationshilfe: 3 kleine Kissen als Bek-
kenbodenmodell (vgl. Kap. 3.6),
Spürhilfe: Kirschkernsäckchen
Jede Stunde beginnt von jetzt an mit Fragen
und einem kurzen Gespräch:

1. zur vorangegangenen Stunde und zu den
Hausaufgaben,
2. zu evtl. Beschwerden oder Problemen im Zusammenhang mit der Schwangerschaft, auf
die eingegangen werden muß. Siehe dazu
Kap. 6.1 und 6.2.

1. Vorschlag:

„Wie stehe, wie gehe ich?" (vgl. Kap. 3.2, 5.3)

Ausgangsstellung: Stand
Fußarbeit ohne und mit Kirschkernsäckchen
als Spürhilfe (in späteren Stunden auch mit Noppenball üben). Gangbild korrigieren.

2. Vorschlag:

Ausgangsstellung: Sitz am Boden.
a) „Wie sitze ich?" (vgl. Kap. 3.2)
„Klötzchen zum Türmchen" aufbauen –
„Reißverschluß zu" – „Medaillon zeigen", an
Steiß-Sitzhilfe erinnern.
b) Einseitig auf Kirschkernsäckchen sitzen: Bek-
kenkreisbewegungen zunächst auf dieser
Spürhilfe, dann ohne die Spürhilfe. Danach
Seitenvergleich, bevor die andere Seite übt.
Vgl. dazu alle Übungen in Kap. 3.3.
c) Mit dem Kirschkernsäckchen die oberschen-
kel- und hüftumgebende Muskulatur selbst
massieren, im Seitenvergleich nachspüren.

3. Vorschlag:

a) Erarbeiten des ökonomischen Verhaltens
beim Verändern der Ausgangsstellungen, z.B.
von horizontaler Rückenlage hochkommen
bis zur vertikalen Körperstellung (Sitzen und
Stehen), bzw. von der vertikalen in die horizontale Körperstellung wechseln wie in Kap.
3.2 beschrieben.
b) Erarbeiten des ökonomischen Verhaltens
beim Bücken, Heben und Tragen (vgl. Kap.
3.2).
c) Die Rückenlage als ungünstige Ausgangsstellung ansprechen und Probleme, wie z.B. das
Vena-cava-Kompressionssyndrom im letzten
Trimenon, besprechen (s. Kap. 6.1.7).

4. Vorschlag:

„Schlange" zum Mobilisieren der Wirbelsäule
(vgl. Kap. 5.6.1 und 3.3).

Ausgangsstellung: Seitlage

5. Vorschlag:

Die Entdeckung des Mundraumes (Kap. 5.5.3)
Glottisöffnung in Verbindung zum Beckenboden erklären und spüren lassen (Kap. 1.4).

Ausgangsstellung: Schneidersitz mit Steiß-Sitz-hilfe

6. Vorschlag:

Funktionseinheit Beckenboden (s. Kap. 3.6)

Vorgehensweise für das Erklären, Wahrnehmen, Sensibilisieren des Beckenbodens, um sich für die Geburt öffnen zu können, loszulassen und das Kind hergeben zu können:

– am 3-Kissen-Modell den Beckenboden erklären,
– Beispiele für Wahrnehmen und Sensibilisieren anwenden (z. B. „Zwinkern"),
– aktivierendes Üben z. B. mit dem Steiß „winken" (am Modellbecken zeigen), Fantasiehilfen: „Fluddel" drehen oder „Seeanemone" öffnen und schließen.
 In späteren Stunden können alle weiteren Beispiele zum Üben mit dem Beckenboden aus Kap. 3.6 angeboten und ausprobiert werden,
– reaktivierende Beckenbodenarbeit: z. B. durch explosiven Sprechatem der Vokal-/Konsonanten-Verbindungen p, t, k sprich: Petikot (vgl. Kap. 3.6).
 Eigenkontrolle: Hand als „Vorlage" auf den Vulvabereich legen (in späteren Stunden auch Finger auf Perineum), um zu spüren, ob der Beckenboden beim explosiven Sprechatem „mitspricht",
– Gespräch über das Wahrgenommene,
– Damm-Massage erklären (s. Kap. 1.10.3).

7. Vorschlag:

Zum Abschluß der 2. Stunde sitzen zwei Schwangere Rücken an Rücken aneinander.

Drei *Varianten:*
a) Sie „schlängeln" ihre Rücken an- und miteinander (vgl. Kap. 5.4).
b) Ein Kirschkernsäckchen (in späteren Stunden Noppenball oder Luftballon) wird zwischen die beiden Kreuzbeine gelegt, und beide Frauen bewegen ihre Becken harmonisch miteinander. Danach ohne Kirschkernsäckchen nachspüren.
c) Noch einmal ohne Spürhilfe die Rücken aneinander „schlängeln". Bewegungskomponenten der Wirbelsäule können sein: Extension/Flexion und Lateralflexion. Abschließend nachspüren.

8. Vorschlag:

Zusammenfassendes Gespräch mit der Gruppe über die Inhalte der 2. Stunde.

9. Vorschlag:

Hausaufgaben:
– Täglich „Uhr" und „Schlange" üben, sich dazu Zeit nehmen.
– Den eigenen Beckenboden für sich mehr und mehr erfahren, z. B. wann öffnet, wann schließt er?
– Alle explosiven Konsonanten, z. B. p, t, k, von jetzt an kraftvoll sprechen.
– Täglich den Damm massieren.
– Sich im Alltagsverhalten beobachten und ggf. korrigieren:
 a) Sitzverhalten beobachten: „Türmchen eingeordnet?", „Reißverschluß zu?"
 b) Wie komme ich vom Liegen in die Vertikale, wie zurück zum Liegen?
 c) Wie bücke ich mich, wie hebe ich etwas auf, und wie trage ich?

7.3.3 Vorschläge für die 3. Vorbereitungsstunde

Gespräch und Fragen zur vorangegangenen Stunde: „Hat sich z. B. beim Spüren zum eigenen Beckenboden etwas verändert?"

Wiederholung der aktivierenden Beckenbodenübungen, ebenso Wiederholung und Vertiefung des explosiven Sprechatems mit Endsilbenbetonung (z. B. eine ... usw., s. Kap. 3.6 und 4.2.5), wodurch der Beckenboden reaktivierend arbeitet.

Hinweis auf höhligen Mundraum, gelöste Kiefergelenke (vgl. Kap. 5.5.3).

1. Vorschlag:

„Das Dreieck" (vgl. Kap. 5.6.1) zum Verbessern der Rotationskomponente der Wirbelsäule und der Hüftgelenksbeweglichkeit.

Ausgangsstellung: Rückenlage, ein Bein ist aufgestellt oder Ausgangsstellung „Z-Sitz" (vgl. Kap. 3.3) und daraus abgeleitete Übungen mit Rotationskomponenten für die Wirbelsäule und zum Verbessern der Hüftgelenksbeweglichkeit.

→ **Hinweis zum „Z-Sitz":** In dieser Ausgangsstellung wird in oder nach der 4. Stunde die „Sandhäufchen"-Handdruckaktivität beim Schieben (vgl. Kap. 3.3, 4.5, 7.1.2) erarbeitet. Dem „Z-Sitz" soll in den letzten Schwangerschaftswochen der Vorzug vor dem Schneidersitz gegeben werden.

2. Vorschlag:

In dieser Stunde soll die Arbeit am Atem erfahrbar gemacht werden, wie in Kap. 4.1.5 und 4.2 aufgezeigt ist, z. B. Besaltexte mit der Frage nach Atembewegungsrichtungen, vgl. „Atemkleider" in Kap. 7.1.5.

Die Voraussetzungen zum „Aufschließen" des Atemhauses über den Mundraum und den Beckenboden wurden in der 2. Stunde und eingangs dieser Stunde wiederholend erarbeitet und können jetzt abgerufen werden.

Die Ausgangsstellungen sind unterschiedlich, z. B. Sitz hintereinander, Vierfüßlerstand, die „Tönnchenstellung", beschrieben in Kap. 3.5, kommt neu hinzu.

Zwei Schwangere arbeiten miteinander. Damit beide die Atembewegungsrichtungen erspüren können, muß für jede Richtung zwischen beiden Schwangeren immer wieder umgewechselt werden. Viel Zeit zum Spüren lassen!

→ **Hinweis:** In der Paarstunde wird sich der Partner dann nur auf die Atembewegungsrichtungen seiner schwangeren Partnerin einspüren, es wird nicht umgewechselt.

3. Vorschlag:

Zum Abschluß dieser Stunde aus der Körperwahrnehmung: „Die Haut als Körperhülle" mit verbaler Begleitung der Kursleiterin spüren (vgl. Kap. 5.2).

Die Ausgangsstellung dazu kann Seitlage oder bequemes Sitzen am Pezziball sein (vgl. Kap. 5.1).

4. Vorschlag:

Zusammenfassendes Gespräch über wichtige Inhalte der 3. Geburtsvorbereitungsstunde.

5. Vorschlag:

Hausaufgaben:
– Im Alltag beobachten: den Mundraum, den Beckenboden und die vier Atembewegungsrichtungen „zum Kind". Unter den eigenen entsprechend der Atembewegungsrichtung aufgelegten Händen wahrnehmen, ob der Atem vorn beim Kind, seitlich beim Kind, im unteren Rückenbereich und „unter" dem Kind am Beckenboden, ankommt.
– „Uhr", „Schlange", „Dreieck" üben.
– Erinnern:
  – an die Damm-Massage,
  – an das kraftvolle Sprechen (p, t, k), dazu häufig und laut singen und tönen. Mit langem Ausatem summen.
  – Beine hochlegen, Fußübungen nicht vergessen.

7.3.4 Vorschläge für die 4. Vorbereitungsstunde

Hilfsmittel: Pezziball
  Spürhilfe: Kirschkernsäckchen.

1. Vorschlag:

Mit verständlichen Worten wird zunächst theoretisch das Hintergrundwissen für die Eröffnungsphase erklärt.

Vergleiche: Geburtsphasen Kap. 1.5.9, Einteilung der Wehen Kap. 1.5.5, Geburtskräfte (Wehen) Kap. 1.5.8.

Ein Menne-Modell als Verständnishilfe: Mit ihrer zur Faust geschlossenen Hand, die den kindlichen Kopf darstellen soll, demonstriert die Kursleiterin mit Hilfe ihres Pulloverärmels, der die Gebärmutter darstellen soll, wie die Kraft der Eröffnungswehen den kindlichen Kopf zum Gebärmutterausgang schiebt und so der kindliche Kopf (Faust) kontinuierlich den Muttermund (Pulloverärmelbündchen) aufdehnt, bis dieser vollständig eröffnet ist.

2. Vorschlag:

Geburtserleichternde Hilfen durch Eigenaktivitäten während der Eröffnungsphase (vgl. Kap. 7.1.2).

Praktisches Ausprobieren der Entlastung des Beckens vom Schultergürtelgewicht im Stand.

1. Anhängeaktivität über Fantasie„haltegriff" (Busfahren) oder Fantasie-Reckstange.
2. Abstützaktivität z. B. im Z-Sitz: Handdruck-aktivität über „Sandhäufchen"-Stellung üben oder in „Tönnchenstellung" (Unterarmstütz). Dazu Hausaufgabe:
   – aktives Abstützen üben!
   – aktives Anhängen z. B. am Partner oder an entsprechender Möglichkeit im häuslichen Bereich ausprobieren.

3. Vorschlag:

Üben mit dem Pezziball vgl. dazu alle Übungs-vorschläge mit Pezziball:
Siehe Kap. 2.2.1, 3.2, 3.3, 3.4, 3.5, 7.1.2, 7.2.

➡ **Hinweis:** Viele Schwangere möchten einen eigenen Pezziball anschaffen. In dieser Stunde wird beraten und die entsprechend passende Ballgröße ausprobiert.

Heute wird zu zweit geübt, weil in der folgenden Woche erstmals die Partner (in einem Paar-abend) einbezogen werden. Von „Frau zu Frau" wird ausprobiert, was dann dem Partner gezeigt und mit ihm harmonisiert werden soll. Zwei Frauen üben auf einer Airex-Matte mit einem Ball. Die Kursleiterin zeigt eine Übung, begleitet und berät die Schwangeren, während wechsel-weise die zwei miteinander übenden Frauen ausprobieren, sich gegenseitig Hilfestellungen, z. B. beim Halten und beim Stützen geben. Eben-so geben sie sich gegenseitig Korrekturhilfen, z. B. für eingeordnete Körperabschnitte „Klötz-chen" zum „Türmchen", achsengerechte Bein- und Fußstellung.

Übungsbeispiele in Stichworten:
– Aufsitzen auf den Ball (Kap. 2.2.1),
– „Türmchen" auf dem Ball (Kap. 3.2),
– Sitz auf dem Ball und Andopsen des Balles mit den Füßen (Kap. 2.2.1),
– Mobilisieren des Beckens („Ball-Uhr" Kap. 3.3),
– aktives Anhängen an der Partnerin (Partner) zum Entlasten des Beckens. Vergleiche Kap. 7.1.2 u. 7.2,
– aktives Abstützen am stehenden oder sitzen-den Partner(in), Kap. 7.1.2 u. 7.2,
– vor dem Ball knien, Schultergürtel und Kopf auf dem Ball ablegen, auch in Verbindung mit Beckenbewegungen und Massieren des Kreuzbeins durch den Partner (Kirschkern-säckchen oder Faust) (Kap. 7.2),

– der Partner sitzt auf dem Ball, es wird auspro-biert:
  1. die Fußdruckaktivität (am Ball angelehnt oder hockend mit Partnerhalt) (Kap. 7.1.2 u. 3.2),
  2. Handdruckaktivität („Sandhäufchen" in die Partnerhand) (Kap. 7.1.2 u. 3.3).

Die Kursleiterin stellt von den Übungsangeboten mit Ball unter Einbeziehen der Eigenaktivitäten der Frau die Verbindung zur praktischen An-wendung während der Eröffnungsphase (in spä-teren Stunden zur Übergangsphase und zum Herausschieben des Kindes) her. Die Schwange-ren probieren erstmals in wechselnden Aus-gangspositionen in Verbindung mit Ausatemhil-fen und dem „Einatem zum Kind" (s. Kap. 4 und 3. Stunde) mit und ohne Beckenbewegungen das Verarbeiten „ihrer" Wehen aus.

4. Vorschlag:

Zum Abschluß dieser Stunde sitzen zwei Schwangere mit ihren Rücken bequem am Ball angelehnt. Zur Körperwahrnehmung in Ruhe wählt die Kursleiterin aus den Angeboten in Kap. 5 nach ihrem Ermessen die Maßnahmen aus. Wirkungsvoll und einprägsam ist, wenn sie jetzt alle wichtigen bisher erlernten Inhalte „mit ihren Worten" noch einmal für die Schwangeren zu-sammenfaßt, während diese die Augen geschlos-sen und ihre Hände bei ihrem Kind liegen haben, um ganz „bei sich" und bei „ihrem Kind" zu sein.

7.3.5   Paarabend

Der Paarabend in der 5. Woche des Geburtsvor-bereitungs-Kurses ist mit drei Stunden ange-setzt, damit das Paar für das Üben und Auspro-bieren miteinander und zum Spüren genügend Zeit hat.

Der Partner erfährt an diesem Abend seine Hilfen bei der Atembegleitung, für die Schwan-gere ist das eine Wiederholung der 3. Stunde. Außerdem lernt er, mit einfühlsamen Händen zu massieren (vgl. Kap. 1.8.1, 5.6.2, 7.2.3).

Beide Partner bekommen Hausaufgaben, um ihre für die Geburtsarbeit oft wichtige nonver-bale Kommunikation zu vertiefen.

Drei oder vier Wochen später, jetzt kurze Zeit vor dem Geburtstermin, kommen die Paare zu einem weiteren Paarabend zusammen. In der Zwischenzeit hat das Paar Kontakt zu einer

Nachsorgehebamme aufgenommen und „seine" Geburtsklinik ausgewählt.

Beim zweiten Paarabend werden Inhalte wiederholt und alle anstehenden Fragen beantwortet. Vertiefend werden die Ausatemhilfen beim Verarbeiten der Eröffnungswehen in unterschiedlichen Ausgangsstellungen geübt. Das *Schwingen* für die Übergangsphase, welches die Schwangere in der Zwischenzeit in einer Geburtsvorbereitungsstunde gelernt hat, wird gemeinsam mit dem Partner harmonisiert (vgl. Kap. 4.4, 7.1 und 7.2).

Seine unterstützenden Hilfen beim Schieben werden erarbeitet (vgl. Abbildungen in Kap. 4.5, 7.1 und 7.2).

Für die dann noch bis zur Geburt des Kindes verbleibende Zeit kommen die Schwangeren wieder ohne Partner in die Geburtsvorbereitung.

Das Paar übt und probiert daheim gemeinsam weiter. Die Partner bestätigen, nach zwei intensiven Vorbereitungsabenden gut und sicher auf „ihren" Beistand vorbereitet zu sein. Hebammen fühlen sich durch den gut vorbereiteten Partner entlastet und kommentieren: „Dieses Paar kann ich kurzzeitig auch mal allein lassen, es arbeitet sicher und beziehungsreich miteinander."

7.3.6 Schlußbetrachtung

Das Basiswissen, um darauf die Vorbereitung auf die Geburt weiter aufzubauen, ist in den ersten vier Geburtsvorbereitungsstunden vermittelt worden. In den folgenden Stunden wird vertieft, ergänzt, erweitert und von unterschiedlichen Blickwinkeln betrachtet wiederholt. Es bleibt der Dynamik, Kreativität und Geschicklichkeit

einer jeden Kursleiterin vorbehalten, auf dieser Basis weiter aufzubauen, aber auch bereits Erklärtes, Erprobtes und somit Bekanntes zu wiederholen und so „ihre" Schwangeren (Paare) von Woche zu Woche zu mehr Selbstsicherheit hinzuführen. Jede Schwangere sollte am Ende des Geburtsvorbereitungskurses das zuversichtliche Gefühl haben, sich gut und umfassend auf die Geburt ihres Kindes vorbereitet zu haben.

Alle in diesem Buch aufgezeigten, sich verknüpfenden Inhalte wählt jede Kursleiterin nach ihrem Verständnis und nach den Bedürfnissen „ihrer" Schwangeren immer wieder entsprechend anders aus.

Das große Ziel ihres Auftrages, eine fachkompetente, einfühlsame und umfassende Geburtsvorbereitung, darf sie dabei nicht aus den Augen verlieren. Würde sie sich in allen nachfolgenden Geburtsvorbereitungsstunden in einem von mir vorgefertigten starren Programm-Raster bewegen, könnte sie nie der Individualität und den Bedürfnissen all der Schwangeren, die sich ihr anvertraut haben, gerecht werden. Aus diesem Grund wird mein Vorschlag für die Gestaltung der ersten vier Geburtsvorbereitungs-Stunden keine Erweiterung auf nachfolgende Stundeninhalte erfahren.

In den vier Jahrzehnten meiner Arbeit mit Schwangeren wurde mir immer wichtiger, *was* die Frauen, die geboren haben – oft leider auch entbunden wurden, – nach dem Ereignis Geburt berichtet haben, *wie* sie die Geburt ihres Kindes erlebten, manchmal auch erlitten. Aus diesen Rückmeldungen, die ich aufmerksam anhörte, habe ich gelernt, *was* den Schwangeren wichtig war.

In ihrer Gesamtzahl waren und sind diese Frauen der zuverlässigste Spiegel meiner Geburtsvorbereitungsarbeit.

„Die Wegbereiterin" – Ruth Menne

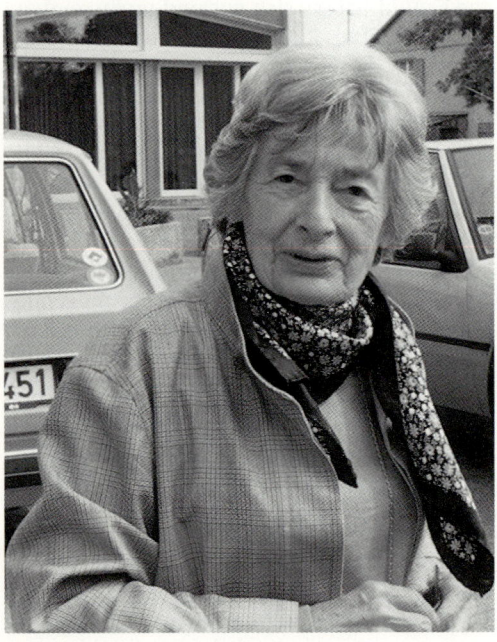

Ein biographisches Porträt

Meine Wegbereiterin war Ruth Menne. Ich lernte sie 1976 in Coburg kennen, als ich an einem Seminar teilnahm, welches sie dort zum Thema Geburtsvorbereitung gab.

Wir haben sie so erlebt: Klein von Gestalt, aber in der Dynamik ihres Wesens, gepaart mit dem Engagement für die Sache, eine unverwechselbare und nicht wieder zu vergessende Persönlichkeit.

Geboren am 6. April 1913 in Giengen, trat sie als 17jährige 1930 ihre Ausbildung für Gymnastik und Heilgymnastik an der Schule Schwarzerden/Rhön an, die sie 1932 als Gymnastiklehrerin verließ. Es spricht für ihr dynamisches Wesen, daß sie sich bereits 1937, also mit 24 Jahren als freiberuflich praktizierende Heilgymnastin in Villingen niederließ.

Eine wesentliche Entscheidungshilfe für ihre berufliche Entwicklung war für sie nach ihren eigenen Worten die Erfahrung bei der Geburt ihres Kindes, von welcher sie später sagte, daß dies das größte Erlebnis in ihrem Leben war.

1952 übernahm sie zusätzlich zu ihrer freiberuflichen Tätigkeit die Wochenbettgymnastik am Städtischen Krankenhaus Villingen und kam so mit ihrem späteren Förderer, dem Chefarzt der geburtshilflich-gynäkologischen Abteilung, Dr. med. G. Krebs zusammen.

Als ihr Dr. Krebs 1953 die Vorbereitung einiger Frauen auf die Geburt anvertraute, bei denen ihm schon bei der Untersuchung und dem begleitenden Gespräch über die Schwangerschaft ängstliche Erwartung und vermehrt abwehrende Verspanntheit aufgefallen waren, setzte Ruth Menne damals bereits ein ganzkörperbezogenes Konzept ein und konnte diesen Frauen damit zu einer guten Geburt verhelfen.

Anregung für ihr Vorgehen fand sie in dem Buch „Natürliche und schmerzlose Geburt" von Helen Heardman (Titel der engl. Originalausgabe „A way to a natural Childbirth") mit der Beschreibung der Methode des engl. Arztes Dick-Read. Damit war ihr weiterer Weg vorgezeichnet. Sie gehörte so zu den ganz frühen modernen Geburtsvorbereiterinnen in Deutschland, denn seit 1953 hat sie bis zwei Tage vor ihrem Tod in Kontinuität ganzheitlich werdende Mütter auf die Geburt vorbereitet.

Ihr stets wacher und aufnahmebereiter Geist erlaubte es ihr nicht, sich auf ihren Erfolgen auszuruhen, und sie suchte immer wieder Anregungen für die Erweiterung ihrer Vorgehensweise. Von den damals aufkommenden Therapieansätzen, wie der „Lösungs- und Atemtherapie" von Alice Schaarschuch, der „Konzentrativen Bewegungstherapie" nach Elsa Gindler, der „Eutonie" durch Gerda Alexander, der „Arbeit am Atem" durch I. Middendorf, der „Funktionellen Entspannung" nach Marianne Fuchs und dem autogenen Training mit J. H. Schultz und Dr. Schaetzing, wurde ihre Arbeit nach ihrem eigenen Bekunden stark beeinflußt.

Darüber hinaus hat Ruth Menne für die Geburtsvorbereitung aber einen entscheidenden Beitrag geleistet, indem sie bei ihrer Arbeit erstmalig als etwas ganz Neues das Kind in den Mittelpunkt des Geburtsgeschehens einbezog.

Sie hat ihr Vorgehen immer wieder kritisch am Erfolg überprüft und modifiziert, wobei sie viele Einsichten durch ihre Begleitung werdender Mütter während deren Geburt gewinnen konnte.

Eine Überprüfung ihres Standortes und ihrer Vorgehensweise erfolgte 1955, als sie in Paris bei F. Lamaze hospitierte, um die in seiner Klinik praktizierte „Psychoprophylaktische Methode" kennenzulernen. Was sie dort erfuhr und beobachtete, bestärkte sie, ihren ganzheitlich körperbezogenen Weg der Geburtsvorbereitung auf der Basis von G. D. Read weiterzugehen.

Von 1958 bis 1971 hat sie gemeinsam mit Dr. Krebs im Rahmen der psychotherapeutischen Seminare in Freudenstadt in Verbindung mit der Dick-Read-Gesellschaft ihre Erfahrungen an Ärzte, dann auch an Krankengymnastinnen und Hebammen weitergegeben.

Zunehmend widmete sie sich neben ihrer krankengymnastischen Praxisarbeit in Villingen auch der Weitergabe ihres Wissens in Fortbildungen für die Berufsorganisationen der Hebammen und Krankengymnasten, Klinikteams und Hebammenschulen.

Zu einer regelmäßigen Einrichtung wurden auch die mit Dr. Krebs seit 1962 gemeinsam geführten Ausbildungskurse zum Thema „Psychosomatische Geburtsvorbereitung" für Hebammen, Krankengymnastinnen und Ärzte zunächst am Städtischen Krankenhaus Villingen, dann von 1976 bis zur Übergabe an A. Heller 1981, an der damaligen Landesfrauenklinik Stuttgart. Daneben war sie als Referentin bei zahlreichen Einrichtungen des In- und deutschsprachigen Auslandes für ihre Fortbildungsseminare eine vielgefragte Frau. Auf diesem Weg wurden von ihr unzählige Teilnehmerinnen auf das Nachhaltigste beeinflußt.

Ruth Menne machte der werdenden Mutter die vor ihr liegende Aufgabe, das Gebären, als etwas bewußt, was in Natürlichkeit und Kreativität ablaufen kann, Zwangshaltungen vermieden werden und so auf ganz natürliche Weise die Angst vor dem Schmerz genommen und damit die Schmerzwahrnehmung in den Hintergrund gerückt wird.

In ihrer humorigen Sprache und Ausdrucksweise zeigte sich ihre unverwechselbare Originalität, die nicht zu kopieren war. Aber gerade darin lag auch die Schwierigkeit der Dokumentation und schriftlichen Vermittlung ihrer Arbeit. Noch bevor sie diese für sie nicht leichte Aufgabe lösen konnte, wurde sie am 8. Mai 1986 im Alter von 73 Jahren mitten aus ihrem arbeitsreichen Leben gerufen. Alle ihre Anhängerinnen waren betroffen. Wir alle konnten uns gar nicht vorstellen, nicht mehr Ruth Mennes Stimme zu hören und sie in ihrer unnachahmlichen Art erleben zu können.

Ihrer Tochter, Frau Dr. Annette Menne, danke ich an dieser Stelle, daß sie mir in einem persönlichen Gespräch ihre Erinnerungen zum beruflichen Lebensweg ihrer Mutter mitteilte, die ich in der vorliegenden Ausführung verwerten konnte.

Literatur

Akré, J.: Die physiologischen Grundlagen der Säuglingsernährung. Würzburg: Arbeitsgemeinschaft Freier Stillgruppen; 1994.

Alexander, G.: Eutonie. Ein Weg der körperlichen Selbsterfahrung. München: Kösel; 1992.

Arbeitsgemeinschaft Freier Stillgruppen. Stillen und Stillprobleme. Stuttgart: Enke; 1993.

Baumann, H. u. R. Huch: Methoden der Geburtsanalgesie. Die Hebamme. 1/1988, S. 100–106, Enke.

Beittel, H., S. Bettge: Einfluß von Bewegungsfreiheit unter den Wehen und selbstgewählten Gebärhaltungen auf Geburtsverlauf und Geburtserleben der Frau. Abschlußbericht des Forschungsprojektes im Geburtshaus für eine selbstbestimmte Geburt e. V. Berlin: 1993.

Bender, H. G., W. Distler (Hrsg.): Der Beckenboden der Frau. Berlin: Springer; 1992.

Benz, J., E. Glatthaar: Checkliste Geburtshilfe. 4. Aufl. Stuttgart: Thieme, 1990.

Blume, A.: Andere Umstände. Eine Orientierungshilfe für Vorsorge, Geburtsvorbereitung und Geburt. Reinbek: rororo; 1986.

Braun, E.: Gruppenbehandlung in der Physiotherapie. In: Hüter-Becker, A. (Hrsg.): Physiotherapie. Bd. 6. Stuttgart: Thieme; 1996; 85–118.

Brooks, Ch.: Erleben durch die Sinne. Junfermann, Paderborn 1985, 4. Aufl.

Brüne, L.: Reflektorische Atemtherapie, Stgtt.: Thieme; 1983.

Chertok, L., Langen, D.: Psychosomatik der Geburtshilfe. Stuttgart: Hippokrates; 1968.

Dudenhausen, J. W. und Saling, E. (Hrsg.): Perinatale Medizin, Bd. 10, Thieme 1984, Spezialreferat: A. u. R. Huch: Die wichtigsten durch die transcutane Blutgasmessung bei Mutter und Fet gewonnenen klinischen Ergebnisse, S. 364–366.

Ehrenberg, H., U. Haensermann, K. Jückstock: Grundlagen der Krankengymnastik, Bd. I Thieme 1982, S. 234–258.

Ehrenberg, H.: Phonationsatmung in der Atemtherapie, Krankengymnastik 8/1992, S. 944–946.

Ehrenberg, H., A. von Ungern-Sternberg: Krankengymnastik bei peripheren Gefäßerkrankungen. München: Pflaum; 1987.

Faller, A.: Der Körper des Menschen. 12. Aufl. Stuttgart: Thieme; 1995.

Feldenkrais, M.: Der aufrechte Gang. Frankfurt/Main: Insel; 1968.

Feldenkrais, M.: Die Entdeckung des Selbstverständlichen. 3. Aufl. Frankfurt/Main: Insel; 1986.

Feucht, E.: Das Kind im alten Ägypten. Frankfurt/Main: Campus; 1995.

Földi, M., E. Földi: Das Lymphödem. Vorbeugende Maßnahmen und Behandlung. Ein Leitfaden für Patienten. 6. Aufl. Stuttgart: Fischer; 1993.

Friedberg, V., G. H. Rathgen (Hrsg.): Physiologie der Schwangerschaft, Veränderungen des mütterlichen Organismus. Thieme 1980.

Fuchs, M.: Funktionelle Entspannung. Theorie und Praxis eines körperbezogenen Therapieverfahrens. 6. Aufl. Stuttgart: Hippokrates; 1997.

Goeschen, K.: Kardiotokographie-Praxis. 5. Aufl. Stuttgart: Thieme; 1996.

Haase, H., H. Ehrenberg, M. Schweizer: Die Lösungstherapie in der Krankengymnastik. München: Pflaum; 1985.

Hansen, J. H., L. L. Nielsen: Peri partum pelvic pain, manuelle Therapie. Krankengymnastik intern. 1995; 1: 13. Jg., S.21-22.

Hauffe, U.: Ansprüche an geburtsvorbereitende Arbeit. Krankengymnastik. 1987; 2., Jg. 39, S. 79–82.

Hebammengemeinschaft e.V.: Erfolgreiches Stillen. Karlsruhe: Hebammengemeinschaft e.V.; 1995.

Geist, C. H., U. Harder, G. Kriegerowski-Schröteler et al.: Hebammenkunde: Lehrbuch für Schwangerschaft, Geburt, Wochenbett und Beruf. Berlin: De Gruyter; 1995.

Heine, H., E. Wenken: Bedarfsgerechte Ernährung in der Schwangerschaft und Stillzeit. Düsseldorf: Deutsche Gesellschaft für Ernährung e.V.; 1996.

Heller, A.: Die Bedeutung der Entspannung in der Geburtsvorbereitung unter Berücksichtigung der Körperwahrnehmung. Krankengymnastik. 1986; Nr. 9, Jg. 38, S. 629–631.

Heller, A.: Gedenkadresse zum Tod von Ruth Menne. Krankengymnastik. 1986; 38: Nr. 8, S. 563.

Heller, A.: Geburtsvorbereitung. Eine flankierende Hilfe, perinatale Risikofaktoren günstig zu beeinflussen. Krankengymnastik. 1989; 11: S. 1094–1098.

Heller, A.: Arbeitsskript „Psychosomatische Geburtsvorbereitung"; 1990.

Hillemanns, H. G., H. Prömpler: Thromboembolie und Schwangerschaft. In: Hillemanns, H. G. (Hrsg.): Geburtshilfe – Geburtsmedizin. Berlin: Springer; 1995.

Hilsberg, R.: Schwangerschaft, Geburt und erstes Lebensjahr. Ein Begleiter für werdende Eltern. Reinbek: rororo; 1988.

Hirsch, H. A.: Episiotomie und Dammriß. 2. Aufl. Stuttgart: Thieme; 1989.

Hoepke, H., A. Landsberger: Das Muskelspiel des Menschen. Stuttgart: Fischer; 1979.

Hoffa, A., H. Gocht, H. Storck et al.: Technik der Massage. 16. Aufl. Stuttgart: Enke; 1993.

Huch, R.: Atmung der Mutter und Auswirkung auf den Feten. Krankengymnastik, 35. Jg. 8/1983, S. 444–449.

Junghans, K. H.: Akupunktur in der Geburtshilfe – eine vielseitige Alternative. extracta gynäcologica. 12: Jg. 16, S. 36–41.

Kapandji, I. A.: Funktionelle Anatomie der Gelenke. Bd. III. Stuttgart: Enke; 1995.

Kempf, H. D., F. Schmelcher, Ch. Ziegler: Trainingsbuch Rückenschule. Reinbek: Rowohlt; 1996.

Kendall, F. P., E. Kendall Mc Creary: Muskeln – Funktionen und Test. 2. Aufl. Stuttgart: Fischer; 1988.

Killus, J.: Geburtsmethoden – eine vergleichende Studie. Schorndorf: Windhueter; 1979.

Kirchhoff, H.: Die Gebärhaltung der Frau: horizontal oder vertikal? DHZ. 1983; 2: Jg. 35, S. 33–35.

Kissling, R. O., B. A. Michel: Das Sacroiliacalgelenk. Bücherei des Orthopäden. Stuttgart: Enke; 1997.

Kjellrup, M.: Bewußt mit dem Körper leben. Eutonie: Durch Spannungsabbau zu Harmonie und Wohlbefinden. München: Goldmann; 1984.

Klaus, H., J. H. Kenell: Mutter-Kind-Bindung. München: Kösel; 1983.

Klawitter, U.: Die Weisheit des Körpers befragen. Bewußtwerden durch Bewegung. 1. Aufl. Olten: Walter; 1992.

Klein-Vogelbach, S.: Therapeutische Übungen zur funktionellen Bewegungslehre. 3. Aufl. Berlin: Springer; 1992.

Klein-Vogelbach, S.: Ballgymnastik zur funktionellen Bewegungslehre. 3. Aufl. Berlin: Springer; 1990.

Kleinebrecht, J., J. Fränz, A. Windorfer: Arzneimittel in der Schwangerschaft und Stillzeit. 4. Aufl. Stuttgart: Wissenschaftliche Verlagsgesellschaft; 1995.

Krahmann H., M. Steiner: Krankengymnastik in Geburtshilfe u. Frauenheilkunde. München, Pflaumverlag.

Kramer, H. J.: Therapie der Schwangerschaftshypertonie. Deutsches Ärzteblatt. 1993; 22: 25–26.

Krebs, G.: Psychoprophylaxe als Geburtsvorbereitung. Therapiewoche. 1977; 27: S. 5547–5551.

Kreuter, A. M.: Einfluß der Gebärhaltung und Preßtechnik während der Austreibungsphase auf objektive fetale und materne Parameter sowie auf das Gebärverhalten der Frau. (Dissertation), Heidelberg 1995.

Krüll, M.: Die Geburt ist nicht der Anfang. Die ersten Kapitel unseres Lebens, neu erzählt. 4. Aufl. Stuttgart: Klett-Cotta; 1997.

Kuntner, L.: Die Gebärhaltung der Frau. Schwangerschaft und Geburt aus geschichtlicher, völkerkundlicher und medizinischer Sicht. 4. Aufl. München: Marseille; 1994.

Kuse, S.: Alternative Behandlungsmethoden zur EPH-Gestose. DHZ. 1997; 8: Jg. 49, S. 383–386.

Leboyer, F.: Der sanfte Weg ins Leben. München: Kösel; 1978.

Lechler, H.: Die Fundierung der Konzentrativen Bewegungstherapie in der Bewegungsarbeit E. Gindlers und ihre Weiterentwicklung. Berlin: Verlag Mensch u. Leben; 1984.

Leitgeb, E.: Geburtsvorbereitung in Theorie und Praxis. [Dissertation]. Salzburg; 1986.

Lothrop, H.: Das Stillbuch. 22. Aufl. München: Kösel; 1997.

Lukas, K. H.: Die psychologische Geburtserleichterung. 3. Aufl. Stuttgart: Schattauer; 1976.

Maggi, B.: Manuelle Therapie unter der Geburt. Manuelle Medizin. 1997; 3: S. 114–117.

Martius, G., W. Heidenreich: Hebammenlehrbuch. 6. Aufl. Stuttgart: Thieme; 1995.

Middendorf, I.: Der erfahrbare Atem, Junfermann, Paderborn, 1990.

Montagu, A.: Körperkontakt. Die Bedeutung der Haut für die Entwicklung des Menschen. 8. Aufl. Stuttgart: Klett-Cotta; 1995.

Muhar, F.: Atemergänzung beim Sprechen und Singen. Krankengymnastik 8/92, S. 943–944.

Netter, F. H. (Hrsg.): Farbatlanten der Medizin. Bd. III. 2. Aufl. Stuttgart: Thieme; 1987.

Pachner-Knoll, J.: Einführung in die Funktionelle Entspannung. Krankengymnastik. 1995; 6: S. 804–814.

Paciornik, M.: Argumente gegen die Episiotomie und für das Hocken bei der Geburt. DHZ. 1992; 2. S. 49–51.

Prill, H. J. et al.: Die Geburt zum Erlebnis werden lassen. Köln: Aponti; 1985.

Quaas, L.: Physiologie der Wehentätigkeit, Wehenhemmung und Wehenförderung. DHZ. 1983; 9: S. 249–252.

Rath, W., W. Loos, W. Kuhn, H. Graeff: Das HELLP-Syndrom: eine schwere Komplikation der Gestose. Deutsches Ärzteblatt. 1989; 8: S. 34–35.

Richter, K., O. Käser (Hrsg.): Lehrbuch der Gynäkologie und Geburtshilfe, Bd. 3, Teil 1, Thieme Stuttgart; 1985.

Rohen, J. W.: Funktionelle Anatomie des Menschen. Lehrbuch der makroskopischen Anatomie nach funktionellen Gesichtspunkten. 8. Aufl. Stuttgart: Schattauer; 1995.

Saling, E.: Einfluß der Hyperventilation einer Kreißenden auf den Feten. Krankengymnastik Jg. 32, 8/1980, S. 454–457.

Schiefenhövel, W. (Hrsg.): Gebären – ethnomedizinische Perspektiven und neue Wege. Verlag für Wissenschaft und Bildung, Berlin, 3. erw. Aufl. 1995.

Schiefenhövel, W.: Die natürliche Geburt: Wie Eipo-Kinder auf die Welt kommen. Neue Zürcher Zeitung. 19. Mai 1982.

Stadelmann, I.: Die Hebammensprechstunde. Eigenverlag, 6/97.

Stampa, A.: Atem und Gehirntätigkeit. Zeitschrift für Atempflege 1969: 2; 11. Jg. (eigene Zusammenfassung der Orig. Arbeit).

Stangl, A., M. L. Stangl: Das Entspannungsprogramm. München: Heyne; 1974.

Stolze, H.: Die konzentrative Bewegungstherapie: Grundlagen und Erfahrungen. 2. Aufl. Berlin: Springer; 1989.

Tomatis, A.: Der Klang des Lebens. Reinbek: Rowohlt; 1990.

Universitätsklinik und kantonales Frauenspital Bern, Abteilung Physiotherapie: Physiotherapie bei Harninkontinenz – ein kleiner Leitfaden. Bern: Universitätsklinik und kantonales Frauenspital; 1994.

Upledger, J. E., J. D. Vredevoogd: Lehrbuch der Kraniosakral-Therapie. 3. Aufl. Heidelberg: Haug; 1996.

Warkentin, B.: Evolutionsbiologische Aspekte der menschlichen Geburt. Krankengymnastik. 1991; 9: S. 919–930.

Wendt, V. K.: Polarität. Basel: Sphinx; 1986.

Westendorf, W.: Erwachen der Heilkunst. Die Medizin im alten Ägypten. München: Artemis & Winkler; 1992.

Zglinicki, F. von: Geburt und Kindbett im Spiegel der Kunst und Geschichte. Aachen: unas; 1990.

Sachverzeichnis